内科护理学（本）

（第2版）

主　编　姚景鹏

编　者　（按姓氏拼音为序）

江　华　北京大学护理学院
李　利　北京大学护理学院
李明子　北京大学护理学院
李湘萍　北京大学护理学院
陆　悦　北京大学护理学院
毛节明　北京大学第三医院
孙玉梅　北京大学护理学院
姚景鹏　北京大学护理学院
张玉花　甘肃开放大学

国家开放大学出版社·北京

图书在版编目（CIP）数据

内科护理学：本/姚景鹏主编 . —2 版 . —北京：
国家开放大学出版社，2021.6（2023.4重印）
ISBN 978 - 7 - 304 - 10855 - 7

Ⅰ.①内…　Ⅱ.①姚…　Ⅲ.①内科学 - 护理学 - 开放
教育 - 教材　Ⅳ.①R473.5

中国版本图书馆 CIP 数据核字（2021）第 126795 号

内科护理学（本）（第 2 版）
NEIKE HULIXUE（BEN）
主编　姚景鹏

出版·发行：国家开放大学出版社
电话：营销中心 010 - 68180820　　　　总编室 010 - 68182524
网址：http：//www.crtvup.com.cn
地址：北京市海淀区西四环中路 45 号　　邮编：100039
经销：新华书店北京发行所

策划编辑：王　普　　　　　　　　版式设计：何智杰
责任编辑：王　普　　　　　　　　责任校对：张　娜
责任印制：武　鹏　马　严

印刷：唐山嘉德印刷有限公司
版本：2021 年 6 月第 2 版　　　　2023 年 4 月第 4 次印刷
开本：787mm×1092mm　1/16
印张：22.75　　字数：537 千字

书号：ISBN 978 - 7 - 304 - 10855 - 7
定价：50.00 元

内科护理学是临床护理的主干课程，是护理学专业本科生的一门必修课程。本书是为国家开放大学护理学专业（本科）编写的教材，可供护理专业本科学员及临床护理工作者使用，也可供各层次护理教师参考使用。

本书在编写时针对每个系统都选择了极为常见的疾病，并结合目前临床实践对重点常见疾病的护理部分编写了护理诊断/问题及主要护理措施，强调以患者为中心的整体护理。本科学员针对常见疾病已明确的病因及发病机制、临床表现、诊断要点、治疗要点及护理措施，应结合基础医学及基础护理学知识进行理解，以便护理措施的操作更加熟练。

全书共 11 章，第一章为绪论，在简要介绍护理学的发展、内科护理学的理论等内容的基础上，重点介绍护理程序在内科护理学中的应用。其余各章分别在总论部分介绍解剖结构和生理功能等内容，然后在各节叙述常见病的有关医学及护理学知识，部分章节附有特殊治疗及护理内容，目的是对本科学员加强专科护理知识的教育。

本书各章均列有学习目标，各节有重点提示并在节后附思考题。学员可在学习目标的指导下阅读教材，有侧重地理解、掌握相关知识；依据重点提示明确需要重点掌握的内容，加深对教材内容的理解；在学习完每一节之后可参照思考题，测试自己掌握的程度。此外，本书针对常见病多附有病例，且提供了病例答案，这对学员结合临床实践开展学习起到一定的指导作用。

本次修订工作由姚景鹏、李湘萍主持，具体修订工作分配如下：姚景鹏修订第一章和第六章，李利修订第二章，李湘萍修订第三章和第九章，陆悦修订第四章和第五章，江华修订部分第六章和第十章，李明子修订第七章和第八章，孙玉梅修订第十一章。

由于编写时间仓促，内容如有不妥之处，望同行批评指正。

编 者

2021 年 3 月

内科护理学是临床护理的主干课程，是护理学专业本科生的一门必修课程。本书是为中央广播电视大学护理专业本科段编写的教材。

根据培养目标及中央广播电视大学本科段的护理专业要求，结合远程教育模式及电大学习者的特点，选聘有教学及临床经验的教师编写了本教材。

鉴于学员已学过的大专内科护理学教材，每个系统均选择极为常见的疾病及大专教材未编入的病种，以充实、完善本科教材。极为常见的病种与原大专教材会有重复，但有关新进展部分编入其中。此外，结合目前临床实用情况，对重点常见疾病的护理部分不再写护理评估全部内容，仅编写护理诊断/问题及主要护理措施，仍然贯穿以患者为中心的整体护理内容。本科段教材中学员对常见疾病已明确的病因发病机制、诊断要点、治疗要点及护理措施，应结合基础医学及基础护理学知识更好理解，便于对护理措施进行操作。

全书共十一章，第一章为绪论，依顺序为呼吸系统、循环系统、消化系统、泌尿系统、血液系统、内分泌代谢等疾病。第一章绪论重点介绍护理定义及护理学的发展，复习护理程序内容及学习方法，附各系统常见的护理问题及举例护理评估全过程。余各章总论介绍解剖生理功能，考虑到学员已学过大专教材，应具有常见症状护理的基础，故不再赘述常见症状的护理。各节叙述常见病的有关医学及护理学知识，部分章节附有特殊治疗及护理内容，目的是对本科生加强专科护理知识的教育。

本书各章内容前均列有学习目标，各节中有重点提示且节后附有思考题。学员可在学习目标指导下阅读教材，有重点地理解、掌握相关知识。重点提示更加明确地指出重点内容，有利于学员对教材内容的理解。在每一节学习之后学员可参考思考题，测试自己掌握的程度。此外，每章常见病多附有病例，且有病例答案，这对学员结合临床实践学习能起指导作用。

与本文字教材配套的还有一部录像教材。录像教材针对各章中的重点、难点问题进行讲授。收看录像教材有助于掌握内科护理学的重点知识，同时也可学习教师分析问题、解决问题的思路和方法。另外，电大在线学习网上，有实时与非实时辅导和答疑，提供的学习支持服务较完善，关键是学员要学会使用服务系统，以提高学习水平。

本教材可供护理专业本科学生及临床护理工作者使用，也可供各层次护理教师参考使用。

本书主编是北京大学护理学院姚景鹏教授。姚景鹏编写第一、第六、第九章，姚景鹏、李湘萍编写第四章，毛节明、李湘萍编写第三章，李利、张玉花编写第二章，李明子编写第七章，张玉花编写第八、第十章。全书由姚景鹏统稿。中央广播电视大学郭晓霞执笔本书课程的教学设计方案。

感谢王宜芝、吴光煜、陆悦、江华老师的大力协助和参与。特别感谢王宜芝教授、吴光煜教授、王群主任护师、沈犁副主任护师在教材编写过程中提出建设性意见和建议。

　　由于编写时间仓促，内容如有不妥之处，望同行批评指正。

编　者

2010 年 4 月 19 日

第一章

绪　　论

学习目标

熟悉：
护理程序在内科护理学中的重点应用。

了解：
内科护理学的学习方法。

内科护理学是认识、防治疾病，对患者进行生理、心理、社会的整体护理的学科。随着医学、护理学的发展，内科护理学更趋完善。

一、护理学的发展

护理学的概念、护理理论、护理教育、护理管理、护理研究的全面发展，特别是护理理论的形成与发展为临床实践提供了丰富的理论依据。护理学各领域的发展不断引导内科护理学进入新的时期，同时提高了内科护士对护理的认识和实践能力水平。

（一）现代护理学发展的 3 个阶段

1. 以疾病为中心的阶段　20 世纪 50 年代以前，人们对疾病的认识很有限，关于患病原因仅想到细菌、外伤等，认为无病就是健康。在这一时期，护理的主要内容是协助医生诊断、治疗，护士是医生的助手。

2. 以患者为中心阶段　20 世纪 50～70 年代，由于科技迅速发展，人们重视心理、社会、环境因素对健康的影响，世界卫生组织（World Health Organization，WHO）将健康定义为包括人的身心和社会各方面的良好适应状态。护理学者提出了护理程序，为临床护理提供了科学的工作方法。医学模式发生了重大改变，从生物医学模式向"生物 - 心理 - 社会医学模式"转变，继之引起护理学观念的转变。在这一时期，护理强调以患者为中心，运用护理程序为患者提供整体护理；护士与医生的关系为合作伙伴关系。

3. 以人的健康为中心的阶段　20 世纪 70 年代至今，护理以整体人的健康为中心，服务对象从个体发展到群体，服务范围扩展到健康和疾病的全过程。内科患者多为慢性疾病患者，通过药物治疗缓解病情或恢复健康，许多患者要回家进行巩固和维持用药，这就需要护士对患者进行出院指导，如用药、生活方式、心理平衡、预防诱因、定期门诊复查等，以便对患者的健康进行全程服务。

（二）现代护理学的基本要素

在护理学概念发展的同时，作为护理理念的基本要素，人、环境、健康和护理也得到深入理解和深刻认识，这4个要素又构成总体理论的框架。对内科疾病患者进行护理常常要运用不同的护理理论，以期达到护理效果，提高他们的生活质量。

1. 人　身体、心理或精神、社会组成完整的人，其任何组成部分的不适都会影响整体。躯体疾病可影响情绪和社会活动，心理压力、精神紧张又可造成躯体不适，甚至患病。例如，心肌梗死患者急性期不但躯体存在心前区剧烈疼痛，而且常伴有焦虑、紧张甚至濒死感；反过来，这些精神问题可加重躯体症状，导致心律失常、心力衰竭等。护士在护理患者时，应想到人有情感、有思维、有自理能力，会主动寻求健康信息、积极维护自身健康，因此应调动患者潜能，对其进行健康教育以增强其自理能力。

2. 环境　包括内环境和外环境，内环境是人的生理和心理状态，外环境由自然环境（空气、水、声音、动物、植物等）和社会环境（经济状况、生活、劳动条件、人际关系、卫生保健等）组成。人的内外环境持续进行交换及相互作用可影响人的健康，人需要不断调整内环境以适应外环境的变化，良好的外环境可以促进健康及疾病恢复，相反则带来危害。因此，自然、社会环境对健康的影响逐渐被人们重视。护理工作应该帮助患者建立合适的生活方式及和谐的人际关系，逐步完善社区护理等，以促进患者康复。

3. 健康　世界卫生组织（WHO）对健康的定义是"没有疾病或衰弱，且身体、心理和社会适应的完好状态"。从中可以看出，健康涉及身体、心理、社会等各方面，健康的人表明其内外环境之间平衡、和谐及适应良好，内外环境任何一方出现问题均会影响整体的健康状态。疾病及健康是一个连续的过程，每个人都会处于此过程的某一位置，且其状态是动态变化的。护理工作应覆盖人健康的全过程，尤其是对急症重症患者护理评估应及时，发现护理问题应迅速给予处理。

4. 护理　护理服务对象是包括生理、心理、社会等方面的整体的人。护理是为人的健康提供服务的过程，是有目的、有组织、具有创造性的活动。其目的是恢复、维持或促进人最佳的健康状态，其程序是护理工作的基本方法。

以上4个要素组成护理学理论的基本框架，它们之间的关联可以概括为人是护理服务的对象，人的健康是护理的中心，人与环境之间不断相互作用，以促进恢复、保持人的健康。

二、内科护理学常用的护理理论

护理学作为一门独立的学科，除了在应用及操作技术方面有不断的发展外，还有独特的理论。理论是指导实践的依据。护理学科应用相关理论，即借助其他学科的理论加以发展，使之适用于护理学，如马斯洛需要层次论、应激与适应理论在内科护理学中已得到广泛应用；此外，护理专家也提出某些理论，这些理论在护理实践中已得到发展，如Orem自理理论对内科慢性疾病患者的实用价值很大。

（一）应激与适应理论

"应激之父"Hans Selye在其名著《应激》中指出应激与一些疾病（消化性溃疡、高血压病等）有联系，说明应激可引起心身疾病。Selye认为，应激是个体对需求做出反应的过程，使个体产生生理、心理的反应，且此过程持续贯穿人的一生，应激完全解脱就意味着死亡。应激原可以是躯体、心理、社会等多种因素，其引起的应激反应分为两类，即生理反应和心理反应。适应是指随着人与环境的关系发生变化,个体行为发生改变以维持机体平衡的过程。适应性是生命最卓越的特征,是用以维持内外环境平衡的基础。应对是在适应过程中采取的行为。应对过程中,个体会发生变化而达到适应。在个体遇到应激原时,要采取一系列应对行为进行适应。若适应成功,人的身心平衡能得到维持;若适应失败,人就会患病,且要进一步适应疾病。应激的适应过程如图 1-1 所示。

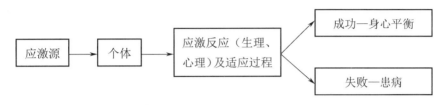

图 1-1 应激的适应过程

在内科临床护理工作中,患者的应激原多是疾病,可使患者产生应激反应。护理人员应对这些生理、心理反应及身心防卫和应对水平给予评估,找出护理问题,制定护理措施,帮助患者增强防卫能力、提升应对水平。例如,护理人员通过密切观察病情、给予生活护理、执行医嘱,多陪伴患者并对其进行健康教育,使其学到新的应对技能(预防诱因、增强营养、按时服药等)、提高应对能力,促进其康复。

控制应激反应的方法如下。

1. 正确对待问题　一般不易改变应激原,但可改变患者对此事的感受及反应,帮助患者正视疾病,积极治疗。

2. 正确对待情感　首先让患者承认情绪不佳,如应激时可表现焦虑、沮丧等,然后找出减轻这种情绪的方法,如听音乐,与家人、好友畅谈等。

3. 利用可能得到的社会支持　一个强大的社会支持网是应对应激反应强有力的应对剂,可使身心状态得到改善。社会支持网成员包括家属、好友、病友等,他们应给患者提供精神、物质帮助。

4. 减少应激的生理诱因　患者要合理安排饮食起居、运动、娱乐等日常活动,以提高躯体健康水平。良好的身体状况是保持自身不受应激原侵犯的基础。维持健康是应对应激的最佳自助机能之一。

(二)Orem 自理模式

Dorotheo Orem 相信人是有能力学习和发展自我护理能力的,人的一生都在学习完成自理活动,自理需要智慧、经验及他人的指导和帮助。自理贯穿于每天的日常生活之中。护理是为不能自理的人提供治疗性自理活动的一种服务。她提出,护理系统的内容应视患者自理需要和自理能力而定,因此她设计了 3 种护理系统:

1. 全补偿系统　如及时遵医嘱给药、吸氧等,观察生命体征,做重病记录。针对的是没有能力自理的患者,如昏迷、休克、急性心力衰竭等患者,要求护士给予全面帮助以满足自理需要。

2. 部分补偿系统　针对的是不能完成全部自理的患者,要求护士和患者都参与以满足自理需要。

3. 辅助教育系统 针对的是能完成自理，但要通过学习才能完成自理的患者，要求护士指导患者学会自理活动。

以上 3 种护理系统使护理活动发生了根本的观念上的转变，即护理不是单纯满足患者自理需要，而是教会患者自理，最终目的是提高患者的自理能力。尤其是针对内科各系统慢性疾病多的特点，这具有极重要、深远的指导价值。

内科护理工作中，应依据患者病情及自理能力选择使用不同的护理系统。全补偿系统多用于危重疾病（昏迷、休克、急性心力衰竭、支气管哮喘发作期等）患者，护理人员应满足患者治疗性自理需求，如及时遵医嘱给药、给氧、进行必要的检查，对疾病及治疗导致的不适进行护理等，同时补偿患者自理的不足，如对昏迷患者要定时翻身、拍背、吸痰、导尿、鼻饲、清洁口腔和皮肤等，还要观察生命体征、做好重病记录。部分补偿系统多用于危重疾病病情好转和稳定的患者，或慢性疾病病情加重，但尚能完成部分自理活动的患者，如支气管哮喘发作患者，在控制发作后，对患者仍需要给予静脉药物，这要由护士完成，口服药物则由患者自己完成，打开水、如厕需要护士帮助。辅助教育系统多用于康复期及慢性疾病稳定期患者，如提供健康指导（用药、饮食调配、调整心理平衡等）、避免诱发因素。

三、适应内科学发展及提高护理工作水平

内科学发展迅速，新的诊断检查技术及治疗方法不断出现，故内科护理学必须适应内科学发展，不断更新知识、技术，提高护理水平。现简述内科学进展及对护理人员的要求。

（一）检查技术和病情监测

内镜技术经过不断改进，用途不断扩大，如直接观察病变、照相、采取脱落细胞和活体组织用于检查，从而为消化道疾病、呼吸道疾病、腹腔内疾病等的早期诊断提供了有效的方法；内镜技术不仅可作为检查手段，还可用于治疗，如止血、切除息肉、取结石等，且效果良好。

现代影像诊断技术，如计算机断层扫描术（computer tomography，CT）、磁共振成像（magnetic resonance imaging，MRI），已广泛用于全身脏器的检查。

心电监护仪可连续监测患者的血压、心率、心律、呼吸等的变化，肺、脑等部位的监护系统能连续监测病情，当某项指标超过允许范围时，监护系统能自动报警，以便医护人员及时处理，从而提高抢救成功率。

护理专业本科学生应该了解上述检查技术和监护系统的工作原理及用途，以及检查前后需要做的护理工作，并掌握各种监护系统的使用方法，还应能及时发现机器出现的故障。

（二）治疗进展

溶栓疗法、心导管球囊扩张术、经心导管的消蚀术和支架植入术已广泛地运用于对急性心肌梗死患者的治疗中，从而使严重冠状动脉狭窄和预激综合征患者获得了有效治疗。埋葬式自动复律除颤器可用于治疗缓慢、快速心律失常并有除颤作用，使病态窦房结综合征所致快慢心律失常患者获得有效治疗。血液净化技术可用于急慢性肾功能衰竭患者及某些中毒患者。幽门螺杆菌的发现及抗菌治疗使消化性溃疡的自然病程大大缩短，又降低了复发率。基

因重组技术可用于生产红细胞生成素、胰岛素、生长激素及组织型纤溶酶原激活物,为许多疾病的治疗提供了有效的方法。

护理专业本科学生应了解上述疗法的基本知识及操作过程,掌握与医生配合部分的理论及操作方法。例如心肌梗死用溶栓疗法,治疗前护士应为患者做血常规、血小板计数、出凝血时间和血型等相关检查,并了解这些项目的意义,以及使用尿激酶或链激酶的作用及副作用。

随着医学发展,内科护理学的领域和内容不断拓宽,这对护理人员知识层次要求越来越高。因此,我国极其重视发展高等护理教育,大力培养大专、本科护理人才,这将对护理学科发展起促进作用。

四、护理程序在内科护理学中的应用

护理程序是护士在为护理对象提供护理照顾时所应用的工作方法,是一套系统的解决问题的程序。只有了解并熟练掌握护理程序的有关知识,才能成为一名合格的护士。

(一) 护理程序的步骤

护理程序包括5个步骤——护理评估、护理诊断、护理计划、护理实施及护理评价。

1. 护理评估　是指有组织地、系统地收集资料。从整体护理思想出发,护士收集的资料不仅涉及患者身体状况,还应包括心理、社会、文化、经济等内容。资料收集得是否完整和正确,直接影响护理诊断和护理计划的准确性,因而评估是非常重要的一步。评估在与患者第一次见面时就已开始,直到患者出院或护理照顾结束时才停止。患者入院时护士需对其进行较全面、完整的综合评估;另外,每一次与患者接触都是一次评估的机会,护士应随时收集有关患者反应和病情变化的资料,以便对护理计划进行修改和补充。

2. 护理诊断　是护士针对个人、家庭、社区现存的或潜在的健康问题或生命过程做出的临床判断,是为达到预期目标选择护理措施的基础。

(1) 护理诊断与医疗诊断的区别。例如,针对白血病,医生关心的是进一步诊断和治疗,从而做出"白血病"的医疗诊断;护士关心的是患者得病后的反应,从而做出可能出现"潜在并发症:感染""知识缺乏""预感性悲哀""自我形象紊乱"等护理诊断。再如,患者起床时忽然觉得头晕,这时医生的工作着重于寻找引起眩晕的原因,做出疾病诊断,而护士关心的是患者可能因眩晕而受伤,故做出"有受伤的危险"这一护理诊断。

(2) 护理诊断分为3类,即"现存的"护理诊断、"有……危险的"护理诊断和"健康的"护理诊断。其中,"现存的"和"有……危险的"护理诊断最常用。

(3) 护理诊断的陈述方式有3种。

① 三部分陈述,即PES公式,具有P、E、S 3个部分。其中,P代表护理诊断的名称,E代表相关因素,S代表临床表现,主要指症状和体征,也包括实验室检查和器械检查的结果。例如,气体交换受损 (P):发绀、呼吸困难、PaO_2 为 5.3 kPa (S):与阻塞性肺气肿有关 (E)。三部分陈述多用于"现存的"护理诊断。

② 二部分陈述,即PE公式。例如,有体液不足的危险 (P):与频繁腹泻有关 (E)。二部分陈述多用于"有……危险的"护理诊断。

③ 一部分陈述，只有 P，用于"健康的"护理诊断。

护理诊断在陈述时需注意以下几个问题：①P 部分应尽量使用北美护理诊断协会（North American Nursing Diagnostic Association，NANDA）认可的护理诊断名称，不要随意创造护理诊断，以免因名称不统一而带来混乱；②E 部分应使用"与……有关"的陈述方式；③"知识缺乏"这个护理诊断在陈述上有其特殊之处，其陈述方式是"知识缺乏：缺乏……方面的知识"，如"知识缺乏：缺乏溃疡病饮食方面的知识""知识缺乏：缺乏胰岛素自我注射方面的知识""知识缺乏：缺乏预防肺结核传播的知识"等。

（4）合作性问题又称潜在并发症（potential complication，PC），是指护士不能预防和独立处理的并发症。护士应对合作性问题进行监测以及时发现其发生和情况变化，并协同医生、技师等运用医嘱和护理措施共同处理以减小或解决并发症导致的问题。例如急性广泛前壁心肌梗死的患者，在发病后 24 h 内最易出现较为严重的心律失常，如频发室性期前收缩、室速甚至室颤，即可做出护理诊断"潜在并发症：心律失常"，此护理问题用护理措施无法预防，只能通过连续心电监测及时发现严重心律失常的发生。

针对合作性问题有固定的陈述方式，即"潜在并发症：××××"，如"PC：肺栓塞""PC：电解质紊乱""PC：脑血管意外"等。护士在书写合作性问题时，不要漏掉"潜在并发症"或"PC"，否则无法将之与医疗诊断相区别。诊断了潜在并发症，就是提醒护士患者有发生这种并发症的危险或患者可能正在出现这种并发症，因此护士应注意病情监测，以及时发现并发症的发生，及早与医生配合处理。

3. 护理计划　制订护理计划是护理程序的第三步，即根据护理诊断拟定相应的预期护理目标，制定护理措施，并将其以规范的形式书写出来。

（1）排列优先顺序。当患者出现多个护理诊断时，需要对这些诊断（包括合作性问题）进行排序，确定解决问题的优先顺序，以便根据问题的轻重缓急安排护理工作。

（2）制定目标。护理目标是期望的护理对象在接受护理照顾后的功能、认知、行为及情感（或感觉）的改变。制定目标的意义在于明确护理工作的方向，因此护理目标可作为评价（护理程序的最后一步）的标准。

对护理目标的陈述常包括主语、谓语、行为标准、条件状语及评价时间等成分，如"目标：4 d 后患者借助双拐能行走 100 m"。

（3）制定护理措施。护理措施是护士协助患者实现护理目标的具体方法与手段，规定了解决健康问题的护理活动的方式与步骤。

4. 护理实施　是执行护理计划的过程。所有护理诊断都要通过实施各种护理措施来解决。实施要求护士不仅具备丰富的专业知识，还具备熟练的操作技能和良好的人际沟通能力，这样才能保证患者得到高质量的护理。

5. 护理评价　是将患者的健康状态与护理计划中预定的护理目标进行比较并做出判断的过程。评价虽然是护理程序的最后一步，但并不意味着护理程序的结束。相反，通过评价护士可以发现新问题、做出新诊断、制订新计划，或对以往的方案进行修改，这样就会使护理程序循环往复地进行下去。

（二）护理程序的特性

（1）在护理实践中使用护理程序的目的是保证护士能为患者提供高质量的、以患者为中心的整体护理。

（2）护理程序的运用要求护士具备多学科知识。

（3）护理程序并不是将5个步骤只执行一遍就可以停止了，而是需要随着患者反应的变化，不断地、重复地使用护理程序进行组织，因而护理程序具有动态、持续变化的特点。

（4）护理程序的运用是以护士与患者、患者家属以及其他健康保健人员之间的相互作用、相互影响为基础的。护士缺乏良好的人际沟通能力和合作能力，会阻碍护理程序的顺利进行。

（5）护理程序的5个步骤虽然是固定不变的，但每个步骤的执行及其结果会因不同的患者或同一患者所处的不同情况而不同。护士可以科学地发挥自己的创造性，针对患者的具体需要提供个性化护理。

（6）护理程序具有普遍适用性，无论护理对象是个人、家庭还是社区，也无论护理工作的场所是医院、诊所还是养老院，护士都可以运用护理程序提供护理服务。

内科护士在护理内科疾病患者时同样要以护理程序为框架，即当患者入院后，护士要对患者生理、心理、社会等方面的状况和功能进行评估（收集资料），根据这些资料判断患者存在哪些护理问题（做出护理诊断），围绕护理诊断制订护理计划，之后实施计划中确定的护理措施，并对执行后的效果进行评价。内科护士除需要通过理论学习了解如何按照护理程序护理内科疾病患者外，还应将所学知识运用于临床实际，在实践中验证理论、积累经验，使内科护理学的知识体系不断丰富和完善。

第二章

呼吸系统疾病

学习目标

掌握:

1. 慢性支气管炎的概念;慢性阻塞性肺疾病的概念、临床表现、治疗要点、护理及健康教育。

2. 支气管哮喘的概念、临床表现、诊断要点、治疗要点、护理及健康教育。

3. 肺炎(社区获得性肺炎和医院获得性肺炎)的概念,常见肺炎的临床表现、诊断要点、治疗要点及护理。

4. 肺结核的概念、发病机制、临床表现、化疗、护理及健康教育。

5. 慢性肺源性心脏病的概念、临床表现、诊断要点、治疗要点、护理及健康教育。

6. 呼吸衰竭的概念、临床表现、治疗要点及健康教育。

熟悉:

1. 慢性阻塞性肺疾病的病因、分期及肺功能检查的意义。

2. 常见肺炎的病因、诱因及预防。

3. 肺结核的有关检查及预防。

4. 肺血栓栓塞症的概念、危险因素、临床表现、诊断要点、治疗要点及健康教育。

5. 呼吸衰竭的病因、发病机制及诊断要点,急性呼吸窘迫综合征的概念、临床表现、诊断标准、治疗要点。

6. 慢性肺源性心脏病的常见病因、发病机制、有关检查。

了解:

1. 呼吸系统的解剖结构和生理功能、呼吸的调节。

2. 支气管哮喘的发病机制、有关检查。

3. 急性呼吸窘迫综合征的病因和发病机制。

4. 睡眠呼吸暂停低通气综合征的概念、临床表现、健康教育。

第一节 总论

呼吸系统疾病是严重危害人民健康的常见病、多发病。进入21世纪后,其发病率仍呈不断上升趋势,病死率甚高。

一、呼吸系统的解剖结构

（一）呼吸道

呼吸道以环状软骨为界分为上呼吸道和下呼吸道。

1. 上呼吸道　由鼻、咽、喉构成。吞咽反射有助于防止食物被误吸到下呼吸道。喉由甲状软骨和环状软骨（内含声带）等构成。环甲膜连接甲状软骨和环状软骨，是喉梗阻时进行环甲膜穿刺的部位。

2. 下呼吸道　气管至终末的呼吸性细支气管末端为下呼吸道。气管在隆凸处（相当于胸骨角处）分为左右两主支气管（1级）。右主支气管较左主支气管粗、短而陡直，因此异物及吸入性病变（如肺脓肿）多发生在右侧，同样气管插管过深易误入右主支气管。主支气管向下逐渐分支为肺叶支气管（2级）、肺段支气管（3级），直至终末细支气管（16级），这些均属传导气道；自呼吸性细支气管（17级）开始气道有气体交换功能。

气道内气体的流速与其所流经的管腔横截面积成反比。从气管到呼吸性细支气管，随着气道的逐渐分支，气道相应的横截面积总数逐渐增大，至肺泡约为 80 m^2。这一气道结构特点使气体在运行过程中流速逐渐减慢，气体在肺泡内的分布基本均匀，混于气体中的微粒沉积于气道黏膜而不至于进入肺深部，但亦使小气道（直径 ≤2 mm、无软骨支撑）疾病不易被觉察及早期诊断。

3. 呼吸道的组织结构　气管和支气管壁的组织结构相似，主要由黏膜、黏膜下层和外膜构成。

（1）黏膜：黏膜表层几乎全由纤毛柱状上皮细胞构成，纤毛柱状上皮细胞之间散在着杯状细胞。正常情况下，杯状细胞与黏液腺一起分泌黏液，每日约 100 mL。

（2）黏膜下层：黏膜下层为疏松结缔组织层，含有黏液腺和黏液浆液腺。在发生慢性炎症时，腺体增生肥大，分泌亢进，支气管壁内的血管、淋巴道及神经纤维都走行于此。黏膜下层中的肥大细胞等细胞在哮喘的发病中有重要作用。

（3）外膜：外膜由软骨、结缔组织和平滑肌构成。在气管与主支气管处平滑肌仅存在于 C 形软骨缺口部。随着支气管分支，软骨减少而平滑肌增多，到细支气管时软骨消失，平滑肌呈螺旋状排列。因此，平滑肌收缩可引起广泛的小支气管痉挛，导致呼气性呼吸困难。

（二）肺

1. 肺泡　是气体交换的场所。肺泡周围有丰富的毛细血管网，相邻肺泡间气体、液体可经肺泡孔相通。成人肺泡总数为 3 亿~7.5 亿个，肺泡总面积约为 100 m^2，因而肺泡具有广泛的呼吸面积和储备功能。

2. 肺泡上皮细胞　肺泡内表面有一种上皮细胞，由两种细胞组成：

（1）Ⅰ型细胞：覆盖肺泡总面积的 95%。它与邻近的毛细血管内皮细胞紧密相贴，甚至两者基底膜融合为一，构成气血屏障，是肺泡腔内与毛细血管血液内气体交换的场所。正常时此屏障厚度不足 0.5 μm，在肺水肿和肺纤维化时厚度增加。

（2）Ⅱ型细胞：分泌表面活性物质，降低肺泡表面张力，维持肺泡容量的稳定性，防止肺泡萎陷是其重要的生理功能。急性呼吸窘迫综合征发病与肺泡表面活性物质缺乏有关。

3. 肺泡巨噬细胞　来自血液单核细胞；除吞噬进入肺泡的微生物和尘粒外，还可生成和释放多种细胞因子，如白介素-1（interleukin-1，IL-1）、氧自由基和弹力蛋白酶等活性物质，这些活性物质在肺部疾病的发病过程中起重要作用。

4. 肺间质　是指介于肺泡壁之间的组织结构，由弹力纤维、胶原纤维、网状纤维和基质构成，在肺内起十分重要的支撑作用，使肺泡与毛细血管间的气体交换及肺的通气顺利进行。疾病累及肺间质，会引起免疫炎症反应，最终导致肺纤维化。

（三）肺的血液供应

肺有双重血液供应，即肺循环和支气管循环。

1. 肺循环　执行气体交换功能，具有低压、低阻、高血容量等特点。肺动脉携带脱氧血，肺静脉输送氧合血。

2. 支气管循环　是体循环的组成部分，由支气管动脉、毛细血管和支气管静脉组成，营养各级支气管及肺。支气管动脉在支气管扩张等疾病发生时增生、扩张，可引起大量咯血。

（四）胸膜腔和胸膜腔内压

1. 胸膜腔　是由胸膜围成的密闭的潜在性腔隙。正常情况下，胸膜腔的脏层与壁层胸膜之间仅有少量浆液起润滑作用，以减少两层胸膜间的摩擦。壁层胸膜分布有感觉神经末梢，脏层胸膜无痛觉神经，因此胸部疼痛是由壁层胸膜发生病变或受刺激引起的。

2. 胸膜腔内压　是指胸膜腔内的压力。正常人的胸膜腔内压呈负压。胸膜腔内压呈负压的生理意义是使肺维持在扩张状态，不致因肺回缩力的作用而萎陷，同时促进静脉血液及淋巴液的回流。如果胸膜腔内进入气体（气胸），则胸内负压减小，甚至转为正压，这可造成肺萎陷，不仅影响呼吸功能，也将影响循环功能，甚至危及生命。

二、呼吸系统的生理功能

（一）肺的呼吸功能

呼吸是指机体与外环境之间的气体交换。呼吸系统通过肺通气与肺换气两个过程完成了整个呼吸过程中最关键的一步，即外呼吸（又称肺呼吸）。

1. 肺通气　是指肺与外环境之间的气体交换。临床常用下列指标来衡量肺的通气功能。

（1）每分通气量（V_E 或 MV），是指每分钟进入或排出呼吸器官的总气量，为潮气容积（V_T）与呼吸频率（f）的乘积，即

$$V_E = V_T \times f$$

（2）肺泡通气量（V_A），是指每分钟进入肺泡进行气体交换的气量，又称有效通气量，即

$$V_A = (V_T - V_D) \times f$$

式中，V_D 为生理无效腔/死腔气量，正常成年人平静呼吸时 V_D 约为 150 mL（2 mL/kg 体重）。生理无效腔是肺泡无效腔与解剖无效腔之和。在通气血流比例正常时，肺泡无效腔的量极小，可忽略不计，故生理无效腔主要由解剖无效腔构成。

2. 肺换气　是指肺泡与肺毛细血管血液之间的气体交换，是通过气血屏障（呼吸膜）以弥散的方式进行的。

（二）防御功能

1. 上呼吸道的加温、湿化和机械阻拦作用　进入呼吸道的有害颗粒中，直径小于 0.5 μm 者被吸入后大部分又被呼出，直径大于 15 μm 者的 95% ~ 98% 可在鼻腔被清除，较小的颗粒被吸入下呼吸道并沉落于气管、支气管及肺泡。空气经上呼吸道加温至 37 ℃ 左右，并达到 95% 的相对湿度方符合生理要求。气管插管或气管切开患者的上呼吸道失去了加温、湿化功能，必须以人工手段对其吸入气流进行有效的温化、湿化处理。

2. 黏液纤毛转运系统　纤毛柱状上皮细胞及其上面的一薄层透明黏液构成黏液纤毛转运系统，对清除进入呼吸道的有害颗粒起重要作用。漂浮在肺泡液中的颗粒也可经细支气管由黏液纤毛转运系统清除。

3. 肺泡的防御机制　肺泡中有大量巨噬细胞。它在清除肺泡、肺间质及细支气管的颗粒中起重要作用。

4. 咳嗽反射　咳嗽可将气管和支气管内的异物或微生物排出体外。

5. 其他　呼吸道分泌的免疫球蛋白，如分泌型免疫球蛋白 A（immunoglobulin A，IgA），以及溶菌酶和干扰素等，在抵御呼吸道感染中也起一定的作用。

经口呼吸、理化刺激、气管切开或气管插管、缺氧、高浓度吸氧、药物（如肾上腺皮质激素、免疫抑制剂及麻醉药）等因素均可使呼吸道的防御功能降低，为病原体入侵创造条件。

（三）其他功能

呼吸系统有维持酸碱平衡，调节水、电解质平衡，以及激活、合成、释放和灭活一些生物活性物质或激素的功能，如合成磷脂、释放血管紧张素转换酶（angiotensin-converting enzyme，ACE）和生长因子等；另外还具有嗅觉和发声功能。

三、呼吸的调节

呼吸调节的目的是为机体提供氧气、排出二氧化碳，并且对稳定机体内环境的酸碱平衡起重要作用。呼吸调节通过呼吸的中枢控制、神经反射调节和化学性调节来完成。

（一）呼吸的中枢控制

基本呼吸节律产生于延髓。脑桥有呼吸调整中枢，其作用为限制吸气，促使吸气向呼气转换。大脑皮质在一定限度内可随意控制呼吸。

（二）呼吸的神经反射调节

1. 肺牵张反射　是一种负反馈神经反射。正常人肺牵张反射的阈值较高，其作用不明显；但当肺部受损伤、肺充血或水肿时，肺的顺应性下降，牵张感受器发出更强的冲动抑制吸气，使呼吸变浅、频率增加。

2. 其他　呼吸肌本体反射、J 感受器引起的呼吸反射等也参与呼吸的神经反射调节。

（三）呼吸的化学性调节

呼吸的化学性调节主要指动脉血或脑脊液中氧（O_2）、二氧化碳（CO_2）和氢离子（H^+）对呼吸的调节作用。此调节作用具有重要的生理及临床意义。

1. 缺氧 缺氧对呼吸的兴奋作用是通过外周化学感受器，尤其是颈动脉体来实现的。当吸入氧浓度低于 16% 或动脉血氧分压（PaO_2）低于 60 mmHg[①] 时通气增强，因而这一调节机制对正常人作用不大，但对慢性Ⅱ型呼吸衰竭患者有重要的临床意义。

2. 二氧化碳潴留 CO_2 是维持和调节呼吸运动的重要化学因素。CO_2 对中枢化学感受器和外周化学感受器都有作用，其中中枢化学感受器对 CO_2 的变化尤为敏感。

动脉血二氧化碳分压（$PaCO_2$）对肺通气量的影响既与 $PaCO_2$ 升高程度有关，也与升高速度有关。当 $PaCO_2$ 急骤升高时，肺通气量明显增加，一直到呼吸中枢抑制点。当 $PaCO_2$ 缓慢升高时，由于机体的代偿作用，脑脊液中 pH 变化不大，中枢化学感受器对 $PaCO_2$ 的刺激已不敏感，此时呼吸运动的维持主要依靠缺氧对外周化学感受器的刺激作用，若给患者吸入较高浓度的氧，反而使肺通气量进一步减少，加重二氧化碳潴留。因此，对慢性Ⅱ型呼吸衰竭患者应给予低浓度氧疗。

3. H^+ 浓度 血液中的 H^+ 不易通过血脑屏障，对呼吸的影响主要通过刺激外周化学感受器引起。当 H^+ 浓度增加时，呼吸加深加快；反之，呼吸运动受抑制。

思考题

1. 举例说明呼吸系统解剖结构对临床护理的意义。
2. 呼吸系统的防御功能包括哪些？
3. 简述缺氧和二氧化碳潴留对呼吸的影响。

第二节 慢性阻塞性肺疾病

病 例

患者，男，66 岁，10 年前开始出现咳嗽、咳少许白痰，多在冬春季发病数天，未在意。5 年前咳嗽、咳痰加重伴气短。3 年来，每年冬春季咳嗽、咳痰持续不断，气短加重，经常服用消炎止喘药。1 年来因病情进一步加重，多次急诊治疗。3 天前受凉后出现发热、痰黄、黏稠不易咳出，不能平卧，口服罗红霉素、氨茶碱等药，症状无缓解，以慢性阻塞性肺疾病急性加重入院。有 30 年吸烟史，每天约 20 支。查体：T 38 ℃，P 112 次/min，R 24 次/min，BP 130/80 mmHg，半卧位，神志清楚，口唇发绀，呼吸急促，桶状胸，双侧语颤对称减弱，叩诊呈过清音，两肺呼吸音减弱，呼气延长，双肺散在中等

---

① mmHg 是表示压强的单位，非国际标准计量单位，1 mmHg≈133.32 Pa。

的干湿性啰音，心音遥远，律齐，未闻及明显杂音。腹软，肝脾肋下未及，双下肢不肿。

问题：
1. 简述该患者入院时医疗诊断的依据，确诊还需的检查。
2. 简述该患者此次入院的原因及首要的治疗措施。
3. 简述该患者病情缓解后健康教育的内容。

病例答案

慢性阻塞性肺疾病（chronic obstructive pulmonary diseases，COPD）简称慢阻肺，是一种常见的、可以预防和治疗的疾病，其特征是持续存在的呼吸系统症状和气流受限，通常与显著暴露于有害颗粒或气体引起的气道和（或）肺泡异常有关。

COPD是一种重要的呼吸系统疾病，患病率高，病死率高，严重影响患者的劳动力和生活质量，造成巨大的社会和经济负担，已引起全球的重视。我国在慢性阻塞性肺疾病全球倡议（Global Initiative for Chronic Obstructive Lung Disease，GOLD）的基础上制定了《慢性阻塞性肺疾病诊治指南》。

COPD多数由慢性支气管炎（简称慢支）或肺气肿发展而来。慢支或肺气肿可单独存在，但绝大多数情况下合并存在。当慢支或肺气肿患者的病情严重到一定程度，肺功能检查出现气流受限，并且不能完全可逆时，则诊断为COPD。

慢支是指气管、支气管黏膜及其周围组织的慢性非特异性炎症。其诊断标准是：每年咳嗽、咳痰（或伴喘息）至少3个月，并连续2年或更长；能除外其他原因引起的慢性咳嗽。

肺气肿是指终末细支气管远端气腔异常持久的扩张，并伴有肺泡壁和细支气管壁的破坏而无明显肺纤维化。其典型的临床表现是逐渐加重的呼吸困难和肺气肿体征。根据累及的部位，肺气肿分为小叶中央型、全小叶型（图2-1）和混合型。

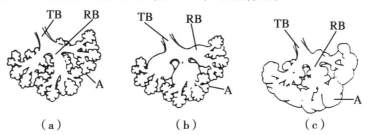

（a）　　　　　　（b）　　　　　　（c）

TB—终末细支气管；RB—呼吸性细支气管；A—肺泡。

图2-1　小叶中央型和全小叶型肺气肿

一、病因和发病机制

（一）病因

关于慢阻肺，确切的病因尚不清楚，但认为其与肺部对香烟烟雾等有害气体或有害颗粒的异常炎症反应有关。这些反应是个体易感和环境因素相互作用的结果。

1. 吸烟　是导致 COPD 的重要危险因素。大多数 COPD 患者有吸烟史，且吸烟数量越大，烟龄越长，发病率越高。烟草中的焦油、尼古丁和氢氰酸等化学物质可损伤气道上皮细胞，导致纤毛运动障碍和巨噬细胞吞噬功能降低；使支气管黏膜腺体增生、分泌增多，导致气道净化能力下降。另外，烟草的烟雾可使氧自由基产生增多，诱导中性粒细胞释放弹性蛋白酶，并抑制抗蛋白酶系统，破坏肺弹力纤维，诱发肺气肿形成。

2. 职业粉尘和化学物质　职业粉尘及化学物质（烟雾、工业废气、过敏原及室内空气污染等）的浓度过大或接触时间过长，可引起 COPD。

3. 大气污染　矿物燃料的废气（二氧化硫、二氧化氮等）对气道的损伤可引起 COPD。

4. 感染　也是导致 COPD 发生、发展的重要因素之一。病毒、细菌和支原体是 COPD 急性加重的重要病原。

5. 其他　免疫功能紊乱、气道高反应性、年龄增加及寒冷空气等也与 COPD 的发病有关。

（二）发病机制

1. 炎症机制　目前普遍认为，气道、肺实质和肺血管的慢性炎症是 COPD 的特征性改变，中性粒细胞、巨噬细胞、T 淋巴细胞等炎症细胞均参与发病过程，即 COPD 的各种危险因素均可通过炎症机制导致 COPD 的发生。

2. 氧化应激机制　许多研究表明，COPD 患者的氧化应激增加，引起氧化 - 抗氧化失衡。这在 COPD 的发病中起重要作用。

3. 蛋白酶 - 抗蛋白酶失衡机制　蛋白水解酶对组织有损伤、破坏作用，能分解弹力纤维，引起肺气肿病变。抗蛋白酶对弹性蛋白等多种蛋白酶有抑制作用，其中 α_1 抗胰蛋白酶（α_1 - antitrypsin，α_1 - AT）是活性最强的一种。蛋白酶和抗蛋白酶平衡是保证肺组织正常结构免受损伤和破坏的主要因素。蛋白酶增多或抗蛋白酶不足均可导致肺气肿。

造成蛋白酶 - 抗蛋白酶失衡的情况有以下两种：

（1）后天性：如长期吸烟或吸入有害物质可刺激蛋白酶的释放，抑制 α_1 - AT 的活性。

（2）先天性：如遗传性 α_1 - AT 缺乏是家族性肺气肿的原因，但国内十分少见，西方国家报道较多。

4. 其他　自主神经功能失调，营养、气温突变（尤其是寒冷）等都可能参与 COPD 的发生和发展。

上述机制导制小气道阻力明显升高和肺气肿形成。

⚠ **重点提示**

1. 慢性支气管炎的诊断标准是：每年咳嗽、咳痰（或伴喘息）至少 3 个月，并连续 2 年或更长；能除外其他原因引起的慢性咳嗽。

2. 肺气肿典型的临床表现是逐渐加重的呼吸困难和肺气肿体征。

3. 当慢性支气管炎或肺气肿患者的病情严重到一定程度，肺功能检查出现气流受限，并且不能完全可逆时，则诊断为 COPD。

4. 吸烟为导致 COPD 的重要危险因素；感染亦是导致 COPD 发生、发展的重要因素之一，是 COPD 急性加重的最常见原因。

二、临床表现

（一）症状

起病缓慢，病程长，反复急性发作，逐渐加重是 COPD 的特点，其主要症状如下。

1. 慢性咳嗽　咳嗽开始仅在冬春气候变化剧烈时出现，随病情进展一年四季均有，而冬春加重。一般晨起咳嗽较重，白天较轻，临睡前有阵咳或排痰，黏痰咳出后患者感胸部舒畅，咳嗽减轻。

2. 咳痰　慢支患者的痰一般为白色黏液或浆液性泡沫痰，偶有血丝痰；合并感染时，痰量增多，转为黏液脓性痰。

3. 气短或呼吸困难　出现于 COPD 发病早期患者较剧烈活动时，以后逐渐加重，以致患者在日常生活活动甚至休息时也感气短。慢支患者在慢性咳嗽、咳痰的基础上出现逐渐加重的呼吸困难常提示已发生了肺气肿。

4. 其他　COPD 患者还会出现疲乏无力、食欲下降、体重减轻甚至头痛等症状。焦虑、抑郁等心理障碍在 COPD 患者中十分常见。

（二）体征

COPD 患者早期无明显体征，随病情进展出现桶状胸、语颤减弱、叩诊过清音、两肺呼吸音减弱、呼气延长等肺气肿体征，常有干、湿性啰音，严重时有发绀、意识障碍等体征。

（三）并发症

COPD 的并发症有自发性气胸、呼吸衰竭、慢性肺源性心脏病。

三、有关检查

1. 影像学检查　X 线胸片对 COPD 的诊断特异性不高，主要用于确定肺部并发症及与其他疾病的鉴别，必要时做胸部 CT 检查。

2. 肺功能检查　是判断持续气流受限的主要客观指标，对 COPD 诊断、严重程度评价、疾病进展、治疗及预后有重要意义。其最常用的指标是第 1 秒用力呼气容积（forced expiratory volume in one second，FEV_1）占预计值的百分比（FEV_1%）和 FEV_1 与用力肺活量（forced vital capacity，FVC）之比（FEV_1/FVC）。吸入支气管舒张剂后 FEV_1/FVC < 70%，可确定为持续气流受限。中晚期 COPD 患者常有肺总量（total lung capacity，TLC）、残气量（residual volume，RV）、RV/TLC 比值的增加。成人肺功能检查的正常参考值见表 2-1。

3. 动脉血气分析　对确定低氧血症、高碳酸血症和酸碱失衡，以及判断呼吸衰竭的类型有重要价值。

4. 其他　COPD 合并细菌感染时白细胞计数值升高、核左移。痰培养对检出病原菌有一定的帮助。部分患者可伴有红细胞计数值和血红蛋白（hemoglobin，Hb）浓度的升高。

表 2-1 成人肺功能检查的正常参考值

项目（缩写）	正常参考值
潮气容积（V_T）	500 mL 左右
肺活量[①]（VC）	男性约 3.5 L　女性约 2.5 L
肺活量占预计值的百分比（VC%）	≥80%
残气量占肺总量的百分比[②]（RV/TLC%）	<30%～35%
时间肺活量（TVC）	1 秒 83%，2 秒 96%，3 秒 99%
第 1 秒用力呼气容积（FEV_1）	男性约 2.9 L　女性约 2 L
生理死腔/潮气容积[②]（V_D/V_T）	0.3～0.4
每分通气量[③]（MV 或 V_E）	男性 6～8 L/min　女性 5～6 L/min
肺泡通气量（V_A）	为 V_E 的 70%（约 4 L/min）

注：①随年龄增加而减少；②随年龄增加而增加；③>10 为通气过度，<4 为通气不足。

⚠ 重点提示

1. 逐渐加重的呼吸困难是 COPD 的标志性症状。
2. 肺气肿的典型体征是桶状胸、语颤减弱、叩诊过清音、两肺呼吸音减弱、呼气延长。

四、诊断要点

诊断 COPD 主要根据吸烟等高危因素、临床症状、体征及肺功能检查等进行综合分析。持续气流受限是 COPD 诊断的必要条件。

慢性阻塞性肺疾病患者气流受限严重程度的肺功能分级见表 2-2。

表 2-2 慢性阻塞性肺疾病患者气流受限严重程度的肺功能分级

分级	FEV_1 占预计值的百分比
1 级：轻度	≥80%
2 级：中度	50%～79%
3 级：重度	30%～49%
4 级：极重度	≤30%

COPD 病程分期：

（1）急性加重期：在短期内咳嗽、咳痰、气短和（或）喘息加重，痰量增多，呈脓性或黏液脓性痰，可伴发热等症状。

（2）稳定期：咳嗽、咳痰、气短等症状稳定或轻微。

五、治疗要点

（一）稳定期治疗

1. 避免诱发因素　戒烟；因职业或环境粉尘、刺激性气体所致者，应脱离污染环境，并注意防护。

2. 预防感染　为预防流感与肺炎，可注射流感疫苗和肺炎链球菌疫苗。

3. 药物治疗　祛痰：常用盐酸氨溴索或中药；也可做雾化吸入治疗，但注意补充液体，因为吸入量过少会使痰液黏稠不易咳出。止喘：常用药有沙丁胺醇、异丙托溴铵、茶碱缓释片等（详见哮喘部分内容）。

4. 长期家庭氧疗（long-term domiciliary oxygen therapy，LTOT）　可提高 COPD 慢性呼吸衰竭者的生活质量和生存率。LTOT 的主要指征是 $PaO_2 < 55$ mmHg，一般采用鼻导管吸氧，氧流量控制在 1 ~ 2 L/min，每日吸氧时间为 10 ~ 15 h。氧疗目标是使 PaO_2 在 60 ~ 65 mmHg 和（或）使动脉血氧饱和度（SaO_2）> 90%，并且二氧化碳潴留无明显加重。

5. 呼吸锻炼和营养支持　见护理部分内容。

（二）急性加重期治疗

1. 去除诱因　尤其是控制细菌感染、治疗气胸等。

2. 持续低浓度给氧　氧疗的指征是 $PaO_2 < 60$ mmHg，常用鼻导管或文丘里面罩给氧。一般吸氧浓度为 25% ~ 35%，应避免吸入氧浓度过高而加重二氧化碳潴留。氧疗目标为 PaO_2 在 60 ~ 65 mmHg，并且二氧化碳潴留无明显加重。

3. 止喘、祛痰　患者有严重喘息时可采用沙丁胺醇或异丙托溴铵雾化吸入。

4. 糖皮质激素　重症患者可短期使用糖皮质激素。

5. 机械通气　一般适用于经上述治疗呼吸衰竭仍不能缓解的情况。

> ⚠ **重点提示**
>
> 1. 诊断 COPD 主要根据吸烟等高危因素、临床症状、体征及肺功能检查等进行综合分析。持续气流受限（吸入支气管舒张剂后 $FEV_1/FVC < 70\%$）是 COPD 诊断的必要条件。
>
> 2. 控制细菌感染是 COPD 急性加重期治疗的首要措施。
>
> 3. COPD 急性加重期氧疗的原则是持续低浓度给氧，对稳定期 $PaO_2 < 55$ mmHg 的患者应给予长期家庭氧疗。

六、护理

（一）主要护理问题/护理诊断

（1）清理呼吸道无效：与肺部感染、痰液黏稠等有关。

（2）气体交换受损：与肺部感染、通气和换气功能障碍有关。

（3）活动无耐力：与低氧血症、营养不良等有关。

（4）焦虑/个人应对无效：与呼吸困难严重并迁延、家庭支持不足或缺乏相关信息等有关。

（5）潜在并发症：自发性气胸、呼吸衰竭等。

（二）主要护理措施

1. 病情观察　除了解体温、咳嗽、咳痰情况及呼吸困难的变化外，尤其要警惕呼吸衰竭、自发性气胸等并发症的发生。

2. 休息和活动　中、重度COPD患者应休息，体位的选择应既节省体力又利于呼吸，如半卧位或有支撑的坐位，注意脊柱应尽量挺直以利于肺部扩张；病情缓解后应逐渐增加全身活动。

3. 营养支持　COPD患者因呼吸负荷加重、能量消耗增多、摄入减少而营养不良，会导致肺功能和呼吸肌功能减弱、机体免疫力降低，因而应注意：

（1）摄入足够的热量、蛋白质和维生素，以达到理想体重。

（2）避免产气食物（如豆类、薯类），以免腹部饱胀，使膈肌上抬而影响呼吸。

（3）少量多餐；多饮水，无禁忌者每日饮水量应在 $1.5 \sim 2$ L。

4. 保持呼吸道通畅　及时清除呼吸道分泌物，保持呼吸道通畅，是改善通气、防止和纠正缺氧与二氧化碳潴留的前提。应根据患者的情况选择适合的排痰护理措施，即胸部物理治疗（chest physical therapy，CPT），必要时协助医生建立人工气道。

（1）深呼吸和有效咳嗽，有助于防止或减少肺不张、肺炎的发生。患者取坐位，双肩放松，上体稍前倾，双臂可以支撑在膝上，卧床患者则应抬高床头，双膝屈曲，双脚支撑在床上；护士指导患者进行数次随意的深呼吸（腹式呼吸），吸气终了屏气片刻，然后进行咳嗽、咳痰。

（2）胸部叩击，借助叩击所产生的振动和重力作用，使滞留在气道内的分泌物松动并移行到中心气道，最后通过咳嗽排出体外。患者取坐位或仰卧位；护士站在患者的后方或侧后方，两手手指并拢拱成杯状，用手腕的力量自下而上、由外向内、力量均匀地叩击患者胸背部。叩击时若发出空而深的拍击音表示叩击手法正确。

注意事项：

① 叩击前确认患者无禁忌证（咯血、未引流的气胸、肋骨骨折等）；向患者说明叩击的意义及方法，以取得患者的配合，并进行肺部听诊。

② 叩击时注意叩击应在肺野进行，避开心脏、乳房；为预防直接叩击引起皮肤发红，可用单层薄布保护皮肤，勿用较厚的物质，否则会降低叩击时所产生的震动而影响效果；叩击力量要适中，以不使患者感到疼痛为宜；叩击应在餐前进行，并至少在餐前半小时完成，如在餐后进行，至少要在餐后 2 h 后；一次叩击时间一般在 $3 \sim 5$ min；观察患者的反应。

③ 叩击后询问患者的感受，观察咳嗽、咳痰情况，复查肺部呼吸音及啰音变化。

（3）机械吸痰，适用于痰液黏稠无力咳出、咳嗽反射减弱或消失及意识不清的患者。可经鼻、气管插管或气管切开处进行负压吸引（详见本章第七节）。

（4）气道的湿化和雾化，适用于痰液黏稠不易咳出者。

湿化治疗法通过湿化装置，将水或溶液蒸发成水蒸气或小液滴，以提高吸入气体的湿度，达到湿润气道黏膜、稀释痰液的目的。

雾化疗法又称气溶液吸入疗法，采用特制的气溶液装置使水分和药物形成气溶胶的液体微滴或固体颗粒，被吸入并沉积于呼吸道和肺泡靶器官，达到治疗疾病、改善症状的目的。雾化疗法也具有一定的湿润气道黏膜、稀释气道分泌物的作用。

注意事项：

① 防止窒息：干结的分泌物经湿化后膨胀易阻塞支气管，因此操作后应帮助患者翻身、拍背，及时排痰，尤其是对体弱、无力咳嗽者。

② 避免湿化过度：过度湿化可引起黏膜水肿、气道狭窄，导致呼吸道阻力增加，甚至诱发支气管痉挛；还可导致体内水潴留，加重心脏负荷。因而，湿化时间不宜过长，一般以 10 ~ 20 min 为宜。

③ 控制湿化温度：温度过高可引起呼吸道灼伤；温度过低可诱发哮喘、寒战反应。一般应控制湿化温度在 35 ℃ ~ 37 ℃。

④ 防止感染：定期进行装置、病房环境消毒，注意无菌操作，加强口腔护理。

5. 遵医嘱用药给氧　正确使用抗生素和止喘药。实施控制性氧疗，急性加重期保证低浓度（<35%）持续给氧。详见本章第六节。

6. 呼吸功能训练　鼓励 COPD 患者进行腹式呼吸和缩唇呼气，即做缓慢的深吸气动作，胸腹动作要协调，深呼气时要缩唇，以提高呼气相支气管内压，防止小气道过早陷闭，以利于肺内气体的排出。

具体训练方法如下：开始训练时以半卧位，膝屈曲最适宜，立位时靠墙，上半身略向前倾，使腹肌放松，舒缩自如。全身肌肉，特别是辅助呼吸肌应尽量放松，情绪安定，平静呼吸。呼气时缩拢嘴唇，同时腹肌收缩、腹壁下陷，使肺内气体经口徐徐呼出（此时切勿用力呼气），然后经鼻吸气；吸气时腹肌放松，尽量使腹部鼓起。开始训练时患者可将一手放在前胸，另一手放在腹部，以感知胸腹起伏，呼吸时应使胸廓保持最小的活动度。呼与吸的时间比例为 2∶1，每分钟呼吸 10 次左右。每日训练 2 ~ 3 次，每次训练时间为 10 ~ 15 min（因人而异，中间可稍休息），熟练后可增加训练次数和时间。

7. 心理支持　COPD 患者常有焦虑及抑郁，护理人员应给予患者更多心理关怀及帮助，同时做好家属的工作，要求其给予患者生理、心理支持。

⚠ **重点提示**

1. 促进排痰的护理措施包括深呼吸和有效咳嗽、胸部叩击、气道的湿化和雾化、机械吸痰等。

2. COPD 患者的呼吸功能训练主要包括腹式呼吸和缩唇呼气。

七、健康教育

COPD 是一种难以逆转的疾病，病情呈进行性发展，开展健康教育可使患者生存期延长，生活质量提高。健康教育内容主要如下：

（1）让患者及其家属了解此病虽然难以治愈，但如积极参与 COPD 的长期管理可减少急性发作，及时控制症状，延缓疾病进程，提高生活质量；鼓励患者对此建立信心和耐心，做好长期准备。

（2）避免各种致病因素，尤其是吸烟、环境污染、上呼吸道感染等。

（3）坚持全身活动和呼吸肌训练。嘱患者进行适宜的全身活动，如散步、从事力所能及的家务活动。

（4）家庭氧疗的指导：对有此医嘱的患者，在出院前应提供有关家庭氧疗的咨询服务与帮助，并提供购置、使用和保养等方面的知识和技能。

思考题

1. 简述 COPD 的定义及常见病因；慢支的定义及诊断标准。
2. 简述吸烟引起 COPD 的机制。
3. 简述 COPD 主要的临床表现。
4. 简述腹式呼吸、缩唇呼气及胸部叩击的正确训练方法。
5. 简述气道湿化和雾化的注意事项。

第三节　支气管哮喘

支气管哮喘（bronchial asthma）简称哮喘，是由多种细胞（嗜酸性粒细胞、肥大细胞、T 淋巴细胞、中性粒细胞、气道上皮细胞等）和细胞组分参与的气道慢性非特异性炎症疾病。这种慢性炎症导致气道高反应性（airway hyperresponsiveness，AHR），通常出现广泛多变的可逆性气流受限，并引起反复发作的喘息、气急、胸闷或咳嗽等症状，常在夜间或清晨发作、加剧，多数患者可自行缓解或经治疗缓解。

哮喘是常见病，其发病率在全球呈上升趋势，全球哮喘防治倡议（Global Initiative for Asthma，GINA）已成为哮喘防治的重要指南。

一、病因和发病机制

（一）病因

哮喘的病因还不十分清楚，目前认为遗传因素和环境因素均对哮喘发病起重要作用。

1. 遗传因素　已知哮喘与多基因遗传有关。有资料表明，哮喘患者亲属患病率高于群体患病率，且亲缘关系越近，亲属患病率越高；患者病情越严重，其亲属患病率也越高。目前，哮喘的相关基因尚未完全明确。

2. 环境因素 环境中某些激发哮喘的因素包括：

（1）花粉、尘螨、真菌、动物毛屑、化妆品、鱼虾、蛋类及牛奶等特异性变应原。

（2）非特异性激发因素，如感染（尤其是呼吸道病毒感染）。

（3）药物，如阿司匹林、普萘洛尔等。

（4）气候变化、大气污染、职业粉尘、烟雾，以及运动、心理因素等。

（二）发病机制

哮喘的发病机制尚不完全清楚，可概括为免疫 – 炎症反应、神经调节机制和气道高反应性及其相互作用。

目前认为某些激发因素导致遗传易感个体，通过体液（抗体）介导和细胞介导的免疫反应，调控免疫介质（细胞因子、炎症介质）的释放，导致气道产生炎症及气道高反应性；同时，气道上皮损伤、神经末梢暴露以及气道神经调节的异常，均加重了气道高反应性，也直接和间接加重了气道炎症。

免疫介质（组胺、乙酰胆碱、白三烯、血小板活化因子及前列腺素等）通过以下三方面引起支气管广泛狭窄、阻塞及哮喘发作：

（1）支气管平滑肌痉挛。

（2）气道黏膜水肿。

（3）腺体分泌增多。

二、临床表现

（一）症状和体征

1. 症状 哮喘症状的典型表现为发作性伴有哮鸣音的呼气性呼吸困难，多在夜间或清晨发作和加重。严重者被迫端坐位、发绀。每次发作持续数分钟、数小时或数天，应用支气管舒张剂后缓解或自行缓解，某些患者在缓解数小时后再次发作。部分患者以发作性咳嗽为其唯一的临床表现而无喘息（咳嗽变异性哮喘），易造成误诊。有些青少年则以运动后出现胸闷、咳嗽和呼吸困难为特征（运动性哮喘）。

2. 体征 哮喘的典型体征是呼气相延长伴广泛的哮鸣音，但重症患者哮鸣音可消失（表现为"沉默肺"）。哮喘发作时有肺部过度充气的体征，严重时可有发绀、大汗、颈静脉怒张、奇脉等体征。非发作期可无阳性体征。

（二）并发症

哮喘发作时可并发气胸、肺不张；长期反复发作可并发肺源性心脏病等。

⚠ **重点提示**

　　1. 哮喘的发生受遗传和环境的双重影响，应识别环境中的激发因素。

　　2. 哮喘发作时典型的症状为发作性伴有哮鸣音的呼气性呼吸困难，多在夜间或清晨发作，应用支气管舒张剂后缓解或自行缓解；典型的体征是呼气相延长伴广泛的哮鸣音。

三、有关检查

1. **血常规检查** 哮喘发作时可有嗜酸性粒细胞升高，并发细菌感染时白细胞总数和中性粒细胞增多。

2. **肺功能检查** 哮喘发作时，与呼气流速有关的指标，如 FEV_1、FEV_1/FVC、呼气流量峰值（peak expiratory flow，PEF）均显著下降，24 h 内 PEF 或昼夜 PEF 变异率≥20%。支气管反应性测定（支气管激发或舒张试验）阳性。

3. **特异性变应原检测** 分为体外试验和体内试验两类。

（1）体外试验：可检测患者的特异性免疫球蛋白 E（immunoglobulin E，IgE），临床常用，如放射变应原吸附试验（radioallergosorbent test，RAST）。

（2）体内试验：常用皮肤变应原测试，吸入变应原测试已少用。

四、诊断要点

（一）诊断标准

（1）反复发作的喘息、气急、胸闷或咳嗽，多与接触变应原、冷空气、物理刺激、化学刺激、病毒性上呼吸道感染、运动等有关。

（2）发作时双肺可闻及散在或弥漫性、以呼气相为主的哮鸣音，呼气相延长。

（3）上述症状可经治疗缓解或自行缓解。

（4）除外其他疾病所引起的喘息、胸闷或咳嗽。

（5）对临床表现不典型者（如无明显喘息或体征）需根据支气管激发、舒张试验或 PEF 变异率检查做出诊断。

（二）分期及分级

1. **急性发作期** 指气促、咳嗽、胸闷等症状突然发生或加重，病情加重可在数小时或数天内出现，偶可在数分钟内危及生命需紧急救治的阶段。哮喘急性发作时病情严重程度分级见表 2-3。

表 2-3 哮喘急性发作时病情严重程度分级

临床特点	轻度	中度	重度	危重度
气短	步行、上楼时	稍事活动	休息时	
体位	可平卧	喜坐位	端坐呼吸	
讲话方式	连续成句	常有中断	单字	不能讲话
精神状态	可有焦虑/尚安静	时有焦虑或烦躁	常有焦虑、烦躁	嗜睡、意识模糊
出汗	无	有	大汗淋漓	
呼吸频率	轻度增加	增加	常 >30 次/min	
辅助呼吸肌活动及三凹征	常无	可有	常有	胸腹矛盾运动
哮鸣音	散在，呼吸末期	响亮、弥漫	响亮、弥漫	减弱、乃至无

临床特点	轻度	中度	重度	危重度
脉率	<100 次/min	100~120 次/min	>120 次/min	>120 次/min 或脉率变慢或不规则
奇脉（收缩压下降）	无（10 mmHg）	可有（10~25 mmHg）	常有（>25 mmHg）	无
使用 β₂受体激动剂后 PEF 预计值或个人最佳值	>80%	60%~80%	<60% 或 <100 L/min 或作用时间 <2 h	
PaO₂（吸空气）	正常	60~80 mmHg	<60 mmHg	
PaCO₂	<45 mmHg	≤45 mmHg	>45 mmHg	
SaO₂	>95%	91%~95%	≤90%	
pH	—	—	降低	降低

注：SaO_2 表示动脉血氧饱和度。

2. 慢性持续期　指患者虽没有哮喘急性发作，但在相当长时间内仍有不同频率和程度的症状出现，可伴有肺通气功能下降的阶段。该期采用哮喘控制水平分级（见表2-4）对哮喘患者的临床控制情况和未来风险进行评估。

表2-4　哮喘控制水平分级

A：哮喘症状控制		哮喘症状控制水平		
		良好控制	部分控制	未控制
过去4周，病人存在： 日间哮喘症状 >2 次/周　　是□　否□ 夜间因哮喘憋醒　　　　　是□　否□ 使用缓解药次数 >2 次/周　是□　否□ 哮喘引起的活动受限　　　是□　否□		无	存在 1~2 项	存在 3~4 项

B：未来风险评估（急性发作风险，病情不稳定，肺功能迅速下降，药物不良反应）

与未来不良事件风险增加的相关因素包括：
临床控制不佳□　过去1年频繁急性发作□　曾因严重哮喘而住院治疗□
FEV：低□　烟草暴露□　高剂量药物治疗□

3. 临床缓解期　指患者无以上症状，并且维持1年以上的阶段。

五、治疗要点

哮喘治疗的原则为消除病因、控制发作及预防复发。

（一）消除病因
脱离变应原，去除引起哮喘的刺激因子，是防治哮喘最有效的方法。

（二）药物治疗
哮喘治疗药物分为缓解性药物和控制性药物（见表2-5）。前者指按需使用的药物，通过迅速解除支气管平滑肌痉挛来缓解哮喘症状。后者指需要长期使用的药物，主要用于治疗气道慢性炎症而使哮喘维持临床控制，亦称抗炎药。

表2-5　哮喘治疗药物

缓解性药物	控制性药物
短效 β_2 受体激动剂（SABA）	吸入型糖皮质激素（ICS） 白三烯调节剂
短效吸入型抗胆碱药（SAMA）	长效 β_2 受体激动剂（LABA，不单独使用） 缓释茶碱 色甘酸钠
短效茶碱	抗 IgE 抗体 抗 IL-5 抗体
全身用糖皮质激素	联合药物（如 ICS/LABA）

1. 糖皮质激素　是目前控制哮喘最有效的药物。给药途径可分为吸入用药、口服用药和静脉用药，其中吸入用药是目前推荐的长期抗炎治疗哮喘的首选方法。

（1）吸入型糖皮质激素（inhaled corticosteroids，ICS）：如倍氯米松（商品名为必可酮）、布地奈德、氟替卡松等。通常规律吸入1周以上方能生效。

（2）口服制剂：如泼尼松，起始剂量为30～40 mg/d。症状缓解后逐渐减量直至停用，改用吸入剂。

（3）静脉用药：重症患者先静脉给予氢化可的松或甲泼尼龙（甲基强的松龙），症状缓解后逐渐减量，然后改口服或吸入剂维持。

2. β_2 受体激动剂　分为短效制剂（疗效维持4～6 h）和长效制剂（作用持续10～12 h）。

（1）短效 β_2 受体激动剂（short-acting β_2-agonists，SABA）：是目前缓解哮喘急性发作症状的首选药物，应按需用药。给药途径有吸入、口服和静脉，首选吸入用药。常用药物有沙丁胺醇、特布他林。吸入剂包括定量气雾剂（metered dose inhaler，MDI）、干粉剂和雾化溶液。

（2）长效 β_2 受体激动剂（long-acting β_2-agonists，LABA）：不可单独用药，主要与ICS 联合用于长期控制哮喘。常用药物有沙美特罗、福莫特罗。

3. 白三烯调节剂　其抗炎作用不如 ICS，可用于轻度哮喘时 ICS 的替代治疗，治疗重度哮喘时需与 ICS 联合用药，特别适用于阿司匹林哮喘、运动性哮喘和伴有过敏性鼻炎哮喘的治疗。常用药物有孟鲁司特和扎鲁司特。

4. 茶碱类药物　是中效支气管舒张剂。常用给药方法为口服，如口服氨茶碱，一般剂量为每日6～10 mg/kg；必要时经葡萄糖稀释后缓慢静脉注射或滴注，氨茶碱首剂负荷剂量为4～6 mg/kg（每日不超过1.0 g）。缓释茶碱能较好控制夜间哮喘的发作。

5. 抗胆碱药　分为短效抗胆碱药（short-acting anticholinergic agent，SAMA）和长效抗胆碱药（long-acting anticholinergic agent，LAMA），有舒张支气管及减少黏液分泌的作用，但其舒张支气管作用弱于 β_2 受体激动剂。SAMA 常用异丙托溴铵，多与 β_2 受体激动剂联用治疗哮喘的急性发作，有 MDI 和雾化溶液两种剂型。LAMA 常用噻托溴铵，持续时间可达 24 h，目前只有干粉吸入剂，主要用于哮喘合并 COPD 及 COPD 患者的长期治疗。

6. 其他　色甘酸钠、抗 IgE 单克隆抗体及抗白介素 - 5（IL - 5）抗体在哮喘治疗中均有一定的作用。

（三）急性发作期治疗

此期治疗的目的是尽快缓解气道阻塞，纠正低氧血症，预防病情恶化或再发作，防止并发症。

1. 轻度　每日定时吸入糖皮质激素；按需吸入 SABA，效果不佳时加口服 β_2 受体激动剂控释片或小剂量茶碱控释片，或加用抗胆碱药吸入剂。

2. 中度　加大糖皮质激素吸入剂量，或口服糖皮质激素；规则吸入 β_2 受体激动剂或联合抗胆碱药吸入，或口服长效 β_2 受体激动剂，也可加口服白三烯调节剂；必要时，加氨茶碱缓慢静注。

3. 重度至危重度

（1）维持水、电解质平衡，纠正酸碱失衡。重症患者可因张口喘息、大汗，氨茶碱等药的作用和摄入不足而出现脱水、低钾、低钠，应及时纠正，每日补液量一般为 2500 ~ 3000 mL，补液时应遵循一般原则（先快后慢、先盐后糖、见尿补钾）。对严重代谢性酸中毒患者应适当给碱性药。

（2）持续雾化吸入 β_2 受体激动剂，或静脉滴注沙丁胺醇或氨茶碱，或联合雾化吸入抗胆碱药，或口服白三烯调节剂。

（3）静脉滴注足量糖皮质激素。

（4）有呼吸道感染时应选用相应的抗生素控制感染。

（5）根据病情给予氧疗，如病情恶化缺氧不能纠正时进行无创或有创机械通气。

（四）慢性持续期治疗

哮喘慢性持续期治疗应在监测哮喘控制水平的基础上，对长期治疗分级方案进行调整，以维持患者的控制水平。哮喘长期治疗方案分为 5 级，见表 2 - 6。

表 2 - 6　哮喘长期治疗方案

治疗方案	第 1 级	第 2 级	第 3 级	第 4 级	第 5 级
推荐选择控制性药物	不需要使用药物	低剂量 ICS	低剂量 ICS 加 LABA	中/高剂量 ICS 加 LABA	加其他治疗，如口服糖皮质激素
其他选择控制性药物	低剂量 ICS	白三烯调节剂 低剂量茶碱	中/高剂量 ICS 低剂量 ICS 加白三烯调节剂 低剂量 ICS 加茶碱	中/高剂量 ICS 加 LAMA 高剂量 ICS 加白三烯调节剂 高剂量 ICS 加茶碱	加 LAMA 加 IgE 单克隆抗体 加 IL - 5 单克隆抗体

治疗方案	第1级	第2级	第3级	第4级	第5级
缓解性药物	按需使用SABA	按需使用SABA	按需使用SARA、低剂量布地奈德/福莫特罗或倍氯米松/福莫特罗		

注：即使选用推荐的治疗方案，也要考虑病人的实际状况，如经济收入和当地的医疗资源等。低剂量ICS指每日吸入布地奈德（或等效其他ICS）200～400 μg，中剂量ICS为每日吸入量>400～800 μg，高剂量ICS为每日吸入量>800～1600 μg。

对哮喘患者的健康教育和环境控制贯穿哮喘治疗的全过程。从第2级到第5级的治疗方案中都有不同的控制性药物可供选择，缓解性药物则按需使用，以迅速缓解哮喘症状。对于多数未经治疗的持续性哮喘患者，初始治疗应从第2级方案开始，如果初始评估提示哮喘处于严重未控制，治疗应从第3级方案开始。若该级治疗方案不能使哮喘得到控制，则升级方案直至哮喘控制。哮喘控制并至少维持3个月以上，可考虑降级治疗。

（五）免疫治疗

免疫治疗分为特异性和非特异性两种。前者又称脱敏疗法，通常采用特异性变应原（如花粉）做定期皮下注射，剂量由低至高，以产生免疫耐受性，使患者脱敏。非特异性免疫疗法使用卡介苗、转移因子等，有一定的疗效。

⚠ **重点提示**

1. 防治哮喘最有效的方法是脱离变应原，去除引起哮喘的刺激因子。
2. 哮喘治疗药物主要分为两大类，即缓解性药物和控制性药物。
3. 重度、危重度哮喘患者常伴脱水致痰液黏稠，应保证每日补液量2500～3000 mL。

六、护理

（一）主要护理问题/护理诊断

（1）低效性呼吸型态或气体交换受损：与支气管哮喘有关。

（2）体液不足/有体液不足的危险：与体液丢失过多、水分摄入不足有关。

（3）知识缺乏：缺乏预防和控制哮喘发作的知识。

（4）执行治疗方案无效（个人）：与治疗方案复杂、缺乏使用吸入器、峰流速仪的有关知识和技能、害怕激素副作用有关。

（二）主要护理措施

1. 一般护理

（1）环境：对有明确过敏原者应使其尽快脱离过敏原，保持室内清洁、空气流通，避免放置花草、地毯、皮毛，整理床铺时避免尘埃飞扬等。

（2）体位：根据病情提供舒适体位，如为端坐呼吸者提供床上小桌作为支撑，以减少体力消耗。

（3）饮食：提供清淡、易消化、足够热量的饮食。已证实对某种食物（鱼、虾、蟹、蛋类、牛奶等）过敏者应忌食相关食物。哮喘患者不宜进食或饮用刺激性食物或饮料。

2. 心理护理　急性发作时患者常出现紧张、烦躁不安等心理反应，医护人员应适当陪伴并通过语言和非语言沟通来安慰患者。消除过度的紧张状态，对减轻哮喘发作和控制病情有重要意义。

3. 病情观察　加强对急性发作期患者的监护，尤其在夜间和凌晨。动态观察呼吸困难、呼吸音、哮鸣音及动脉血气分析等变化，警惕气胸、呼吸衰竭等并发症的发生。

4. 保持呼吸道通畅　哮喘急性发作时，患者呼吸增快、出汗，常伴脱水、痰液黏稠，从而形成痰栓阻塞小支气管、加重呼吸困难。因此，哮喘急性发作时，应鼓励患者每天饮水 2500～3000 mL，以补充丢失的水分，稀释痰液。对重症者应建立静脉通道，遵医嘱及时、充分补液，纠正水、电解质和酸碱平衡紊乱。

5. 氧疗护理　哮喘急性发作患者常伴有不同程度的低氧血症，应遵医嘱给予鼻导管或面罩吸氧，改善呼吸功能。一般吸入较高浓度氧，以及时纠正缺氧；当出现二氧化碳潴留时应按照Ⅱ型呼吸衰竭的氧疗原则给予持续低流量（1～3 L/min）吸氧。

哮喘患者均存在气道高反应性，因此对吸入的氧气应加温、加湿，避免因呼吸道干燥和寒冷气流刺激而加重呼吸道痉挛。

6. 用药护理

（1）观察药物疗效和不良反应。

① β_2受体激动剂的主要不良反应为偶有头痛、头晕、心悸、手指震颤等，停药或坚持用药一段时间后症状可消失；药物用量过大可引起严重心律失常，甚至猝死。

② 茶碱类药物静脉注射浓度不宜过高，速度不宜过快，注射时间应在 10 min 以上，以防中毒症状发生。

③ 色甘酸钠在体内无蓄积，被认为是目前防治哮喘最安全有效的药物，吸入时有一定的异味，偶可诱发咽喉部刺激、口干、恶心等局部副作用。

④ 患者应禁用 β_2肾上腺素受体拮抗剂（普奈洛尔等）和其他能诱发哮喘的药物，慎用或禁用阿司匹林，以免诱发或加重哮喘。

（2）指导患者按医嘱正确使用定量吸入器。目前临床常见的定量吸入器有定量雾化吸入器（MDI）和干粉吸入器。

① 指导前仔细评估患者使用吸入器的情况，找出使用中存在的问题及相关因素，针对问题并结合其文化程度、学习能力，确定教育内容、方法及进度。

② 准备有关资料（说明书、幻灯片等）与患者及其家属讨论该吸入器的构造、使用方法及正确使用的意义。

③ 医护人员演示吸入器的正确使用方法。

MDI 的使用方法：吸药前先将药液摇匀；缓慢呼气至不能再呼（RV 位）；将喷嘴放入口内，经口吸气，在深吸气过程中按压驱动装置；继续吸气至不能再吸（TLC 位）；尽可能屏气 10 s，使较小的雾粒沉降在气道远端，然后缓慢呼气。使用 MDI 时患者需要协调呼吸和按压动作，以保证吸入治疗成功。

常见的干粉吸入器有都保装置和准纳器。下面以都保装置为例介绍干粉吸入器的使用方法：使用时移去瓶盖，一手握住瓶身，垂直竖立，将底座向右旋转再向左旋转至听到"咔嗒"一声，表明一次剂量的药粉已经装好。吸入前先呼气，用双唇包住吸嘴，用力深吸气，然后将吸嘴移开继续屏气10 s。

④ 注意事项：若需要再次吸入，应等待至少1 min后再吸入（推荐3~5 min吸入2次），间隔一定时间是为了在第一次吸入的药物扩张狭窄的气道后，再次吸入的药物更容易到达远端受累的支气管；几种气雾剂同时使用时，通常先用支气管舒张剂，后用抗炎气雾剂；吸入抗炎药尤其是激素后应及时漱口。

⑤ 学习有关吸入器的清洗、保存、更换等知识与技能。

MDI具有价格便宜、便于携带、计量准确等优点，但也存在难以正确操作、吸入药量少及咽喉部不良反应多等缺点。在MDI上加用储物罐（spacer）有助于克服这些缺点。干粉吸入器（如都保装置、准纳器）具有便于操作、吸入药量多和不必用氟利昂作推进剂等优点。

七、健康教育

1. 树立信心　让患者了解哮喘虽不能根治但通过适当、长期的治疗是可以控制的，患者应主动参与哮喘的长期管理，以更好地控制哮喘。

2. 帮助患者避免过敏因素　指导患者有针对性地采用相应的措施。

（1）花粉过敏者应避免接触通过风媒授粉的植物。

（2）保持居住环境干净、无尘、无烟，不用加垫料的家具，不用加湿器、除臭剂，移去地毯，定期清洗空调，及时清洁、更换窗帘、床单、枕头等。

（3）避免接触香水、有香味的化妆品及发胶等可能的过敏原。

（4）回避宠物，因为过敏原可存在于狗、猫和鸟等宠物的唾液、皮屑、羽毛和尿液中。不用皮毛制成的衣物、被褥或枕头。如必须拜访有宠物的家庭，应事先吸入色甘酸钠等气雾剂。

3. 充分休息，合理饮食　嘱患者定期运动，情绪放松，预防感冒。

4. 按医嘱合理用药　哮喘患者应与医生共同制订一个有效、可行的治疗计划，了解自己所用的每一种药的药名、用法及使用时的注意事项，制定简明的用药表，使定期用药成为日常生活的习惯；了解所用药物的主要副作用及出现时的处理原则，如何时需立即看医生、什么药可适当减量、什么药不能完全停用。

5. 正确使用定量吸入器　对医生处方的每种吸入器都要给予患者正确的用法指导。

6. 自我监测病情　嘱患者做好哮喘日记（哮喘日记应记录每日症状、用药及效果），有条件者应购买峰流速仪，按医嘱记录峰流速的变化。峰流速仪可帮助患者发现气道是否狭窄以争取早期用药、避免哮喘严重发作，以及了解治疗反应，是医患沟通制订用药计划的重要依据。

7. 了解哮喘发作的警告，及时控制急性发作　嘱患者随身携带止喘气雾剂，强调出现哮喘发作先兆时及时吸入 β_2 受体激动剂，同时保持平静，以迅速控制症状、防止严重哮喘发作。

通过教育使患者面对现实，最大限度发挥自己的潜能，控制哮喘，提高生活质量。

> ⚠ **重点提示**
>
> 1. 使用 MDI 时，为了使药物很好地发挥作用应注意吸药后尽可能屏气 10 s 再吐气。
> 2. 几种气雾剂同时使用时，通常先用支气管舒张剂，后用抗炎气雾剂。
> 3. 过敏因素的识别、合理用药、自我监测病情及先兆症状的控制是哮喘患者健康教育的重点。

思考题

1. 简述哮喘发作时典型的临床表现。
2. 简述临床上治疗哮喘常用的两大类药物，并写出常用药物的名称（2~3个/类）及给药途径。
3. 简述雾化吸入器的正确使用方法。
4. 简述对哮喘患者健康教育的主要内容。

第四节　肺炎

肺炎（pneumonia）是指终末气道、肺泡和肺间质的炎症，可由多种病因引起，如感染、理化因素、免疫损伤等。肺炎是常见病，病死率较高，老年或机体免疫力低下者发生肺炎时病死率尤高。

一、病因和发病机制

健康人气管隆凸以下的呼吸道是无菌的。是否发生肺炎取决于两个因素：病原体和宿主。如果病原体数量多、毒力强和（或）宿主呼吸道局部和全身免疫防御系统损伤，即可发生肺炎。

1. 病原体的侵入　病原体可经以下途径侵入下呼吸道：

（1）上呼吸道定植菌的误吸。

（2）直接吸入空气中的细菌。

（3）血液播散。

（4）邻近部位的感染直接蔓延到肺。

其中上呼吸道定植菌的误吸是病原体进入肺内最常见的途径。

2. 机体防御功能受损　各种因素使机体防御功能受损时肺炎就容易发生，这些因素通常称为肺炎的危险因素（易患因素），包括吸烟、醉酒、年老体弱、慢性肺部疾患（如COPD）或其他基础疾病（未控制的糖尿病、尿毒症、脑血管意外等），以及应用免疫抑制剂。

二、分类

（一）按解剖分类

按解剖分类，肺炎可分为大叶性肺炎、小叶性肺炎及间质性肺炎。

（二）按病因分类

1. 细菌性肺炎　常由肺炎链球菌、金黄色葡萄球菌、肺炎克雷伯菌、大肠埃希菌、铜绿假单胞菌等引起。

2. 非典型病原体所致肺炎　常由军团菌、支原体和衣原体等引起。

3. 病毒性肺炎　常由冠状病毒、腺病毒、呼吸道合胞病毒、流感病毒等引起。

4. 真菌性肺炎　常由白念珠菌、曲霉菌等引起。

5. 其他病原体所致肺炎　常由弓形体（如鼠弓形体）、原虫（如卡氏肺囊虫）、寄生虫（如肺吸虫）等引起。

6. 理化因素所致肺炎　如放射性肺炎、化学性肺炎等。

在各种病因中以感染最常见。

（三）按患病环境分类

此种分类方法有利于临床的诊治，已广泛应用于临床。

1. 社区获得性肺炎（community acquired pneumonia，CAP）　是指在医院外罹患的感染性肺实质炎症，包括具有明确潜伏期的病原体感染而在入院后平均潜伏期内发病的肺炎。常见病原体为肺炎链球菌、流感嗜血杆菌、非典型病原体。

2. 医院获得性肺炎（hospital acquired pneumonia，HAP）　亦称医院内肺炎，是指患者入院时不存在、也不处于潜伏期，而于入院48 h后在医院（包括老年护理院、康复院）内发生的肺炎。常见致病菌为革兰氏阴性杆菌（铜绿假单胞菌、肺炎克雷伯菌、大肠埃希菌等），其次为金黄色葡萄球菌、真菌等。

三、诊断要点

（一）确定肺炎诊断

根据症状、体征、实验室及胸部X线等检查可确定肺炎诊断。肺炎诊断需除外肺结核、肺部肿瘤、肺水肿、肺不张、肺栓塞等。

（二）评估严重程度

重症肺炎主要从肺部病变范围、器官灌注和氧合状态进行评估，诊断标准如下：

1. 主要标准　①需要气管插管行机械通气治疗；②脓毒症休克经积极液体复苏后仍需要血管活性药物治疗。

2. 次要标准 ①呼吸频率≥30 次/min；②氧合指数≤250 mmHg；③多肺叶浸润；④意识障碍和（或）定向障碍；⑤血尿素氮≥7.14 mmol/L；⑥收缩压＜90 mmHg，需要积极的液体复苏。

对符合 1 项主要标准或至少 3 项次要标准者，可诊断为重症肺炎。

（三）确定病原体

明确病原体有助于临床治疗，常用方法如下。

1. 痰涂片镜检及痰培养 是最常用的病原学检测方法，具有简便、无创等优点。标本采集须规范操作（详见护理部分），必要时经人工气道吸引或经纤维支气管镜通过防污染样本毛刷获取标本。

2. 血或胸腔积液培养 对菌血症患者应做血培养，有胸腔积液时应做胸腔积液培养，这有助于确定病原体。

3. 血清学诊断 可通过血清学方法检测某些肺炎病原的抗体以达到病原学诊断的目的。

四、治疗要点

1. 抗感染治疗 是肺炎治疗的最主要环节。选择抗生素的原则：初始采用经验治疗（根据 HAP 或 CAP 选择抗生素），初始治疗后根据临床反应、细菌培养和药物敏感试验，给予特异性抗生素治疗。

2. 对症和支持疗法 包括祛痰、降温、吸氧、维持水和电解质平衡、改善营养及加强机体免疫功能等治疗。

3. 预防与及时处理并发症 肺炎链球菌肺炎、葡萄球菌肺炎、革兰氏阴性杆菌肺炎等出现严重败血症或毒血症时可并发感染性休克，应及时给予抗休克抗感染治疗。肺炎并发肺脓肿、呼吸衰竭等时，应给予相应处理。

五、护理

（一）主要护理问题/护理诊断

（1）体温过高：与肺部感染有关。

（2）清理呼吸道无效：与气道分泌物多、痰液黏稠、胸痛、咳嗽无力等有关。

（3）潜在并发症：呼吸衰竭、感染性休克。

（二）主要护理措施

1. 观察病情 观察危重患者的生命体征、意识状态、咳嗽是否有效、血气分析变化等，以利于预防或及早发现并发症。

2. 做好症状护理

（1）高热：可以采取物理降温或遵医嘱给予退热药。注意，使用退热药可能造成大量出汗，导致水和电解质紊乱，以及消化道出血。

（2）咳嗽、咳痰：根据患者的情况采取适当的促进排痰措施。

（3）胸痛：嘱患者取患侧卧位，必要时遵医嘱给予止痛药。

（4）发绀：对有发绀、低氧血症者给予氧疗。

3. 按医嘱使用抗生素　注意用药浓度、滴速、时间间隔等。警惕抗生素的不良反应，一旦出现不良反应，及时与医生沟通，并做相应处理。

4. 协助医生及早明确病因

（1）留取合格的痰标本：要采集来自下呼吸道的分泌物，并防止外来污染。痰标本的采集方法为：①患者先用清水漱口 3 次；②患者用力咳出深部的痰液；③将痰液盛于加盖的无菌容器中；④尽快送检，一般不超过 2 h。如患者无痰，可用生理盐水雾化吸入导痰。痰标本采集应尽可能在抗生素使用（或更换）前进行，因此应留取晨起第一口痰。

（2）血培养：疑患者有菌血症时，应采血做血培养。应注意：①血样应尽可能在抗菌治疗前采集。②一般需多次采血（寒战及高热时采血 2~3 次）。③为提高培养的阳性率，对成人患者每次采血量至少 10 mL。

（3）其他检查：协助胸腔穿刺等（详见本章第五节）。

⚠ **重点提示**

1. 肺炎的易患因素包括吸烟、醉酒、年老体弱、COPD、未控制的糖尿病、尿毒症、脑血管意外等，以及应用免疫抑制剂。

2. 迅速判断 CAP 和 HAP 至关重要。

3. 胸部 X 线检查是确诊肺炎的必要手段。

4. 肺炎患者的护理措施包括症状护理、抗生素应用的护理，以及痰标本和血培养标本的正确留取。

六、健康教育

1. 预防肺炎的发生　纠正不良生活习惯，避免上呼吸道感染、淋雨受寒、过度疲劳、醉酒等诱因；加强体育锻炼，增加营养，年老体弱及免疫功能减退者可接种流感疫苗和肺炎球菌疫苗等。

2. 疾病知识指导　对患者及其家属进行有关肺炎的知识教育，使其了解肺炎的病因和诱因；指导患者遵医嘱按疗程用药；定期随访。

肺炎链球菌肺炎

肺炎链球菌肺炎是由肺炎链球菌引起的临床最常见的肺炎，居社区获得性肺炎的首位。肺炎链球菌为革兰氏阳性球菌，菌体有荚膜，根据荚膜多糖的抗原特性分为 86 个血清型。成人致病菌多属 1~9 型及 12 型，以第 3 型毒力最强。肺炎链球菌为上呼吸道正常菌群，当机体防御功能下降或有免疫缺陷时致病。肺炎链球菌不产生毒素，一般不引起原发组织坏死和形成空洞，炎症消散后肺组织结构多无破坏，不留瘢痕。

【临床表现】

肺炎链球菌肺炎四季均可发生，以冬季及初春多见。患者多为无基础疾病的青壮年、儿童与老年人，男性多于女性。发病前常有上呼吸道病毒感染，或有受寒、醉酒等诱因。临床以急性起病、寒战、高热、咳嗽、咳铁锈色痰、胸痛为特征。患者呈急性病容，口角、鼻周可有单纯疱疹，重症者有气急、发绀。胸部检查患侧呼吸运动减弱，叩诊音稍浊，呼吸音减弱，可有胸膜摩擦音；肺实变期有典型实变体征，即叩诊浊音、语颤增强、听诊管状呼吸音及湿性啰音。

其并发症有感染性休克、心肌炎、渗出性胸膜炎、脑膜炎、关节炎等。感染性休克肺炎多表现高热、血压下降、四肢湿冷、多汗、口唇发绀等。

【有关检查】

血白细胞计数多数在 $(10 \sim 30) \times 10^9/L$；胸部 X 线呈叶或段分布的阴影；痰培养尤其是血培养检出肺炎链球菌有确诊价值。

【诊断要点】

根据有寒战、高热、咳嗽、咳铁锈色痰、胸痛及鼻唇疱疹等典型症状和肺实变体征，结合胸部 X 线检查，可做出初步诊断。病原学检查为确诊的主要依据。

【治疗要点】

1. 抗生素治疗　首选青霉素。对轻症者每日用 240 万 U①，分 3 次肌内注射；重症者用 240 万 ~ 480 万 U 静脉滴注，每 6 ~ 8 h 1 次；有严重并发症者，日剂量可加至 1000 万 ~ 3000 万 U，分 4 次静脉滴注，每次剂量应在 1 h 内滴完，以达到有效血浓度。如患者对青霉素过敏，可选用红霉素或第一或第二代头孢菌素。经有效抗生素治疗，患者体温可在 1 ~ 3 d 内恢复正常。抗生素治疗的疗程一般为 5 ~ 7 d，或退热后 3 d 停药。

2. 支持治疗　及时纠正脱水，维持水和电解质平衡。患者有剧烈胸痛时可给少量止痛剂，如可待因 15 mg。促进有效咳嗽和呼吸，当 $PaO_2 < 60$ mmHg 时应给氧。如患者有腹胀、鼓肠，可用肛管排气或胃肠减压。对烦躁不安者可给小剂量镇静剂口服，如安定 5 mg，不用抑制呼吸的镇静剂。患者有感染性休克时应积极抢救，给予抗休克抗感染治疗。

革兰氏阴性杆菌肺炎

医院获得性肺炎多为革兰氏阴性杆菌肺炎，常见致病菌有铜绿假单胞菌、肺炎克雷伯菌、大肠埃希菌等。患者多有基础疾病，并接受抗生素、激素、细胞毒性药物，或气管插管、气管切开、机械通气等治疗。此病多数起病隐袭、病情重、治疗困难、预后差，病死率高。

【临床表现】

1. 症状　患者表现为发热、精神萎靡，伴咳嗽、咳痰，痰外观可为黏液脓性、灰绿色（铜绿假单胞菌所致）或红棕色胶冻样（肺炎克雷伯菌所致）。病重者可有气短、发绀、意

---

① U 读作"单位"，是医学效价单位，常在药品中使用，非国际标准计量单位。

识障碍及循环障碍。

2. 体征　患者肺部有湿啰音，病变范围大者肺部叩诊呈浊音。

【有关检查】

1. 胸部 X 线检查　对肺炎克雷伯菌感染有诊断意义。患者两下肺多出现散在片状浸润阴影，可有微脓肿形成，如右上叶出现实变伴叶间隙下坠。

2. 实验室检查　患者白细胞计数升高或不升高，但中性粒细胞计数升高，核左移。白细胞计数减少常提示病情严重。患者痰培养可检出铜绿假单胞菌、肺炎克雷伯菌、大肠埃希菌等革兰氏阴性杆菌。

【治疗要点】

及早使用有效抗生素是治疗革兰氏阴性杆菌肺炎的关键，常用药有：哌拉西林（氧哌嗪青霉素），喹诺酮类药物（如氧氟沙星、环丙沙星），氨基苷类抗生素（如庆大霉素、阿米卡星），（二代、三代）头孢菌素，亚胺培南，等等。常联合用药，以静脉滴注给药为主。治疗此类肺炎，抗生素使用疗程较长（至少 14 d）；还要加强营养、充分给水和引流痰液，同时积极治疗基础疾患；另外，纠正各种代谢紊乱也不容忽视。

病毒性肺炎

病毒性肺炎是由上呼吸道病毒感染向下蔓延所致的肺部炎症。引起成人病毒性肺炎的常见病毒为甲或乙型流感病毒、副流感病毒、腺病毒、呼吸道合胞病毒和冠状病毒等。呼吸道病毒可通过飞沫或直接接触传播，且传播迅速、传播面广。病毒性肺炎为吸入性感染，故常伴有气管 – 支气管炎。此病多发生于冬春季节，可暴发或散发流行。婴幼儿患者、老年患者或原有心肺疾病患者病情较重，病死率高。

【临床表现】

病毒性肺炎起病较急，临床症状通常较轻，发热、头痛、全身酸痛、疲乏等较突出，患者常在急性流行性感冒症状尚未消退时出现咳嗽、咳少量白色黏液痰、咽痛等呼吸道症状。婴幼儿、老年人易发生重症病毒性肺炎，表现为呼吸困难、发绀、精神萎靡，甚至发生休克、心力衰竭和呼吸衰竭等并发症，也可发生急性呼吸窘迫综合征。

此病体征常不明显，重症者有呼吸浅速，发绀，心率增快，肺部干、湿性啰音等。

【有关检查】

白细胞计数正常、稍高或偏低，中性粒细胞计数增多。痰涂片所见白细胞以单核细胞居多，痰培养常无致病菌生长。胸部 X 线检查可见肺纹理增多，小片状浸润或广泛浸润，严重时可见双肺弥漫性结节性浸润。病原学检查有确诊价值，包括病毒分离、血清学检查以及病毒抗原检测。

【治疗要点】

此病的治疗以对症治疗为主。患者应卧床休息，保持呼吸道通畅，酌情吸氧，注意消毒隔离。抗病毒药，如利巴韦林（病毒唑）、阿昔洛韦（无环鸟苷），对控制病情发展有一定作用。除非合并细菌感染，通常无须应用抗菌药物，可选用病毒抑制剂等。

思考题

1. 简述肺炎及社区获得性肺炎、医院获得性肺炎的定义。
2. 简述肺炎的发病机制。
3. 简述肺炎的诊断要点和治疗要点。
4. 简述肺炎患者的护理要点（尤其是发热护理、抗生素使用的护理及痰标本、血标本的留取）。
5. 简述肺炎的预防措施。
6. 简述肺炎链球菌肺炎、革兰氏阴性杆菌肺炎、病毒性肺炎的特点、首选抗生素及其疗程。

第五节　肺结核

肺结核（pulmonary tuberculosis）是由结核分枝杆菌（俗称结核菌）引起的慢性肺部感染性疾病。

一、病原学

结核分枝杆菌分为人型、牛型、非洲型和鼠型4类，对人类致病的结核分枝杆菌主要为人型。由于其涂片染色呈抗酸性，故又称抗酸杆菌。结核分枝杆菌的突出特点是生长缓慢，人型的增殖周期为15～20 h，在培养基中至少需要2～4周才有可见菌落。

结核分枝杆菌对外界抵抗力较强，对干燥、冷、酸、碱等具有抵抗力。在干燥的情况下可存活6～8个月，甚至更长，在阴湿环境中能生存5个月以上。一般化学消毒剂对其无效。结核分枝杆菌对乙醇、湿热较敏感，与70%乙醇接触2 min或经煮沸5 min均能被杀死；对紫外线也较敏感，在烈日下暴晒2～7 h可被杀死。高压蒸汽（120 ℃）持续30 min是最佳的灭菌方法，将痰吐在纸上直接焚烧是最简单的灭菌方法。

结核分枝杆菌含有类脂质、蛋白质和多糖类。在人体内，类脂质能引起细胞浸润形成结核结节，蛋白质可引起过敏反应，多糖类可引起某些免疫反应。

二、发病机制

（一）流行环节

结核分枝杆菌的感染途径主要是呼吸道传播。排菌的肺结核患者（尤其是痰涂片阳性未经治疗者）是主要的传染源。患者在咳嗽、打喷嚏时排出的含结核菌的飞沫，被健康人吸入后可引起结核感染。患者的痰干燥后，其中的结核菌随尘埃飞扬亦可引起结核感染。

（二）人体感染后的反应

结核菌进入人体后，可发生以下两种主要反应。

1. **免疫反应**　结核菌为细胞内寄生菌，其引起的免疫反应主要是细胞免疫，表现为淋巴细胞致敏和吞噬细胞的功能增强。人体对结核菌的免疫力有非特异性免疫力和特异性免疫力两种，后者是通过接种卡介苗或感染结核菌后获得的，其免疫力强于前者，但两者保护作用都是相对的。机体免疫力强可防止发病或使病变趋于局限；而生活贫困者、年老者、糖尿病患者、硅沉着病患者及有免疫缺陷者等，由于机体免疫力低下而易患结核病。

2. 变态反应　在结核菌侵入人体后 4~8 周，机体组织对结核菌及其代谢产物可发生Ⅳ型（迟发性）变态反应。此时如用结核菌素做皮肤试验，试验结果呈阳性。

（三）基本病理改变

结核病的基本病理改变为渗出、增生（结核结节形成）和干酪样坏死。渗出性病变通常出现在结核炎症的早期或病灶恶化时；增生性病变多发生在菌量较少、人体免疫占优势的情况下；干酪样坏死病变常发生在机体抵抗力降低或菌量过多、变态反应过于强烈时，干酪样坏死组织发生液化并经支气管排出而形成空洞，其内含有大量结核菌。由于结核病的病理改变过程中，破坏与修复常同时进行，故上述 3 种基本病变可同时存在于一个病灶中，多以某一病变为主，且可相互转变。

（四）原发感染和继发感染

人接触结核菌后，是否发病取决于细菌的数量、毒力、机体的免疫力以及变态反应的强弱。

1. 原发感染　人体初次感染结核菌后，若结核菌未被吞噬细胞完全清除，则在肺内形成原发病灶。由于机体缺乏特异性免疫力及变态反应，原发病灶中的结核菌被吞噬细胞沿淋巴管携至肺门淋巴结，引起肺门淋巴结肿大。肺内的原发病灶、淋巴管炎及肺门淋巴结炎统称为原发复合征。结核菌可直接或经血液播散至其他部位，而引起相应部位的结核感染。随着机体对结核菌的特异性免疫力的加强，侵入的细菌逐渐被消灭，结核病变吸收或钙化。但仍有少量细菌没有被消灭，处于长期休眠状态，成为继发性结核病的潜在病灶。当人体免疫机能降低时，潜在病灶中的细菌可重新生长、繁殖，发生继发性结核病。

2. 继发感染　多为原发感染时潜伏下来的结核菌重新生长、繁殖所致，也可以是外源性的再感染。由于机体此时对结核菌已有一定的特异性免疫力，故病变常较局限，发展也较缓慢，较少发生全身播散，但局部病灶有渗出、干酪样坏死乃至空洞形成的倾向（图 2-2）。

三、临床表现

（一）症状

1. 呼吸系统症状

（1）咳嗽：咳嗽是肺结核最常见的症状，多为干咳或咳少量黏液痰，合并细菌感染时可有脓性痰。

（2）咯血：咯血是指喉以下呼吸道或肺组织的出血经口咯出。1/3~1/2 的肺结核患者有不同程度咯血。患者常有胸闷、喉痒和咳嗽等先兆，咯出的血色多数鲜红，伴泡沫或痰，呈碱性。应注意将之与呕血相区别。

一般将 24 h 内咯血量在 100 mL 以内、100~500 mL、500 mL 以上（或一次 300 mL 以

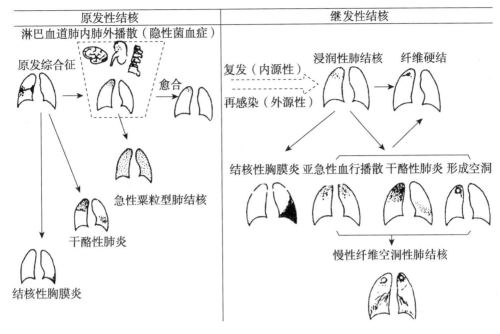

图 2-2　肺结核病自然过程示意图

上）的情况分别定为小量咯血、中量咯血及大量咯血。咯血量的多少与受损血管的性质及数量有直接关系，而与疾病严重程度不完全相关。多数肺结核患者为小量咯血。

（3）胸痛：胞痛因炎症波及胸膜所引起，为胸膜炎性胸痛，随呼吸运动和咳嗽加重。

（4）呼吸困难：当病变广泛和（或）患结核性胸膜炎有大量胸腔积液时，患者可有呼吸困难。

2. 全身症状　多数患者起病缓慢，常有午后低热、盗汗、乏力、食欲缺乏、体重下降等全身中毒症状。女性患者可有月经失调或闭经。

（二）体征

肺结核患者的体征因病变范围和性质而异，变化甚大。结核性胸膜炎早期患者有局限性胸膜摩擦音，以后出现典型胸腔积液体征。

四、有关检查

1. 血常规　多无异常。重症者可出现贫血、血沉加快等。

2. 痰结核分枝杆菌检查　是确诊肺结核最特异的方法，也是制定化疗方案和评估考核疗效的主要依据。临床上以直接涂片镜检最常用。为提高检出率，应收集患者深部痰液并连续多次送检。结核菌培养的敏感性和特异性高于涂片法，但费时长，一般需 2～6 周，培养至 8 周仍未见细菌生长者报告为阴性。其他如聚合酶链反应（polymerase chain reaction，PCR）、基因芯片技术等方法也已应用于临床和研究中。

3. 影像学检查　胸部 X 线检查是肺结核的必备检查，用于诊断、分型、指导治疗及了解病情变化。胸部 CT 检查能发现微小或隐蔽性病变、了解病变范围及进行肺部病变鉴别。

4. 结核菌素试验　目前采用的结核菌素为纯蛋白衍化物（purified protein derivative, PPD）。通常取 0.1 mL（5 IU[①]）结核菌素，在左前臂屈侧做皮内注射，注射 48～72 h 后测量皮肤硬结的横径和纵径，得出平均直径＝（横径＋纵径）/2。硬结直径≤4 mm 为阴性（－）；5～9 mm 为弱阳性（＋）；10～19 mm 为阳性（＋＋）；≥20 mm 或虽＜20 mm 但局部出现水泡、坏死为强阳性（＋＋＋）。

在我国，5 IU 结核菌素试验结果阳性仅表示曾有结核分枝杆菌感染。结核菌素试验对婴幼儿的诊断价值较成人的大，因年龄越小，自然感染率越低，3 岁以下强阳性反应者应被视为有新近感染的活动性结核病。结核菌素试验结果阴性除提示没有结核菌感染外，还见于初染结核菌 4～8 周内，机体变态反应尚未建立时；机体免疫功能低下或受抑制时，如严重营养不良、重症结核、肿瘤、人类免疫缺陷病毒（human immunodeficiency virus，HIV）感染、使用糖皮质激素及免疫抑制剂等情况下，随病情好转一些患者的结核菌素试验又会转为阳性反应。

五、诊断要点

（一）诊断方法

根据病史、肺结核接触史、体格检查，结合胸部 X 线检查及痰结核分枝杆菌检查多可对肺结核做出诊断，但应注意与肺炎、慢性阻塞性肺疾病、支气管扩张、肺脓肿等相区别。值得注意的是，部分肺结核患者无明显症状，故胸部 X 线检查是发现早期肺结核的主要方法。

（二）肺结核的诊断程序

1. 可疑症状患者的筛选　咳嗽持续 2 周以上、咯血、午后低热、乏力、盗汗、月经不调或闭经，有肺结核接触史或肺外结核者应考虑肺结核的可能性，需进行痰结核分枝杆菌检查和胸部 X 线检查。

2. 是否肺结核　凡经胸部 X 线检查发现肺部有异常阴影者，必须通过系统检查，确定病变性质是结核性或其他性质。如一时难以确定，可经 2 周短期观察后复查，大部分炎症病变会有所变化，肺结核则变化不大。

3. 有无活动性　如果诊断为肺结核，应进一步明确有无活动性，因为对结核活动性病变必须给予治疗。

4. 是否排菌　确定活动性后还要明确是否排菌，这是确定传染源的唯一方法。痰结核分枝杆菌检查在记录时分别以涂（＋），涂（－），培（＋），培（－）表示痰结核分枝杆菌阳性或阴性。对无痰或未查痰者，注明"无痰"或"未查"。

（三）结核病的分类

根据《结核病分类》（WS 196—2017），结核病按病变部位可分为肺结核和肺外结核，其中肺结核分为 5 类。

---

① IU 读作"国际单位"，是医学效价单位，常在药品中使用，非国际标准计量单位。

1. 原发性肺结核　包括原发复合征和胸内淋巴结结核。此型多见于少年儿童；无症状或症状轻微，多有结核病家庭接触史，结核菌素试验多为强阳反应。X 线胸片表现为哑铃型阴影，即肺部原发病灶、引流淋巴管炎及肿大的肺门淋巴结，形成典型的原发复合征。一般吸收较快，可不留任何痕迹。若 X 线胸片只见肺门淋巴结肿大，则诊断为胸内淋巴结结核。

2. 血行播散性肺结核　包括急性、亚急性和慢性 3 种类型。急性血行播散性肺结核（急性粟粒型肺结核）多见于婴幼儿和青少年，成人也可发生；起病急骤，持续高热，全身中毒症状严重；有全身浅表淋巴结肿大，肝、脾大，可出现脑膜刺激征；症状出现 2 周左右 X 线胸片可见两肺满布境界清晰的粟粒状阴影，有大小、密度和分布三均匀的特点，结节直径约 2 mm。亚急性、慢性血行播散性肺结核发展缓慢，症状较轻；X 线胸片可见双肺上、中肺野大小不等、密度不同、分布不均、新鲜渗出与硬结或钙化共存的病灶。

3. 继发性肺结核　包括浸润性肺结核、慢性纤维空洞性肺结核、干酪性肺炎等。多因体内潜伏病灶中的结核菌重新活动而发病，少数为外源性再感染。多见于成年人，病程长、易反复。其中，浸润性肺结核为肺结核中最常见的一种类型。继发性肺结核好发于两肺上，叶尖后段或下叶背段；肺门淋巴结很少肿大，病灶趋于局限，但易有干酪样坏死或空洞形成；排菌较多，在流行病学上更具重要性。

4. 气管、支气管结核　包括气管、支气管黏膜及黏膜下层的结核病。

5. 结核性胸膜炎　包括结核性干性胸膜炎、结核性渗出性胸膜炎、结核性脓胸。

肺外结核是指结核病变发生在肺以外器官和部位的结核病，按部位和脏器命名，如骨关节结核、肾结核、肠结核等。

另外，菌阴肺结核是 2019 年公布的结核病学名词，指 3 次痰涂片及 1 次痰培养均阴性，但符合肺结核临床特征（症状、体征、影像学检查、血清学检查、诊断性治疗等）的肺结核。其诊断标准为：①典型肺结核临床症状和胸部 X 线表现；②抗结核治疗有效；③临床可排除其他非结核性肺部疾患；④PPD（5IU）强阳性，血清抗结核抗体阳性；⑤痰结核菌 PCR 和探针检测结果呈阳性；⑥肺外组织病理证实结核病变；⑦支气管肺泡灌洗（bronchoalveolar lavage，BAL）液中检出结核分枝杆菌；⑧支气管或肺部组织病理证实结核病变。具备①～⑥中 3 项及以上或⑦～⑧项中任何 1 项者可确诊。

（四）肺结核的记录方式

记录肺结核时按结核病分类、病变部位、范围、痰结核分枝杆菌检查情况、化疗史程序等顺序书写。举例：原发性肺结核　左中　涂（－），初治；继发性肺结核　左上　涂（＋），复治。血行播散性肺结核可注明（急性）或（慢性）；继发性肺结核可注明（浸润性）（纤维空洞）等。

⚠ **重点提示**

1. 痰结核分枝杆菌检查结果阳性的肺结核患者为主要传染源，经呼吸道飞沫吸入为肺结核主要的传播途径。

2. 肺结核的临床表现为咳嗽、咯血等呼吸系统症状，以及午后低热、盗汗等全身中毒症状。

3. 继发性肺结核多见于成年人，其中浸润性肺结核是肺结核中最常见的一种类型。

六、治疗要点

（一）结核病的化学药物治疗

化学药物治疗（简称化疗）对结核病的控制起决定性作用，通过化疗药物杀灭体内的细菌，缩短传染期，降低感染率、患病率及病死率，使患者均达到临床和生物学治愈的目的。

1. 化疗原则　肺结核的化疗原则是早期、规律、全程、适量、联合。

（1）早期，是指对早期治疗患者，一旦发现和确诊后立即给予化疗。早期病灶内结核菌以 A 菌群为主，局部血流丰富，化疗药物浓度高，可发挥其最大的抗菌作用，以迅速控制病情及减少传染性。

（2）规律，是指必须严格按照化疗方案的规定用药，不可随意更改方案、遗漏或停药，也不可随意间断用药，以避免细菌产生耐药性。

（3）全程，是指必须按照规定的化疗方案坚持完成治疗期。保证全程治疗是提高治愈率和减少复发率的重要措施。

（4）适量，是指根据不同病情及不同个体，确定给药剂量，既应保证疗效，又应防止细菌产生耐药性和药物毒副作用。

（5）联合，是指根据病情及抗结核药的作用特点，联合多种抗结核药物。联合用药可杀死病灶中不同生长速度的菌群，提高疗效，还可减少和预防耐药菌的产生，增加药物的协同作用。

2. 抗结核药　目前常用的抗结核药有以下几种。

（1）异烟肼（isoniazid，INH，H）：为全杀菌药，对不断繁殖的结核菌（A 菌群）作用最强，可用于多种给药途径，口服时吸收快，能渗入组织，透过血脑屏障。异烟肼是最安全、毒副作用最少的抗结核药。其主要不良反应如下：

① 肝损害，以老年人、酗酒者多见，可引起一过性丙氨酸转氨酶（alanine aminotransferase，ALT）升高。ALT 继续上升、消化道反应明显或出现黄疸时应立即停药。

② 周围神经炎，常规剂量时很少发生。大剂量时异烟肼可引起四肢远端感觉异常及感觉减退。

③ 中枢神经系统障碍，如失眠或兴奋，还可诱使癫痫患者发生惊厥。慢性肝病、精神病和癫痫患者，以及孕妇，忌用或慎用异烟肼。

（2）利福平（rifampin，RFP，R）：为全杀菌剂，对 A、B、C 菌群均有作用。其主要不良反应有肝功能损害、流感症候群及过敏反应等。服用 RFP 后，体液（尿、粪便、汗和泪液等）可呈橘黄色。肝功能严重损害患者和怀孕 3 个月以内的孕妇禁用此药。

（3）吡嗪酰胺（pyrazinamide，PZA，Z）：是目前 B 菌群最佳的半杀菌剂。其主要不良反应有肝损害、胃肠道反应及高尿酸血症。个别患者用药时出现对光敏感，皮肤暴露部位呈红棕色。

（4）链霉素（streptomycin，SM，S）：为半杀菌剂，主要杀死碱性环境中细胞外的结核菌。其主要不良反应为听神经损害，可引起听力障碍和前庭功能失调。

（5）乙胺丁醇（ethambutol，EMB，E）：为抑菌药，与其他抗结核药联用可延缓其他药物耐药性的发生。其不良反应少，偶有球后视神经炎，表现为视力障碍、视野缩小，停药后多能恢复。

其他抗结核药物有乙硫异烟胺、丙硫异烟胺、阿米卡星、氧氟沙星等。

3. 化疗方案　整个化疗分为强化和巩固两期。强化期旨在有效杀灭繁殖菌，迅速控制病情；巩固期的目的是杀灭生长缓慢的结核菌，以提高治愈率，减少复发。其中初治为强化期 2 个月/巩固期 4 个月，复治为强化期 2 个月/巩固期 6 个月，总疗程 6 ~ 8 个月。

初治的常用方案有 2 HRZE/4 HR、$2 H_3R_3Z_3E_3/4 H_3R_3$ 等；复治的常用方案有 2 HRZSE/6 HRE、$2 S_3H_3R_3Z_3E_3/6 H_3R_3E_3$ 等。其中，药物前面的数字分别代表强化期和巩固期的月数，药物后面的下标代表每周服药的次数，无下标者表示每日服用。

（二）对症处理

1. 中毒症状　一般在有效抗结核治疗 1 ~ 3 周内消退，不需要特殊处理。对中毒症状重者，尤其是并发浆膜结核（结核性脑膜炎等）时，可在应用有效抗结核药的基础上短期加用糖皮质激素，以减轻中毒症状和炎症，减少纤维组织形成和浆膜粘连的发生。

2. 咯血　咯血较少时，嘱卧床休息（患侧卧位），消除紧张，口服止血药。咯血较多时，可静脉缓慢推注或静脉滴注垂体后叶素止血。此药可引起冠状动脉、肠道和子宫平滑肌收缩，故高血压患者、冠心病患者及孕妇禁用。咯血窒息是致死的原因之一，需注意防范，伴失血性休克时需及时纠正。

七、预防

1. 控制传染源　其关键是早期发现和彻底治愈肺结核患者。对结核病易患者应定期检查，及早发现并进行治疗；对确诊的结核病患者，应转至结核病防治机构进行统一管理，并实行全程督导化疗（directly observed treatment in full course，DOTS）。

DOTS 是避免当前结核病因不能坚持规律用药所导致的低治愈率、高复发率和高耐药率等严重后果的最佳途径。其核心是规则、全程治疗，实质是医务人员承担规律用药的责任。DOTS 的重点对象是痰涂片阳性的肺结核患者。

2. 切断传播途径　结核分枝杆菌主要通过呼吸道传播。因此，患者咳嗽时应适当遮掩，不随地吐痰。对其痰液要进行灭菌处理（详见护理部分）。开窗通风，保持空气新鲜，可有效减少结核病传播。

3. 卡介苗接种　卡介苗（bacille calmette- guérin，BCG）是一种无毒的牛型结核分枝杆菌活菌疫苗。接种卡介苗可使未受结核菌感染者获得对结核病的特异性免疫力。其接种对象主要为未受感染的新生儿、儿童及青少年。

4. 化学药物预防　高危人群，如与痰涂片阳性肺结核患者有密切接触且结核菌素试验强阳性者、HIV感染者、长期使用糖皮质激素及免疫抑制剂者、糖尿病患者等，可以服用异烟肼和（或）利福平以预防发病。

八、护理

（一）主要护理问题/护理诊断

（1）知识缺乏：缺乏有关肺结核传播及化疗的知识。

（2）营养失调：低于机体需要量，与机体消耗增加、营养摄入不足有关。

（3）有窒息的危险：与肺结核引起的大量咯血有关。

（4）有传染的危险：与开放性肺结核有关，患者有可能将结核病传染给密切接触者。

（二）主要护理措施

1. 消毒、隔离　对痰涂片阳性肺结核患者进行呼吸道隔离。室内应保持良好的通风；嘱患者在咳嗽或打喷嚏时用两层餐巾纸遮住口鼻，然后将餐巾纸放入袋中直接焚毁，或将痰液吐入带盖的容器内，与等量的1%消毒灵浸泡1 h后再弃去，接触痰液后用流动水清洗双手；对衣物、寝具、书籍等污染物可采取在烈日下暴晒等方法进行杀菌处理。

2. 休息与营养　嘱有明显中毒症状、咯血的肺结核患者卧床休息；恢复期可逐渐增加活动，以增强机体免疫功能。结核病是一种慢性消耗性疾病，应注意给予患者高蛋白质、富含维生素的饮食，以补充机体消耗及增强修复能力。

3. 咯血患者的护理

（1）心理护理：安慰患者，让患者知道咯血经药物治疗后会逐渐受到控制，不要紧张，心情放松有利于止血。

（2）保持呼吸道通畅：协助患者取患侧卧位，以利于健侧通气，并防止带菌的血液通过气道播散至健侧。咯血时，嘱患者将积血轻轻咯出，不要屏气，也勿用力咳嗽。

（3）病情观察：对大量咯血，尤其是有窒息危险的患者应收入加强监护病房（intensive care unit，ICU）或安排专人护理，观察咯血量、次数、血液性状，警惕窒息的发生。咯血窒息的临床表现是在咯血过程中患者咯血突然减少或中止，表情紧张、惊恐、大汗淋漓，两手乱动或指喉头（示意空气吸不进来），很快发生发绀、呼吸音减弱，全身抽搐、心跳呼吸停止。如不及时抢救，患者可因窒息而死。

（4）药物治疗的护理：按医嘱给予止血药（如垂体后叶素）、镇咳药（如可待因）或镇静剂，观察疗效及不良反应。

（5）饮食护理：大量咯血者暂禁食，小量咯血者可进少量温凉饮食，避免刺激性饮料（浓茶、咖啡等），保持大便通畅。

（6）窒息的预防及抢救配合。

① 预防：采取措施保持呼吸道通畅；备好抢救药和物品，如金属压舌板或开口器、吸痰管、负压吸引装置、氧气、垂体后叶素、气管插管、简易呼吸器等。

② 紧急处理：一旦患者出现窒息早期表现应立即投入急救，关键在于维持气道通畅：

立即负压抽吸，以清除呼吸道积血；如无负压抽吸装置，可立即置患者于俯卧头低脚高位，并拍其背部，使气管内积血咯出；必要时可进行气管插管或经支气管镜吸出潴留血液。气道通畅后给予高流量吸氧。自主呼吸受损时给予呼吸兴奋剂，必要时进行机械通气。

4. 药物治疗的护理

（1）抗结核药。

① 抗结核化疗对控制结核病起决定性作用，应向患者及其家属反复强调化疗的重要性及意义，督促患者按医嘱服药，坚持完成规则、全程化疗，以提高治愈率、减少复发率。

② 向患者说明化疗药的用法、疗程、可能出现的不良反应及表现，督促患者定期检查肝功能及听力情况，出现胃肠道不适、视力等变化时及时就诊。

③ 观察药物疗效，如患者主观症状的改善情况、痰结核分枝杆菌检查和胸部 X 线检查的变化。

（2）垂体后叶素：对肺结核大量咯血患者应用垂体后叶素时，应注意疗效及不良反应，静脉应用时应稀释后缓慢滴注，否则易引起恶心、心悸、面色苍白等。

5. 痰标本的留取　肺结核患者有间断且不均匀排痰的特点，故需对其多次查痰，通常对初诊患者应留 3 份痰标本（即时痰、清晨痰和夜间痰，对无夜间痰者应在留取清晨痰后 2~3 h 再留一份）。复诊患者应按期送检 2 份痰标本（夜间痰和清晨痰）。痰标本应留取在塑料或涂蜡纸的密封盒内。

6. 胸腔穿刺的护理

（1）术前向患者说明目的、注意事项，并安慰患者，以减少恐惧。

（2）抽液时注意观察患者有无头晕、出汗、面色苍白、心悸、脉细、四肢发凉等"胸膜反应"。

（3）如发生上述症状应立即停止抽液，让患者平卧，必要时皮下注射 0.1% 肾上腺素 0.5 mL，并密切观察血压变化，预防休克发生。

（4）一般每次抽液量不应超过 1000 mL，抽液过快、过多可引发肺水肿。

（5）术后应嘱患者平卧休息，并注意观察呼吸、脉搏、穿刺部位有无渗血或液体流出等。

7. 定期门诊复查　随诊时间应持续至疗程结束后至少 1 年。

九、健康教育

1. 疾病知识指导　每个公民都应该提高对结核病的认识，一旦出现低热、咳嗽等可疑症状应及时就诊。

2. 已确诊结核病患者的注意事项

（1）嘱患者定期至结核病防治机构复查和治疗，以确保完成全程规律化疗。

（2）嘱患者注意心身休息和保持良好的营养。

（3）告知患者和家属用药过程中注意药物的副作用，一旦出现及时就诊。

（4）疗程结束后仍应定期门诊随访至少 1 年。

（5）对排菌的肺结核患者应予以呼吸道隔离，对其痰液及污染物品应进行杀菌处理。

3. 密切接触者及易感者的注意事项　与肺结核患者（尤其是痰涂片阳性者）密切接触者和结核病的易感者应定期进行包括 X 线胸片的健康检查。

> ⚠ **重点提示**
>
> 　　1. 化疗对控制肺结核起决定性作用，化疗原则是早期、规律、全程、适量、联合。
> 　　2. 常用抗结核药有异烟肼、利福平、吡嗪酰胺、链霉素和乙胺丁醇。
> 　　3. 控制传染源的关键是早期发现并彻底治愈肺结核患者。
> 　　4. 肺结核患者护理的重点是抗结核药物治疗的护理、咯血患者的护理，并对开放性肺结核患者及家属提供健康教育。

思考题

　　1. 简述肺结核的流行环节。
　　2. 简述肺结核化疗的原则及其依据。
　　3. 简述常用抗结核药物及其不良反应。
　　4. 简述开放性肺结核患者的 1~2 个主要护理诊断及护理措施。
　　5. 如何区分咯血与呕血？
　　6. 简述咯血窒息的预防及急救要点。
　　7. 简述肺结核的预防措施。

第六节　慢性肺源性心脏病

　　慢性肺源性心脏病（chronic pulmonary heart disease）又称肺心病，是由支气管－肺组织、胸廓或肺动脉血管的慢性病变引起肺组织结构和（或）功能异常，导致肺血管阻力增加，肺动脉高压，使右心负荷加重，进而造成右心室扩张或（和）肥厚，伴或不伴有右心衰竭的心脏病。此病是我国呼吸系统的常见病，患病率随年龄增加而增加。急性发作以冬春季节多见。重症肺心病的病死率较高。

一、病因和发病机制

（一）病因

　　1. 支气管、肺疾病　我国肺心病绝大多数由 COPD 所致，其占比为 80%~90%，也可由支气管哮喘、支气管扩张、重症肺结核、间质性肺疾病等所致。
　　2. 严重的胸廓畸形　如严重的脊柱后凸。
　　3. 肺血管疾病　如广泛或反复发作的多发性肺小动脉栓塞和肺小动脉炎，原因不明的原发性肺动脉高压等。

4. 其他 如睡眠呼吸暂停综合征等。

（二）发病机制

肺心病发生的关键环节是肺动脉高压的形成。长期肺动脉高压使右心室后负荷增加，致使患者早期出现右心室代偿性肥厚，晚期出现失代偿性心脏扩大、心力衰竭。肺动脉高压的形成与下列因素有关。

1. 肺血管阻力增加的功能性因素 缺氧引起肺血管收缩，是肺动脉高压形成的主要原因。高碳酸血症使缺氧性肺血管收缩反应增强。

2. 肺血管阻力增加的解剖学因素 慢性缺氧除了引起肺血管收缩外，还可导致肺血管重构，造成肺血管阻力持续增加；肺气肿时毛细血管受压、管腔狭窄或闭塞，也导致肺血管阻力增加，引起肺动脉高压。另外，肺血管重构和血栓形成也造成肺血管阻力增加。

3. 血液黏滞度增加和血容量增多 血液黏滞度增加，与长期慢性缺氧引起促红细胞生成素分泌增加导致的继发性红细胞增多有关。血容量增多，与缺氧时醛固酮分泌增加及肾小动脉收缩、肾血流量减少引起的水钠潴留有关。

以上3种因素以缺氧性肺血管收缩最为重要。

> ⚠ **重点提示**
>
> 1. 在我国肺心病的首要病因是 COPD。
> 2. 肺心病发病的关键环节是肺动脉高压的形成，而导致肺动脉高压形成的主要原因是缺氧引起的肺血管收缩和重塑。

二、临床表现

（一）症状和体征

肺心病发展缓慢，临床表现除原有基础疾患（如 COPD）的症状和体征外，主要是逐步出现的肺、心功能不全及其他器官损害的征象。按其功能代偿与否，肺心病分为以下两期。

1. 肺、心功能代偿期 此期心功能一般代偿良好，临床表现主要是 COPD 的表现。

（1）原发病的表现，有咳嗽、咳痰、呼吸困难、乏力和劳动耐力下降等症状。急性感染可使上述症状加重。

（2）肺动脉高压和右心肥大的体征，如剑突下心脏搏动、肺动脉瓣区第二心音亢进等。

2. 肺、心功能失代偿期 此期临床表现主要是上述症状加重，出现呼吸衰竭和心力衰竭。

（1）呼吸衰竭，常因急性呼吸道感染诱发。患者呼吸困难加重，夜间尤甚，明显发绀，常有头痛、夜间失眠、白天嗜睡、食欲下降，甚至出现球结膜充血水肿、谵妄、昏迷、抽搐等肺性脑病的表现。

（2）右心功能衰竭，表现为气促更明显、心悸、食欲缺乏、腹胀、恶心、尿少等。患者发绀更明显、颈静脉怒张、心率增快，可出现心律失常，剑突下可闻及收缩期杂音，甚至出现舒张期杂音；肝大、肝区压痛、肝颈静脉回流征阳性，下肢水肿，严重者腹水征可阳性。

（二）并发症

1. 肺性脑病　是因呼吸功能衰竭导致缺氧、二氧化碳潴留而引起的神经、精神障碍的综合征。患者早期有头痛、神志恍惚、白天嗜睡、夜间失眠、兴奋等表现；进而出现谵妄、躁动、肌肉抽搐、球结膜水肿、生理反射迟钝；重者昏迷、有癫痫样抽搐，生理反射消失，病理反射阳性。肺性脑病尤其重型预后差，是肺心病患者死亡的首要原因（详见本章第七节中的呼吸衰竭）。

2. 酸碱失衡、电解质紊乱　肺心病患者可发生各种类型酸碱失衡及电解质紊乱，以呼吸性酸中毒最常见；出现低钾、低氯时常伴发代谢性碱中毒。在使用机械通气时，如通气过度肺心病患者会发生呼吸性碱中毒。

3. 心律失常　多为一过性心律失常，其原因有缺氧、高碳酸血症、感染、酸中毒、电解质紊乱、药物（如洋地黄）等。去除诱因后，心律失常多可消失。

4. 休克　肺心病并发休克并不多见，一旦发生则预后不良。其中以感染中毒性休克最多见，失血性休克和心源性休克偶有发生。

5. 消化道出血及弥散性血管内凝血（disseminated intravascular coagulation，DIC）　略。

三、有关检查

1. 胸部X线检查　除肺、胸基础疾患及可能的肺部感染征象外，X线胸片尚有肺动脉高压和右心肥大的征象，如右下肺动脉扩张、右心室扩大。

2. 心电图检查　显示右心室肥大和右心房扩大。诊断的主要依据有：电轴右偏、额面平均电轴≥90°；重度顺时针转位，$V_5R/S≤1$；$Rv_1+Sv_5≥1.05$ mV；肺性P波等。

3. 血气分析　肺心病患者可出现低氧血症、高碳酸血症，早期pH正常，重症pH下降。

4. 血液检查　红细胞计数和血红蛋白浓度可升高、正常或降低。合并感染时白细胞总数升高，中性粒细胞升高。全血黏度及血浆黏度可增加。血小板计数明显下降时应警惕DIC。患者可有肾功能、肝功能的异常及电解质紊乱。

四、诊断要点

（1）有慢性胸肺疾病或肺血管病史。

（2）具有肺动脉高压、右心室肥大或右心功能不全的体征，如$P_2>A_2$、颈静脉怒张、肝大、肝区压痛、肝颈静脉回流征阳性、下肢水肿等。

（3）心电图、X线胸片等检查结果有肺动脉高压、右心室肥厚扩大的征象。

（4）排除有类似表现的其他疾病，如先天性心脏病、冠心病等。

> ⚠ **重点提示**
>
> 1. 肺心病失代偿期最主要的临床表现是出现呼吸衰竭和心力衰竭。
> 2. 肺性脑病是肺心病患者死亡的首要原因。

五、治疗要点

（一）急性加重期

1. 控制感染　是处理肺心病急性发作的重要环节，应根据可能或已知的病原选择敏感的抗生素。常用的抗生素有青霉素类、氨基糖苷类、喹诺酮类和头孢菌素类等。用药期间需注意可能继发真菌感染。

2. 氧疗　通常采用鼻导管给氧，一般采取持续低流量给氧。氧疗的目的是纠正低氧血症。但在 COPD 所致肺心病患者急性加重时，不适当的氧疗常加重二氧化碳潴留，并引起意识障碍，即发生"氧源性高碳酸血症"，故应进行控制性氧疗，即严格控制吸氧浓度，原则上持续低浓度（25% ~ 35%）给氧，鼻导管给氧时氧流量为 1 ~ 3 L/min。氧疗过程中应注意保持呼吸道通畅，可使用支气管舒张剂、祛痰剂等（详见本章第七节中的呼吸衰竭）。

3. 控制心力衰竭　多数患者经过积极抗感染、氧疗后，心力衰竭便能得到改善，如不缓解要考虑利尿、强心等治疗。

肺心病使用利尿剂的原则是缓慢、小量和短程，以避免利尿过快而致电解质紊乱（低钾性、代谢性碱中毒等），以及因血液浓缩而致痰干、黏稠不易咳出。通常采用的利尿剂为氢氯噻嗪加氨苯蝶啶或螺内酯，水肿较重者可用呋塞米，同时口服氯化钾。

利尿后心力衰竭控制不满意时可加用强心药。肺心病患者由于慢性缺氧及感染，对洋地黄类药物的耐受性低，容易中毒，故使用洋地黄类药时应以快速、小剂量为原则。常用强心药为毒毛花苷 K、毛花苷 C（西地兰）或地高辛，剂量为常规剂量的1/2 左右。用药前要积极纠正缺氧和低钾血症，用药过程中密切观察毒性和不良反应。应注意的是：肺心病患者使用洋地黄时不宜以心率作为衡量药物疗效的标准来观察指征。

4. 并发症的治疗　见本章第七节中的呼吸衰竭。

（二）缓解期

积极治疗原发病和预防呼吸道感染是缓解期肺心病治疗的重点，也是减少急性发作的重要措施。治疗时可以采取中西医结合的综合措施，如加强全身和呼吸肌锻炼及耐寒锻炼、改善营养状况、调整免疫功能、必要时长期家庭氧疗等，目的是增强患者的免疫功能、减少或避免急性加重期的发生，使肺、心功能得到部分或全部恢复。

⚠ 重点提示

1. 肺心病急性加重期最重要的治疗是控制感染。
2. 慢性肺心病患者氧疗应采取持续低流量给氧。
3. 肺心病心力衰竭的治疗不同于其他心脏病心力衰竭的治疗，利尿要缓慢，强心要慎重。

六、护理

(一) 主要护理问题/护理诊断

(1) 气体交换受损：与肺部感染、通气和换气功能障碍有关。

(2) 活动无耐力：与肺、心功能不全或慢性缺氧有关。

(3) 体液过多：水肿，与右心衰竭有关。

(4) 潜在并发症：肺性脑病、电解质紊乱等。

(二) 主要护理措施

1. 评估重点　除了解咳、痰、喘等变化外，要关注患者头痛的主诉，有无意识障碍、球结膜水肿、皮肤出血点、瘀斑，液体出入量（尤其是尿量），以及血气分析、电解质等的检查结果。针对有心力衰竭者，应了解体重、皮肤水肿和盐摄入等情况。评估家属对患者的关心和帮助情况。

2. 饮食护理　给予患者足够的热量和营养成分，对有水肿的患者应给予低盐饮食。

3. 治疗护理　按医嘱给予抗炎、止喘、祛痰、补液等治疗。

4. 做好持续低流量、低浓度给氧的护理　持续给氧，流量为 1～3 L/min，浓度为 25%～35%，通常经鼻导管给氧，也可用面罩给氧，吸入的氧必须经过湿化。

低浓度给氧的依据：肺心病失代偿期患者多出现慢性Ⅱ型呼吸衰竭，其呼吸中枢对 CO_2 刺激的敏感性降低，甚至已处于抑制状态，兴奋性主要依靠缺氧对外周化学感受器的刺激作用。当吸入氧浓度过高时，缺氧的短暂改善解除了缺氧对呼吸对中枢的兴奋作用，结果使呼吸受抑制，二氧化碳潴留加剧，甚至诱发肺性脑病。

氧疗期间的注意事项：

(1) 保持气道（包括鼻塞/导管）通畅，防止管道堵塞或漏气。

(2) 维持吸入氧流量/浓度的恒定，嘱患者不要自行调节流量等。

(3) 吸氧后注意观察患者神志等的变化，一旦出现意识障碍或意识障碍加重应及时做血气分析。

(4) 按医嘱及时、正确采取血标本做血气分析，并了解血气分析结果，如有明显异常应及时与医生联系。血标本应隔绝空气并及时送检（通常送检时间在室温下不超过 5 min，在冰水内不超过 2 h）。

(5) 室内严禁明火。

5. 慎用镇静催眠药　患者烦躁不安时要警惕呼吸衰竭、电解质紊乱等，切勿擅自使用镇静催眠药，以免诱发或加重肺性脑病。

6. 心理社会支持　肺心病患者多数经济收入较低，生活条件较差，加上疾病迁延不愈、劳动力丧失等，常被身心痛苦围绕，因而常常对治疗丧失信心，甚至放弃或拒绝治疗。亲属对患者的痛苦也会渐渐习以为常，关心不够。因此，护士应亲近患者，理解他们的反应，做好患者、亲属与单位之间的沟通，调动各方面潜能，促进有效应对，提高患者生活质量。

7. 缓解期的护理   嘱患者加强全身锻炼和呼吸训练，并改善营养状况。

⚠ **重点提示**

　　1. 肺心病患者发生呼吸衰竭时应给予持续低流量氧疗，氧疗的注意事项包括保持气道通畅、氧流量恒定等。
　　2. 肺心病患者要慎用镇静催眠药，以免诱发或加重肺性脑病。

七、健康教育

　　肺心病常反复急性发作，随肺功能的损害病情逐渐加重，多数预后不良，病死率为10%～15%，但积极治疗可以延长患者寿命，提高其生活质量。健康教育的内容除针对原发病外，还应强调如下内容。

　　1. 疾病预防指导   嘱患者回避污染环境，鼓励患者坚持戒烟。

　　2. 病情监测指导   嘱患者自我监测心、肺功能的变化。

　　3. 疾病知识指导

　　（1）按医嘱用药、吸氧及随诊。

　　（2）有心功能不全时应限制水、盐的摄入。

　　（3）呼吸困难患者的姿势应既利于气体交换又节省能量。例如站立时，背倚墙，身体重量放在两髋和双足上，使横膈和胸廓松弛，全身放松。坐位时，凳高合适，两足正好平放在地，身体稍向前倾，两手摆在双腿上；或趴在小桌上，桌上放几个枕头，使胸椎与腰椎尽可能在一直线上。卧位时，抬高床头并略摇起床尾，使下肢关节轻度屈曲，防止身体下滑，在身体两侧放置枕头或炕桌，让双手略抬高并有支撑处。

　　（4）坚持全身锻炼、呼吸训练（腹式呼吸和缩唇呼气）及御寒训练。

　　① 全身锻炼主要有呼吸操和有氧活动。呼吸操是包括呼吸与扩胸、弯腰、下蹲和四肢活动的各种体操活动。有氧活动以步行和慢跑最常用，活动强度以每次运动后出现轻度呼吸短促、停止活动后 10 min 内呼吸恢复至运动前水平为宜。全身锻炼不但可改善骨骼肌、心肺状况，还可调节情绪，进而增加耐力。进行活动时要注意：活动前后患者应有充分的休息时间；尽可能在止喘药发挥最大作用时进行活动；注意患者的主诉、心率、呼吸等的变化，活动时如有明显不适，或停止运动 10 min 后上述指标未能恢复到运动前水平，应与医生研究变更活动类型及运动量；有条件时进行运动氧疗；坚持进行腹式呼吸及缩唇呼气训练。

　　② 呼吸训练见本章第二节。

　　③ 用冷水洗脸、洗鼻，按迎香穴、揉风池穴等进行御寒训练。

　　（5）向患者和家属传授有关医疗设备（雾化器、吸入器、给氧装置等）的使用、清洁及维护的信息和技巧。

1. 简述肺心病的常见病因及发病机制。
2. 简述肺性脑病的临床表现。
3. 简述肺心病患者的氧疗原则及其护理措施。
4. 简述对肺心病患者进行健康教育的内容。

第七节 呼吸衰竭和急性呼吸窘迫综合征

呼 吸 衰 竭

呼吸衰竭（respiratory failure）简称呼衰，是指各种原因引起的肺通气和（或）换气功能严重损害，以致在静息状态下也不能维持足够的气体交换，导致缺氧伴或不伴二氧化碳潴留，进而引起一系列病理生理改变和相应临床表现的综合征。其临床表现缺乏特异性，明确诊断有赖动脉血气分析。

【分类】

在临床实践中常用的两种呼吸衰竭分类方法如下。

1. 按动脉血气分析 分为两型。

（1）Ⅰ型呼吸衰竭，即低氧血症型呼吸衰竭，其血气分析特点是 $PaO_2 < 60$ mmHg，$PaCO_2$ 降低或正常，主要见于肺换气障碍疾病，如严重肺部感染性疾病、急性肺栓塞等。

（2）Ⅱ型呼吸衰竭，即高碳酸血症型呼吸衰竭，其血气分析特点是 $PaO_2 < 60$ mmHg，同时伴有 $PaCO_2 > 50$ mmHg，系由肺泡通气不足所致。单纯肺通气不足时，低氧血症和高碳酸血症的程度是平行的，若伴有换气功能障碍，则低氧血症更严重，如 COPD。

2. 按发病的急缓 分为急性和慢性。

（1）急性呼吸衰竭，是指某些突发的致病因素，如急性气道阻塞、严重的肺疾病、创伤、休克、电击等，使肺通气和（或）换气功能迅速出现严重障碍，在短时间内引起的呼吸衰竭。因机体不能很快代偿，抢救不及时此病会危及患者生命。

（2）慢性呼吸衰竭，是指一些慢性疾病，如 COPD、肺结核、神经肌肉病变等，造成呼吸功能损害逐渐加重，经过较长时间发展而成的呼吸衰竭。患者早期虽有缺氧，或伴二氧化碳潴留，但机体通过代偿适应，生理功能障碍和代谢紊乱较轻，动脉血气 pH 维持在正常范围，仍保持一定的生活活动能力。

另一种临床常见的情况是在慢性呼吸衰竭的基础上，因合并呼吸系统急性感染或气道痉挛，或并发气胸等情况，病情急性加剧，在短期内 PaO_2 显著降低和 $PaCO_2$ 显著升高，这称为慢性呼吸衰竭急性加重。

【病因和发病机制】

（一）病因

1. 气道阻塞性病变 指气管 – 支气管的炎症、痉挛、肿瘤、异物等，如 COPD、重症哮喘等。

2. 肺组织病变　指各种累及肺泡和（或）肺间质的病变，如肺炎、肺气肿、重症肺结核、弥漫性肺纤维化、肺水肿、硅沉着病等。

3. 肺血管病变　如肺栓塞、肺血管炎等。

4. 胸廓与胸膜病变　如胸部外伤、严重的脊柱畸形、严重气胸或大量胸腔积液等。

5. 神经肌肉疾病　如脑血管疾病、脑炎、颅脑外伤、药物（镇静催眠药、有机磷农药等）中毒、脊髓高位损伤、重症肌无力、脊髓灰质炎等。

（二）发病机制

1. 肺泡通气不足　在静息状态下正常成人有效的肺泡通气量为 4 L/min，这样才能维持正常的肺泡氧分压（P_AO_2）和肺泡二氧化碳分压（P_ACO_2）。肺泡通气量减少会引起 P_AO_2 下降和 P_ACO_2 上升，且二者成对应性变化（图 2-3），从而引起缺氧和二氧化碳潴留。故此类呼吸衰竭只能通过增加肺泡通气量来解决。

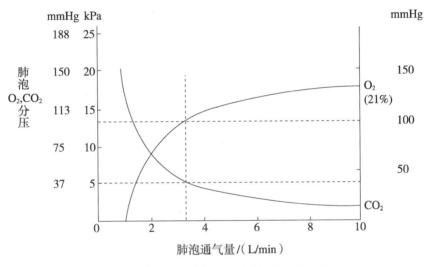

图 2-3　肺泡 O_2，CO_2 分压与肺泡通气量的关系

2. 弥散障碍　指氧、二氧化碳等气体通过肺泡膜进行交换的物理弥散过程发生障碍。正常静息状态时，流经肺泡壁毛细血管的血液与肺泡接触的时间为 0.72 s，氧完成气体交换的时间是 0.25~0.3 s，二氧化碳只需 0.13 s，而且氧的弥散能力仅为二氧化碳的 1/20，故在弥散障碍时患者通常主要表现为低氧血症。

3. 通气血流比例失调　血液流经肺泡时能否得到充分的氧和充分排除二氧化碳，除需要正常的肺通气功能和良好的肺泡弥散功能的支持外，还取决于肺泡通气量和血流之间的正常比例。正常成人静息状态下两者的比例约为 0.8；大于 0.8，表示无效腔样通气；小于 0.8，则形成肺动静脉分流。通气血流比例失调的结果通常仅为缺氧，而无二氧化碳潴留。

4. 肺内动-静脉解剖分流增加　是通气血流比例失调的特例。肺动脉内的静脉血未经氧合直接流入肺静脉会导致动脉血氧分压下降，即 PaO_2 降低，在这种情况下，提高吸氧浓度并不能提高分流静脉血的血氧分压。这种情况常见于急性呼吸窘迫综合征等疾病。

5. 耗氧量增加 是加重缺氧的原因之一。耗氧量增加时肺泡氧分压下降，此时可借助增加通气量来防止缺氧，但若耗氧量增加的患者同时伴有通气功能障碍，则会出现严重的低氧血症。

在临床上单一机制引起的呼吸衰竭很少见，其往往是多种机制并存或先后参与发挥作用所致，其中肺泡通气不足是导致高碳酸血症的主要原因，而通气血流比例失调则是发生低氧血症最重要的机制。

【病理生理】

1. 对中枢神经系统的影响 脑组织耗氧量大，占全身耗氧量的 $1/5 \sim 1/4$。中枢皮质神经元细胞对缺氧最敏感。缺氧对中枢神经系统影响的程度与缺氧的程度和发生的急缓有关。

轻度缺氧可引起脑血管扩张、脑血流量增多、脑细胞功能障碍，重度缺氧可导致脑水肿，甚至脑疝而致死。

急性缺氧，如突然完全停止供氧 20 s，患者可出现抽搐、深昏迷，通常在 $4 \sim 5$ min 内就会发生脑细胞不可逆损伤；如逐渐降低氧浓度，则缺氧症状发展缓慢，轻度表现为注意力不集中、智力减退、定向障碍，随缺氧加重，患者逐渐出现烦躁、神志恍惚、谵妄、意识丧失，甚至发生脑细胞不可逆损伤。

二氧化碳浓度的升高可直接抑制大脑皮质，降低兴奋性；随二氧化碳浓度增加，其对皮质下层的刺激增加，间接引起皮质兴奋；若 $PaCO_2$ 继续升高，皮质下层受抑制，使中枢神经系统处于麻醉状态。在出现二氧化碳麻醉前，患者往往有失眠、精神兴奋、烦躁不安等先兆兴奋症状。

缺氧和二氧化碳潴留均会使脑血管扩张、脑血流量增加；严重时血管通透性增加，引起脑间质和脑细胞内水肿，导致颅内压增高，患者可因脑疝死亡。

2. 对循环系统的影响 一定程度的缺氧、二氧化碳潴留可使心率加快和心排血量增加，血压上升。严重的缺氧和二氧化碳潴留可引起血压下降、心律失常。

COPD 引起的 Ⅱ 型呼吸衰竭患者经常出现球结膜水肿、四肢皮肤温暖，这与二氧化碳潴留所引起的外周血管扩张有关。

3. 对呼吸的影响 缺氧通过颈动脉体和主动脉体化学感受器刺激通气。通常 PaO_2 下降到 <60 mmHg 时，PaO_2 的降低对呼吸中枢的兴奋作用才出现；严重缺氧（PaO_2 <30 mmHg）时，呼吸中枢受抑制。

二氧化碳是强有力的呼吸中枢兴奋剂，$PaCO_2$ 急剧升高，则呼吸加深、加快；长期严重的二氧化碳潴留会造成中枢化学感受器对二氧化碳的刺激作用发生适应；当 $PaCO_2$ >80 mmHg 时，其会对呼吸中枢产生抑制和麻醉效应，此时呼吸运动主要靠 PaO_2 的降低对外周化学感受器的刺激作用来维持。对这种患者进行氧疗时，如吸氧浓度过高，则会因解除了低氧对呼吸的刺激作用而造成呼吸抑制，因此应注意避免。

4. 对肝、肾和造血系统的影响 严重呼吸衰竭除影响肝肾功能外，还能引起胃肠道黏膜充血水肿、糜烂渗血或应激性溃疡，造成上消化道出血。但这些症状均可随呼吸衰竭的缓解而消失。长期缺氧使促红细胞生成素增加，引起继发性红细胞增多，有利于血液携氧，但也会增加血液黏滞度,增加肺循环阻力和右心负担。

5. 对酸碱平衡和电解质平衡的影响   严重缺氧抑制细胞能量代谢,导致大量乳酸产生,进而导致代谢性酸中毒;二氧化碳潴留可导致呼吸性酸中毒。酸中毒时,细胞内外离子的转移可造成细胞内酸中毒和高钾血症。

【临床表现】

除导致呼吸衰竭的基础疾患的临床表现外,呼吸衰竭的临床表现主要与缺氧和高碳酸血症有关。

(一) 呼吸困难

呼吸困难是呼吸衰竭最早出现的症状。患者最常见的主诉有发憋、呼吸费力、喘息等,体检有呼吸频率、节律和幅度的变化。

上呼吸道梗阻时,呼吸困难表现为吸气性呼吸困难,伴呼吸困难三凹征(胸骨上窝、锁骨上窝及肋间隙在吸气时同时明显下陷),同时伴有干咳及高调吸气相哮鸣音。

COPD、哮喘时,呼吸困难表现为呼气性呼吸困难,常有点头、提肩等辅助呼吸肌参与呼吸运动等体征。

肺实质炎症、胸廓运动受限时,呼吸困难表现为混合性呼吸困难,即吸气和呼气同样费力,呼吸浅速。

呼吸中枢受损时,呼吸困难表现为呼吸频率变慢且常伴节律的变化,如潮式呼吸、间停呼吸等。

(二) 发绀

发绀是缺氧的典型表现,由血中还原型血红蛋白增加所致。当 $SaO_2 < 90\%$ 时,在血流丰富的口唇、甲床等处会出现发绀。影响发绀的因素有:

(1) 红细胞增多时发绀明显,贫血者不明显或不出现。

(2) 严重休克时,即使 PaO_2 正常,发绀也可出现。

(3) 皮肤色素及心功能等。

(三) 精神-神经症状

急性呼吸衰竭患者可迅速出现精神错乱、躁狂、昏迷、抽搐等症状。

慢性呼吸衰竭患者早期表情淡漠、注意力不集中、反应迟钝、有定向障碍,逐渐出现头痛、多汗、烦躁、白天嗜睡、夜间失眠,严重者有谵妄、昏迷、抽搐、扑翼样震颤、视神经乳头水肿并出现病理反射,重症患者可因脑水肿、脑疝而死亡。

(四) 循环系统表现

缺氧早期患者血压升高、脉压增大、心动过速,长期缺氧导致肺动脉高压。

严重缺氧、酸中毒时患者可出现心力衰竭、血压下降、心律失常,甚至心脏停搏。

外周体表静脉充盈,皮肤红润、温暖多汗与二氧化碳潴留引起的外周血管扩张有关。

(五) 其他器官、系统表现

严重缺氧和二氧化碳潴留可引起丙氨酸氨基转移酶和尿素氮升高,导致蛋白尿、红细胞尿出现。

上消化道出血多与胃肠道充血、水肿、糜烂或溃疡有关。

若治疗及时，随缺氧、二氧化碳潴留的改善，上述症状可消失。

【诊断要点】

（1）有导致呼吸衰竭的病因、基础疾患及诱因；

（2）有缺氧或缺氧伴二氧化碳潴留的临床表现；

（3）动脉血气分析检查是诊断呼吸衰竭的主要依据，诊断标准是在海平面静息状态呼吸空气时，$PaO_2 < 60$ mmHg，伴或不伴 $PaCO_2 > 50$ mmHg。单纯 $PaO_2 < 60$ mmg 诊断为 I 型呼吸衰竭；伴有 $PaCO_2 > 50$ mmHg 诊断为 II 型呼吸衰竭。

⚠ 重点提示

1. 呼吸衰竭的发病机制主要包括肺泡通气不足、弥散障碍和通气血流比例失调，前者引起缺氧和二氧化碳潴留，后两者通常仅导致缺氧。

2. 呼吸衰竭的临床表现主要与缺氧、高碳酸血症有关。

3. 动脉血气分析是诊断呼吸衰竭的主要依据，诊断标准是在海平面静息状态呼吸空气时，单纯 $PaO_2 < 60$ mmHg 为 I 型呼吸衰竭；$PaO_2 < 60$ mmHg 伴有 $PaCO_2 > 50$ mmHg 为 II 型呼吸衰竭。

【治疗要点】

呼吸衰竭的处理原则是在保持呼吸道通畅的条件下，维持基本的氧合和通气，从而为基础疾病和诱发因素的治疗争取时间和创造条件。

（一）保持通畅的气道

保持通畅的气道是抢救呼吸衰竭患者基本而关键的一环，其措施包括清除呼吸道、口咽部分泌物和异物，对昏迷者取仰卧位、头后仰、托起下颌（必要时放置口咽通气道），解除支气管痉挛等。若上述方法无效，应行气管插管或气管切开建立人工气道。

（二）氧疗

通过增加氧浓度来纠正患者缺氧状态的治疗方法为氧疗。呼吸衰竭时，确定吸氧浓度的原则是保证 PaO_2 迅速提高到 60 mmHg 或脉搏容积血氧饱和度达 90% 以上，尽量降低吸氧浓度。

1. 急性呼吸衰竭　低氧血症患者可吸入较高浓度（35% ~ 50%）甚至高浓度（大于50%）氧气，以纠正低氧血症，减少通气过度，使动脉血氧分压提高到 60 ~ 80 mmHg 或脉搏容积血氧饱和度达 90% 以上。

2. 慢性 II 型呼吸衰竭　对如 COPD 所致呼吸衰竭患者应采取低浓度（25% ~ 35%）持续给氧，氧流量一般从 1 L/min 开始，逐渐加大，一般不超过 3 L/min。目标是控制动脉血氧分压略高于 60 mmHg（60 ~ 65 mmHg），而对升高的 $PaCO_2$ 无明显加重趋势。

常用的给氧途径为鼻导管或鼻塞，也可经面罩给氧。经鼻导管或鼻塞吸氧时氧浓度（FiO_2）与氧流量的换算公式为：

$$FiO_2 = 21 + 4 \times \text{吸入氧流量（L/min）}$$

经鼻导管高流量吸氧对局部黏膜有刺激，因此氧流量不能大于 7 L/min。

（三）机械通气

机械通气是在患者自然通气和（或）氧合功能出现障碍时，运用器械（主要是呼吸机）使患者恢复有效通气并改善氧合的技术方法。它为维持生命起支持作用，并为基础疾病的治疗、呼吸功能的改善和康复创造条件。临床上可根据病情选择有创或无创通气。机械通气的主要并发症有通气过度、通气不足、呼吸机相关肺炎、呼吸机相关肺损伤（如气胸）等。

（四）病因治疗

针对不同病因采取恰当的治疗十分重要。对于慢性呼吸衰竭而言，抗感染治疗往往是决定患者预后的重要因素。

（五）一般支持治疗

对重症患者应收入 ICU，纠正电解质紊乱和酸碱失衡，加强体液的管理（防止血容量不足或体液负荷过大），保证充足的营养和热量供给。

（六）防治多器官功能障碍综合征

多器官功能障碍综合征（multiple organ dysfunction syndrome，MODS）是严重创伤、休克、感染及外科大手术等急性损害发生 24 h 后，同时或序贯发生两个或两个以上脏器功能障碍以致衰竭的临床综合征。MODS 已成为 ICU 患者的主要死因。因此，加强 MODS 的防治对改善患者的预后十分重要，其中尤其要注意心、肾功能不全、消化道出血及弥散性血管内凝血的防治。

> ⚠ **重点提示**
> 1. 保持气道通畅是抢救呼吸衰竭基本而关键的一环。
> 2. 不同类型的呼吸衰竭，其给氧原则及氧疗的目标不同。

【健康教育】

呼吸衰竭的预后不仅取决于呼吸衰竭程度及抢救是否恰当，更重要的是取决于原发病或病因/诱因能否被去除。急性呼吸衰竭处理及时、恰当，患者可以完全康复。慢性呼吸衰竭患者度过危重期后，护理关键是预防和及时处理呼吸道感染等诱因，以减少急性发作。有条件的患者应进行家庭氧疗以缓解肺动脉高压、减轻心脏负荷，从而保持较长时间的生活自理，提高生活质量。在康复过程中，护理人员为患者及其家属提供更多、更有效的身心支持也是十分必要的。

急性呼吸窘迫综合征

急性呼吸窘迫综合征（acute respiratory distress syndrome，ARDS）是指由心源性以外的

各种肺内、外急性致病因素所导致的急性、进行性呼吸衰竭。多数患者死于 MODS。

其主要的病理特征是肺微血管通透性增加导致的富含蛋白质的肺水肿及透明膜形成，可伴有肺间质纤维化。病理生理改变以肺顺应性降低、肺内分流增加及通气血流比例失调为主。

ARDS 的临床特征为呼吸频数、呼吸窘迫和顽固性低氧血症。

【病因和发病机制】

（一）病因

引起 ARDS 的病因或高危因素很多，可以分为肺内因素和肺外因素两类。

1. 肺内因素　是指对肺的直接损伤，包括：

（1）化学性因素，如吸入毒气、烟尘、胃内容物及氧中毒。

（2）物理性因素，如肺挫伤、放射性肺损伤等。

（3）生物性因素，如重症肺炎。

2. 肺外因素　包括严重休克、败血症、严重的非胸部创伤、大面积烧伤、大量输血、急性胰腺炎、药物或麻醉品中毒等。

（二）发病机制

ARDS 的发病机制至今尚未完全阐明。肺损伤的过程除有致病因素对肺泡膜的直接损伤外，更重要的是有多种炎症细胞（巨噬细胞、中性粒细胞、血小板）及其释放的炎性介质和细胞因子间接介导的炎症反应。

【临床表现】

急性进行性呼吸窘迫和呼吸频数是此病最早、最客观的表现，多数患者于原发病后 5 d 内发病，约半数于 24 h 内发病；呼吸频率一般大于 28 次/min；常伴烦躁、神志恍惚或淡漠。发绀是此病的重要体征，且不能被通常吸氧所改善。

肺部体征早期可无异常，或仅闻双肺少量湿啰音；中晚期可闻干性或湿性啰音，可有管状呼吸音。

【有关检查】

（一）X 线胸片

X 线胸片于发病 24 h 内多无明显异常，以后逐渐出现斑片状阴影，直至融合成大片浸润阴影，后期可出现肺间质纤维化改变。

（二）血气分析

低氧血症是 ARDS 患者最重要的表现，早期即可出现，并且对常规氧疗反应不明显。目前临床上诊断此病最常用也是必须具备的指标是氧合指数（PaO_2/FiO_2）。氧合指数的计算方法为 PaO_2 的 mmHg 值除以吸入氧的分数值，正常值是 400~500 mmHg，发生 ARDS 时此值≤300 mmHg。

【诊断要点】

根据柏林定义，满足如下 4 项条件方可诊断 ARDS：

1. 发病时机　明确诱因下 1 周内出现的急性或进展性呼吸困难。

2. **胸部影像学检查** 胸部 X 线平片和（/或）胸部 CT 显示双肺浸润影，不能完全用胸腔积液、肺叶/全肺不张和结节影解释。

3. **肺水肿来源** 呼吸衰竭不能完全用心力衰竭和液体负荷过重解释。如果临床没有危险因素，需要用客观检查（如超声心动图）来评价心源性肺水肿。

4. **低氧血症** 根据 PaO_2/FiO_2 确立 ARDS 诊断，并将其按严重程度分为轻度、中度和重度 3 种。其中，PaO_2 的监测应在机械通气参数 PEEP/CPAP 不低于 5 cmH_2O 的条件下测得；所在地海拔超过 1000 m 时，需对 PaO_2/FiO_2 进行校正：

$$校正后的 PaO_2/FiO_2 = (PaO_2/FiO_2) \times (所在地大气压值/760)$$

轻度 ARDS：200 mmHg < $PaO_2/FiO_2 \leq$ 300 mmHg；

中度 ARDS：100 mmHg < $PaO_2/FiO_2 \leq$ 200 mmHg；

重度 ARDS：$PaO_2/FiO_2 \leq$ 100 mmHg。

【治疗要点】

ARDS 是一种急性呼吸系统危重症，其治疗应在严密监护下进行。治疗目标包括改善肺氧合功能、纠正缺氧、保护器官功能、防治并发症和治疗基础疾病。治疗措施包括积极治疗原发病、氧疗、机械通气（应用呼气末正压）、调节机体液体平衡等。

（一）原发病的治疗

积极寻找原发病灶，并予以彻底治疗。感染是此病常见的原因，而且 ARDS 患者易并发感染，因此，应选用广谱抗生素迅速控制感染。

（二）氧疗

采取有效措施，尽快提高 PaO_2。一般需高浓度氧疗，使 PaO_2 > 60 mmHg 或 SaO_2 > 90%，轻症者可使用面罩给氧，但多数患者需使用机械通气。

（三）机械通气

机械通气可减少此病患者的肺不张和肺内分流，减轻肺水肿，同时保证高浓度吸氧和减少呼吸功耗，以改善换气和组织氧合，并减少和防止肺损伤。推荐采用肺保护性通气策略，主要措施包括合适水平的呼气末正压和小潮气量。

（四）液体管理

为减轻肺水肿，应合理限制液体出入量。在血压稳定的前提下，液体出入量宜轻度负平衡（每天液体出入量一般控制在入量比出量少 500 mL 左右）。必要时可放置 Swan - Ganz 导管，动态监测 PAWP，随时调整输入液体量。

（五）营养支持

出现 ARDS 时机体处于高代谢状态，应补充足够的营养。静脉营养可引起感染和血栓形成等并发症，因此现提倡全胃肠营养。这样不仅可避免静脉营养的不足，而且能够保护胃肠黏膜，防止肠道菌群异位。

（六）患者的监护

应将 ARDS 患者收入 ICU，动态监测呼吸、循环，水、电解质、酸碱平衡等，以便及时调整治疗方案。

【健康教育】

ARDS 的病死率高，因此，对此病的高危患者要提高警惕，以使其尽早得到诊治，提高治愈率，降低病死率。ARDS 患者，部分能完全康复，部分留下肺纤维化，但多数生活质量不受影响。

呼吸衰竭患者的护理

【主要护理问题/护理诊断】

（1）气体交换受损：与呼吸衰竭有关。

（2）清理呼吸道无效：与意识障碍、无力咳嗽或人工气道等有关。

（3）有皮肤完整性受损或组织完整性受损的危险：与昏迷、排泄物刺激、人工气道及机械通气等有关。

（4）语言沟通障碍：与人工气道及持续机械通气有关。

（5）潜在并发症：休克、DIC、上消化道出血等。

【主要护理措施】

（一）基础疾病抢救的护理配合

这类措施包括协助处理外伤、骨折，纠正休克，控制感染等。对失血过多者，输血时应输新鲜血，用库存 1 周以上的血液时必须加用微过滤器，以免发生微血栓而加重 ARDS。

（二）病情观察

1. 生命体征 主要观察呼吸频率的变化，如呼吸频率大于 25 次/min 常提示有呼吸功能不全，是急性肺损伤（acute lung injury，ALI）先兆期的表现；还要观察意识状态、发绀、皮肤的温湿度、皮肤黏膜的完整性、出血倾向、球结膜有无充血及水肿、两侧呼吸运动的对称性，肺部叩诊音、呼吸音及啰音，心率、心律，腹部有无胀气及肠鸣音等情况。

2. 液体平衡状态 准确记录液体出入量，注意电解质（尤其是血钾）的变化。

3. 血气分析 是判断病情、指导治疗的重要指标，临床常用方法如下：

（1）动脉血气分析：采血部位最常用的是桡动脉，也可用肱动脉或股动脉。通过血气分析可获得血液气体和酸碱平衡两方面的分析数据，它们是呼吸衰竭诊治中最常用、最可靠的指标。成人动脉血气分析正常值见表 2-7。

表 2-7　成人动脉血气分析正常值

项目（缩写）	正常值
酸碱度（pH）	7.35~7.45
动脉血二氧化碳分压（$PaCO_2$）	35~45 mmHg（4.7~6 kPa）
动脉血氧分压[*]（PaO_2）	85~100 mmHg（11~13 kPa）
动脉血氧饱和度（SaO_2）	0.92~0.99
剩余碱（BE）	±3 mmol/L（±3 mEg/L）
实际碳酸氢盐（AB）	25±3 mmol/L（25±3 mEg/L）
标准碳酸氢盐（SB）	SB = AB
缓冲碱（BB）	42mmol/L（40~44mmol/L）
肺泡-动脉血氧分压差[**]（$A-aDO_2$ 或 $P_{A-a}O_2$）	15 mmHg（<2.0 kPa）

注：[*] 随年龄增加而减少；[**] 随年龄增加而增加。

（2）脉搏氧饱和度（SpO_2）的监测：SpO_2 可通过脉搏血氧仪直接测得，即将脉搏血氧仪换能器夹在患者的耳垂或指端，屏幕上直接显示患者的 SpO_2 及脉搏。这是一种无创性经皮连续监测手段，其结果对评估缺氧程度、考核氧疗效果及调整吸氧浓度有一定的参考价值。

（三）保持气道通畅

做好口咽部护理、防止误吸；保持气道适当湿化；根据患者的具体情况选择恰当的排痰措施，如对于实施有创通气的患者，由于其不能进行有效的咳嗽，必须借助机械吸引（吸痰）来清除呼吸道分泌物，维持气道通畅。经人工气道吸痰的注意事项见机械通气的护理。

（四）氧疗的护理

按医嘱进行氧疗，记录吸氧方式（鼻塞/鼻导管、面罩、呼吸机）、吸氧浓度及吸氧时间；若患者吸入高浓度或纯氧要严格控制吸氧时间，一般不超过 24 h。密切观察氧疗的效果及不良反应（其他详见本章第六节的慢性肺源性心脏病）。

（五）机械通气的护理

警惕机械通气并发症（气胸、呼吸机相关肺炎等），一旦发生应及时处理。对进行有创通气的患者要做好人工气道的护理，如固定、湿化、经人工气道吸痰等。经人工气道吸痰的注意事项：①适时吸痰，即当大气道确实有分泌物滞留时才吸痰，如有痰鸣、SpO_2 突然下降、气道压力突然上升、翻身前后、气囊放气前后等；②吸引前后给纯氧数分钟，以提高患者血氧饱和度，避免吸痰时发生严重低氧血症；③严格无菌操作，对传染病患者应采用密闭式吸痰管；④吸引负压成人为 120~150 mmHg；⑤吸痰动作要轻，插入吸痰管时关闭负压，待吸痰管超过气管导管的前端再打开负压进行吸引；⑥每次吸引时间一般不超过 15 s，两次抽吸间隔一般在 3 min 以上；⑦吸引中密切观察患者的反应，当患者 SpO_2 <90% 或出现心律失常时应暂停吸痰。对长期进行机械通气者，在其停用呼吸机前做好撤机前护理。

（六）维持液体平衡及适当营养

在保证 ARDS 患者血容量、血压稳定的前提下，使液体出量略多于入量（每日 500 mL 左右）。鼓励患者进食含高蛋白质、高脂肪、低碳水化合物的食物，按医嘱做好营养支持，如全胃肠营养的护理。

（七）药物治疗的护理

应按处方规定的浓度在规定时间内滴入抗菌药物，使用过程中应注意抗生素的毒副作用。使用糖皮质激素时要定期检查口腔黏膜等部位有无真菌感染，并做相应的处理。纠正低血钾时要严格按处方用药，并了解补钾后血钾等的变化。

（八）心理、社会支持

重症呼吸衰竭患者面临生死的考验，加上机械通气、进入 ICU 等应激，他们都有复杂的心理反应，又难以/不可能用语言来表达其感受与需求。因此，医护人员应充分理解患者，主动亲近、关心患者，积极采用语言与非语言的沟通方式（手势、沟通板等）了解患者的心理障碍及需求，提供必要的帮助，同时安排其家人或朋友的探访，以缓解其心理压力，满足其爱与归属等方面的需求，以便促进其康复。

> ⚠ **重点提示**
>
> 对呼吸衰竭患者应给予高蛋白质、高脂肪、低碳水化合物的饮食。

思考题

1. 简述呼吸衰竭的定义及常见病因。
2. 呼吸衰竭按动脉血气分析如何分类？
3. 简述呼吸衰竭的诊断及治疗要点。
4. 简述急性呼吸窘迫综合征的定义、病因、诊断要点及治疗要点。
5. 简述经人工气道吸痰的注意事项。

第八节　睡眠呼吸暂停低通气综合征

睡眠呼吸暂停低通气综合征（sleep apnea hypopnea syndrome，SAHS）是指各种原因导致睡眠状态下反复出现呼吸暂停和（或）低通气、高碳酸血症、睡眠中断，从而使机体发生一系列病理生理改变的临床综合征。目前认为，它是导致高血压、冠心病、心律失常、心力衰竭、卒中等心脑血管疾病的独立危险因素，与难治性高血压、胰岛素依赖密切相关。

睡眠呼吸暂停是指睡眠过程中口鼻气流消失或明显减弱（较基线幅度下降≥90%），持续时间≥10 s；低通气是指睡眠过程中口鼻气流较基础水平降低≥30% 伴动脉血氧饱和度

（SaO_2）减少≥4%，持续时间≥10 s，或口鼻气流较基础水平降低≥50% 伴 SaO_2 减少≥3%，持续时间≥10 s；睡眠呼吸暂停低通气指数（apnea-hypopnea index，AHI）是指每小时睡眠时间内呼吸暂停加上低通气的次数。

一、分类

根据睡眠过程中呼吸暂停时胸腹运动的情况，临床上将 SAHS 分为 3 类：中枢型睡眠呼吸暂停综合征（central sleep apnea syndrome，CSAS）、阻塞型睡眠呼吸暂停低通气综合征（obstructive sleep apnea hypopnea syndrome，OSAHS）、复杂型睡眠呼吸暂停综合征（complex sleep apnea syndrome，CompSAS）。

1. CSAS 常继发于各种中枢神经系统疾病、脑外伤、充血性心力衰竭、麻醉和药物中毒。其发生主要与呼吸中枢呼吸调控功能的不稳定性增强有关。

2. OSAHS 是最常见的睡眠呼吸疾病。多数患者肥胖或超重。其发生与上气道解剖学狭窄直接相关，呼吸中枢反应性降低及内分泌紊乱等因素亦与其发病有关。

3. CompSAS OSAHS 患者在持续气道正压通气治疗过程中，当治疗达到最佳水平时，阻塞性呼吸暂停事件消失，但 CSAS 增多，使参与的中枢型睡眠呼吸暂停指数≥5 次/h，或以潮式呼吸为主。

二、临床表现

（一）白天临床表现

1. 嗜睡 是 SAHS 患者最常见的症状。轻症时患者表现为日间工作或学习时间困倦、瞌睡，严重时吃饭、与人谈话时即可入睡，甚至发生严重的后果，如驾车时打瞌睡导致交通事故。

2. 头晕乏力 由于夜间反复呼吸暂停、低氧血症使睡眠连续性中断，所以患者醒觉次数增多，睡眠质量下降，常有轻重不同的头晕、疲倦、乏力。

3. 认知障碍 如注意力不集中，精细操作能力下降，记忆力和判断力下降。症状严重时患者不能胜任工作，老年患者可表现为痴呆。夜间低氧血症对大脑的损害以及睡眠结构的改变，尤其是深睡眠时相减少，是导致认知障碍的主要原因。

4. 头痛 常在清晨或夜间出现，隐痛多见，不剧烈，可持续 1~2 h，有时需服止痛药才能缓解；与血压升高、颅内压及脑血流的变化有关。

5. 个性变化 如烦躁、易激动、焦虑等。患者的家庭和社会生活受一定影响。由于与家庭成员和朋友的情感逐渐疏远，患者可能出现抑郁症。

6. 性功能减退 约 10% 的患者会出现性欲减低，甚至阳痿。

（二）夜间临床表现

1. 打鼾 是主要症状，如鼾声不规则、高低不等，往往是鼾声—气流停止—喘气—鼾声交替出现；一般气流中断的时间为 20~30 s，个别长达 2 min 以上，此时患者可出现明显的发绀。

2. 呼吸暂停 多随着喘气、憋醒或响亮的鼾声而终止。75% 的同室或同床睡眠者发现患者有呼吸暂停,常常因担心呼吸不能恢复而推醒患者。OSAHS 患者呼吸暂停时有明显的胸腹矛盾运动。

3. 憋醒 即呼吸暂停后突然憋醒,常伴有翻身、四肢不自主运动甚至抽搐,或突然坐起,感觉心慌、胸闷或心前区不适。

4. 多动不安 因低氧血症之故,患者夜间翻身、转动较频繁。

5. 多汗 以颈部、上胸部明显,与气道阻塞后呼吸用力和呼吸暂停导致的高碳酸血症有关。

6. 夜尿 部分患者诉夜间小便次数增多,个别出现遗尿。

7. 睡眠行为异常 表现为恐惧、惊叫、呓语、夜游、幻听等。

（三）并发症

OSAHS 患者常以心血管系统异常表现作为首发症状和体征,此病可以是导致高血压、冠心病的独立危险因素。

（1）高血压:OSAHS 患者高血压的发生率为 45%,且降压药物的治疗效果不佳。

（2）冠心病:表现为各种类型的心律失常、夜间心绞痛和心肌梗死。这是由缺氧引起冠状动脉内皮损伤、脂质在血管内膜沉积,以及红细胞增多、血液黏滞度增加所致。

（3）肺心病和呼吸衰竭。

（4）缺血性或出血性脑血管病。

（5）精神异常,如躁狂性精神病或抑郁症。

（6）糖尿病。

（四）体征

CSAS 患者可有原发病的相应体征,OSAHS 患者可能有下列体征(表 2-8)。

表 2-8 睡眠呼吸暂停低通气综合征的体征

肥胖（BMI* >28）	下颌后缩
颈围 >40 cm	腭垂肥大
鼻甲肥大	扁桃体增殖和肥大
鼻中隔偏曲	舌体肥大
下颌短小	

注:* BMI（body mass index,体重指数）= 体重（kg）/身高^2（m^2）

三、实验室和其他检查

1. 多导睡眠图（polysomnography,PSG）监测 PSG 是确诊 SAHS 的金标准,并能确定其类型及病情轻重。

2. 其他检查方法 病情严重或已并发肺心病、呼吸衰竭、高血压、冠心病者,血液检查、动脉血气分析、胸部 X 线检查、肺功能检查、心电图检查等结果会有相应改变。

四、诊断要点

根据患者睡眠时打鼾伴呼吸暂停、白天嗜睡、身体肥胖、颈围粗及其他临床症状，可做出临床初步诊断。确诊需进行 PSG 监测，并据此进行病情轻重的分级（表 2 - 9）。

表 2 - 9　SAHS 病情程度分级

病情程度分级	AHI/（次/h）	夜间最低 SaO₂
轻度	5 ~ 15	85% ~ 90%
中度	>15 ~ 30	80% ~ <85%
重度	>30	<80%

对确诊的 SAHS 患者做耳鼻咽喉及口腔检查，了解有无局部解剖和发育异常、增生和肿瘤等；对部分患者可进行内分泌系统（如甲状腺功能）的测定。

五、治疗要点

（一）中枢型睡眠呼吸暂停综合征

中枢型睡眠呼吸暂停综合征的治疗包括对原发病的治疗，以及给予呼吸兴奋剂、氧疗及辅助通气等对症支持治疗。

（二）阻塞型睡眠呼吸暂停低通气综合征

阻塞型睡眠呼吸暂停低通气综合征的治疗包括减肥、侧卧睡眠、戒烟酒等一般治疗；药物治疗，如使用莫达非尼等中枢兴奋药改善白天嗜睡症状，但药物治疗的疗效不肯定；气道内正压通气，常用经鼻持续气道正压通气（continuous positive airway pressure，CPAP）和双水平气道正压通气（bi-level positive airway pressure，BiPAP），CPAP 是治疗中重度 OSAHS 患者的首选方法；口腔矫治器；外科手术治疗；等等。

六、护理

（一）主要护理问题/护理诊断

（1）睡眠形态紊乱：与患者夜间憋醒、白天嗜睡导致睡眠周期改变有关。

（2）潜在并发症：高血压、心绞痛、心肌梗死、脑卒中、呼吸衰竭等。

（二）主要护理措施

1. 病情监测　夜间加强巡视，密切观察呼吸暂停的次数、持续时间，呼吸幅度及心率、心律、血压等的变化，以及夜游等异常行为的发生，一旦出现抽搐、严重心律失常应立即处理。

2. 一般护理　侧卧睡眠，抬高床头，呈 30° ~ 45° 的睡姿；减肥，如果患者体重减轻 10%，AHI 可得到明显的改善；饮食清淡；戒烟酒；避免服用镇静剂。

3. 术后护理　对进行无创通气者给予相应的指导和帮助。

4. 心理支持　针对患者因睡眠紊乱所致的日间反应迟钝、个性及能力改变，与患者沟通，做好心理疏导，并与家属交流，增强社会支持。

七、健康教育

1. 教育宣传　开展有关此病的宣传教育，提高人群对此病的认识，以便患者及早得到诊治。
2. 行为指导　如饮食清淡、鼓励运动、戒烟酒等。
3. 疾病知识指导　使患者认知 SAHS 的危害，即了解全身器官尤其是心血管系统的损害，以便提高治疗依从性，并嘱患者加强自我监测。
4. 治疗指导　嘱患者遵医嘱接受手术或无创机械通气的治疗。

思考题

1. 简述睡眠呼吸暂停低通气综合征的概念、分类。
2. 简述睡眠呼吸暂停低通气综合征的主要临床表现及确诊方法。
3. 简述对睡眠呼吸暂停低通气综合征患者进行健康教育的主要内容。

第九节　肺血栓栓塞症

病　例

患者，男，52 岁，司机，1 个月来右下肢肿胀、轻微疼痛，未治疗，1 天前无明显诱因突发胸闷、呼吸困难，有窒迫感入院。查体：T 37.1 ℃，P 106 次/min，R 28 次/min，BP 90/60 mmHg，BMI 26，唇频发绀，左下肺可闻及湿啰音，HR 106 次/min，律齐，肺动脉瓣区第二心音亢进，右下肢肿胀。有 30 年的吸烟史。血气分析：pH 7.46，PaO_2 52 mmHg，$PaCO_2$ 26 mmHg，HCO_3^- 17 mmol/L。血浆 D - 二聚体：阳性。心电图示 $S_I Q_{III} T_{III}$。MRI 示左下肺栓塞。下肢深静脉多普勒超声示右下股静脉血栓形成，立即给予 rt - PA 溶栓治疗。

问题：
1. 该患者肺栓塞诊断的依据是什么？
2. 列出该患者溶栓期间最主要的护理问题。
3. 该患者出院时健康教育的主要内容有哪些？

病例答案

肺栓塞（pulmonary embolism，PE）是以各种栓子阻塞肺动脉系统为其发病原因的一组疾病或临床综合征，包括肺血栓栓塞症、脂肪栓塞综合征、羊水栓塞、空气栓塞等。

肺血栓栓塞症（pulmonary thromboembolism，PTE）为来自静脉系统或右心的血栓阻塞肺动脉或其分支所致的疾病，以肺循环和呼吸功能障碍为临床和病理生理特征。PTE 为 PE

最常见的一种类型，占 PE 的绝大多数，通常所称的 PE 即指 PTE。

肺动脉发生栓塞后，其支配区的肺组织因血流受阻或中断而发生坏死的疾病称为肺梗死（pulmonary infarction，PI）。由于肺组织的多重供血机制，PTE 中约 15% 会发生肺梗死。

PTE 的栓子主要来源于深静脉血栓形成（deep venous thrombosis，DVT）。DVT 与 PTE 实质上为一种疾病在不同部位、不同阶段的表现，两者合称为静脉血栓栓塞症（venous thromboembolism，VTE）。

PTE 和 DVT 发病率较高，病死率亦高。但由于其发病和临床表现的隐匿性和复杂性，漏诊率和误诊率较高。

一、危险因素

PTE 和 DVT 具有共同的危险因素，即 VTE 的危险因素，包括任何可以导致静脉血液淤滞、静脉系统内皮损伤和血液高凝状态的因素，分为原发性和继发性两类。

1. 原发性危险因素　由遗传变异引起，常以反复静脉血栓形成和栓塞为主要临床表现，呈家族遗传倾向。

2. 继发性危险因素　是指后天获得的易发生 PTE 和 DVT 的多种病理和病理生理改变，包括：

（1）内外科疾病：骨折、创伤、手术、恶性肿瘤、肿瘤静脉内化疗、肥胖、充血性心力衰竭、急性心肌梗死。

（2）躯体活动受限：各种原因的制动或长期卧床。

（3）治疗操作：静脉穿刺置管和静脉导管的使用，以及介入性操作。

（4）其他：口服避孕药、长途航空或乘车旅行等。年龄可作为独立的危险因素，随年龄增长 PTE 和 DVT 的发病率逐渐升高。

⚠ **重点提示**

> 1. PTE 的栓子主要来源于 DVT。
> 2. PTE 的继发性危险因素包括内外科疾病、躯体活动受限、治疗操作等。

二、临床表现

（一）症状

PTE 的症状多种多样，缺乏特异性。其症状的严重程度亦有很大差别，可以是无症状、隐匿，也可以是血流动力学不稳定，甚或猝死。PTE 的常见症状有：

（1）不明原因的呼吸困难及气促，尤以活动后明显，为 PTE 最多见的症状。

（2）胸痛，包括胸膜炎性胸痛或心绞痛样疼痛。

（3）晕厥，可为 PTE 的唯一或首发症状。

（4）烦躁不安、惊恐，甚至濒死感。

（5）咯血，常为小量咯血，少见大量咯血。

（6）咳嗽、心悸等。

不同的 PTE 病例可出现以上症状的不同组合。临床上不足 30% 的 PTE 患者会出现所谓"肺梗死三联征"，即同时出现呼吸困难、胸痛及咯血。

（二）体征

1. 呼吸系统　呼吸急促，此为最常见体征；发绀；肺部有时可闻及哮鸣音和（或）细湿啰音，肺野偶可闻及血管杂音；合并肺不张和胸腔积液时相应的体征出现。

2. 循环系统　心动过速，严重时血压下降甚至休克；肺动脉瓣区第二心音（P_2）亢进或分裂，三尖瓣区有收缩期杂音。

3. 其他　可伴发热，多为低热，少数患者体温可超过 38 ℃。

在考虑 PTE 诊断的同时，必须注意是否存在 DVT，特别是下肢 DVT。其主要表现为患肢肿胀、周径增粗、疼痛或压痛、皮肤色素沉着，行走后患肢易疲劳或肿胀加重。但约半数或以上的下肢 DVT 患者无自觉症状和明显体征。

三、诊断要点

PTE 的临床表现多样，缺乏特异性，因此确诊需要经过特殊检查。诊断程序一般包括疑诊、确诊、求因 3 个步骤。

1. 疑诊　当患者出现原因不明的呼吸困难、胸痛、晕厥、休克，或伴有单侧或双侧不对称性下肢水肿、疼痛时，应考虑 PTE 的可能，并进行如下检查：血浆 D - 二聚体（D - dimer）测定、动脉血气分析、心电图检查、胸部 X 线检查、超声心动图检查及下肢深静脉检查。

2. 确诊　在临床表现及初步检查提示 PTE 的情况下，应安排 PTE 的确诊检查。确诊检查包括肺通气现象、肺灌注显像、CT 肺动脉造影（computed tomographic pulmonary angiography，CTPA）、磁共振等检查。其中一项检查结果阳性，即可明确诊断。

3. 求因　即寻找 PTE 的成因和危险因素。

只要疑诊 PTE，无论其是否有 DVT 症状，均应进行相关检查以明确是否存在 DVT 及栓子的来源。

临床上，对于存在危险因素，特别是同时存在多种危险因素的病例，应加强预防，并树立及时识别 DVT 及 PTE 的意识，以利于早期诊断。但至今仍有相当比例的病例难以明确危险因素。

四、治疗要点

（一）一般治疗

对高度怀疑或确诊的 PTE 患者，应收入 ICU，严密监护病情变化。嘱患者卧床，保持大便通畅，避免用力；可适当进行镇静、止痛、镇咳等相应的对症治疗。

（二）呼吸循环支持治疗

对有缺氧症状者，采用经鼻导管或面罩给氧，以纠正低氧血症。对出现血流动力学不稳定者，给予血管活性药物。

（三）溶栓治疗

对确诊 PTE、有溶栓指征的病例，应尽早进行溶栓治疗。溶栓治疗可迅速溶解部分或全部已形成的血栓，恢复组织灌注，降低 PTE 的病死率和复发率；主要适用于大面积栓塞的 PTE 病例。

溶栓的时间一般为 14 d 以内；溶栓治疗的主要并发症为出血，以颅内出血最严重，发生率为 1% ~ 2%，近半数死亡。

溶栓前应配血备用，并留置外周静脉套管针以便溶栓中取血监测，避免反复血管穿刺引起出血。

常用的溶栓药物有尿激酶（urokinase，UK）、链激酶（streptokinase，SK）和重组组织型纤溶酶原激活剂（recombinant tissue plasminogen activator，rt - PA）。

溶栓治疗结束后，应每 2 ~ 4 h 测定 1 次凝血酶原时间（prothrombin time，PT）或活化部分凝血活酶时间（activated partial thromboplastin time，APTT）；当其水平降至正常值的 2 倍时，开始规范的肝素治疗。

溶栓后应注意对临床及相关辅助检查进行动态观察，评估溶栓的疗效。

（四）抗凝治疗

抗凝治疗能够预防新血栓形成，但不能直接溶解已经存在的血栓。当临床上疑诊 PTE 时，如无禁忌，即可开始抗凝治疗。抗凝药物主要有肝素、低分子肝素、华法林等，使用华法林时监测国际标准化比值（international normalized ratio，INR）维持在 2.0 ~ 3.0。

（五）其他

根据病情可进行肺动脉血栓摘除术、肺动脉导管碎解和抽吸血栓，还可放置下腔静脉滤器，以防静脉大块血栓再次脱落阻塞肺动脉。

五、护理

（一）主要护理问题/护理诊断

（1）气体交换受损：与肺血栓栓塞有关。

（2）潜在并发症：休克、出血、再栓塞。

（二）主要护理措施

PTE 护理的重点在于治疗的配合，以及并发的预防和观察。

1. 病情监测　应将患者收入 ICU，严密监测呼吸、循环等重要脏器的功能状态，以获得相关信息指导治疗，具体监测内容包括呼吸、心率、心律、血压、静脉压、血氧饱和度、动脉血气、心电图等；同时观察患者的意识状态，了解其呼吸困难、胸痛等症状是否缓解，如有变化应及时与医生沟通并做相应处理。

2. 一般护理

（1）患者应绝对卧床休息、保持大便通畅、避免用力，以防栓子再次脱落。

（2）对低氧血症患者采用鼻导管或面罩给氧。

（3）患者胸痛时应按照医嘱给予止痛药。

3. 用药护理　溶栓治疗和抗凝治疗是此病的关键性治疗。其主要并发症是出血。因此，除了根据医嘱及时、准确地给予溶栓和抗凝药物治疗外，还应定期测定 PT 或 APTT 等，了解测定的结果，一定要密切观察有无出血，尤其是颅内出血的征象，并做相应处理。

4. 心理护理　此病发病急、病情重，多数患者出现烦躁不安、恐惧心理，因此护理人员应为患者做好解释、安慰工作，消除其焦虑、恐惧心理，使患者积极主动地配合治疗。

六、健康教育

1. 教育宣传　在人群中广泛开展有关此病的教育，提高人们对此病的认识。

2. 护理行为指导　对存在危险因素人群的干预主要从影响静脉血栓形成的三大因素（静脉血流淤滞、静脉系统内皮损伤及血液高凝状态）入手。

（1）改善血液的高凝状态：

① 采取适当的措施改变生活方式，如减肥。

② 低脂、高纤维素饮食，多饮水。

③ 必要时按医嘱进行抗凝治疗，如小剂量肝素、低分子肝素和口服华法林。

（2）促进静脉回流：

① 工作需要长期静坐者以及乘飞机长途旅行者，要经常活动下肢和避免交叉腿坐位。

② 长期卧床和制动的患者应加强床上运动，如定时翻身、做四肢的主动或被动锻炼，术后患者应尽早床上或下床活动。

③ 采取机械预防措施，包括加压弹力袜、下肢间歇序贯加压充气泵等。

（3）减少静脉系统内皮损伤：

① 避免吸烟等不良嗜好。

② 积极治疗脚部感染。

③ 做好静脉置管后的护理，注意及时拔管。

应注意 DVT 患肢不得按摩或做剧烈运动，以免造成栓子脱落。

3. 护理知识指导　对肺栓塞患者，应告知患者及家属按医嘱服用抗凝药物的重要性，教会其观察皮肤黏膜是否有出血征象，嘱其如出现突发性的呼吸困难、咯血、胸痛、晕厥等可疑再栓塞的表现应及时就医。

⚠ 重点提示

1. PTE 临床表现多样，以肺循环和呼吸功能障碍为特征，不明原因的呼吸困难和气促最常见，也可以晕厥作为唯一或首发症状，确诊需 CTPA 等特殊检查。

2. 溶栓和抗凝是此病治疗的重点，其并发症主要是出血。

3. PTE 健康教育的重点是高危人群的防治。

思考题

1. 简述肺血栓栓塞症的概念及主要的危险因素。

2. 简述肺血栓栓塞症常见的临床表现及诊断要点。

3. 简述肺血栓栓塞症患者溶栓治疗和抗凝治疗时的主要并发症及其预防。

第三章

循环系统疾病

学习目标

掌握：

1. 心力衰竭的定义、临床表现、诊断要点、治疗要点、护理及健康教育，心功能分级，急性心力衰竭的急救措施。

2. 常见心律失常（室性期前收缩、室性心动过速、心房颤动、心室颤动）的临床表现、护理及健康教育。

3. 冠心病的概念、临床分型，心绞痛、急性心肌梗死的概念、病因、发病机制、临床表现、有关检查、诊断要点、治疗要点、护理及健康教育、动脉粥样硬化的易患因素。

4. 高血压病的定义、临床表现、诊断标准、治疗要点、护理及健康教育。

熟悉：

1. 慢性心力衰竭的基本病因和诱发因素、有关检查。

2. 室性期前收缩、室性心动过速、心室颤动的病因、治疗要点及心电图特征；经皮腔内冠状动脉成形术及冠状动脉内支架植入术后护理及健康教育。

3. 人工心脏起搏术和心脏电复律的定义及作用原理；对安装永久起搏器患者的术后护理及健康教育。

4. 高血压病的病因、发病机制、高血压病危险分层。

了解：

1. 循环系统的解剖结构和生理功能。

2. 心脏电复律的种类，起搏器的种类及起搏方式。

3. 心肌病的概念、病因及发病机制。

第一节 总论

循环系统由心脏、血管、调节血液循环的神经、体液组成。心脏是血液循环的动力器官，连接大血管。大血管分支形成中、小血管及毛细血管，并交织如网，构成一个环形封闭的管道系统。

一、心脏

1. 心脏结构 心脏是一个中空的肌性器官，外形似前后略扁的圆锥体，位于胸骨体和第 2~6 肋软骨后方、胸椎第 5~8 椎体前方的胸腔中纵隔内，2/3 部分居左侧胸腔，1/3 部分在右侧。

心脏有 4 个心腔，即左心房、左心室、右心房、右心室。同侧房室间有房室瓣相通，右心房、室之间的瓣膜称为三尖瓣，左心房、室之间的瓣膜称为二尖瓣。两侧的房室瓣均有腱索与心室乳头肌相连。左、右心室与大血管之间亦有瓣膜相通，右心室与肺动脉之间的瓣膜称为肺动脉瓣，左心室与主动脉之间的瓣膜称为主动脉瓣。左、右心房之间及左、右心室之间有肌性的房室隔和室间隔，故左、右心之间互不相通。

心壁可分为 3 层，内层为心内膜，由内皮细胞和薄结缔组织构成；中层为心肌层，心室肌层远比心房肌层厚，左心室的肌层最厚；外层为心外膜，即心包的脏层，紧贴于心脏的表面，与心包壁层之间形成一个间隙（此间隙称为心包腔，腔内含有少量浆液，能在心脏收缩及舒张时起润滑作用）。

2. 心脏传导系统　由特殊分化的心肌细胞所构成，包括窦房结、结间束、房室结、房室束、左右束支及其分支、浦肯野纤维。其主要功能是产生并传导激动，维持心脏正常的节律。心脏传导系统的细胞均能发出冲动（有自律性），但窦房结的自律性最高，因此成为心脏正常的起搏点，其后自律性由高到低依次为房室交界区、房室束、左右束支及浦肯野纤维。当窦房结因种种原因导致发放冲动功能减退或消失时，房室交界区及以下自律点可以发出冲动，维持心脏收缩。

3. 心脏的供血　营养心脏的血管称为冠状动脉，共有左、右两支，分别起源于主动脉根部的左、右动脉窦上方。左冠状动脉有两个分支，即前降支及回旋支。前降支主要供应左心室前壁及室间隔的前 2/3 部位心肌。回旋支主要供应左心室侧壁、后壁及高侧壁部位心肌。右冠状动脉主要供应右心房、右心室、左心室后壁及室间隔的后 1/3 部位心肌。窦房结及房室交界区的供血亦来自右冠状动脉。

二、血管

循环系统的血管分为动脉、毛细血管和静脉三大类。

1. 动脉　其主要功能为输送血液到组织器官。其管壁有肌纤维和弹力纤维，能保持一定的张力和弹性，并能在各种血管活性物质的作用下舒张和收缩。这一特性导致外周血管阻力的变化，故动脉又称为"阻力血管"。

2. 毛细血管　主要是人体血液与组织液交换营养物质和代谢产物的场所，故又称为"功能血管"。

3. 静脉　其主要功能是汇集从毛细血管来的血液，并将血液从各组织器官送回心脏。其容量大，故又称为"容量血管"。

阻力血管（后负荷）与容量血管（前负荷）对维持和调节心功能有重要作用。

三、调节血液循环的神经、体液

调节循环系统的神经有两组：交感神经和副交感神经。交感神经兴奋使心率加快，心肌收缩力加强，外周血管收缩，血管阻力增加，血压升高；副交感神经兴奋使心率减慢，心肌收缩力减弱，外周血管扩张，血管阻力减少，血压下降。

　　肾素 – 血管紧张素系统（renin-angiotensin system，RAS）、血管内皮因子、电解质、某些激素和代谢产物是调节循环系统的体液因素，这些物质的平衡对维持正常的循环功能起重要作用。

⚠ 重点提示

　　1. 循环系统由心脏、血管、调节血液循环的神经、体液组成，其中心脏是血液循环的动力器官。

　　2. 心脏正常节律的维持依赖起搏点与传导系统，窦房结因自律性最高而成为心脏正常的起搏点。

　　3. 心脏的营养由冠状动脉供给。

　　4. 心脏的活动受神经和体液的共同调节。两者相互制约，取得平衡，方能维持正常的生理功能。

思考题

　　1. 简述心脏的解剖位置及结构。

　　2. 心脏传导系统包括哪些部分？列出心脏冠状动脉供血的部位。

　　3. 简述循环系统中神经、体液的调节作用。

第二节　心力衰竭

病　例

　　患者，男，75 岁，2 年来行走较快时出现心悸、气短，休息后症状可缓解，日常生活活动正常。半年来体力明显下降，散步 200 m 左右即出现心悸、气短，夜间多次在睡眠中憋醒伴咳嗽，坐起后症状可缓解，生活自理能力明显下降。2 个月来不能平卧，尿少，下肢水肿。3 天来因感冒发热、心悸、呼吸困难加重而来院。3 年前患急性前壁心肌梗死，行保守治疗。高血压病病史 22 年，糖尿病病史 7 年。查体：P 75 次/min，BP 105/75 mmHg，高枕卧位，口唇轻度发绀，颈静脉充盈，双肺底可闻水泡音，HR 98 次/min，心脏向左扩大，心房颤动，心音低钝，腹软，肝肋下 1 cm，双下肢水肿（＋）。

问题：

1. 患者的临床表现符合哪种病变？其病因及诱因是什么？
2. 患者治疗和用药的措施有哪些？
3. 患者的护理要点和健康教育内容有哪些？

病例答案

心力衰竭（heart failure）简称心衰，又称心功能不全（cardiac dysfunction），是指在静脉回流正常的情况下，由于原发的心脏损害引起心排血量减少，不能满足组织代谢需要而表现的一种综合征。临床上以肺循环和（或）体循环淤血以及组织血液灌注不足为主要特征，故亦称为充血性心力衰竭（congestive heart failure）。

临床上心力衰竭按发展的速度可分为急性和慢性两种，以慢性居多；按发生的部位可分为左心衰竭、右心衰竭和全心衰竭。

为正确且统一评定心力衰竭程度，常采用美国纽约心脏病协会（New York Heart Association，NYHA）的心功能分级标准：

Ⅰ级：体力活动不受限。日常活动不出现心悸、呼吸困难、乏力、心绞痛等症状。

Ⅱ级：体力活动轻度受限。休息时无症状，一般日常活动即可出现心悸、呼吸困难、乏力、心绞痛等症状，休息后症状很快缓解。

Ⅲ级：体力活动明显受限。休息时无症状，低于日常的活动量即可出现明显的心悸、气短、呼吸困难、乏力、心绞痛等，休息较长时间后症状可缓解。

Ⅳ级：不能从事任何体力活动。休息时即出现心悸、气短、呼吸困难、心绞痛等症状，稍活动后症状明显加重。

⚠ 重点提示

1. 心力衰竭是指在静脉回流正常的情况下，由于原发的心脏损害引起心排血量减少，不能满足组织代谢需要而表现的一种综合征。

2. 临床上心力衰竭以肺循环和（或）体循环淤血以及组织血液灌注不足为主要特征。

3. 对心力衰竭程度的评定，常采用 NYHA 的心功能分级标准，即按患者体力活动的受限程度所分的Ⅰ～Ⅳ级。

慢性心力衰竭

【病因和发病机制】

（一）病因

在我国，引起慢性心力衰竭的病因主要为冠心病、高血压、心脏瓣膜病。

1. 基本病因

（1）原发性心肌损害：最常见于缺血性心肌损害，如冠心病心肌缺血、心肌梗死等；其他可见于各种类型的心肌炎、心肌病、结缔组织疾病的心肌损害等；亦可见于原发或继发的心肌代谢障碍，如糖尿病、甲状腺功能减退症等。

（2）心脏负荷过重：包括前负荷过重和后负荷过重。前负荷过重指容量负荷过重，临床可见于：①心瓣膜反流性疾病，如二尖瓣、三尖瓣、主动脉瓣关闭不全等；②心内外分流性疾病，如房间隔缺损、室间隔缺损、动脉导管未闭等；③全身性血容量增多，如甲状腺功能亢进、慢性贫血、动静脉瘘、脚气病等。后负荷过重即压力负荷过重，见于高血压、肺动脉高压、主动脉瓣狭窄等。

2. 诱因　心力衰竭症状的出现或加重常可由某些因素诱发，这些因素称为诱因。常见的诱因如下：

（1）感染，以呼吸道感染为多，其次是亚急性心内膜炎（因损害心瓣膜和心肌而诱发心力衰竭）；

（2）心律失常，尤以心房颤动等快速心律失常多见；

（3）水、电解质紊乱，如钠过多、输液过多过快等；

（4）体力过劳；

（5）其他，如妊娠和分娩、药物使用不当、环境或气候急剧变化、精神因素等。

（二）发病机制

慢性心力衰竭的发病机制可由3方面因素参与。

1. 血流动力学异常　各种病因及诱因会促使心脏泵功能减退，使心排血量减少，心室舒张末期压力增高，而心室舒张末期心肌纤维长度的增加，又使心排血量相应地增加。当左心室舒张末期压力超过代偿能力时，心室代偿功能消失，心排血量减少，机体可出现左心房压、肺静脉压及肺动脉楔压增高，临床可出现肺循环淤血的症状和体征。

2. 神经内分泌的激活　在心力衰竭时，体内交感神经系统（sympathetic nervous system, SNS）、肾素 – 血管紧张素 – 醛固酮系统（renin- angiotensin aldosterone system, RAAS）的活性增加，心肌收缩力及心排血量增加。长期神经内分泌的活性增加不仅会加重血流动力学紊乱，还可直接损害心肌。如去甲肾上腺素可促使心肌细胞凋亡，参与心脏重塑的病理过程，加剧心力衰竭的恶化。

心力衰竭时，除了上述两个神经内分泌系统的代偿机制外，另有众多体液调节因子参与心血管系统的调节，并在心肌和血管重塑中起到重要作用。例如，精氨酸加压素（argi-nine- vasopressin, AVP）在心力衰竭早期具有抗利尿和促进周围血管收缩的代偿作用，而长期AVP增加将使心力衰竭进一步恶化；脑钠肽（brain natriuretic peptide, BNP）水平随室壁张力而变化并对心室充盈压具有负反馈调节作用，其分泌增高程度与心力衰竭的严重程度成正相关，可作为评定心力衰竭严重程度和判断预后的指标。

3. 心肌损害和心室重塑　原发性心肌损害和心脏负荷过重使心室壁应力增加，导致心室反应性肥大和扩大，即产生心室重塑。心力衰竭发生发展的基本机制是心室重塑。心肌肥厚初期可对心功能起有益的代偿作用。但肥厚的心肌在长期心脏负荷过重的条件下处于能量饥饿状态，导致心肌缺血、心肌细胞死亡，继以纤维化，重塑更趋明显，使存活心肌负荷进一步加重，如此形成恶性循环，最后发展至不可逆的心肌损害。

【临床表现】

（一）左心衰竭

1. 临床症状　左心衰竭主要临床症状出现的病理基础为肺循环淤血和心排血量减少。肺循环淤血的主要症状为呼吸困难，低心排血量的主要症状为外周脏器组织灌注不足的综合表现。

（1）呼吸困难：呼吸困难为左心衰竭最早出现的症状，开始多在较重体力活动时出现，休息后可缓解。随着病情的进展，肺循环淤血日渐加重，呼吸困难在较轻体力活动时即可出现，并可有夜间阵发性呼吸困难出现，后者为左心衰竭的典型表现。严重时，患者可出现端坐呼吸，采取的坐位越高说明左心衰竭的程度越重。

（2）咳嗽、咳痰、咯血：咳嗽亦为左心衰竭的早期症状，常在夜间发生并伴有呼吸困难；常伴咳白色泡沫状浆液性痰；严重时痰中带血丝或咳粉红色泡沫痰。

（3）低心排血量的症状：乏力、头晕、失眠、尿少、发绀、心悸等，其原因主要是心、脑、肾等脏器组织灌注不足。

2. 体征　高枕卧位，两肺底可闻及湿啰音，有时伴有哮鸣音。湿啰音分布位置可随体位改变而变化。多数患者左心室可增大，心率加快，出现舒张期奔马律，血压一般正常，有时脉压减小。

（二）右心衰竭

1. 临床症状　右心衰竭主要临床症状出现的病理基础为体循环淤血，常见的症状为上腹胀满、食欲缺乏、恶心、呕吐、水肿、尿少等。

2. 体征

（1）颈静脉怒张：颈静脉怒张显示体循环静脉压升高。当压迫腹部肿大的肝时，颈静脉怒张更明显，此称为肝颈静脉反流征阳性。

（2）肝大及压痛：肝大常发生于下肢水肿之前，伴压痛。长期肝内淤血可导致心源性肝硬化。

（3）水肿：水肿是右心衰竭较晚期的表现。水肿开始出现在身体最低的部位，能起床活动的患者，水肿从双下肢开始，卧床的患者，水肿从腰骶部开始。严重右心衰竭者可有全身水肿，并伴胸腔积液、腹水。

（4）右心室增大或全心增大：心浊音界向两侧扩大，剑突下可见明显搏动。

（三）全心衰竭

心力衰竭早期常是一侧性的，临床多见左心衰竭先出现，而后波及右心，导致右心衰竭，从而发展成全心衰竭。此时可同时存在左、右心力衰竭的临床表现，亦可以某一侧心力衰竭表现为主。当有右心衰竭存在时，左心衰竭肺循环淤血的临床表现可得到缓解或减轻。

1. 心力衰竭发生发展的基本机制是心室重塑，导致慢性心力衰竭的基本病因有原发性心肌损害和心脏负荷过重。

2. 最常见的诱发和加重心力衰竭的因素是呼吸道感染。

3. 左心衰竭的病理基础是肺循环淤血和心排血量减少，其最早出现的症状是劳力性呼吸困难，其典型表现是夜间阵发性呼吸困难，其典型体征是高枕卧位、双肺底湿啰音、奔马律。

4. 右心衰竭的病理基础是体循环淤血，其常见症状为上腹胀满、食欲缺乏，其典型体征是颈静脉怒张、肝颈静脉反流征阳性，晚期可出现下肢水肿。

【有关检查】

（一）X 线检查

左心衰竭患者的 X 线胸片除显示原有心脏病引起的心外形改变外，主要显示肺门阴影增大、肺纹理增加等肺循环淤血表现。右心衰竭患者的 X 线胸片则常显示右心室增大，心影向两侧扩大，还可显示胸腔积液。

（二）超声心动图检查

临床已广泛应用超声心动图检查测定左心室的收缩功能〔如左室射血分数（left ventricular ejection fractions，LVEF）〕和舒张功能，这对诊断和评估心脏功能有重要价值。

（三）放射性核素检查

放射性核素心血池显像对评价心脏收缩功能有价值。

（四）血浆脑钠肽检查

脑钠肽（BNP）的升高程度与心力衰竭的严重程度成正相关。BNP > 80 ~ 100 pg/mL，可提示有心力衰竭的存在。

（五）创伤性血流动力学检查

创伤性血流动力学检查即应用右心导管或 Swan-Ganz 导管直接测量肺动脉楔压（PAWP）、心排血量、中心静脉压（central venous pressure，CVP）。PAWP 可反映左心室舒张末压，正常为 6 ~ 12 mmHg，当 PAWP > 18 mmHg 时肺循环淤血出现，提示左心衰竭。右心衰竭时，CVP 及外周静脉压（peripheral venous pressure，PVP）可明显升高，其升高的程度与心力衰竭的程度相关。

【诊断要点】

诊断慢性心力衰竭的主要依据：①心脏病的体征，如心脏增大；②肺循环淤血的症状和体征；③体循环淤血的症状和体征；④其他辅助检查指标，如 BNP、血流动力学指标等。

应将左心衰竭与支气管哮喘发作相鉴别，BNP 检查对鉴别有重要价值。应将右心衰竭与心包疾患、肝硬化等疾病相鉴别，超声心动图对鉴别有重要价值。

临床上诊断心力衰竭时必须同时做出心功能分级的诊断，其诊断按 NYHA 的心功能分级标准执行。

【治疗要点】

治疗心力衰竭的目的：缓解症状，减缓或阻止心室重塑，防止心肌损害加重，提高活动耐量，改善生活质量，降低病死率。

（一）减轻心脏负荷

1. 休息　是心力衰竭的一种基本治疗。体力和精神休息可降低心脏的负荷。必要时，可按病情给予心力衰竭患者适当的镇静剂。严重心力衰竭者应卧床休息。当病情好转后，应鼓励患者尽早做适量的活动。

2. 饮食治疗　心力衰竭患者应采用低钠饮食。虽然目前应用的利尿剂均有较强的排钠作用，但在治疗心力衰竭时仍应对钠盐的摄入做适当的控制。

3. 利尿剂的应用　利尿剂通过利尿作用排出过多的钠盐和水分，减少循环血容量，减轻心脏前负荷，从而改善左心室功能。对慢性心力衰竭患者，原则上应长期使用利尿剂；即使水肿消退，也应继续小剂量维持应用。利尿的同时，机体容易出现低血钾、低血钠等电解质紊乱，这容易诱发心律失常、洋地黄中毒等。因此，临床上应避免滥用利尿剂。

（1）排钾利尿剂。

① 噻嗪类：常用氢氯噻嗪，口服，25～100 mg/d；大剂量应用时需注意低血钾，应同时补充钾盐。

② 襻利尿剂：为作用较强的利尿剂，有较强的排钾、排钠作用。常用的有呋塞米，口服，20～40 mg/次，2～3 次/d，亦可缓慢静脉注入，20～100 mg/次；托拉塞米，口服，10 mg/次，1 次/d。长期应用应注意低血钾、低血钠、低氯血症及低血容量。

（2）保钾利尿剂。

① 螺内酯类：为醛固酮拮抗剂，对抑制心血管重塑、改善慢性心力衰竭远期预后有很好的作用。其利尿作用较弱，常与噻嗪类利尿剂合用以防低钾血症。常用剂量为20 mg/次，3 次/d。

② 氨苯蝶啶：有保钾排钠作用，常与噻嗪类利尿剂合用。常用剂量为 50～100 mg/次，2～3 次/d。

③ 阿米洛利：与氨苯蝶啶有相似的作用机制。常用剂量为 5～10 mg/次，2 次/d。

4. 血管扩张剂的应用　血管扩张剂通过扩张容量血管和外周阻力血管，减轻心脏的前、后负荷，减少心肌耗氧量，降低心室舒张期末压，增加心排血量，改善心室功能。

（1）以降低前负荷为主的药物，其作用以扩张静脉和肺小动脉为主。常用药物有：

① 硝酸甘油，用于治疗心力衰竭。常采用静脉滴注方式，剂量从 10 μg/min 开始，根据病情逐渐加量，可达 50～100 μg/min；亦可应用贴剂。

② 硝酸异山梨醇酯，口服或舌下含化，5～10 mg/次，3～4 次/d。

③ 单硝酸异山梨酯，口服，10～20 mg/次，2～3 次/d。

（2）以降低后负荷为主的药物，其作用以扩张小动脉为主。常用药物有：

① 血管紧张素转化酶抑制剂（angiotensin converting enzyme inhibitor，ACEI），对防止与改善心室重塑起重要作用。如卡托普利，12.5～25 mg/次，3 次/d；依那普利，2.5～5 mg/次，

1~2 次/d；贝那普利，5~10 mg/次，1 次/d。

②血管紧张素Ⅱ受体阻滞剂（angiotensinⅡ receptor blocker，ARB），如氯沙坦，50 mg/次，1 次/d；缬沙坦，80 mg/次，1 次/d。

③α受体阻滞剂，如酚妥拉明、哌唑嗪、乌拉地尔等。

（3）同时降低前后负荷的药物，可同时扩张小动脉及静脉。常用药物有硝普钠，即最常用的静脉滴注剂，初始量为10 μg/min，以后每 5 min 增加 5~10 μg/min，根据病情可逐渐增加剂量至 100 μg/min（最大应小于 300 μg/min）。此药不宜长期应用，以免发生氰化物中毒。使用时应注意避光静脉滴注。

（二）加强心肌收缩力

1. 洋地黄类药物　为加强心肌收缩力的常用药物。洋地黄可加强心肌收缩力，减慢心率，增加心排血量，从而改善各器官的血流灌注，改善心功能不全患者的血流动力学变化。

（1）适应证：洋地黄类药物适用于中、重度心功能不全患者，对伴有快速心房颤动的患者特别有效。其不宜应用的情况包括预激综合征伴心房颤动、二度或高度房室传导阻滞、病态窦房结综合征、急性心肌梗死伴心力衰竭的最初 24 h 以内。对洋地黄中毒及过敏者应禁用。

常用洋地黄类药物的作用及剂量见表 3－1。

表 3－1　常用洋地黄类药物的作用及剂量

药品名	胃肠道吸收量	药物作用			主要代谢途径	平均洋地黄变化量		维持量/mg
		开始时间/min	高峰时间/h	半衰期/d		口服/mg	静脉/mg	
洋地黄毒苷	90%~100%	20~120	4~12	4~6	肝、肾排出	0.7~1.2	1.0	0.1
地高辛	90%~100%	15~30	1.5~5	1.5~2	肾、胃肠道	1.2~1.5	0.75~1.0	0.25~0.5
毛花苷 C	—	10~30	1~2	33	肾	—	0.8	0.2~0.4
毒毛花苷 K	—	5~10	0.5~2	1	—	—	0.25~0.5	—

洋地黄类药物的治疗量和维持量的个体差异较大，在同一患者的不同病期亦有差别。因此，必须随时结合病情变化对其加以调整。常用洋地黄制剂为地高辛，口服，0.125~0.25 mg/d。

（2）毒性反应：洋地黄的治疗量与中毒量很接近。患者有心肌严重损害（如急性心肌梗死、急性心肌炎）、低血钾、严重缺氧（如肺源性心脏病）、肝肾功能减退等情况时更容易发生中毒。其毒性反应的主要表现有：①胃肠道反应，表现为恶心、呕吐、食欲缺乏等；②神经系统反应，表现为头痛、头晕、黄视绿视等；③心脏方面反应，表现为各种心律失常，多见于室性期前收缩（甚至二联律）、室上性心动过速伴房室传导阻滞、交界区心律失常、房室传导阻滞等。

（3）毒性反应的处理：

① 停用洋地黄类药物。

② 补充钾盐，如口服或静脉滴注氯化钾，并停用排钾利尿剂。

③ 纠正心律失常，如单发期前收缩、一度房室传导阻滞、心房颤动伴缓慢心室率等。一般停药后心律失常可自行消失，但针对快速心律失常可用苯妥英钠或利多卡因，一般禁用电复律；对心率缓慢者可用阿托品 0.5～1.0 mg 皮下或静脉注射。

2. 其他正性肌力药物　如 β 受体激动剂，常用的有多巴胺、多巴酚丁胺；磷酸二酯酶抑制剂，常用的有氨力农、米力农。

（三）β 受体阻滞剂的应用

在心力衰竭的代偿机制中，早期交感神经兴奋对增加心搏量、维持心功能有好处。但长期的交感神经激活可导致心室重塑、心律失常等不良作用。大量临床实践证明，β 受体阻滞剂可改变慢性心力衰竭的生物特性，对抗不良作用，显著降低慢性充血性心力衰竭的病死率。在患者血流动力学相对稳定的条件下可应用。原则上应从小剂量开始使用，缓慢递增剂量。常联合 ACEI 和（或）利尿剂使用。对重症心力衰竭、血流动力学不稳定的患者不宜使用。其常用药物有卡维地洛、美托洛尔、比索洛尔等。

（四）纠正各种诱发心功能不全的因素

注意检查并纠正可以导致或加重心力衰竭的因素。

（五）治疗原有心血管疾病

例如，对冠心病患者，应积极改善冠状动脉供血；对心肌炎患者，应积极控制活动性炎症；等等。

⚠ **重点提示**

1. 慢性心力衰竭的治疗主要通过减轻心脏负荷、加强心肌收缩力等综合措施，缓解症状、改善生活质量，降低病死率。

2. 重点掌握洋地黄类药物的使用注意事项、常见毒性反应及中毒的处理，利尿剂治疗的护理等内容。

3. 血管紧张素转化酶抑制剂，对防止与改善心室重塑起重要作用。

【护理】

（一）主要护理问题/护理诊断

（1）气体交换受损：与左心衰竭致肺循环淤血有关。

（2）活动无耐力：与心排血量下降有关。

（3）体液过多：与右心衰竭致体循环淤血有关。

（4）潜在并发症：洋地黄中毒。

（5）有皮肤完整性受损的危险：与水肿部位皮肤抵抗力降低有关。

（二）主要护理措施

1. 休息与活动　休息是减轻心脏负荷的重要方法。休息的方式和时间需根据患者心功能情况安排：心功能Ⅰ级者应避免重体力活动；心功能Ⅱ级者应充分休息，可增加午睡时间及夜间睡眠时间，以利于下肢水肿的消退；心功能Ⅲ级者以卧床休息为主，但可以慢慢下床进行排尿、排便等活动；心功能Ⅳ级者需绝对卧床休息，自理活动由他人协助。

对于长期卧床休息的患者，应鼓励其经常变换体位，在床上常做深呼吸运动和下肢被动性或主动性活动，以避免压疮、肺部感染、下肢深静脉血栓形成及肌肉萎缩等并发症的发生。卧床期间保持患者舒适体位，大多数患者愿意采取坐位或半坐位以缓解呼吸困难。

心力衰竭好转后，鼓励患者逐渐增加活动量。长期卧床者可遵循从卧床到坐起或床边静坐、病室内活动、病室外活动的顺序锻炼活动耐力。

活动中出现不适的处理：告诉患者在活动中出现心悸、心前区不适、呼吸困难、头晕眼花、大汗、极度疲乏等现象时，应立即停止活动，安静休息，并将这一情况报告医护人员以调整活动计划。

2. 饮食护理

（1）少量多餐，并进食清淡、易消化的食物。

（2）限制钠盐的摄入：轻度水肿患者的每日摄盐量应在5 g以下（以可口可乐饮料瓶瓶盖计，5 g食盐约占半瓶盖），重度水肿患者的应在1 g以下。

（3）对于含钠较多的食品、饮料，如发面食品、腌制食品、罐头、香肠、味精、啤酒等，也应适当限制。

3. 皮肤护理

（1）观察水肿部位的皮肤有无苍白或发红、破溃、压疮。

（2）水肿部位组织间隙液体积聚会影响物质交换，从而导致水肿部位细胞营养不良、皮肤变薄、易损。因此，应嘱患者穿宽松、柔软的衣裤、鞋袜，避免搔抓和过度擦洗水肿部位。

（3）对卧床患者，应保持其床单平整、干燥、清洁，并定时协助患者翻身、按摩，注意操作时动作轻柔，防止拖拉和摩擦皮肤。

4. 药物治疗的护理　遵医嘱使用洋地黄或利尿剂等药物，以改善患者的心功能，增加其对活动的耐受力。尽量避免或减少静脉给药，必须静脉给药时应控制输液的量及滴速，以免因输液过多、过快而诱发或加重心力衰竭。

（1）使用洋地黄类药物的护理。

① 使用地高辛时，嘱患者如果一次漏服，则下一次不要补服，以免过量而中毒。

② 给药前先数心率，心率<60次/min不能给药。

③ 用药期间注意询问患者有无不适，并观察心电图变化，定期检测血清地高辛浓度水平。

④ 对长期心房颤动的患者，如果使用洋地黄后心室律转为规整，就要注意有发生中毒的可能。

⑤ 发现洋地黄中毒的表现时及时通知医生，共同处理。

（2）使用利尿剂的护理。

① 记录尿量并每日测量体重，以了解利尿效果。

② 监测血清电解质的变化情况，如低血钾、低血钠等，注意监测患者有无乏力、腹胀、肠鸣音减弱等低钾血症的表现。

③ 嘱应用排钾利尿剂患者饮食上多补充含钾丰富的食物，如深色蔬菜、瓜果、红枣、菇类、豆类等，必要时遵医嘱补充钾盐。

④ 如果患者需要补钾，口服补钾时应在饭后或将水剂与果汁同饮，以减轻钾盐对胃肠道的刺激；静脉补钾时每 500 mL 液体中氯化钾含量不宜超过 1.5 g，且速度不宜过快。

⑤ 非紧急情况下，利尿剂的应用时间以早晨或日间为宜，避免患者夜间过频排尿而影响休息和睡眠。

> **⚠ 重点提示**
>
> 护理慢性心力衰竭患者时，应掌握对水肿患者的皮肤护理要点，以及不同心功能分级患者休息和活动的原则。

【健康教育】

1. 避免诱因　指导患者避免引起心力衰竭的诱发因素，如过度劳累、过度激动、感染（尤其是呼吸道感染）、钠盐摄入过多等。

2. 休息与活动　指导患者根据其心功能情况合理安排工作、活动与休息，保证足够的睡眠时间。

3. 用药指导　对于需长期服药的患者，应在患者出院前列出所服药物的注意事项，并嘱患者严格按医嘱坚持服药，不可随意增减或撤换药物。

4. 自我监测　教会患者自我监测，以便及时发现病情变化。嘱患者出现呼吸困难进行性加重、尿少、体重短期内迅速增加、水肿等表现时应及时就诊。

5. 定期复查　嘱患者定期门诊随访，及早发现病情变化。

思考题

1. 简述心力衰竭的定义、基本病因及常见诱发因素。

2. 简述左心衰竭及右心衰竭的主要临床表现。

3. 针对心力衰竭的"减轻心脏负荷"治疗，其具体措施有哪些？

4. 简述洋地黄中毒的常见临床表现及处理措施。

5. 简述心力衰竭患者常见的护理诊断。试为每一个护理诊断制订护理计划及评价标准。

6. 一位心衰患者经治疗好转后即将出院，护士在患者出院前进行健康教育的内容有哪些？

急性心力衰竭

急性心力衰竭是指由于急性心脏病变引起心排血量在短时间内显著、急剧下降，甚至排血功能丧失，导致组织器官灌注不足和急性淤血而表现的一种综合征。临床上以急性左心衰竭较为常见。

【病因和发病机制】

1. 急性弥漫性心肌损害　使左心室排血量急剧下降，导致肺循环压力骤然升高，进而导致急性肺水肿。临床常见于急性心肌梗死、急性心肌炎等。

2. 严重而突发的心脏排血受阻　如严重二尖瓣狭窄、心房黏液瘤。

3. 严重而突发的心脏负荷明显增加　如急性主动脉瓣关闭不全、二尖瓣关闭不全、过快或过量静脉输液，使心脏容量负荷突然明显增加，从而导致急性肺水肿。

4. 严重心律失常　发生严重心律失常，尤其是快速性心律失常时，左心室舒张期过短，左心室充盈障碍，导致肺循环压力升高，进而导致急性肺水肿。

【临床表现】

急性左心衰竭的主要临床表现为急性肺水肿。其症状及体征出现突然，且进展迅速，如突发严重呼吸困难，则患者呼吸频率可达 30~40 次/min，端坐呼吸，有窒息感，面色青灰，口唇发绀，大汗淋漓，极度烦躁不安，亦有患者频频咳嗽，咳粉红色泡沫样痰。

急性心衰患者皮肤湿冷，心率增快，P_2 亢进，心尖部可闻舒张期奔马律，两肺对称性满布湿啰音和哮鸣音，严重者可出现心源性休克及猝死。

> ⚠ **重点提示**
>
> 1. 急性心力衰竭是指由于急性心脏病变引起心排血量在短时间内显著、急剧下降，导致组织器官灌注不足和急性淤血而表现的一种综合征。
>
> 2. 临床上急性左心衰竭比较常见，主要表现为急性肺水肿。
>
> 3. 临床上急性心力衰竭以突发严重呼吸困难、端坐呼吸、大汗淋漓、极度烦躁不安、咳嗽、咳粉红色泡沫痰等为典型表现。

【诊断要点】

根据急性心力衰竭的典型症状和体征，一般易对此病做出诊断。

【治疗要点】

急性肺水肿属危重急症。治疗时，应迅速采取有效措施缓解症状，以免其危及患者生命。

1. 体位　采用坐位，使患者两腿下垂，以减少静脉回流。

2. 镇静　可皮下注射吗啡 3~5 mg，对效果不佳者可重复使用。

3. 氧疗　高流量（6~8 L/min）给氧。对严重者可采用 CPAP 或 BiPAP，以增加肺泡内压，这样既可加强气体交换，又可对抗组织液向肺泡内渗透。

4. 减少心脏负荷 使用快速利尿药，如静注呋塞米 20~40 mg；立即静脉应用血管扩张药，如硝普钠或硝酸甘油，针对血压降低者可合用多巴胺或多巴酚丁胺。

5. 洋地黄制剂 适用于有快速心房颤动伴急性左心衰竭者，禁用于重度二尖瓣狭窄伴窦性心律者。对近 1~2 周未用过洋地黄制剂者，可静注毛花苷 C（西地兰）0.2~0.4 mg。

6. 其他治疗 解除支气管痉挛，可静注氨茶碱；积极治疗原发心脏病，去除诱发因素。

必须指出，对急性左心衰竭患者，应先进行抢救，在抢救处理过程中分析、寻找病因及诱发因素。

【主要护理措施】

1. 病情观察 严密观察患者生命体征变化，意识状态，皮肤颜色及温度，呼吸状况，咳嗽、咳痰情况，肺部啰音的变化，并监测血气分析结果。

2. 体位 保持坐位、两腿下垂，可提供倚靠物（高枕、小桌等）以节省患者体力。注意保护患者以防止其坠床。

3. 镇静 急性心力衰竭发生时，严重的呼吸困难常使患者烦躁不安，感到焦虑、恐惧，这样的情绪反应会加重心脏负荷。因此，在心理方面的护理措施包括如下内容：

（1）遵医嘱给予镇静剂（如吗啡），用药后注意患者有无呼吸抑制、心动过缓。

（2）多陪伴患者，告诉患者医护人员正积极采取措施，不适症状会被逐渐控制，以增加患者的安全感。

4. 吸氧护理 保持呼吸道通畅，及时协助患者咳嗽、排痰。对病情特别严重者应给予面罩呼吸机加压给氧。注意保持鼻导管的通畅，做好鼻腔护理。

5. 药物治疗的护理 迅速建立两组静脉通路，遵医嘱及时、正确地使用药物。

（1）利尿药：应严格记录液体出入量。急性心力衰竭时常使用快速利尿药，如呋塞米。应注意是否出现电解质紊乱（参见本节慢性心力衰竭内容）。

（2）血管扩张药：控制输液速度并监测血压，根据血压调整用药剂量，以维持收缩压在 100 mmHg 左右，防止低血压发生。尤其是硝普钠静脉点滴时，连续使用不得超过 24 h，且不得与其他药物配伍及应用于同一静脉通路。这是因为此药见光易分解而药效降低，宜现用现配。

思考题

1. 简述急性肺水肿的临床表现。
2. 简述急性心力衰竭患者应采取的体位及患者氧疗的方式。
3. 简述急性左心衰竭的治疗要点。
4. 列出针对急性心力衰竭患者的主要护理措施。

第三节 心律失常

正常心脏以一定范围的频率产生基本上有规律的收缩，其收缩的冲动起源于窦房结，并以一定顺序经由结间束、房室结、房室束、左右束支及浦肯野纤维网传导至心房与心室。各种原因引起的心脏冲动形成或冲动传导异常，均能使心脏活动的规律发生紊乱，这种紊乱称为心律失常（cardiac arrhythmia）。心律失常本身不是一个独立的疾病，而是一组症候群。其病因多数是病理性的，但亦有生理性的。

一、心律失常的分类

（一）冲动形成异常

1. 窦性心律失常　①窦性心动过速；②窦性心动过缓；③窦性心律不齐；④窦性停搏。

2. 异位心律

（1）被动性异位心律：①逸搏（房性、房室交界性、室性）；②逸搏心律（房性、房室交界性、室性）。

（2）主动性异位心律：①期前收缩（房性、房室交界性、室性）；②阵发性心动过速（房性、房室交界性、室性）；③心房扑动、心房颤动；④心室扑动、心室颤动。

（二）冲动传导异常

1. 生理性　干扰及房室分离。

2. 病理性　①窦房传导阻滞；②房内传导阻滞；③房室传导阻滞；④室内传导阻滞（左、右束支传导阻滞）。

3. 房室间传导途径异常　预激综合征。

二、心律失常的诊断

详细的病史及体格检查常能为诊断心律失常提供有用的线索及证据。心电图检查是诊断心律失常最重要的一项无创性检查技术。动态心电图检查对心律失常诊断意义重大。

临床心电生理检查（食道调搏检查、心内心电图检查等）、窦房结功能的测定［如窦房结恢复时间（sinus node recovery time，SNRT）、窦房传导时间（sinoatrial conduction time，SACT）的测定］、希氏束电图（如 A – H 间期、H – V 间期的测定）等，对心律失常的发病、治疗、预后均有重要作用。

⚠ **重点提示**

1. 心律失常是由各种原因引起心脏冲动形成或冲动传导异常所导致的心脏活动规律的紊乱。

2. 心电图检查是诊断心律失常最重要的一项无创性检查技术，因此应掌握常见心律失常（期前收缩、心动过速、心房颤动、心室颤动、房室传导阻滞）的心电图特点。

窦性心律失常

正常心脏起搏点位于窦房结，由窦房结冲动引起的心律称为窦性心律。正常窦性心律的频率为 60 ~ 100 次/min。心电图显示窦性心律的 P 波在 I 、II 、aVF 导联直立，aVR 导联倒置，P - R 间期为 0.12 ~ 0.20 s。

【窦性心动过速】

成人窦性心律的频率超过 100 次/min，称为窦性心动过速（sinus tachycardia）。其常见于健康人吸烟、饮茶或咖啡、饮酒、剧烈运动后、情绪激动等情况下；某些病理状态，如发热、甲状腺功能亢进、贫血、休克、心力衰竭等，也会引起窦性心动过速。

窦性心动过速一般无须治疗。发生时仅对原发病做相应治疗即可，必要时可应用 β 受体阻滞剂（普萘洛尔、阿替洛尔、美托洛尔等）减慢心率。

【窦性心动过缓】

成人窦性心律的频率低于 60 次/min，称为窦性心动过缓（sinus bradycardia）。其常见于健康的青年人、运动员和睡眠状态下，亦可见于颅内高压、甲状腺功能低下、阻塞性黄疸、服用洋地黄及抗心律失常药物（如 β 受体阻滞剂、胺碘酮、非二氢吡啶类钙通道阻滞剂）等情况下，还可见于冠心病、心肌炎、心肌病等器质性心脏病中。发生窦性心动过缓时患者多无自觉症状，当心率过分缓慢，出现心排血量不足时，可有胸闷、头晕（甚至晕厥）等症状。

无症状的窦性心动过缓通常无须治疗。对因心率过慢而出现症状者可使用阿托品等药物，对症状不能缓解者可考虑应用心脏起搏治疗。

【病态窦房结综合征】

病态窦房结综合征（sick sinus syndrome，SSS）简称病窦综合征，是由于窦房结或其周围组织的器质性病变导致功能障碍而产生的多种心律失常的综合表现。其主要特征为心动过缓，伴有窦性停搏、窦房传导阻滞、房室传导阻滞等。心动过缓与房性快速性心律失常（如阵发性室上性心动过速、心房颤动）交替发作称为心动过缓 - 心动过速综合征或慢 - 快综合征。

病窦综合征的病因常为冠心病、心肌病、心肌炎、心瓣膜病、先天性心脏病等，轻者表现出头晕、头痛、乏力、晕厥、心绞痛等心脑供血不足的症状，重者可出现阿 - 斯综合征。

对无症状者应做密切临床观察，对有症状者应选择起搏治疗。若应用起搏治疗后患者仍有心动过速发作，则可同时应用各类相应的抗心律失常药物。

期前收缩

期前收缩（extrasystole）又称过早搏动（premature beat）或早搏，是由窦房结以外的异位起搏点过早发出冲动而控制的心脏收缩。根据异位起搏点的部位不同，可将期前收缩分为房性、房室交界性、室性 3 类，其中室性期前收缩是最常见的一种心律失常。

【病因】

期前收缩可在健康人精神或体力过分疲劳、情绪紧张、过多吸烟、饮酒或饮茶时出现，此类期前收缩属生理性的。但各种心脏病，如冠心病、风湿性心脏病、心肌炎、心肌病、二尖瓣脱垂等，也常可引起期前收缩，此类期前收缩属病理性的。此外，使用药物、电解质紊乱亦可引起各种类型的期前收缩。

【临床表现】

偶发的期前收缩一般无特殊症状，部分患者可有漏跳的感觉。当期前收缩频发或连续出现时，患者可出现心悸、乏力、心绞痛、胸闷、气短等症状。发生期前收缩时，临床听诊闻心律不齐，第一心音常增强，而第二心音相对减弱甚至消失。

心电图检查是诊断期前收缩最重要的方法。

【心电图特点】

1. 房性期前收缩

（1）提前发生异位 P′波，其形态与窦性 P 波稍有差别。

（2）提前发生 P′波的 P′ - R 间期大于 0.12 s。

（3）提前发生的 P′波后继以形态正常的 QRS 波。

（4）期前收缩后常可见一不完全代偿间歇（图 3 - 1）。

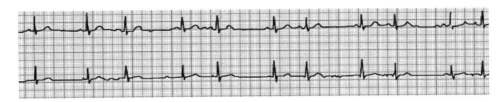

图 3 - 1   房性期前收缩

2. 房室交界性期前收缩

（1）提前出现 QRS - T 波群，其前无 P 波，其形态与正常窦性激动的QRS - T 波群基本相同。

（2）提前出现的 QRS - T 波群前、后可见逆型 P′波，且 P′ - R 间期小于 0.12 s 或 R - P′间期小于 0.20 s。

（3）期前收缩后多见一完全代偿间歇。

3. 室性期前收缩

（1）提前出现 QRS - T 波群，其前无 P 波。

（2）提前出现 QRS - T 波群的形态异常，时限通常为 0.12 s 或以上。

（3）期前收缩后可见一完全代偿间歇（图 3 - 2）。

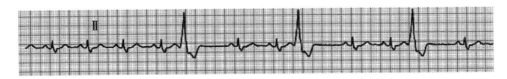

图 3 - 2   室性期前收缩

【治疗要点】

1. 病因治疗   积极治疗原发病，解除诱因，如缓解过分紧张情绪或疲劳过度，改善心肌供血，控制心肌炎症，纠正电解质紊乱等。对偶发期前收缩且无症状者可临床观察。

2. **药物治疗** 治疗期前收缩的常用药物有 β 受体阻滞剂（阿替洛尔、美托洛尔等）、普罗帕酮、胺碘酮等；对室性期前收缩还可选用美西律。对急性心肌梗死急性期伴发的室性期前收缩，常用利多卡因静滴或静注，以避免发生室性心动过速或心室颤动。对洋地黄中毒所致室性期前收缩，可选用苯妥英钠或利多卡因，及时补充钾盐。

阵发性心动过速

阵发性心动过速（paroxysmal tachycardia）是一种阵发性快速而规律的异位心律，由 3 个或 3 个以上连续发生的期前收缩形成。根据异位起搏点部位的不同，可将阵发性心动过速分为阵发性室上性心动过速（paroxysmal supraventricular tachycardia，PSVT）和室性心动过速（ventricular tachycardia）。

【病因】

阵发性室上性心动过速（简称室上速）可见于无明显器质性心脏病的患者，也可见于风湿性心脏病、冠心病、甲状腺功能亢进、洋地黄中毒等疾病的患者。预激综合征的患者常伴发室上速。经电生理研究，大部分室上速由折返机制引起。其中，房室结内折返性心动过速与通过隐匿性房室旁路通道的房室折返性心动过速占全部室上速病例的 90% 以上。

室性心动过速多见于有器质性心脏病的患者，最常见的病因为急性心肌梗死，其他病因有心肌病、心肌炎、风湿性心脏病、洋地黄中毒、电解质紊乱、药物不良反应（如胺碘酮）等。亦有个别室性心动过速病例病因不明。

【临床表现】

阵发性室上性心动过速的临床特点为：突然发作、突然终止，大多心律绝对均齐，心室率可达 150～250 次/min；症状持续数秒、数小时甚至数日，发作时患者可感心悸、头晕、胸闷、心绞痛，甚至发生心力衰竭、休克，症状轻重取决于发作时的心室率及持续时间。听诊闻心尖部第一心音强度恒定，心律绝对规整。刺激迷走神经或按摩颈动脉窦可使发作突然中止。

室性心动过速的临床症状轻重视发作的心室率、持续时间、基础心脏病、心功能状态不同而异。发作持续时间短（小于 30 s）、可自行终止者，临床症状可不明显。发作持续时间长（大于 30 s）、心室率快，则可严重影响心室排血量，使心、脑、肾血流供应骤然减少，导致低血压、晕厥、休克、严重心绞痛、呼吸困难，甚至猝死。听诊闻心室率多在 140～220 次/min，心律稍不规则，第一心音强度不一致。此类室性心动过速常需要使用药物或电复律方可终止。

【心电图特点】

1. 阵发性室上性心动过速

（1）心率 150～250 次/min，节律规则。

（2）QRS 波群形态及时限正常。

（3）往往不易辨认出 P 波。

（4）起始突然，通常由一个期前收缩触发（图 3-3）。

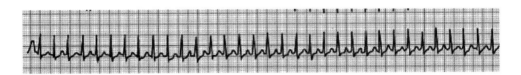

图 3 - 3　阵发性室上性心动过速

2. 室性心动过速

（1）3 个或 3 个以上连续而迅速出现的室性期前收缩。

（2）QRS 波群形态畸形，时限大于 0.12 s，有继发 ST - T 改变，T 波方向常与 QRS 波群主波方向相反。

（3）心室率一般为 140～220 次/min，心律不规则。

（4）常可见到心室夺获或室性融合波（图 3 - 4）。

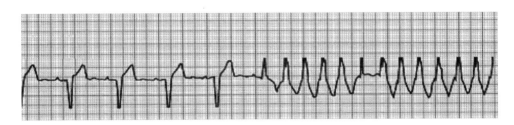

图 3 - 4　室性心动过速

【治疗要点】

1. 阵发性室上性心动过速　其急性期治疗原则如下：

（1）刺激迷走神经，如压迫眼球、诱导恶心、按摩颈动脉窦。

（2）使用抗心律失常药物：首选腺苷，6～12 mg/次，快速静脉注入。其他药物有维拉帕米，5 mg/次，稀释后静脉缓注；普罗帕酮，70 mg/次，稀释后静脉缓注；美托洛尔、胺碘酮等。

（3）使用洋地黄类药物：这是伴有心力衰竭者的首选，其他一般患者已较少应用。常用药物有毛花苷 C（西地兰），首次 0.4 mg，稀释后静脉缓注，2 h 后不缓解可再注 0.2～0.4 mg，24 h 内总量不超过 1.2 mg。

（4）以上方法无效可采用同步直流电复律术。对于多次频繁发作者，推荐行导管射频消融术以求根治。

2. 室性心动过速　对无明显器质性心脏病、非持续性发作，临床上无明显血流动力学障碍者，按室性期前收缩原则处理。

对有明显器质性心脏病或诱因，发生非持续性室性心动过速，但无明显血流动力学障碍者，应积极给予治疗。对持续性室性心动过速发作患者，无论其有无器质性心脏病，因病情极容易衍变成心室颤动，故必须给予紧急处理。首选药物为利多卡因，静脉注射，首次剂量为 100 mg，必要时 5~10 min 后可重复；发作控制后，应继续用利多卡因静滴维持 24~48 h 以防复发，维持量可以是 1~4 mg/min 静滴。

其他常用药物有胺碘酮（有心功能不全者首选）、普罗帕酮（急性心肌梗死或伴心力衰竭者不宜选用）。如患者已发生低血压、休克、心绞痛、脑血流灌注不足等危急表现，应首选同步直流电复律术。对洋地黄中毒所致室性心动过速者，不宜采用电转复。

扑 动 与 颤 动

当自发性异位搏动的频率超过阵发性心动过速的范围时，形成扑动或颤动。根据异位搏动起源的部位不同，可将扑动与颤动分为心房扑动（atrial flutter）与心房颤动（atrial fibrillation）、心室扑动（ventricular flutter）与心室颤动（ventricular fibrillation）。

心房颤动是仅次于期前收缩的常见心律失常。心室颤动是极危重的心律失常。

【病因】

心房扑动与心房颤动的病因基本相同，多见于器质性心脏病，如风湿性心脏病二尖瓣狭窄、冠心病、心肌病；还常见于甲状腺功能亢进。心室扑动与心室颤动常为器质性心脏病及其他疾病患者临终前发生的心律失常，临床多见于急性心肌梗死、心肌病、严重低血钾、洋地黄中毒等，偶可见于胺碘酮等药物的不良反应。

【临床表现】

1. 心房扑动与心房颤动

（1）心房扑动：其临床症状取决于心室率的快慢，如心室率不快者可无任何症状，心室率快者可有心悸、胸闷，甚至心绞痛及心力衰竭。听诊闻心律可规则亦可不规则。

（2）心房颤动：其临床症状亦取决于心室率的快慢。当心室率大于 150 次/min 时，患者可发生心绞痛、左心衰竭等表现；当心室率较慢时，患者可无特殊症状，但其心排血量由于失去了有效的心房收缩而平均减少 25%，故患者可有易疲劳、乏力、头晕等症状。

根据发作时间不同，临床上可将心房颤动分为阵发性、持续性及永久性 3 类。阵发性心房颤动发作时间短，可自行转复窦性心律；持续性心房颤动不能自行转复，但采用药物或电复律可转复为窦性心律；经各种方法复律均无效者称为永久性心房颤动。心房颤动是左心衰竭最常见的诱因之一。此外，心房颤动发生后还易引起心房内血栓形成，是导致脑栓塞、肢体动脉栓塞、视网膜动脉栓塞等的重要病因。听诊可闻心房颤动患者第一心音强弱不等，心室律绝对不整，有脉短绌。

2. 心室扑动与心室颤动　其临床表现无差别。一旦发生，患者迅速意识丧失、抽搐，继之呼吸停顿；听诊心音消失、脉搏触不到、血压无法测到，即临床死亡。

【心电图特点】

1. 心房扑动

（1）P 波消失，代之以频率为 250~350 次/min、间隔均匀、形状相似的 F 波。

（2）QRS 波群与 F 波成某种固定的比例，最常见的比例为 2:1，有时比例关系不固定，则引起心室律不规则。

（3）QRS 波群形态正常（图 3-5）。

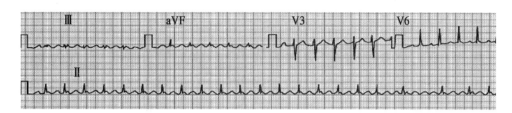

图 3 - 5　心房扑动

2. 心房颤动

（1）P 波消失，代之以频率为 350 ~ 600 次/min、形状大小不同、间隔不均匀的 f 波。

（2）QRS 波群间隔绝对不规则，心室率通常可在 100 ~ 160 次/min。

（3）QRS 波群形态正常（图 3 - 6）。

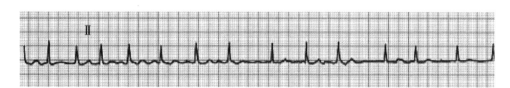

图 3 - 6　心房颤动

3. 心室扑动　其心电图呈匀齐的、连续大幅度的正弦波图形，频率为 150 ~ 300 次/min，难以区分 QRS - T 波群（图 3 - 7）。

4. 心室颤动　其心电图表现为形态、频率及振幅均完全不规则的波动，频率在 150 ~ 500 次/min，QRS - T 波群完全消失（图 3 - 7）。

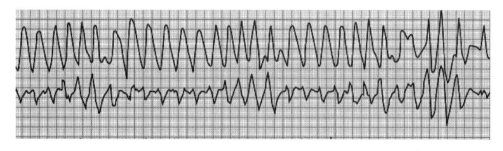

图 3 - 7　心室扑动及心室颤动

【治疗要点】

1. 心房扑动　应针对原发病治疗。转复心房扑动律最有效的办法为同步直流电复律术。胺碘酮、普罗帕酮对转复心房扑动律及预防复发有一定的疗效。钙通道阻滞剂（如维拉帕米）对控制心房扑动心室率亦有效，但目前单纯控制心房扑动心室率仍首选洋地黄类制剂。治疗时联合应用 β 受体阻滞剂可获得更好的效果。

2. 心房颤动　除积极治疗原发病外，对阵发性心房颤动，如持续时间短、发作频率低、自觉症状不明显者，应针对病因进行治疗；如发作频繁，则可选用 β 受体阻滞剂、胺碘酮预防发作；对持续心房颤动转复心律，则首选胺碘酮，亦可选用普罗帕酮、索他洛尔等；在药物无效或出现心力衰竭、血流动力学改变时，应及时选用同步直流电转复；对永久性心房颤动，可应用洋地黄类药物控制心室率。射频消融术被列为心房颤动的二线治疗方法，不推荐作为首选治疗方法。

对心房颤动患者，预防血栓栓塞极为重要。凡心房颤动持续时间超过 48 h 者，在行转复心律前必须接受 3 周抗凝治疗。首选药物为华法林，控制凝血酶原时间国际标准比值在 2.0 ~ 3.0。永久性心房颤动患者应长期接受华法林抗凝治疗。

3. 心室扑动及心室颤动　应争分夺秒对患者进行抢救，尽快恢复有效心脏收缩，方法包括胸外心脏按压、人工呼吸、即刻锁骨下静脉注入利多卡因 100 mg 或其他复苏药物（如阿托品、肾上腺素）。如心电图示颤动波高而大、频率快，应毫不犹豫地立即采用直流电除颤术复律。

房室传导阻滞

房室传导阻滞（atrioventricular block，AVB）是指冲动从心房传入心室过程中受到不同程度的阻滞。依据阻滞的程度，其可分为 3 度，其中一度、二度又称为不完全性房室传导阻滞，三度称为完全性房室传导阻滞。

【病因】

正常人在迷走神经张力增加时可出现不完全性房室传导阻滞。临床上最常见的房室传导阻滞病因为器质性心脏病，如冠心病（急性心肌梗死）、心肌炎（病毒性或风湿性）、心内膜炎、心肌病、先天性心脏病、高血压病等，其他病因还有药物中毒（洋地黄中毒）、电解质紊乱、甲状腺功能低下等全身性疾患。

【临床表现】

一度房室传导阻滞患者除原发病症状外，无其他症状。

二度房室传导阻滞可分为 I 型与 II 型。I 型又称文氏现象，患者可有心悸与心搏脱漏感，听诊第一心音强度可随心率间期改变而改变。II 型又称莫氏现象，患者可有乏力、头晕、心悸、胸闷等症状，该型易发展成完全性房室传导阻滞。

三度房室传导阻滞患者的临床症状取决于心室率的快慢，如心室率过慢者可出现疲乏、晕厥、心绞痛、心力衰竭等症状，重者可发生意识丧失，甚至抽搐，称为阿 - 斯综合征。听诊第一心音强度不等，可闻心房音，心室率通常在 20 ~ 40 次/min，血压偏低。

【心电图特点】

1. 一度房室传导阻滞　P - R 间期大于 0.20 s，无 QRS 波群脱落（图 3 - 8）。

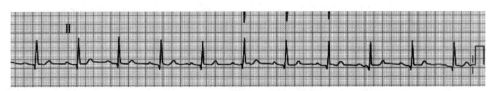

图 3 - 8　一度房室传导阻滞

2. 二度房室传导阻滞

（1）Ⅰ型：①P-R间期逐渐延长，直至QRS波群脱落；②相邻的R-R间期逐渐缩短，直至P波后QRS波群脱落；③包含QRS波群脱落的R-R间期比两倍P-P间期短（图3-9）。

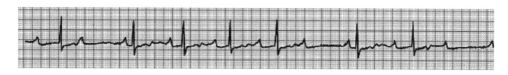

图3-9　二度Ⅰ型房室传导阻滞

（2）Ⅱ型：①在传导的搏动中，P-R间期固定，可正常，亦可延长；②有间歇性的P波与QRS波群脱落，其常呈2:1、3:1；③QRS波群形态一般正常，亦可有形态异常（图3-10）。

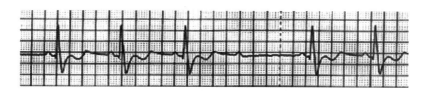

图3-10　二度Ⅱ型房室传导阻滞

3. 三度房室传导阻滞　①P-P间期相等，R-R间期相等，P波与QRS波群无关；②P波频率大于QRS波群频率；③QRS波群形态取决于阻滞部位，如阻滞在房室束分支以上，则QRS波群形态正常，如阻滞在双束支部或以下，则QRS波群增宽、畸形（图3-11）。

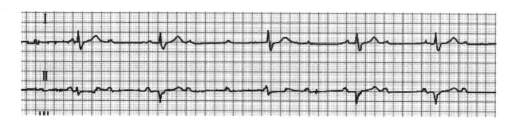

图3-11　三度房室传导阻滞

【治疗要点】

应针对不同病因进行治疗。针对一度或二度Ⅰ型房室传导阻滞，心室率不过慢且无临床症状者，只进行必要的对原发病的治疗，无须就心律失常本身进行治疗。

针对二度Ⅱ型或三度房室传导阻滞，心室率慢者，应及时提高心室率以改善症状，防止发生阿-斯综合征。常用药物有：

（1）阿托品：0.5～2 mg/次，静脉注入，适用于阻滞位于房室交界区的患者。

（2）异丙肾上腺素：5～10 mg/次，舌下含服，每4～6 h 1次。对病情重者可以1～

4 pg/min速度静脉滴注，但对急性心肌梗死患者要慎用。

（3）糖皮质激素：适用于心肌炎患者，常选用地塞米松，10～20 mg/d，静脉注入；亦可口服泼尼松，20～60 mg/d。

对心室率低于40次/min、症状严重者，特别是曾有阿－斯综合征发作者，应首选临时性或永久性心脏起搏治疗。

预激综合征

预激综合征（preexcitation syndrome）是指心房冲动提前激动心室的一部分或全部，或心室冲动提前激动心房的一部分或全部的综合征。发生预激综合征的解剖学基础是在房室间除有正常的传导组织以外，还存在附加的房－室肌束连接，称为房室旁路通道或肯特束，另外尚有较少见的旁路通道，如房－希氏束、结室纤维束（马海姆纤维）。

【临床表现】

预激综合征患者本身无任何症状，但具有心室预激表现者可出现快速型心律失常，其中以房室折返性心动过速最常见，与一般阵发性室上性心动过速的症状相似，亦可并发快速心房颤动，从而诱发心悸、胸闷、心绞痛、休克及心力衰竭，甚至发生心室颤动与猝死。

【心电图特点】

由房室旁路通道引起的典型预激综合征的心电图表现为：①窦性搏动的 P－R 间期缩短至小于 0.12 s；②某些导联 QRS 波群时间超过 0.12 s；③QRS 波群起始部分粗钝，称为预激波或 δ 波；④可见继发性 ST－T 波改变。

【治疗要点】

对无心动过速发作，或偶有轻微发作的预激综合征患者，无须治疗。对发作频繁，症状明显者，应积极治疗，首选射频消融术。对无条件患者亦可试用药物治疗，方法参照阵发性室上性心动过速，首选药物为维拉帕米或腺苷类药物（静脉注射），其他可选用胺碘酮或普罗帕酮，一般禁用洋地黄类药物。当预激综合征伴发快速心房颤动时，应首选胺碘酮或普罗帕酮，如无效应及早采用同步直流电复律。应当注意，维拉帕米静注会加速预激综合征合并心房颤动患者的心室率，甚至还会诱发心室颤动，故应禁用。

三、护理

（一）主要护理问题/护理诊断

（1）急性意识障碍：晕厥，与严重心律失常导致脑组织灌注量不足有关。

（2）潜在并发症：阿－斯综合征、心脏停搏。

（二）主要护理措施

1. 一般护理

（1）评估心律失常可能引起的临床症状，如心悸、乏力、胸闷、头晕、晕厥等；注意观察和询问这些症状的程度、持续时间，以及给患者日常生活带来的影响。

（2）定期测量心率和心律，判断有无心动过速、心动过缓、过早搏动、心房颤动等心律失常发生。为观察心房颤动患者脉短绌的变化情况，应由两名护士分别同时测量其心率和脉率 1 min 并记录。

（3）及时发现危险性心律失常：对持续心电监测的患者，注意观察是否出现心律失常，以及心律失常的类型、发作次数、持续时间、治疗效果等情况；当患者出现频发、多源室性期前收缩、R 在 T 上现象、室性心动过速、二度 II 型及三度房室传导阻滞时，应及时通知医生，因为这些心律失常可能导致严重后果。

（4）指导患者配合检查：对行 24 h 动态心电图检查的患者，嘱其保持平素的生活和活动，并记录症状出现的时间及当时所从事的活动，以利于发现病情及查找病因。

（5）熟练操作心电图仪：掌握心电图仪的使用方法，当患者心律失常突然发作时及时描记心电图并标明日期和时间。

2. 患者发生较严重心律失常时的护理措施

（1）嘱患者卧床休息，保持情绪稳定，以减少心肌耗氧量和对交感神经的刺激。

（2）给予鼻导管吸氧，改善因心律失常引起的机体缺氧。

（3）立即建立静脉通道，为用药、抢救做好准备。

（4）准备好纠正心律失常的药物、其他抢救药品，以及除颤器、临时起搏器等。对突然发生心室扑动或心室颤动的患者，应立即施非同步直流电除颤。

（5）遵医嘱给予抗心律失常药物，注意药物的给药途径、剂量、给药速度，观察药物的作用效果和副作用，用药期间严密监测心电图、血压，以便及时发现因用药而引起的新的心律失常。

四、健康教育

1. 预防疾病相关危险因素　嘱心律失常患者注意劳逸结合、生活规律、保持情绪稳定。①快速性心律失常患者应戒烟，避免摄入刺激性食物，如咖啡、浓茶、可乐、烈性酒等；②心动过缓患者应避免屏气用力动作，如用力排便等，以免因兴奋迷走神经而加重心动过缓。

2. 用药指导　嘱患者遵医嘱服用抗心律失常药物，严禁随意增加剂量，以防加剧药物的不良反应和毒性。

3. 自我监测　教给患者及其家属测量脉搏的方法，以利于自我监测病情。

4. 家庭急救教育　教给家属心肺复苏技术以备紧急情况下使用。

⚠ **重点提示**

1. 室性期前收缩是最常见的一种心律失常。

2. 不同类型的心律失常，首选的治疗措施不同，如心房颤动的转复或心室率控制药物的选择；病窦综合征有症状者应选用起搏器治疗；心室颤动应立即电复律除颤。

3. 心律失常的护理在于及早发现和警惕危险性心律失常并给予及时处理。

1. 简述心律失常的概念及分类。
2. 简述阵发性室上性心动过速、室性心动过速的特点和首选治疗措施。
3. 心房颤动典型的临床听诊表现是什么？控制心房颤动心室率的首选药物有哪些？
4. 简述心室颤动的紧急处理方法。
5. 简述对心律失常患者进行病情观察的内容。

第四节　人工心脏起搏术和心脏电复律

人工心脏起搏术

人工心脏起搏术（artificial cardiac pacing）是用一定形式的脉冲电流刺激心脏以带动心脏搏动的治疗方法，主要用于治疗缓慢的心律失常，亦可用于治疗快速的心律失常。其所用的仪器称为心脏起搏器（cardiac pacemaker），简称起搏器（pacemaker）。

【起搏器种类】

根据起搏电极所在心腔位置的不同，可将起搏器分为单心腔起搏器和双心腔起搏器，其中单心腔起搏器可分为心房起搏器和心室起搏器两类。按起搏脉冲与患者自身心律的关系，又可将起搏器分为非同步起搏器和按需起搏器两类。非同步起搏器因其起搏频率固定，常与患者自身心律发生干扰，影响心功能，目前已基本不用。按需起搏器是目前临床上常用的类型。因其可感知患者自身心脏搏动，视需要发放电脉冲，故不发生竞争心律。临床常用该类起搏器中，属单心腔起搏的有心室按需型起搏器、心房按需型起搏器；属双心腔起搏的有双腔按需型起搏器、全自动型起搏器。另有一些特殊功能的起搏器，包括频率反应式起搏器和抗心动过速起搏器等。

【起搏方法】

常用的起搏方法有两种。

1. 临时性经静脉心内膜起搏　采用双极电极导管，将其经外周静脉穿刺（常用锁骨下静脉、股静脉）送至右心室，使电极接触到心内膜，置起搏器于体外。该方法适用于暂时性和急需起搏救治的患者，一般放置起搏器的时间不超过 2 周，以免发生感染。

2. 永久性起搏器植入　将起搏电极导管从头静脉、锁骨下静脉、颈外静脉等处送至右心室或右心房，使电极接触到心内膜，将起搏器埋藏于前胸壁胸大肌前皮下。该方法适用于需长期起搏的患者。

【适应证】

（1）二度Ⅱ型以上房室传导阻滞，症状明显者。

（2）病态窦房结综合征，心室率极慢（＜45 次/min）者，特别是伴阿 – 斯综合征者。

（3）反复发作的颈动脉窦性晕厥和心脏停搏者。

（4）外科手术前、介入性心脏诊治前的"保护性"应用。

（5）异位快速性心律失常药物治疗无效，临床症状重或有潜在危险者。对其可采用抗心动过速起搏器或自动复律起搏器。

（6）部分梗阻性肥厚型心肌病者。为改变其心室收缩顺序，减轻流出道梗阻，可采用心室按需型起搏器。

【术后护理】

1. 休息　嘱患者卧床休息 3 d，术后 7~9 d 拆线，并连续 3 d 每日测 4 次体温。

2. 病情观察　术后行心电监护 24 h，观察起搏信号是否正常，以及患者原有症状是否消失、有无对起搏器不适应等；每天观察伤口有无渗血、炎症征象。

3. 伤口护理　在伤口局部用小沙袋压迫 6~12 h，以防出血。

4. 防止感染　应用抗生素静脉点滴 3 d。

5. 出院指导　嘱患者：①术后 1 个月内，头、颈、右上肢少活动；②术后 6 周后可恢复正常活动，术后 6 周内避免抬举过重的物品，以防电极移位；③避免穿太紧的衣服，以免对伤口及起搏器产生过度的压力。

【健康教育】

1. 定期复查、自查　嘱患者定期复查以检查起搏器工作是否正常；最初半年每 1~2 个月随访 1 次，以后每半年随访 1 次；教会患者自数脉搏，若脉搏小于设置频率或出现安装前的症状，应立即就诊。

2. 避免影响起搏器功能　嘱患者：①避免接触高压电、内燃机、无线电发射机（高功率）、雷达、微波炉等发放强磁波物体；②当植入起搏器的部位需要接受放射线治疗时，应将起搏器重新变换位置；③安装起搏器后避免剧烈运动，以防电极移位或脱落。

3. 随身携带卡片　卡片上写明何时安装起搏器及其类型，以便于治疗。

4. 其他注意事项　乘坐飞机对起搏器系统无大影响，但患者需随身携带起搏器安装证，以便登机前顺利通过金属检测仪。患者死后，火葬前应取出起搏器，以免发生爆炸。

⚠ **重点提示**

1. 人工心脏起搏术是用一定形式的脉冲电流刺激心脏以带动心脏搏动的治疗方法。

2. 起搏器的起搏方法有临时性静脉心内膜起搏和永久性起搏器植入两种。

3. 应对安装永久性起搏器的患者进行出院指导和健康教育。

心脏电复律

心脏电复律（cardioversion）是用电能来治疗各类快速性异位心律，使之转复为窦性心律的方法。

【类型】

1. 同步电复律　即电复律器的同步触发装置能利用患者心电图中的 R 波来触发放电，使电流仅在心动周期的绝对不应期中发放，避免诱发心室颤动。此法常用于转复除心室颤动以外的各类快速异位心律，如心房扑动及心房颤动、阵发性室上性心动过速或室性心动过速等。

2. 非同步电转复　即电复律器不用同步触发装置，可在心动周期的任何时间放电。此法仅用于转复心室颤动。

【适应证】

各类快速性异位心律适用此法，其中心房颤动、心室颤动的转复首选此法。其他药物治疗无效，特别是伴发血流动力学障碍的阵发性室上性心动过速、室性心动过速、预激综合征伴快速心律失常等，均应首选此法。

【禁忌证】

洋地黄中毒所致心律失常或心律失常伴有洋地黄中毒、低血钾、病态窦房结综合征、伴有高度或完全房室传导阻滞的心房颤动或心房扑动、心脏明显增大及心房内有新鲜血栓形成的心房颤动等患者应禁用心脏电复律。

【操作方法及护理】

（一）电复律操作

1. 患者准备　使患者仰卧在硬板床上，取下假牙、松解衣扣与裤带，开放静脉。对清醒患者给予静脉注射安定 0.3 ~ 0.5 mg/kg，达到患者睫毛反射开始消失的深度。

2. 设备准备　连接心电导联，选用 R 波向上导联，按几次"放电"，在荧光屏上观察放电是否落在 R 波下降处，即下降处出现亮点。

3. 放电前准备　①在两电极板上涂满导电糊，或包以生理盐水浸湿的纱布，再将之分别置于胸骨右缘第 2 ~ 3 肋间和心尖部；②选择合适电量，用于同步电复律时大多充电100 ~ 200 J（单向波），用于心室颤动时充电 200 ~ 300 J（单向波）或 200 J（双向波）。

4. 放电　同步电复律时，按下同步电钮放电；心室颤动时，按下非同步电钮。当患者躯干和四肢抽动一下后，立刻移去电极。

5. 放电后操作　观察心电示波器，如患者仍未恢复窦性心律，间隔 3 ~ 5 min 后可酌情重复上述过程。

6. 设备处理　设备用完擦净电极板，整理电源线、地线等，并将设备放回原处备用；除颤器应保持充电备用状态。

（二）术后护理

1. 休息　嘱患者卧床休息24 h，待患者清醒后给予安慰与帮助。

2. 心电监护　每半小时记录心电监护仪上的心率、心律，并测量血压，重复上述过程6 次，监护时间至少24 h。

3. 药物治疗的护理　按医嘱给予患者抗心律失常药物并观察用药反应。

4. 并发症护理　观察患者电击局部皮肤有无损伤；注意是否有动脉栓塞、肺水肿等并发症发生，并予以处理。

1. 心脏电复律是用电能来治疗各类快速性异位心律，使之转复为窦性心律的方法。
2. 心脏电复律分为同步电复律与非同步电转复两类。非同步电转复仅适用于心室颤动。
3. 心脏电复律的护理应掌握对心室颤动患者进行电除颤的步骤及术后护理要点。

思考题

1. 简述人工心脏起搏术的概念、类型及适应证。
2. 简述人工心脏起搏术的术后护理。
3. 永久性起搏器植入后，对患者出院前健康教育的主要内容有哪些？
4. 简述心脏电复律的概念。
5. 同步电复律和非同步电转复各适用于哪种心律失常？

第五节 冠状动脉粥样硬化性心脏病

冠状动脉粥样硬化性心脏病（coronary atherosclerotic heart disease，CHD）简称冠心病，是冠状动脉粥样硬化使血管腔狭窄、阻塞、痉挛，导致心肌缺血缺氧，甚至坏死而引起的心脏病，亦称缺血性心脏病（ischemic heart disease，IHD）。多发于 40 岁以上成人，男性发病早于女性，经济发达国家发病率较高；近年来发病呈年轻化趋势，已成为威胁人类健康的主要疾病之一。

一、病因

动脉粥样硬化的发病原因及发病机制尚未完全清楚，研究表明其主要与下列因素有关。

1. 年龄　此病在 40 岁以后易发生。
2. 性别　此病多见于男性，女性常在绝经期后发生此病。
3. 血压　高血压病患者动脉粥样硬化的发病率明显比正常人高（可为正常人的 3~4 倍）。
4. 血脂异常　与动脉粥样硬化形成的关系最密切，包括总胆固醇高、甘油三酯高、低密度和极低密度脂蛋白高、高密度脂蛋白低。
5. 吸烟　可造成动脉壁氧含量不足，促使动脉粥样硬化的形成。吸烟者的发病率是不吸烟者的 2~6 倍。
6. 糖尿病　多伴有高脂血症、凝血因子偏高及血小板活力增加，使动脉粥样硬化的发病率明显增加。糖尿病患者的发病率比无糖尿病者高 2 倍。
7. 肥胖　肥胖及体力活动减少者发生动脉粥样硬化的概率极高。
8. 遗传　有高血压病、糖尿病家族史，家族中有早发冠心病者，其动脉粥样硬化的发病率比无此类家族史者明显增多。

冠心病的主要易患因素（亦称危险因素）可归纳为：高血压病、高脂血症、糖尿病、吸烟等。

⚠ **重点提示**

1. 冠心病是冠状动脉粥样硬化使血管腔狭窄、阻塞、痉挛，导致心肌缺血缺氧，甚至坏死而引起的心脏病。

2. 冠心病的主要危险因素包括：高血压病、高脂血症、糖尿病、吸烟等。

二、临床分型

依据冠状动脉病变的范围、部位，以及病变严重程度、心肌缺血程度，可将冠心病分为以下各型。

1. 无症状心肌缺血　患者无症状，但心电图、核素心肌灌注有心肌缺血性改变。

2. 心绞痛　患者有发作性胸骨后疼痛，此为一时性心肌供血不足所引起。

3. 心肌梗死　由于冠状动脉闭塞以致急性心肌缺血性坏死，患者症状严重，常伴有心功能不全、心律失常、心源性休克、猝死等严重并发症。

4. 缺血性心肌病　表现为心脏增大、心力衰竭和心律失常，心电图示心肌缺血性改变。

5. 猝死　即因原发性心脏停搏而死亡，多为严重心律失常所致。

近年来从病理变化特点、临床提高疗效、降低病死率、加强二级预防的角度，提出了急性冠脉综合征和慢性冠脉病的概念。急性冠脉综合征（acute coronary syndrome，ACS）包括不稳定型心绞痛、非 ST 段抬高型心肌梗死、ST 段抬高型心肌梗死、冠心病猝死。4 种病症的病理改变均有粥样硬化斑块不稳定，并可伴继发性病理改变，如斑块内出血或破裂、形成血栓伴血管痉挛、一旦出现继发性改变患者即出现胸痛等。不稳定型心绞痛是急性冠脉综合征的一个主要类型。

⚠ **重点提示**

1. 依据冠状动脉病变的范围、部位，以及病变严重程度、心肌缺血程度，可将冠心病分为 5 种类型。

2. 急性冠脉综合征包括不稳定型心绞痛、非 ST 段抬高型心肌梗死、ST 段抬高型心肌梗死、冠心病猝死。

思考题

1. 简述导致动脉粥样硬化的主要危险因素。

2. 简述冠心病的临床分型。

心　绞　痛

心绞痛（angina pectoris）是在冠状动脉粥样硬化的基础上，血管管腔狭窄、血栓形成、张力改变和（或）痉挛，引起一过性心肌缺血，导致的以发作性胸痛或胸部不适为主要表现的一组临床综合征。

根据临床特点，又可将心绞痛分为稳定型心绞痛（stable angina pectoris，SAP）及不稳定型心绞痛（unstable angina pectoris，UAP）两类。

稳定型心绞痛

【发病机制】

当冠状动脉出现粥样硬化时，管腔内形成斑块，导致管腔狭窄，限制了血流的通过。由于在基础条件下，远端动脉已形成了代偿性扩张，当体力活动或情绪激动等使心脏负荷及耗氧量增加时，冠状动脉不能进一步扩张，供血不能相应增加，以致心肌供血不足，引起心绞痛发作，故稳定型心绞痛又称为劳力性心绞痛。劳累、情绪激动、饱食、受寒、急性循环衰竭等为常见的心绞痛诱发因素。

【临床表现】

典型的稳定型心绞痛症状为胸骨后压迫性不适或有紧缩、压榨、堵塞感，也可有烧灼感，不适可放射至左肩、左上肢内侧，亦可放射到咽喉部、颈部、背部、上腹部等。发作时患者被迫停止原有动作，休息或含服硝酸甘油后 1~5 min 内症状缓解。一般胸痛持续时间不超过 10~15 min。

心绞痛发作时，患者面色苍白，出冷汗，心率增快，血压升高，心尖部听诊可闻第四心音，亦可在心前区听到一过性收缩期杂音。

【有关检查】

1. 心电图检查　约半数患者的静息心电图为正常。心绞痛发作时，其心电图可出现一过性心肌缺血性 ST 段下移（≥0.1 mV）和（或）ST 波倒置。运动负荷心电图及 24 h 动态心电图检查可明显提高缺血性心电图检出的阳性率。

2. 超声心动图检查及放射性核素检查　超声心动图显示左心室室壁节段性运动减弱或消失，提示存在相应部位的冠脉供血不足。利用放射性铊或锝做心肌显像，所示灌注的缺损区可提示此心肌血流供血不足或消失，对心肌缺血诊断极有价值。

3. 冠状动脉 CT　为无创性冠状动脉显影的检查手段。其阴性检查结果对排除冠状动脉病变有较高诊断价值。

4. 冠状动脉造影　具有确诊价值，并对选择治疗方案及预后判断极为重要。典型心绞痛患者至少有一支冠状动脉主干有明显狭窄（管腔狭窄程度大于75%）。

【诊断要点】

有典型心绞痛发作病史者的诊断常不难。对症状不典型者，结合年龄、冠心病易患因素，以及心电图及其负荷试验、心肌核素显像等检查也可明确诊断稳定型心绞痛。冠状动脉造影可确诊稳定型心绞痛。

【治疗要点】

1. 一般治疗　注意消除或避免诱发因素，如过重体力劳动、情绪激动、过饱餐等。积极治疗及预防诱发或加重冠心病的危险因素，如戒烟，规范化治疗高血压病、高脂血症（应用他汀类药物），控制过度肥胖等。

2. 药物治疗

（1）硝酸酯类药物：此为最有效的终止及预防心绞痛发作的药物，作用快，疗效高。常用药物有：①硝酸甘油片，0.3~0.6 mg/次，舌下含服，1~2 min即可缓解心绞痛；②硝酸异山梨酯，作用时间较硝酸甘油长，5~10 mg/次，可含服或吞服，15~30 min起作用，可维持4~5 h，还可作为预防心绞痛发作的最常用药物；③长效硝酸甘油制剂，主要用于预防心绞痛发作，如单硝酸异山梨酯等。

（2）β受体阻滞剂：其主要通过降低心率及心肌收缩强度，减少心肌耗氧量发挥抗心绞痛作用。对于心肌梗死后的稳定型心绞痛患者，β受体阻滞剂可能具有减少心血管事件发生的益处。常用药物有：①阿替洛尔，12.5~25 mg/次，2~3次/d；②美托洛尔，25~50 mg/次，2~3次/d；③比索洛尔，5 mg/次，1次/d；等等。此类药物能引起低血压，宜从小量开始使用。

（3）钙通道阻滞剂（calcium channel blocker，CCB）：其能阻断钙离子流入动脉平滑肌细胞，从而扩张冠状动脉，对由冠状动脉痉挛所致心绞痛疗效更好。常用药物有：①硝苯地平，10~20 mg/次，2~3次/d；②地尔硫䓬，30~60 mg/次，2~3次/d。

（4）抑制血小板聚集类药物：常用阿司匹林，100~300 mg/d，口服。

（5）降低低密度脂蛋白-胆固醇（low density lipoprotein-cholesterol，LDL-C）的药物：首选他汀类降脂药物，其可有效降低总胆固醇（total cholesterol，TC）和LDL-C，延缓斑块进展和稳定斑块。对所有确诊冠心病的患者，无论其血脂水平如何，均应给予他汀类药物，并将LDL-C降至1.8 mmol/L（70 mg/dL）以下。

3. 冠状动脉介入治疗　对符合适应证的心绞痛患者可行经皮冠状动脉介入治疗（percutaneous coronary intervention，PCI），包括经皮腔内冠状动脉成形术（percutaneous transluminal coronary angioplasty，PTCA）、冠脉支架植入术（coronary stenting）等。

4. 外科治疗　对病情严重，药物治疗效果不佳，冠状动脉造影显示不适合行介入治疗者，应及时做冠状动脉旁路移植术（简称冠状动脉搭桥术）。

⚠ **重点提示**

1. 心绞痛是在冠状动脉粥样硬化的基础上，血管管腔狭窄、血栓形成、张力改变和（或）痉挛，引起一过性心肌缺血，导致的以发作性胸痛或胸部不适为主要表现的一组临床综合征。

2. 临床上可将心绞痛分为稳定型心绞痛及不稳定型心绞痛两类。

3. 典型的稳定型心绞痛症状为胸骨后压迫性不适或有紧缩、压榨、堵塞感。

4. 硝酸酯类药物为最有效的终止及预防心绞痛发作的药物。

不稳定型心绞痛

【病因和发病机制】

冠状动脉内不稳定粥样斑块继发病理改变（如斑块内出血、斑块纤维帽破裂、表面血小板聚集），并发血栓形成或诱发血管痉挛，使管腔部分或完全阻塞，病变冠脉远端血流减少，甚至短暂中断，致使相应部位心肌急性缺血，导致心绞痛发作。

【临床表现】

典型的不稳定型心绞痛的胸痛表现与稳定型心绞痛发作时相似，但通常其程度更严重，发作更频繁，持续时间更长（可持续 30 min 或以上）。患者于休息状态或轻微活动时即可发生胸痛，部分患者可在夜间睡眠中突然痛醒，使用硝酸甘油只能暂时或部分缓解症状。

【有关检查】

胸痛发作时的心电图可出现一过性 ST 段缺血性下移或抬高、T 波高尖或倒置、U 波倒置。疼痛缓解后心电图可完全或部分复原。连续心电图监护对诊断不稳定型心绞痛有重要价值。

超声心动图检查及放射性核素检查结果对诊断此病有价值。由于有可能诱发严重心脏并发症，运动负荷心电图检查对不稳定型心绞痛患者列为禁忌。心肌坏死标记物测定，特别是心肌肌钙蛋白 T（cardiac troponin T，cTnT）或心肌肌钙蛋白 I（cardiac troponin I，cTnI）测定及 CK-MB（creatine kinase-MB，一种肌酸激酶同工酶）测定，对鉴别有无心肌坏死起重要作用。如 cTnI 或 cTnI 检查结果阳性，则应诊断为心肌梗死（非 ST 段抬高型心肌梗死）。

【诊断要点】

根据典型临床表现及心电图检查、心肌坏死标记物测定，可以确立不稳定型心绞痛诊断。必须指出，应该对每一位患者及时做出危险分层判断，并在整个诊治过程中结合病情变化随时做出调整。

在临床上主要应将此病与急性心肌梗死相鉴别，特别是存在 ST 段抬高的急性心肌梗死。心肌肌钙蛋白测定对此病诊断可起决定性作用。

不稳定型心绞痛的临床分型如下。

1. 初发型劳力性心绞痛　指过去未发过，初次发生劳力性心绞痛时间不足 1 个月者；既往有稳定型心绞痛但已长期未发作，现再次发生时间不足 1 个月者。

2. 恶化型劳力性心绞痛　指原有稳定型心绞痛，近 3 个月内发作频繁，且发作时心绞痛程度加剧，持续时间延长，服硝酸甘油后不易缓解者。

3. 静息型心绞痛　于安静休息时发作。

4. 变异型心绞痛　常在夜间或清晨发作，发作时伴有心电图 ST 段抬高，发作时间较长，主要为冠状动脉痉挛所致。

5. 梗死后心绞痛　指急性心肌梗死发生后 1 个月内再发的心绞痛。

⚠ **重点提示**

1. 理解不稳定型心绞痛与稳定型心绞痛发病机制及临床表现的异同点。

2. 在临床上主要应将不稳定型心绞痛与急性心肌梗死相鉴别，特别是存在 ST 段抬高的急性心梗。心肌肌钙蛋白测定对不稳定型心绞痛的诊断可起决定性作用。

【治疗要点】

（一）一般治疗

一旦不稳定型心绞痛诊断确立，应立即让患者卧床休息 1~3 d，严格进行心电监护，密切观察病情变化；定期复查心电图及测定心肌坏死标记物，随时对患者进行危险分层。

（二）药物治疗

1. 硝酸酯类药物　硝酸甘油，舌下含服或静脉滴注，以 5 μg/min 开始，此后每 5~10 min 增加 5 μg/min，最高剂量不超过 80~100 μg/min；连续静脉滴注时间不超过 48 h，以免产生耐药性。其他药物的使用同稳定型心绞痛。

2. β 受体阻滞剂　此类药物的选用同稳定型心绞痛，但对变异型心绞痛应禁用。

3. 钙通道阻滞剂　为变异型心绞痛首选。此类药物的选择及用量同稳定型心绞痛。

4. 抗血小板治疗　阿司匹林，300 mg/d；对阿司匹林禁忌者可选用氯吡格雷，首次剂量为 300 mg，以后 75 mg/d。对病情不稳定者可联合应用阿司匹林和氯吡格雷。

5. 抗凝治疗　对中、高危患者、准备接受介入治疗患者，应选用抗凝治疗。常用药物为肝素、低分子肝素。

6. 他汀类药物　为稳定粥样硬化斑块，他汀类药物应作为首选。常用药物有辛伐他汀、阿托伐他汀、普伐他汀等。中、高危患者应接受强化降脂治疗。

7. ACEI 或 ARB　对不稳定型心绞痛/非 ST 段抬高型心肌梗死患者，长期应用 ACEI 能降低心血管事件发生率；如果患者不存在低血压（收缩压 <100 mmHg 或较基线下降 30 mmHg 以上）或其他已知禁忌证，应在 24 h 内口服 ACEI 或 ARB。

如不稳定型心绞痛患者病情经药物治疗不能得到控制，应及早对其采用介入治疗或行外科冠状动脉旁路移植术（冠状动脉搭桥术）。

【护理】

（一）主要护理问题/护理诊断

（1）急性疼痛：胸痛，与心肌缺血、缺氧有关。

（2）活动无耐力：与冠状动脉供氧减少造成氧气供求失衡有关。

（3）潜在并发症：如急性心肌梗死、猝死。

（4）焦虑：与心绞痛反复频繁发作有关。

（二）主要护理措施

1. 病情观察

（1）评估疼痛的部位、性质、程度、持续时间，询问发生前有无诱因存在。严密观察血压、心电图的变化，以及有无面色苍白、大汗、恶心、呕吐等。

（2）嘱患者疼痛发作或加重时立即告诉护士和医师。

（3）观察患者在活动中有无呼吸困难、胸痛、脉搏过快等反应，一旦其出现上述症状，应立即嘱其停止活动，并给予积极的处理，如使其含服硝酸甘油、吸氧。必要时床边 24 h 心电监测，定期做好心肌坏死标记物测定。

2. 休息与止痛　疼痛发作时，立即协助患者安静卧床休息，并安慰患者，减轻其紧张不安感；对烦躁不安、疼痛剧烈者，可遵医嘱肌内注射吗啡 5 ~ 10 mg。

3. 心理护理　解除患者紧张不安情绪，减少或避免诱因，使其保持情绪稳定。

4. 硝酸甘油的用药护理

（1）嘱患者发作时舌下含服，或轻轻嚼碎后继续含服，若服药后 3 ~ 5 min 症状仍不缓解，可再服 1 次。对于心绞痛发作频繁或含服硝酸甘油效果差的患者，遵医嘱静滴硝酸甘油。

（2）监测血压及心率的变化，静滴时注意控制滴速，并嘱患者不可擅自调节滴速，以免造成低血压。

（3）部分患者用药后可出现面部潮红、头胀痛、心悸等症状，应告诉患者这是由药物扩张头面部血管所致，以解除其顾虑。

（4）第 1 次用药时，应避免站立体位，且剂量不宜过大。

（5）硝酸甘油见光易分解，应避光保存，最好 6 个月更换 1 次。

5. 避免诱因　告诉患者注意避免引起心绞痛发作的常见诱因，如过度体力劳动、屏气用力动作（推、拉、抬、举、用力排便等）、情绪激动、过饱餐、寒冷等；在做可引起心绞痛发作但必须做的事情之前，可先服用硝酸甘油预防。

6. 警惕心肌梗死　教会患者识别急性心肌梗死的先兆症状，如心绞痛发作频繁、程度加重、持续时间延长、服用硝酸甘油后疼痛持续 15 min 不缓解、伴出冷汗等，嘱其一旦出现上述症状应立即由家属护送到医院就诊。

⚠ **重点提示**

1. 掌握不稳定型心绞痛的药物治疗要点：硝酸酯制剂连续静脉滴注时间不超过48 h，以免产生耐药性；β受体阻滞剂对变异型心绞痛应禁用；钙通道阻滞剂为变异型心绞痛首选；不稳定型心绞痛患者应接受抗血小板治疗。

2. 不稳定型心绞痛的护理应重点掌握硝酸甘油的药物治疗护理及健康教育内容，尤其是教会患者识别心肌梗死的先兆症状。

【健康教育】

1. 防治冠状动脉粥样硬化的危险因素　嘱患者摄入低热量、低脂、低盐饮食，戒烟，积极治疗高血压病、糖尿病、高脂血症，定期进行心电图、血糖、血脂、血压等的检查。

2. 合理安排运动锻炼　嘱患者保持经常的、适度的体力劳动，或进行步行、轻便体操等锻炼，以提高耐力，促进侧支循环建立，减少心绞痛发作。

3. 避免诱因　嘱患者在日常生活中注意避免引发心绞痛的因素，学会识别急性心肌梗死的先兆症状。

4. 预防发作　嘱患者平时坚持服用抗心绞痛药物，外出时随身携带硝酸甘油以应急。

5. 预后　多数心绞痛患者发病之后仍能从事多年的一般体力性工作，且能存活 15 ~ 20 年。但有近 1/4 的患者在疾病进程中并发心肌梗死，少数发生猝死。

思考题

1. 简述心绞痛及急性冠脉综合征的概念。
2. 简述典型心绞痛的临床表现。
3. 简述不稳定型心绞痛的临床分型。
4. 简述稳定型心绞痛与不稳定型心绞痛的治疗要点。
5. 简述心绞痛的护理要点及健康教育内容。

心 肌 梗 死

病　例

患者，男，54 岁，3 h 前在睡梦中突然胸痛惊醒，呈压迫样伴窒息感、大汗，疼痛向左肩及后背放射，自含硝酸甘油 2 片，胸痛无明显缓解，急送来院。既往有糖尿病 8 年，高血压病 3 年，吸烟 30 年。查体：P 62 次/min，R 18 次/min，BP 110/70 mmHg，神清，肥胖体型，皮肤出汗较多，双肺（－），心脏不大，心律齐，心音减弱，未闻杂音。急诊心电图示"急性前壁心肌梗死"。

问题：

1. 患者心肌梗死的危险因素有哪些？
2. 诊断患者急性心肌梗死的依据及需进一步做的检查有哪些？
3. 应对患者采取哪些治疗措施？
4. 对患者的护理要点及健康教育内容有哪些？

病例答案

心肌梗死（myocardial infarction，MI）是指冠状动脉供血急剧减少或中断，使相应心肌持久而严重地缺血导致心肌坏死的现象，临床表现主要为胸骨后剧烈疼痛、心肌坏死标记物增高、特异性心肌缺血损害的心电图改变。

【病因和发病机制】

心肌梗死的基本病因是冠状动脉粥样硬化。一旦血管内斑块增大导致管腔狭窄、破裂、出血、血栓形成或血管持续痉挛，使管腔急性完全闭塞，心肌严重而持久地缺血达 20 ~ 30 min 或以上，机体就可发生心肌梗死。

急性心肌梗死会引起心脏收缩力减弱、心排血量下降、动脉血压下降，心率可减慢或增快，在临床出现休克、心力衰竭、心律失常等表现。

此病多见于男性，冬春两季发病率较高，北方地区的发病率较南方地区多。其发病的危险因素有高血压病、高脂血症、糖尿病、吸烟等。

【临床表现】

心肌梗死的临床表现与心肌梗死的面积大小、部位、侧支循环情况密切有关。

1. 起病和先兆症状　心肌梗死多突然发病。部分患者在起病前数日至数周有先兆症状，表现为新出现心绞痛，原有的稳定型心绞痛发作频繁、程度加重、硝酸甘油疗效较差等。及时处理先兆症状，可使部分患者避免心肌梗死发生。

2. 症状

（1）疼痛：其性质和部位与心绞痛相似，但程度更剧烈，常呈难以忍受的压榨、窒息或烧灼样，伴有大汗及烦躁不安、恐惧及濒死感，持续时间可长达 1 ~ 2 h 及以上，含服硝酸甘油后无缓解。部分患者疼痛可向上腹部、下颌、颈部、背部放射，因而被误诊。少数急性心肌梗死患者（部分老年患者、伴有糖尿病患者）可无疼痛。

（2）全身症状：发热、白细胞计数及红细胞沉降率增高，体温可升高至 38 ℃ 左右。疼痛剧烈时常伴恶心、呕吐和上腹胀痛。

（3）心律失常：极常见（75% ~ 95% 的患者），多发生在起病 1 周内，尤以 24 h 内最多见。各种心律失常均可出现，以室性心律失常最多，尤其是室性期前收缩，可有猝死发生。下壁心肌梗死易发生房室传导阻滞。

（4）低血压和休克：因心肌广泛坏死，心排血量急剧下降所致。休克多在起病后数小时至 1 周内发生。出现休克时患者表现为皮肤苍白、四肢湿冷、脉压减小、发绀，严重可出现昏迷。

（5）心力衰竭：主要为急性左心衰竭，可在起病最初几天内发生，亦可在梗死演变期出现，前壁心肌梗死发生心力衰竭的概率多于下壁的。患者表现为呼吸困难、发绀、烦躁等，重者出现肺水肿。

3. 体征

（1）心脏体征：心脏大小可正常或轻度增大，心率可增快也可减慢，心律可不齐，心尖部第一心音减弱，可闻第四心音，在部分患者心前区可闻收缩期杂音或喀喇音，10% ~ 20% 患者（多为前壁心肌梗死患者）在起病 2 ~ 3 d 出现心包摩擦音。

（2）血压：除急性心肌梗死早期血压可升高外，几乎所有心肌梗死患者都有血压降低。

4. 并发症

（1）乳头肌功能失调或断裂：造成二尖瓣脱垂及关闭不全，可导致左心衰竭。

（2）心脏破裂：少见，常在起病 1 周内出现，多为心室游离壁破裂，偶有室间隔破裂。

（3）栓塞：左心室附壁血栓脱落，引起脑、肾、脾、四肢等动脉栓塞。

（4）心室壁瘤：可在心肌梗死后 1 周内出现，可导致左心衰竭、心律失常、栓塞等。并发此症时，心电图示 ST 段持续抬高，超声心动图可见心室局部有矛盾运动。

（5）心肌梗死后综合征：心肌梗死后数周至数月出现心包炎、胸膜炎、肺炎等，为机体的免疫反应所致。

【有关检查】

1. 心电图检查　急性透壁性心肌梗死的心电图常有典型的改变及演变过程。急性期可见病理性 Q 波（反映心肌坏死），ST 段呈弓背向上明显抬高（反映心肌损伤）及 T 波倒置。

2. 实验室检查　心肌坏死标记物测定：

（1）心肌肌钙蛋白 T/I（cTnT/cTnI）：在起病后 2～4 h 开始升高，cTnI 于 10～24 h 达高峰，持续 7～10 d；cTnT 于 24～48 h 达高峰，10～14 d 后恢复。

（2）血清磷酸肌酸激酶（creatine phosphokinase，CK）及其同工酶（CK－MB）：在起病后 6 h 内升高，24 h 达高峰，48～72 h 后恢复正常。

（3）天门冬酸氨基转移酶（aspartate transaminase，AST）：在起病后 6～12 h 内升高，24～48 h 达高峰，3～6 d 后恢复正常。

（4）乳酸脱氢酶（lactate dehydrogenase，LDH）：在起病后 8～10 h 内升高，2～3 d 达到高峰，1～2 周后恢复正常。

其中心肌肌钙蛋白 T/I 的特异性及敏感性最高。目前临床以 cTnT 或 cTnI 及 CK－MB 为诊断急性心肌梗死的主要指标。

【诊断要点】

诊断心肌梗死主要依靠典型临床表现、特征性心电图改变及心肌坏死标记物测定。上述 3 项中具备 2 项即可确诊。但心肌梗死临床表现可不典型，故对年龄在 40 岁以上，发生原因不明的胸闷伴恶心、呕吐、出汗、心力衰竭、心律失常等，或原有高血压突然显著下降者，应考虑其有急性心肌梗死的可能。

临床上根据心电图有 ST 段抬高、cTnT 升高，诊断为急性 ST 段抬高型心肌梗死；如心电图无 ST 段抬高或表现为 ST 段下移、cTnT 升高，则诊断为急性非 ST 段抬高型心肌梗死。

急性心肌梗死的心功能评价应按 Killip 分级法。其标准为：Ⅰ级，尚无明显心力衰竭；Ⅱ级，有左心衰竭，肺部啰音 <50% 肺野；Ⅲ级，有急性肺水肿，全肺大、小、干、湿啰音；Ⅳ级，有心源性休克等不同程度或阶段性血流动力学变化。

【治疗要点】

1. 一般治疗

（1）休息：嘱心肌梗死急性期患者卧床休息，保持环境安静，给予清淡易消化食物。

（2）氧疗：间断或持续给氧 2~3 d，重者可以面罩给氧。

（3）监护：送患者入冠心病监护室行心电图、血压、呼吸等监测 3~5 d，重者可延长。

（4）镇静止痛：尽快解除患者疼痛。常用药物有：①哌替啶 50~100 mg，肌内注射；②吗啡 5~10 mg，皮下注射；③硝酸甘油或硝酸异山梨醇酯，舌下含服，每 2 h 1 次。使用前两种药物时需注意呼吸抑制及血压变化，必要时可 5~10 min 后重复。

2. 再灌注心肌　为防止梗死面积扩大，缩小心肌缺血范围，要尽早使闭塞的冠状动脉再通。

（1）溶栓疗法：适应证：急性 ST 段抬高型心肌梗死，起病 <12 h，年龄 <75 岁。下列情况应慎用：年龄 >75 岁；ST 段抬高型心肌梗死发病已达 12~24 h，但仍伴有进行性缺血性胸痛者。禁忌证：既往 1 年内有脑卒中史；近期（2~4 周）有活动性出血、手术、创伤、心肺复苏史；严重未控制的高血压（>180/110 mmHg）；不除外有主动脉夹层者。

常用药物有尿激酶（UK）、链激酶（SK）、重组组织型纤溶酶原激活剂（rt-PA）。给药途径可有静脉给药及冠状动脉内给药。静脉给药剂量为：UK 100 万~200 万 U/30 min 内静脉滴注；SK 75 万~150 万 U/60 min 内静脉滴注。一般只给 1 次剂量，不再用药维持。但可继续行抗凝治疗 48~72 h。rt-PA 国内建议一次总用量为 50 mg，首先 8 mg 静脉注射，后 42 mg 在 90 min 内静脉滴注，给药前静脉注射肝素 5000 U，继之以 1000 U/h 速率维持静脉滴注；国际推荐用法为首先静脉注入 15 mg，后以 0.75 mg/kg 在 30 min 内静脉滴注，再以 0.5 mg/kg 在 60 min 内静脉滴注，总量不超过 100 mg，肝素用法同前。

（2）急诊冠状动脉介入治疗：对患者行急诊 PCI，其效果较溶栓疗法好，梗死相关血管开通率可达 95% 以上。特别是急诊冠状动脉内支架植入及血小板 Ⅱb/Ⅲa 受体拮抗剂的应用，减小了 PCI 术后急性冠状动脉内血栓形成及冠脉闭塞的危险性，提高了急诊介入手术的安全性。

3. 消除心律失常　心肌梗死后出现室性心律失常可引起猝死，必须及时予以消除。首选利多卡因 50~100 mg 静注，必要时可 5~10 min 后重复，直至室性期前收缩得到控制或总量达 300 mg，而后应以 1~3 mg/min 静脉滴注维持 48~72 h。发生心室颤动时，应立即行非同步直流电除颤。发生二度或三度房室传导阻滞、心室率缓慢时，应尽早使用经静脉心内膜右心室临时起搏治疗。

4. 抗凝及抗血小板治疗　为防止梗死面积扩大及发生再梗死，无论是否采用急诊溶栓或介入治疗，都应给予患者积极抗凝及抗血小板治疗。常用抗凝治疗为肝素静注，目前临床已选用肝素钙或低分子量肝素取代普通肝素。一般抗凝治疗至少 48 h，之后是否继续使用应根据病情酌情考虑。对有活动性溃疡病、出血性疾病、严重肝肾功能损害者，禁用抗凝治疗。

常用抗血小板药物有阿司匹林，150～300 mg/d；氯吡格雷，首次300 mg，此后1次/d，75 mg/次。

5. 治疗心力衰竭　主要选用血管扩张剂以减轻左心室前、后负荷。如心力衰竭程度较轻，可用硝酸异山梨醇酯口含、硝酸甘油静脉滴注；如心力衰竭较重，宜首选硝普钠静滴。亦可选用ACEI，常用药有：卡托普利（开搏通），12.5～25 mg，2～3次/d；依那普利，5～10 mg，2～3次/d；赖诺普利，5～10 mg，1次/d；等等。急性心肌梗死发生后24 h内应尽量避免使用洋地黄制剂。对临床上无心力衰竭表现的患者，也应早期应用ACEI或ARB，这是因为药物有助于改善心肌重塑、预防心力衰竭、降低病死率。

6. 治疗休克　应采用升压药及血管扩张药物、补充血容量、纠正酸中毒。如上述处理无效，应选择在主动脉内球囊反搏（intra-aortic balloon pump，IABP）的支持下即刻行急诊PCI。

7. 其他治疗　急性心肌梗死早期常伴有交感神经兴奋性增高，因此在无禁忌证的前提下，应尽早应用β受体阻滞剂，这对防止梗死面积扩大、减少危险心律失常的发生、改善预后有益。常用药物为美托洛尔，12.5～25 mg，2～3次/d；必要时可5 mg/次，静脉缓慢注射，但要注意患者血压及心率。

8. 治疗急性非ST段抬高型心肌梗死　针对此型心肌梗死，除不宜采用溶栓治疗外，其他治疗原则同不稳定型心绞痛及急性ST段抬高型心肌梗死。

⚠ 重点提示

1. 心肌坏死标记物测定及心电图表现对诊断心肌梗死起重要作用。因心肌肌钙蛋白T/I的特异性及敏感性最高，故目前临床以cTnT或cTnI及CK-MB为诊断急性心肌梗死的主要指标。

2. 心肌梗死急性期最关键的治疗措施是尽快使心肌得到再灌注，以尽早使闭塞的冠状动脉再通，主要采用溶栓治疗及介入治疗。应掌握急性心肌梗死溶栓治疗及介入治疗的要点。

【护理】

（一）主要护理问题/护理诊断

（1）急性疼痛：胸痛，与心肌缺血、缺氧有关。

（2）潜在并发症：心律失常、心力衰竭、猝死。

（3）活动无耐力：与心肌坏死、心脏功能下降致组织供氧不足有关。

（二）主要护理措施

1. 休息　嘱心肌梗死急性期患者绝对卧床休息，保持环境安静，限制探视，协助其完成进食、排便、洗漱、翻身等活动，以减少其心肌耗氧量，防止病情加重。对于那些心肌梗死发作时疼痛并不剧烈的患者，更应强调卧床休息的重要性。绝对卧床期后，可根据患者病情、耐力情况逐渐增加活动量。急性心肌梗死的心功能评价应按 Killip 分级法，然后根据其心功能状况对患者活动和康复进行指导，具体参见慢性心力衰竭患者护理中相关部分。

2. 饮食护理 使患者禁食至胸痛消失，然后给予流质饮食，以后随病情缓解逐渐过渡至半流食、软食和普通饮食。心肌梗死患者的饮食应低脂、易消化，宜少量多餐。

3. 保持情绪稳定 评估患者心理状态，根据患者心理状态给予有针对性的心理支持。

4. 心电监护 连续监测心电图、血压、呼吸，若发现频发室性期前收缩（>5 个/min）、多源室性期前收缩、R-on-T 现象或严重房室传导阻滞，应警惕心室颤动或心脏停搏发生，需立即通知医生。

5. 疼痛护理 遵医嘱给予患者哌替啶或吗啡止痛，定时给予硝酸甘油或硝酸异山梨醇酯静滴，对烦躁不安者可肌内注射地西泮，询问患者疼痛的变化情况及其伴随症状的变化情况，注意监测有无呼吸抑制、血压下降、脉搏加快等不良反应。给予患者 2~4 L/min 持续氧气吸入，以增加心肌氧需量的供应。

6. 排便护理

（1）评估患者排便状况：平时有无习惯性便秘，是否已服通便药物，是否适应床上排便等。

（2）向患者解释床上排便对控制病情的重要意义，患者排便时应为其提供屏风遮挡。

（3）指导患者采取通便措施，嘱患者勿用力排便，必要时含服硝酸甘油、使用开塞露。

（4）由于卧床期间活动减少、不习惯床上排便、进食减少等原因，患者易发生便秘，故心肌梗死急性期常规给予患者缓泻剂。

7. 溶栓护理 对心肌梗死发生不足 12 h 的患者，可遵医嘱给予溶栓治疗，护士应做好以下工作：

（1）询问患者是否有活动性出血，近期有无大手术或外伤史，消化性溃疡，严重肝肾功能不全等溶栓禁忌证。

（2）准确、迅速配制并输注溶栓药物。

（3）注意观察患者用药后有无寒战、发热、皮疹等过敏反应，用药期间注意观察是否发生皮肤、黏膜、内脏出血。

（4）使用溶栓药物后，定期描记心电图，抽血查心肌酶，并询问患者胸痛情况，以便为溶栓是否成功提供资料。

溶栓治疗后可根据下列指标间接判断溶栓是否成功：①胸痛 2 h 内基本消失；②心电图的 ST 段于 2 h 内回降 >50%；③2 h 内出现再灌注性心律失常；④血清 CK-MB 酶峰提前出现（14 h 以内）。或根据冠状动脉造影直接判断冠状动脉是否再通。

【健康教育】

1. 指导恢复体力活动 出院后鼓励患者逐渐开始规律的适量运动，活动形式可根据其自身条件和爱好选择，如步行等有氧运动。嘱患者心肌梗死后 6~8 周可恢复性生活，经 2~4 个月的体力活动锻炼后可酌情恢复部分或轻工作量，部分患者可逐步恢复全天工作，但仍需避免重体力劳动、驾驶员、高空作业及其他精神紧张或工作量过大的工作。

2. 控制心血管疾病的危险因素

（1）调整血脂：采用低饱和脂肪和低胆固醇饮食，控制饱和脂肪占总热量的 7% 以下，低密度脂蛋白在 70 mg/dL 以下。

（2）控制血压：ST 段抬高型心肌梗死患者应控制血压在 140/90 mmHg 以下，如合并糖尿病或慢性肾疾病，应将血压控制在 130/80 mmHg 以下。

（3）控制血糖：合并糖尿病的患者应通过饮食控制、运动和降血糖治疗，使糖化血红蛋白控制在 7.0% 以下。

3. 心理支持　心肌梗死患者出院后常常出现抑郁的情绪反应，为降低抑郁发生有必要对其进行心理支持，措施包括：

（1）告诉家属应给予患者精神和物质支持，创造一个良好的身心休养环境。

（2）嘱家属和亲友在患者出现紧张、焦虑或烦躁等情绪时给予其理解，并设法对其进行疏导。

（3）鼓励患者积极参与社会活动。

4. 预后　心肌梗死预后取决于梗死部位、梗死面积和再灌注治疗开始的时间，若再灌注治疗在症状发生的 1 h 内进行，大部分梗死部位的心肌可以存活，病死率极低。ST 段抬高型心肌梗死患者的病死率随再灌注治疗开始时间的延长而升高。发生严重心律失常、心力衰竭或心源性休克者，病死率高。

⚠ **重点提示**

1. 对心肌梗死患者的护理应掌握疼痛护理、排便护理、溶栓护理。

2. 急性心肌梗死的心功能评价应按 Killip 分级法，然后根据其心功能状况对患者活动和康复进行指导，具体参见慢性心力衰竭患者护理中的相关部分。

3. 掌握对心肌梗死患者的健康教育内容，尤其是院外的康复和心血管疾病危险因素的控制。

思考题

1. 简述急性心肌梗死的概念及发病机制。

2. 简述急性心肌梗死的发病先兆及临床表现。

3. 简述急性心肌梗死的诊断要点及主要治疗措施。

4. 简述无并发症的急性心肌梗死患者急性期的护理措施。

5. 简述急性心肌梗死溶栓治疗时的主要护理措施及疗效评定。

6. 对心肌梗死患者进行健康教育的内容主要有哪些？

心血管病介入性诊治及护理

心血管病介入性诊治（interventional diagnostic and therapy for cardiovascular diseases）是指通过导管插入术，将诊断或治疗用的各种器材送入心脏或血管内进行疾病诊断及治疗的方法。所有介入性诊治方法都是在导管插入术的基础上发展起来的。心血管病介入性诊断方法包括心导管检查、外周动脉或静脉造影、冠状动脉造影、心室造影、漂浮导管术、心内电生理检查等。心血管病介入性治疗方法包括经皮腔内冠状动脉成形术、冠状动脉支架植入术、冠状动脉内斑块消除术、经皮穿刺球囊二尖瓣成形术、心导管射频消融术、心内起搏术、先天性心脏病介入治疗等。在此仅叙述冠状动脉造影、经皮腔内冠状动脉成形术及冠状动脉支架植入术。

冠状动脉造影

冠状动脉造影是将冠状动脉造影导管经动脉送至左、右冠状动脉开口部进行造影的技术。操作时常选用股动脉，亦可选用肱动脉或桡动脉。常用的造影剂为 76% 泛影葡胺及其他非离子型碘造影剂。

【目的】了解冠状动脉血管病变情况，确定冠心病诊断，选择最佳治疗方案。

【适应证】凡疑有冠状动脉病变者。躯体有感染性疾病、出血倾向、严重肝肾损害，严重心功能不全，外周动脉、静脉血栓性脉管炎，造影剂过敏等为冠状动脉造影禁忌。

【并发症】最常见的并发症有心律失常，一般呈一过性，无须处理，严重者可出现室性心动过速或心室颤动、猝死（发生率为 1‰～5‰）。其他并发症有急性心肌梗死、感染、外周穿刺动脉出血、栓塞、造影剂过敏等。必须指出，冠状动脉造影并发症发生率的高低与操作者的技术熟练程度有直接关系。

【术前准备】完成一般常规临床检查，包括血尿常规检查、出凝血时间检查、电解质检查、肝肾功能检查、心电图或运动心电图检查；有条件时应做超声心动图检查及胸部 X 线检查。术前还需了解外周动脉（如股动脉、足背动脉）搏动情况，做碘过敏试验，腹股沟部备皮。术前 4 h 禁食。对情绪紧张者可给镇静剂。

【术后处理及护理】对动脉穿刺部位加压包扎，压沙袋 6～8 h，并嘱患者平卧 6～12 h，避免手术侧下肢弯曲；注意伤口出血及保持足背动脉搏动良好。嘱患者继续服用常规药物。

经皮腔内冠状动脉成形术

经皮腔内冠状动脉成形术（PTCA）是冠状动脉介入治疗的基本手段，其他方法都是在此基础上发展起来的。

【目的】采用特制的球囊导管扩张狭窄的冠状动脉，解除其狭窄，使相应的心肌供血增加，以缓解症状、改善心功能。

【适应证】

（1）冠状动脉不完全狭窄，程度 >75% 者。

（2）冠状动脉单支或多支近端病变、孤立病变、向心性病变、局限病变、长度 < 15 mm 的无钙化病变。

（3）有临床症状的 PTCA 后再狭窄病变。

（4）新近发生的单支冠状动脉完全阻塞病变。

（5）冠状动脉旁路移植血管再狭窄病变。

（6）临床有心绞痛症状，药物治疗效果不佳，且心功能较好者。

【并发症】

1. 急性期并发症　冠状动脉急性闭塞，发生在术后即刻至 24 ~ 72 h，可导致急性心肌梗死；发生原因多为血管内夹层形成、血栓形成等；采用支架植入及加强抗血小板治疗后发生率大大下降。

2. 后期并发症　术后 6 个月内有 30% ~ 40% 的患者发生再狭窄，其主要由血管内膜平滑肌增生所致。PTCA 后植入支架可降低术后再狭窄的发生率。

【术前准备】　基本与冠状动脉造影相同，但做 PTCA 前必须口服抗血小板聚集药物，如阿司匹林、噻氯匹定（抵克力得）。

【术后处理】　坚持抗凝治疗，常用肝素静滴，使患者凝血时间延长至正常的 1.5 ~ 2 倍，持续 3 ~ 5 d；亦可口服华法林。继续服用硝酸酯类药物、钙通道阻滞剂、ACEI 类药物。

冠状动脉支架植入术

【目的】　在血管病变部位植入一金属支架以保持血管通畅，防止和减少 PTCA 后急性冠状动脉闭塞和后期再狭窄的发生。

【适应证】

（1）冠状动脉支起始部或近端病变（为预防和减少再狭窄的发生）。

（2）做 PTCA 后夹层形成或有弹性回缩病变。

（3）血管直径 ≥ 2.5 mm。

【术前准备】　急诊冠脉介入治疗术前有时需加血小板糖蛋白Ⅱb/Ⅲa受体拮抗剂（阿昔单抗）。

【术后处理】　与 PTCA 相同，为防止急性或亚急性支架内血栓形成，冠状动脉支架植入术后需强调抗凝治疗，并要彻底，一般用肝素或低分子肝素，持续 3 ~ 7 d；此后继续服用抗血小板聚集药品，如阿司匹林、噻氯匹定、氯吡格雷。

【PTCA 及冠脉支架术后护理】

1. 病情观察　观察患者神志、视力、心率、心律、体温、血压等的变化，以及伤口有无出血、渗血，足背动脉搏动，尿、便的颜色（有无出血问题）；有无心慌、大汗、头晕等不适；有无胸痛，以及疼痛的性质、部位、程度、持续时间、有无放射痛等。

2. 心理支持　为患者讲解行 PTCA 后的主要注意事项，并鼓励其与有同种治疗经历的病友交流。及时了解患者有无焦虑，让其倾诉并认真倾听，然后耐心做好解释，解除其思想负担，以配合治疗和护理。

3. 拔管后的休息与活动

（1）嘱患者绝对卧床休息，对其患侧肢体制动。

（2）穿刺点沙袋压迫 6 h。

（3）活动指导：嘱患者术后 6～12 h 可床上翻身，尽量活动患侧肢体足趾，24 h 后可带绷带下床活动，48 h 拆除绷带后逐渐增加活动量，但起床下蹲时动作应缓慢，不要突然用力咳嗽、排便，防止伤口裂开。

（4）生活护理：限制活动期间协助患者做好生活护理。

（5）病情观察：注意观察患者双侧下肢皮肤的温度、颜色和动脉搏动情况。

4. 饮食护理　给患者提供低盐、低脂、易消化，不含高维生素 K 的饮食，如绿茶、西兰花、包心菜、菠菜、牛肝、猪肝，以防抗凝药物疗效被降低。术后保证患者入量（因术前禁食），防止血液过于黏稠，应给予患者饮水 500 mL 左右，以利于造影剂尽快自尿中排出。

5. 防止出血护理　由于术中及术后应用大量抗凝剂，故在每次静脉穿刺时，对穿刺部位应延长按压时间 3～5 min，防止皮下淤血。各种操作要轻柔，嘱患者不用硬、尖物剔牙和挖鼻孔、耳道。

【健康教育】

1. 活动与休息　嘱患者保持情绪稳定和充足睡眠；术后无并发症者 1 周内避免抬重物，2 周后可恢复日常生活，可在适应的范围内逐渐增大活动量，不可做剧烈的运动。

2. 饮食　嘱患者规律进餐，低盐、低脂，每餐不宜过饱，可适当增加粗纤维饮食和黑木耳；保持大便通畅。

3. 避免危险因素　嘱患者戒烟，可少量饮酒，不喝浓茶、浓咖啡，注意保暖，预防感冒，积极预防并控制感染。

4. 用药　嘱患者严格遵医嘱服药，随身携带保健卡、保健盒。

5. 定期复查　嘱患者定期门诊复查，支架术后半年做冠状动脉造影复查，以便了解血管再通情况。

6. 其他　可参见心肌梗死患者健康教育内容。

思考题

1. 简述冠状动脉造影、PTCA、冠状动脉支架植入术的目的及并发症。

2. 简述 PTCA、冠状动脉支架植入术后的护理要点及健康教育内容。

第六节　高血压病

病　例

患者，女，65 岁，15 年前查体发现血压升高，最高达 190/95 mmHg，间断服用降压药。近5年经常感头晕、头痛，睡眠差，测血压150~180/85~95 mmHg，半年来出现下肢水肿。1天来突感左侧肢体乏力，步态不稳来院。既往有高脂血症，父母均有高血压病。查体：P 68 次/min，BP 180/80 mmHg，神清合作，颜面部检查（－），双肺（－），心脏向左扩大，心律齐，心音增强，$A_2 > P_2$，腹软，未闻血管杂音，双足背轻度可凹性水肿，左上肢及左下肢肌力下降。尿常规：尿蛋白（＋）、尿糖（－），心电图示左心室肥厚。

问题：

1. 请对患者高血压病进行分类及危险分层。
2. 患者高血压病涉及的靶器官损害有哪些？
3. 如何选择患者高血压病治疗药物？
4. 高血压病患者的护理要点及健康教育内容有哪些？

病例答案

高血压病（hypertension）是一种常见的以体循环动脉压升高同时伴有不同程度的心排血量和血容量增加为主要表现的临床综合征。长期血压升高可引起严重心、脑、肾等靶器官的损害，并最终导致功能衰竭。目前在世界范围内，高血压病仍是一种高患病率、高致残率、高病死率及低知晓率、低服药率、低控制率的疾病，是导致人类致残及死亡的重要疾病。

高血压病可分为原发性和继发性两类。原发性高血压占高血压病患者总数的95%以上。继发性高血压是某些疾病的临床表现之一，此类患者仅占高血压病患者总数的5%左右。

一、病因和发病机制

高血压病发生的原因和机制尚不完全清楚。遗传和环境两个因素的相互作用与其发病密切相关。饮食、精神应激、体重、药物、家族病史等都参与高血压病的发生。

长期反复的过度紧张与精神刺激使大脑皮质功能失调，皮质下血管运动中枢失去平衡，交感神经活动增强，引起全身小动脉痉挛，外周阻力上升，导致血压升高。

体液内分泌因素中肾素－血管紧张素－醛固酮系统（RAAS）与高血压病的发病有密切关系。肾素、血管紧张素有强烈的收缩小动脉平滑肌的作用，引起外周阻力进一步增加。另外，血管紧张素Ⅱ刺激肾上腺皮质球状带，使醛固酮分泌增加，导致体内水钠潴留，血容量增加，最终使血压进一步升高。

血管内皮功能异常，则内皮细胞合成和释放的内皮舒血管因子及内皮缩血管因子平衡失调，促进细胞增殖，导致外周阻力增加。

胰岛素抵抗所致高胰岛素血症亦参与高血压病的发病。

> **⚠ 重点提示**
>
> 1. 高血压病是一种常见的以体循环动脉压升高同时伴有不同程度的心排血量和血容量增加为主要表现的临床综合征。
>
> 2. 遗传和环境两个因素的相互作用与高血压病的发病密切相关。

二、临床表现

1. 一般表现　原发性高血压起病缓慢，病程常达 10～20 年及以上。患者早期多无症状，偶于查体、精神紧张、情绪激动或劳累后发现血压升高，休息后血压可恢复正常。

患者血压升高时可有头晕、头痛、耳鸣、失眠、乏力等症状。体检可无特殊阳性发现，病程较长者可出现心脏扩大、心尖部第四心音、主动脉瓣区收缩早期喷射性杂音等。

2. 恶性或急性高血压　少数患者病情发展迅速，舒张压持续≥130 mmHg，伴有头痛、视物模糊、眼底出血、渗出和视神经乳头水肿，预后很差，常死于肾衰竭、心力衰竭及脑卒中。其发病机制尚不清楚。

3. 并发症表现　长期、持久的血压升高可导致脑、心、肾等靶器官受损。

（1）脑部表现：头痛、头晕为常见；血压急剧升高可引发脑血管痉挛，导致一过性脑缺血，其表现为头痛、失语、肢体瘫痪，历时数分钟至数天恢复。长期的高血压血管病变可致脑出血、脑梗死。

（2）心脏表现：长期高血压可引起心脏形态和功能的改变，如心肌肥厚、心脏增大。高血压病早期（心功能代偿时期）症状可不明显；后期心功能失代偿，则出现左心衰竭的临床表现。合并冠状动脉粥样硬化的患者可有不同程度的心绞痛或心肌梗死；查体可有心脏扩大，主动脉瓣第二心音亢进；心电图示左心室肥厚。

（3）肾脏表现：长期高血压导致肾小动脉硬化，肾功能不全，晚期可导致氮质血症及尿毒症。

4. 高血压危象　高血压危象包括高血压急症和高血压亚急症。

（1）高血压急症（hypertensive emergencies）：是指血压在短期内（数小时至数天内）急剧升高（＞180/120 mmHg），患者出现剧烈头痛、恶心、心悸、出汗、视物模糊等征象，并伴发进行性心、脑、肾等靶器官功能不全的表现。高血压急症包括高血压脑病、颅内出血、急性心肌梗死、急性左心衰竭伴肺水肿、不稳定型心绞痛、主动脉夹层动脉瘤等。

高血压脑病是指血压突然或短期内明显升高，同时伴有严重头痛、呕吐、神志改变的疾病，重者有意识模糊、抽搐、昏迷等中枢神经系统功能障碍征象。其机制可能为过高的血压导致脑灌注过多，引发脑水肿。

（2）高血压亚急症（hypertensive urgencies）：高血压严重升高但不伴靶器官损害。

三、高血压病的分类及危险分层

根据《中国高血压防治指南》（2018 年修订版），血压水平的分类和定义及血压升高患者心血管风险水平分层分别见表 3-2、表 3-3。

表 3-2　血压水平的分类和定义

类别	收缩压/mmHg		舒张压/mmHg
正常血压	<120	和	<80
正常高值	120~139	和（或）	80~89
高血压：	≥140	和（或）	≥90
1 级高血压（轻度）	140~159	和（或）	90~99
2 级高血压（中度）	160~179	和（或）	100~109
3 级高血压（重度）	≥180	和（或）	≥110
单纯收缩期高血压	≥140	和	<90

注：当患者的收缩压与舒张压分属不同的级别时，则以较高的分级为准。

表 3-3　血压升高患者心血管风险水平分层

其他心血管危险因素和疾病史	血压/mmHg			
	收缩压 130~139 和（或）舒张压 85~89	收缩压 140~159 和（或）舒张压 90~99	收缩压 160~179 和（或）舒张压 100~109	收缩压≥180 和（或）舒张压 ≥110
无		低危	中危	高危
1~2 个其他危险因素	低危	中危	中/高危	很高危
≥3 个其他危险因素，靶器官损害，或 CKD 3 期，无并发症的糖尿病	中/高危	高危	高危	很高危
临床并发症，或 CKD ≥4 期，有并发症的糖尿病	高/很高危	很高危	很高危	很高危

注：CKD 指慢性肾脏病（chronic kidney disease）。

四、诊断要点

在未用抗高血压药的情况下，在不同时间测量 3 次血压方能确诊高血压病，诊断标准为收缩压≥140 mmHg 和（或）舒张压≥90 mmHg。同时，应结合病史、临床表现等对患者做出心血管风险水平分层分析。动态血压监测对诊断高血压病有较高的价值。

在做出高血压病诊断时，应排除其他疾病所致继发性高血压。常见的导致继发性高血压的疾病有肾疾病（如肾小球肾炎、多囊肾、肾结核等肾实质性病变）、血管性疾病（如肾动脉狭窄、主动脉缩窄）、内分泌疾病（如嗜铬细胞瘤、原发性醛固酮增多症、皮质醇增多症）等。

> ⚠ **重点提示**
>
> 1. 原发性高血压起病缓慢，长期、持久的血压升高可导致心、脑、肾等靶器官受损。
>
> 2. 高血压急症是指血压在短期内急剧升高，患者出现剧烈头痛、恶心、心悸、出汗、视物模糊等征象，并伴发进行性心、脑、肾等靶器官功能不全的表现。
>
> 3. 在未用抗高血压药的情况下，收缩压≥140 mmHg 和（或）舒张压≥90 mmHg，即可诊断高血压病。应掌握高血压病的心血管风险水平分层标准。定期检查血压是早期诊断高血压病的主要方法，但需在不同时间测量3次血压方能确诊。

五、治疗要点

治疗目的：降低血压，防止和减少并发症所致病死率和病残率。

治疗目标：一般人群的降压目标血压为＜140/90 mmHg，有糖尿病或肾病的高危患者的降压目标血压为＜130/80 mmHg。

治疗原则：一般需长期甚至终身治疗。

1. **非药物治疗** 适合各型高血压病患者。尤其对轻者，单纯非药物治疗可使血压有一定程度的下降。

非药物治疗包括：①限制钠摄入，一般以每天摄入食盐6 g 左右为宜；②减轻体重，尤其针对肥胖患者，方法主要为限制每日热量摄入，辅以适当的体育活动；③适量的运动，有利于调整神经中枢功能失调；④戒烟；⑤减轻精神压力，保持心理平衡。

2. **降压药物治疗** 常用的降压药物有五大类：利尿剂、β 受体阻滞剂、钙通道阻滞剂、血管紧张素转化酶抑制剂、血管紧张素Ⅱ受体阻滞剂。

（1）利尿剂：通过利尿排钠降低容量负荷，从而起到降压作用。适用于轻中度高血压，对更年期女性和老年人的高血压病有较强的降压效应。常用药物有：

① 排钾类利尿剂，包括噻嗪类（如氢氯噻嗪，25 mg/次，1～3 次/d）；袢利尿剂类（如呋塞米，20 mg/次，1～2 次/d；托拉塞米，5～10 mg/次，1 次/d）。使用排钾类利尿剂时应注意补钾。

② 兼有排钾及扩血管作用的利尿剂，如吲达帕胺，2.5 mg/次，1 次/d。

③ 保钾利尿剂，如氨苯蝶啶，50 mg/次，1～2 次/d；螺内酯，20～40 mg/次，1～2 次/d。

（2）β受体阻滞剂：通过降低心率及交感神经活性使心排血量降低，从而起到降压作用。适用于轻中度高血压，尤其是静息时心率较快（>80次/min）者；也适用于伴有心绞痛或心肌梗死的患者。常用药物有阿替洛尔，12.5~25 mg/次，1~2次/d；美托洛尔，25~50 mg/次，1~2次/d；比索洛尔，2.5~5 mg/次，1次/d。其副作用有头晕、心动过缓、心收缩力减弱，另可使血甘油三酯增加，高密度脂蛋白下降，并使胰岛素敏感性下降等。伴有糖尿病及高血脂患者慎用。

（3）钙通道阻滞剂（CCB）：通过拮抗平滑肌上的钙离子通道扩张血管（二氢吡啶类）并降低心排血量（非二氢吡啶类），从而起到降压作用。适用于各种程度的高血压，尤其是老年高血压病患者。目前临床优选长效、缓释或控释二氢吡啶类制剂，如硝苯地平控释片，30 mg/次，1次/d；硝苯地平缓释片，10~20 mg/次，2次/d；非洛地平，5~10 mg/次，1~2次/d；氨氯地平，5 mg/次，1次/d。其作用时间长，对外周血管作用较明显，且副作用小。

（4）血管紧张素转化酶抑制剂（ACEI）：通过抑制ACE使血管紧张素Ⅱ减少，增加缓激肽生成，从而起到降压作用。适用于轻中度或严重高血压，尤其适用于伴有心力衰竭、心室肥厚、糖尿病、肾损害有蛋白尿的患者。常用药物有卡托普利，12.5~25 mg/次，3次/d；依那普利，2.5~5.0 mg/次，2次/d；贝那普利，10 mg/次，1次/d；福辛普利，10~20 mg/次，1次/d；培哚普利，4~8 mg/次，1次/d。此类药物最常见的副作用是咳嗽，对严重肾功能不全、肾动脉狭窄、高血钾症患者禁用。

（5）血管紧张素Ⅱ受体阻滞剂（ARB）：通过抑制血管紧张素Ⅱ的AT_1受体发挥降压作用。其适应证与ACEI相同。常用药物有氯沙坦，50~100 mg/次，1次/d；缬沙坦，80 mg/次，1次/d；厄贝沙坦，150 mg/次，1次/d；替米沙坦，80 mg/次，1次/d。此类药物的作用与ACEI相似，但不产生咳嗽等副作用，适用于不能耐受ACEI的患者。

（6）其他：α_1受体阻滞剂可通过阻断血管平滑肌上的α_1受体，使血管扩张而降压，可作为辅助的降压药物。常用药物有哌唑嗪，1~2 mg/次，2次/d。

3. 降压药物的选择
（1）伴有左心室肥厚者：选用ACEI/ARB、CCB、β受体阻滞剂。
（2）胰岛素抵抗者：选用ACEI/ARB、α_1受体阻滞剂。
（3）伴有冠心病者：选用β受体阻滞剂、CCB、ACEI。
（4）肾功能异常者：ACEI/ARB对早期糖尿病肾病伴有高血压者具有保护肾功能的作用。

4. 降压药物的联合应用　目前认为，在以下情况下需要降压药物的联合应用：
（1）2级以上高血压病患者（≥160/100 mmHg，无危险因素及相关疾病）。
（2）高危以上高血压病患者（有3个以上危险因素及有靶器官损害和相关心血管疾病）。
（3）单药治疗血压仍未达标者。
具体药物联合应用方案为：ACEI/ARB+噻嗪类利尿剂；CCB+ACEI/ARB；CCB+噻嗪类利尿剂；CCB+β受体阻滞剂。

5. 高血压急症的治疗
（1）嘱患者卧床休息、吸氧、避免躁动。

（2）持续监测血压和尽快应用适合的降压药：通常采用静脉药物治疗，首选静脉滴注硝普钠，开始剂量为 $20 \sim 30 \ \mu g/min$ $[0.5 \ \mu g/(kg \cdot min)]$，以后可根据血压情况逐渐加量直至血压降至安全范围，常用剂量为 $180 \sim 200 \ \mu g/min$ $[3 \ \mu g/(kg \cdot min)]$。也可采用 α_1 受体阻滞剂乌拉地尔静脉制剂。

（3）缓慢降低血压。应将血压下降的速度控制在第 1 小时下降小于 25%，在以后的 $2 \sim 6 \ h$ 内将血压降至约 160/100 mmHg。掌握好降压安全目标水平，在 $24 \sim 48 \ h$ 内，无心脑并发症者，血压可降至正常；老年人或伴有心脑肾损害者，降压速度不宜过快，起初 48 h 内收缩压不低于 160 mmHg、舒张压不低于 100 mmHg，或平均动脉压降低 20% ~ 25% 即可。

（4）应将主动脉夹层的收缩压迅速降至 100 mmHg 左右（如能耐受）。

（5）对有烦躁、抽搐的患者，给予镇静剂，如地西泮、巴比妥钠、水合氯醛等。

六、护理

（一）主要护理问题/护理诊断

（1）疼痛：头痛，与血压升高有关。

（2）有受伤的危险：与血压升高致头晕有关。

（3）潜在并发症：高血压急症、脑血管意外。

（二）主要护理措施

1. 休息　保持病室安静，嘱患者保证充足的睡眠。高血压病初期患者可不限制一般的体力活动，避免重体力活动。血压较高、症状较多或有并发症的患者应卧床休息，避免体力和脑力的过度兴奋。

2. 饮食护理　指导患者坚持低盐、低脂、低胆固醇饮食，多吃新鲜蔬菜、水果以防止便秘。对肥胖患者控制体重，劝戒烟，限饮酒。

3. 药物治疗的护理　遵医嘱给予降压药物，注意用药后的血压变化以判断药物效果，并注意观察药物不良反应，特别是有无低血压的发生。向患者讲解有关高血压病的发病原因、主要症状、药物使用等相关知识。

4. 并发症的护理

（1）监测并发症的发生：定期监测血压，严密观察病情变化，发现血压急剧升高、剧烈头痛、呕吐、大汗、视物模糊、面色及神志改变、肢体活动障碍等症状，立即通知医师。

（2）脑血管意外的处理。

① 休息：嘱患者半卧位、避免活动、安定情绪，遵医嘱给予镇静剂。

② 给氧：保持呼吸道通畅，吸氧。

③ 监护：立即给予心电、血压、呼吸监护。

④ 药物治疗的护理：开放静脉通路，血压升高时首选硝普钠静脉滴注治疗，避光输注，并注意观察用药后血压的变化。

1. 高血压病需长期甚至终身治疗。治疗目的在于降低血压，防止和减少并发症所致病死率和病残率。

2. 一般人群的降压目标血压为＜140/90 mmHg，有糖尿病或肾病的高危患者的降压目标血压为＜130/80 mmHg。

3. 掌握各类降压药物的作用机制、高血压急症的治疗要点。

4. 掌握高血压病并发症的护理和健康教育的内容。

七、健康教育

1. 休息与运动　指导患者根据病情选择骑自行车、健身操、快步行走等有氧运动，避免参加举重、俯卧撑等力量型活动以及比赛、竞争性质的活动，运动锻炼应做到持之以恒。注意劳逸结合，保证充分睡眠。

2. 饮食与嗜好　嘱患者每天摄盐量应低于 6 g，肥胖者还需限制热量和脂类的摄入；吸烟者应戒烟，限制饮酒。

3. 情绪管理　嘱患者保持情绪轻松、稳定。

4. 用药指导　指导患者为预防靶器官的损害应坚持服药，即使血压降至正常也不能擅自停药；服药的剂量应遵医嘱，不可随意增加，以防因血压降得过低而致重要脏器供血不足。

5. 自我监测　教会患者或家属测量血压，在家中定期测量血压。此外，还需门诊随访检查靶器官的受损情况。

思考题

1. 简述高血压病的概念，血压水平的分类和定义，以及血压升高患者心血管风险水平分层。

2. 简述高血压病的临床表现及靶器官损害表现。

3. 简述高血压急症的内容。

4. 简述高血压病的非药物治疗及药物治疗。

5. 简述高血压病的主要护理措施及对高血压病患者健康教育的内容。

第七节　心肌病

心肌病（cardiomyopathy）是指由不同病因（遗传性病因较多见）引起的心肌病变导致

心肌机械性和（或）心电功能障碍的一组异质性心肌疾病，常表现为心室肥厚或扩张。

心肌病的分类具体如下：①遗传性心肌病：肥厚型心肌病、右心室发育不良、左心室致密化不全、糖原贮积症、先天性传导阻滞、线粒体肌病、离子通道病；②混合性心肌病：扩张型心肌病、限制型心肌病；③获得性心肌病：感染性心肌病、心动过速心肌病、心脏气球样变、围生期心脏病。

本节介绍临床上最常见的扩张型心肌病和肥厚型心肌病。

扩张型心肌病

扩张型心肌病（dilated cardiomyopathy，DCM）是以单侧或双侧心腔扩大，心室收缩功能减退，伴或不伴充血性心力衰竭为特征的心肌疾病，是原发性心肌病中最常见的一种类型。常伴有心律失常，病死率高。任何年龄组均可发病。

【病因及发病机制】

扩张型心肌病的病因不明，可能与病毒、细菌、中毒、内分泌和代谢异常、遗传、神经递质受体异常等多种因素所致的心肌损害有关。近年来多数研究认为，持续性病毒感染和自身免疫是其发病的重要原因。

【临床表现】

此病一般起病缓慢，早期即可出现心脏扩大，但无临床症状；此后主要表现为劳力性呼吸困难、心悸、胸闷、乏力、夜间阵发性呼吸困难等左心衰竭症状；后期可发展为全心衰竭。

其主要体征是心脏扩大，常伴有房性奔马律或室性奔马律；可出现各种类型的心律失常，合并心力衰竭时可有相关体征（肺循环淤血、肝大、水肿等）。

由于心房、心室扩大形成附壁血栓，栓子脱落可引起心、脑、肾和周围血管栓塞，患者会出现相应器官的栓塞症状。个别患者可因心律失常或其他病因发生猝死。

【有关检查】

1. 胸部 X 线检查　早期心脏轻度增大，晚期全心显著增大，搏动减弱，可见肺循环淤血征象。

2. 心电图检查　房室肥大、低电压、非特异性 ST – T 改变，少数可见异常 Q 波；可见各种类型心律失常，常见心房颤动、室性心律失常、房室传导阻滞等。

3. 超声心动图检查　是诊断及评估 DCM 最常用的重要检查手段。显示心房、心室腔明显扩大，心室壁呈弥漫性运动减弱，二尖瓣或三尖瓣关闭不全，左室射血分数降低。

【诊断要点】

对心脏明显增大，心律失常、心室壁弥漫性运动减弱，伴或不伴心脏收缩功能降低，又无其他病因可解释的患者，应考虑做此病诊断。超声心动图对此病诊断有重要价值。

【治疗要点】

此病无特殊防治方法。主要针对充血性心力衰竭和各种心律失常进行治疗。

充血性心力衰竭的处理原则与一般心力衰竭相同。扩张型心肌病患者易发生洋地黄中毒，故应慎用此药。近年来大量循证医学资料证明，ACEI 及 β 受体阻滞剂长期合理应用可明显延缓病情发展、延长发生心力衰竭后的存活时间、改善症状及预后、提高生活质量。此外，必须有效控制各类心律失常，加强抗血小板聚集治疗（应用阿司匹林等），防治栓塞及猝死。对部分晚期重症患者可选择心脏再同步化治疗（cadiac resynchronization therapy, CRT），其对改善血流动力学有良好的效果。

⚠ **重点提示**

1. 扩张型心肌病是以单侧或双侧心腔扩大，心室收缩功能减退，伴或不伴充血性心力衰竭为特征的心肌疾病。
2. 心脏扩大及心力衰竭是扩张型心肌病最主要的临床特点。
3. 控制心力衰竭是治疗扩张型心肌病的基本点。

肥厚型心肌病

肥厚型心肌病（hypertrophic cardio-myopathy，HCM）是以室间隔非对称性肥厚、心室腔变小为特征，左心室血液充盈受阻，舒张期顺应性降低为基本病态的心肌疾病；根据左心室流出道有无梗阻又可分为梗阻性与非梗阻性。此病常为青年人猝死的原因之一。

【病因及发病机制】

肥厚型心肌病的病因不明，但患者常有明显家族史（约占1/3）。这提示其与遗传因素有关，被认为是常染色体显性遗传性疾病。

【临床表现】

部分患者可无症状，因猝死或在体检中才被发现患病。其主要症状为劳力性呼吸困难、气短、心悸、胸痛等。伴有左心室流出道梗阻的患者可在出现心律失常或交感神经兴奋时发生头晕、晕厥等症状。部分患者可出现心绞痛、左心衰竭等。患者可出现各种类型的心律失常，严重心律失常可导致猝死。

体格检查：心界可正常或轻度增大，常可闻第四心音。有左心室流出道梗阻者，在胸骨左缘第3~4肋间可闻及收缩中晚期喷射性杂音，这是此病的重要体征。此杂音可向心尖部传导，在增加心肌收缩力，如吸入硝酸甘油、做 Valsalva（深吸气后屏气）动作时增强；在减弱心肌收缩力、增加左心室容量，如下蹲位、用 β 受体阻滞剂时可减轻。

【有关检查】

1. 胸部 X 线检查　心影增大不明显，升主动脉无扩张，有心力衰竭时心影可增大及出现肺循环淤血的征象。

2. 心电图检查　左心室肥厚、非特异性 ST－T 改变，胸导 V_{3-5} 可有巨大倒置 T 波，在 Ⅱ、Ⅲ、aVF 导及/或 V_{1-2}、V_{5-6} 导可见病理性 Q 波。此外，可有室性期前收缩、心房颤动、房室传导阻滞等各种心律失常。

3. 超声心动图检查　对此病诊断有重要意义。显示室间隔的非对称性肥厚，舒张期室间隔厚度与左心室后壁厚度之比 >1.3~1.5。有梗阻的病例可见室间隔流出道部分向左心室内突出，二尖瓣前叶在收缩期向前方运动（SAM征），形成流出道狭窄。

4. 其他　心脏磁共振检查、左心导管及左心室造影对此病确诊有重要价值。

【诊断要点】

对不能用已知的心脏病来解释的心肌肥厚、病理性Q波、明显的ST-T改变，应考虑此病。超声心动图、心脏磁共振检查可提供有确诊价值的诊断依据。阳性家族史更有助于诊断。

【治疗要点】

此病治疗的目的是弛缓肥厚的心肌，减轻流出道梗阻，控制严重的心律失常，防止晕厥或猝死，缓解心力衰竭症状。

轻者无症状，无须对其做特殊处理，但应嘱其避免激烈运动、持重或屏气等动作，以减少猝死的发生。

药物治疗：常选用β受体阻滞剂（如美托洛尔）及钙通道阻滞剂（非二氢吡啶类，如地尔硫䓬），以减慢心率，减弱心肌收缩力，降低室壁张力，改善心室充盈和抗心律失常，减轻流出道梗阻，从而缓解症状、预防猝死。

对合并心力衰竭的患者按心力衰竭治疗，但一般禁用硝酸盐与洋地黄类药物。防治血栓栓塞可选用阿司匹林100 mg/d。

对内科治疗效果不佳者，可选用介入手术（导管室间隔化学消融术）、外科手术（室间隔部分心肌切除术）。

⚠ **重点提示**

1. 肥厚型心肌病是以室间隔非对称性肥厚、心室腔变小、左心室血液充盈受阻、舒张期顺应性降低为基本特点的心肌病。

2. 晕厥、胸痛、猝死为肥厚型心肌病的主要临床表现。

3. 超声心动图检查对肥厚型心肌病的确诊有极高的价值。

4. 弛缓肥厚的心肌、预防晕厥及猝死是肥厚型心肌病的治疗重点。

【护理】

（一）主要护理问题/护理诊断

（1）气体交换受损：与心肌病致充血性心力衰竭有关。

（2）活动无耐力：与心肌病致心排血量下降有关。

（二）主要护理措施

1. 病情观察　评估患者有无心力衰竭的症状、体征及其心功能状况，注意患者心率和心律的变化。

2. 尚未发生心力衰竭患者的护理　嘱患者注意避免劳累，预防上消化道感染，戒烟、酒，女性患者不宜妊娠；合理安排活动与休息，坚持治疗。

3. 发生心力衰竭患者的护理　一旦发现患者出现心力衰竭的表现，应按照心力衰竭的护理措施对其进行护理。

4. 药物治疗的护理　扩张型心肌病患者极易发生洋地黄中毒，故用药期间需密切监测患者有无洋地黄中毒的反应，必要时检查血药浓度以便及时发现中毒先兆、及时处理。

【预后及健康教育】

1. 扩张型心肌病　预后不良，主要死亡原因是顽固性心力衰竭。嘱患者一旦发生心力衰竭应注意充分休息，保证营养，坚持服药，延缓病情恶化。

2. 肥厚型心肌病　进展缓慢，若病情进展迅速或心室舒张末期血压过高则预后不好。教育患者应注意避免剧烈的运动、劳累、持重和屏气动作，以免诱发猝死。

思考题

1. 简述心肌病的临床分类。
2. 简述扩张型心肌病的临床表现及治疗要点。
3. 简述肥厚型心肌病的临床表现及治疗特点。
4. 简述心肌病的护理要点及健康教育内容。

第四章

消化系统疾病

第一节　总论

消化系统由消化管和消化腺组成。消化管是指从口腔到肛门的形态各异的管道，包括口腔、咽、食管、胃、小肠（十二指肠、空肠和回肠）及大肠（盲肠、阑尾、结肠、直肠和肛管）。消化腺分为大消化腺和小消化腺两种。大消化腺位于消化管壁外，为独立器官，如大唾液腺、肝和胰腺等，其所分泌的消化液经导管流入消化管腔内。小消化腺分布在消化管壁内的黏膜层或黏膜下层，如舌腺、胃腺和肠腺等。

消化系统具有消化、吸收、排泄、解毒和内分泌等多种生理功能，其中消化和吸收是人体获得能源的重要生理功能。此外，消化管的淋巴组织产生的 B 淋巴细胞，具有免疫功能。

消化系统是机体患病率较高的部位。食管癌、胃癌、肝癌、结肠癌和直肠癌等消化系统肿瘤均属我国发病率前 10 位的恶性肿瘤。现分述消化管和消化腺各部位的结构与功能。

一、食管

食管是消化管中最狭窄的部分，长约 25 cm，其功能是传送食团和防止反流。食管最重要的特点是有上、中、下 3 个生理性狭窄，各狭窄处是异物易滞留及食管癌好发的部位。食管下段括约肌具有保持管腔关闭、防止反流的作用。贲门和（或）食管下段括约肌功能障碍，可引起反流性食管炎。

二、胃

胃是消化管中最膨大的部分。成人的胃可容纳 1~2 L 食物。

胃分为贲门部、胃底、胃体、幽门部 4 个部分。胃与食管连接处为贲门；幽门部为胃体下界与幽门之间的部分，包括幽门管和幽门窦，幽门窦（胃窦）宽大且位于胃的最低部；幽门为胃的出口，与十二指肠相连接。幽门括约肌具有延缓胃内容物排空和防止肠内容物逆流入胃的作用。胃溃疡和胃癌多发生于幽门窦近胃小弯处。胃壁分为 4 层，即黏膜、黏膜下层、肌层和浆膜。

胃的主要功能为暂时储存食物，通过蠕动和分泌胃液，对食物进行机械性和化学性消化，且将食糜缓慢推进至十二指肠。胃液是由胃黏膜内不同细胞分泌的消化液组成的。胃黏膜层主要由 3 种细胞构成：

1. 壁细胞　分泌胃酸和内因子。
2. 主细胞　可分泌胃蛋白酶原，其在盐酸的作用下转化为有活性的胃蛋白酶。
3. 黏液细胞　主要分泌碱性黏液，以中和胃酸、保护胃黏膜。

此外，在幽门部的腺体中还含有 G 细胞，即一种内分泌细胞，可分泌促胃液素。促胃液素能促进壁细胞分泌胃酸，促进主细胞分泌胃蛋白酶原。

三、小肠

小肠由十二指肠、空肠、回肠组成，全长约 6 m，是消化管中最长的一段。

十二指肠上端连幽门，下端连空肠，呈 C 字形包绕胰头，可分为球部、降部、水平部及升部 4 段。其中，球部是消化性溃疡的好发部位；降部内后侧壁黏膜上有一乳头状突起称十二指肠乳头，胆总管和胰管汇合或分别开口于此，使胆汁和胰液可由此处流入十二指肠。十二指肠与空肠连接处被十二指肠悬韧带固定，十二指肠悬韧带是上下消化管的分界线。

小肠黏膜具有巨大的功能面积，故小肠是消化、吸收食物的主要场所。小肠每天吸收液体约 9 L，其中 6~7 L 为人体本身分泌的消化液，如小肠分泌的小肠液，以及胃液、胆汁、胰液等，其余为摄入的水分。患者发生剧烈呕吐和腹泻，就可使消化管内液体大量丢失而造成脱水。

四、大肠

大肠是由盲肠（包括阑尾）、结肠（包括升结肠、横结肠、降结肠和乙状结肠）及直肠（包括肛管）组成的。回肠与盲肠交界处的回盲瓣可使回肠中的食糜残渣间歇地进入结肠，也可阻止结肠内容物向回肠反流。肛管是消化管的末段，上端接直肠，下端止于肛门。肛管被肛门括约肌包绕，有控制排便的作用。

大肠的主要功能是吸收水分和电解质，且能吸收大肠内多种细菌产生的维生素。大肠最终将食物残渣浓缩成粪便以排出体外。

五、肝

肝是人体最大的消化腺，是维持生命的重要器官。肝接受肝动脉和肝门静脉双重血液供应，因此其血供十分丰富。肝的主要功能如下。

1. 分泌胆汁　胆汁是由肝细胞分泌的，消化期直接进入十二指肠，非消化期则流入胆囊储存起来。胆汁对脂肪的消化、吸收具有重要作用。

2. 参与糖、蛋白质、脂肪代谢　肝能使葡萄糖、部分氨基酸、脂肪中的甘油等变为糖原而储存起来，当机体需要时糖原再分解为葡萄糖；血浆中的全部白蛋白、部分球蛋白以及多种凝血酶原等均由肝合成；肝可使摄入的和体内储存的脂肪被动员和氧化，并参与脂类在体内的合成代谢。

3. 解毒保护作用　肝是人体主要的解毒器官。由肠道吸收或体内代谢产生的有毒物质在肝内经氧化、还原、水解、结合等过程可转变为无毒物质或毒性减低，之后随尿液或胆汁排出体外。

4. 其他　肝细胞分泌的某些酶可分解灭活糖皮质激素、雌激素、雄激素、醛固酮等激素而起到维持激素平衡的作用。肝生成的胆汁酸还可协助脂溶性维生素的吸收。

六、胆

肝细胞间的毛细胆管集合成小叶间胆管，并汇合成左、右肝管，再汇合成肝总管，肝总管与胆囊管汇合成胆总管，开口于十二指肠乳头。上述管道与胆囊构成了收集、贮存、运输和排泄胆汁的系统，胆囊的主要作用是储存和浓缩胆汁。

七、胰腺

胰腺是仅次于肝的大消化腺，分头、体、尾 3 个部分，具有外分泌和内分泌两种功能。外分泌部的结构为胰腺泡细胞和小的导管管壁细胞，分泌胰液。胰液中主要含有胰淀粉酶、胰蛋白酶、胰脂肪酶等，参与淀粉、蛋白质、脂肪代谢。胰液产生后经主胰管排入十二指肠，主胰管和胆总管常合并为共同通道并开口于十二指肠降部，开口处有 Oddi 括约肌以控制胆汁和胰液流入肠道。此处若发生梗阻，胆汁可反流入胰管而引发急性胰腺炎。内分泌部的结构为胰岛，其散在于胰实质内，以胰尾居多。胰岛组织中 α 细胞和 β 细胞可分别分泌胰高血糖素和胰岛素，主要参与糖代谢。

⚠ 重点提示

1. 消化系统由消化管和消化腺组成。消化管包括口腔、咽、食管、胃、小肠（十二指肠、空肠和回肠）及大肠（盲肠、阑尾、结肠、直肠和肛管）。消化腺分为大消化腺和小消化腺两种。大消化腺位于消化管壁外，为独立器官，如肝、胰腺等。小消化腺分布在消化管壁内的黏膜层或黏膜下层，如胃腺、肠腺等。

2. 消化系统的重要生理功能是消化、吸收、保证人体获得能源并维持生命。肝的主要功能为制造胆汁、参与三大代谢、解毒等；胰腺的主要功能是对淀粉、蛋白质、脂肪进行消化、分解，以及分泌胰高血糖素和胰岛素以主要参与糖代谢。

思考题

1. 消化系统由哪些器官组成？
2. 肝、胰腺的生理功能有哪些？

第二节　消化性溃疡

病　例

患者，男，35 岁。主诉上腹部疼痛 1 年，加重 3 天。1 年前开始间断性反复出现上腹部疼痛，呈钝痛，空腹时加重，进食后可缓解，无夜间痛，同时伴反酸、嗳气、烧心。3 天前饮酒后腹痛加重，呈绞痛，伴恶心，无呕吐。门诊胃镜示十二指肠球部前壁 0.8 cm×1.0 cm 大小的溃疡，为求进一步诊治入院。体格检查：T 36.8 ℃，P 84 次/min，R 16 次/min，BP 120/80 mmHg。神清语明，皮肤黏膜未见异常，浅表淋巴结未触及肿大。双肺呼吸音清晰，未闻干湿啰音，HR 84 次/min，节律规整，心脏各瓣膜听诊区未闻病理性杂音。腹平软，上腹部压痛，无反跳痛及肌紧张，Murphy 征阴性，肝肋下未触及。双下肢无水肿。

问题：

1. 此患者的诊断依据是什么？应对其采取哪些治疗措施？
2. 对该患者健康教育的主要内容是什么？

病例答案

消化性溃疡（peptic ulcer，PU）主要指发生在胃和十二指肠球部的慢性溃疡，其形成主要与胃酸及胃蛋白酶的消化作用有关。胃溃疡（gastric ulcer，GU）和十二指肠溃疡（duodenal ulcer，DU）是最常见的消化性溃疡，可发生于任何年龄。临床上 DU 较 GU 多见，两者之比为 2∶1～3∶1。前者好发于青壮年，后者多见于中老年。

一、病因和发病机制

胃和十二指肠的黏膜除了经常接触高浓度胃酸外，还受到胃蛋白酶、微生物、胆盐、酒精、药物和其他有害物质的侵袭。但在正常情况下，胃和十二指肠的黏膜有一系列防御和修复机制，能够抵御这些侵袭因素的损害作用，维持黏膜的完整性。这些机制包括胃黏膜屏障、黏液－碳酸氢盐屏障、黏膜良好的血液循环和上皮细胞强大的再生能力，以及外来及内在的前列腺素和表皮生长因子等。一般而言，只有当某些因素损害了防御和修复机制，机体才可能发生胃酸/胃蛋白酶侵袭黏膜而形成溃疡。现将消化性溃疡有关发病因素分述如下。

（一）幽门螺杆菌感染

大量研究表明，幽门螺杆菌（helicobacter pylori，Hp）感染是 PU 的主要病因。Hp 在 GU 中的检出率为 70%～80%，在 DU 中的检出率约为 90%，且成功根除 Hp 后溃疡的复发率明显下降。Hp 是一种重要的攻击因子，在致病因子（尿素酶、空泡细胞毒素及其相关蛋白等）的作用下损伤局部胃黏膜，增加侵袭因素（如胃泌素和胃酸）的分泌，削弱黏膜的防御和修复机制，导致溃疡的形成。

（二）非甾体类抗炎药

非甾体类抗炎药（non-steroidal anti-inflammatory drugs，NSAIDs）是 PU 的另一个常见病因。大量研究资料显示，服用 NSAIDs（阿司匹林、吲哚美辛、保泰松等）的患者发生 PU 及其并发症的危险性显著高于普通人群。NSAIDs 可以损伤胃、十二指肠黏膜屏障，即增加氢离子的反弥散，降低胃、十二指肠黏膜的血流量，对胃、十二指肠黏膜产生直接刺激和损伤作用，还可抑制环氧化酶活性，从而使内源性前列腺素合成减少，削弱胃黏膜的保护作用。

（三）胃酸和胃蛋白酶

消化性溃疡的最终形成是由胃酸/胃蛋白酶对黏膜的自身消化所致。胃酸由胃体壁细胞所分泌，胃酸的分泌主要取决于壁细胞总数，这由遗传因素决定。壁细胞表面有 3 种受体，即乙酰胆碱受体、组胺 H_2 受体和促胃液素受体，这些受体与相应的刺激物结合而引起胃酸分泌。胃蛋白酶是胃蛋白酶原经盐酸激活转变而来的，能降解蛋白质分子，对黏膜有侵袭作用，但其活性受到胃酸制约，pH >4 时便失去活性。因此，胃酸在溃疡形成过程中起决定性作用，是溃疡形成的直接原因。

（四）其他因素

1. 吸烟　研究证明，吸烟可增加 GU 和 DU 的发病率，同时可以影响溃疡的愈合，但机制尚不很清楚。这可能与吸烟增加胃酸分泌、减少十二指肠碳酸氢盐分泌等因素有关。

2. 遗传　曾被认为是消化性溃疡发病的重要因素。但随着 Hp 在消化性溃疡发病中的重要作用得到认识，遗传因素的重要性受到挑战。

3. 胃十二指肠运动异常　胃肠运动障碍不大可能是消化性溃疡的原发病因，但可加重

Hp 或 NSAIDs 对黏膜的损害。研究发现，部分 DU 患者胃排空增快，这可使十二指肠球部酸负荷增加，黏膜易受损伤；部分 GU 患者存在胃排空延缓和十二指肠液反流入胃，这会加重胃黏膜屏障的损害。

4. **应激和精神因素** 急性应激可引起应激性溃疡已是共识。但其对慢性溃疡患者的致病作用尚无定论。临床观察发现，持久和过度精神紧张、情绪激动等确实可使溃疡发作或加重，故推断精神因素对溃疡的发生主要起诱因作用。

5. **饮食失调** 粗糙和刺激性食物或饮料可引起黏膜的物理性和化学性损伤；饮料与烈酒除直接损伤黏膜外，还能促进胃酸分泌；不定时的饮食习惯破坏胃酸分泌规律。这些因素均可能与 PU 的发生和复发有关。

> ⚠ **重点提示**
>
> 1. 消化性溃疡的发生是一种或多种有害因素对黏膜的侵袭超过黏膜抵御损伤和自身修复的能力所导致的综合结果。DU 的发生主要是侵袭因素增强，而 GU 的发生主要是防御因素削弱。
> 2. Hp 和 NSAIDs 是消化性溃疡的两个重要病因。
> 3. 胃酸在消化性溃疡的形成中起关键作用。

二、临床表现

消化性溃疡临床表现不一，部分患者可无症状，或以出血、穿孔等并发症为首发症状。多数消化性溃疡在临床上以慢性病程、周期性发作（以秋冬或冬春之交发作者多见）、节律性上腹痛（与饮食相关）为特点。

（一）症状

1. **上腹痛** 是消化性溃疡的主要症状。其疼痛性质多为灼痛，亦可为钝痛、胀痛、剧痛或饥饿样不适。一般为轻到中度持续性疼痛。疼痛的部位、发作时间、缓解等依溃疡部位的不同而有特殊性，见表 4-1。

表 4-1 胃溃疡和十二指肠溃疡的疼痛比较

项目	胃溃疡	十二指肠溃疡
疼痛部位	剑突下正中或偏左	上腹正中或稍偏右
发作时间	餐后痛：多于餐后 1 h 内发生	空腹痛：餐后 2~4 h 及午夜发生
持续时间	1~2 h 后逐渐缓解	多为进食或服用抗酸药所缓解
一般规律	进食→疼痛→缓解	疼痛→进食→缓解

2. **其他** 部分病例无上述典型症状，仅表现为无规律的上腹隐痛不适。具或不具典型

疼痛者均可伴反酸、嗳气、腹胀等胃肠道症状，但缺乏特异性。

（二）体征

消化性溃疡患者缓解期多无明显体征，溃疡活动时中上腹可有局限性压痛，压痛部位多与溃疡的位置基本相符。少数患者可因慢性失血或畏食而有贫血、营养不良体征。

（三）特殊类型的消化性溃疡

1. 复合性溃疡　指胃和十二指肠同时发生的溃疡。DU往往先于GU出现。复合性溃疡引发幽门梗阻的发生率较单独GU或DU的高。

2. 老年人消化性溃疡　临床表现多不典型，无症状或症状不明显者占比较高，疼痛多无规律，食欲缺乏、恶心、呕吐、体重减轻、贫血等症状较突出。

3. 无症状性溃疡　指无任何症状，而以出血、穿孔等并发症为首发症状的消化性溃疡，约占消化性溃疡总体的15%。这类消化性溃疡见于任何年龄，但以老年人多见。

（四）并发症

1. 上消化道出血　是消化性溃疡最常见的并发症，DU比GU易发生此症。部分患者以上消化道出血为首发症状。出血量与被侵蚀血管的大小有关，轻者表现为黑粪，重者可排鲜血便。

2. 穿孔　消化性溃疡穿孔可引起3种后果：①急性穿孔/游离穿孔，即溃破入腹腔，可引起急性腹膜炎。DU和GU均可发生游离穿孔。②慢性穿孔/穿透性溃疡，即溃疡穿孔时与毗邻脏器或组织发生粘连，胃内容物不流入腹腔。穿透性溃疡改变了腹痛的规律，使其变得顽固而持久，所致疼痛常放射至背部。③亚急性穿孔，即邻近后壁的穿孔或穿孔较小，只引起局限性腹膜炎，与急性穿孔相较症状轻而体征较局限，易被漏诊。

3. 幽门梗阻　主要由DU或幽门管溃疡引起。表现为上腹部饱胀，餐后疼痛加重，频繁呕吐宿食，严重时可引起水和电解质紊乱。患者常出现营养不良和体重减轻。

4. 癌变　少数GU可发生癌变，尤其见于有长期慢性GU病史、45岁以上的患者。

三、有关检查

1. 胃镜检查及黏膜活检　胃镜检查是PU诊断的首选方法和金标准，可用于对PU进行诊断，包括有无溃疡、查找溃疡部位、鉴别良恶性溃疡；还可用于对合并出血者给予止血治疗，并对药物等治疗效果进行评价。

2. 钡餐造影检查　随着内镜技术的普及和发展，钡餐造影检查的使用越来越少，一般用于不愿接受胃镜检查者或胃镜检查受限者。PU的直接征象为龛影，其是诊断溃疡的重要证据。

3. 幽门螺杆菌检测　为消化性溃疡的常规检查项目，可分为侵入性和非侵入性两类。常用的侵入性方法有快速尿素酶试验、组织学检查和黏膜涂片染色镜检等；非侵入性方法有血清学检查和^{13}C或^{14}C尿素呼气试验等。

4. 胃液分析　GU患者胃酸分泌正常或稍低于正常，部分DU患者则胃酸分泌增多，其胃液分析结果与正常人有很大重叠。故胃液分析对消化性溃疡的诊断价值不大，目前临床已较少采用。

5. 粪便隐血试验　活动性 DU 或 GU 常有少量渗血，导致粪便隐血试验阳性，经治疗 1～2 周试验结果转阴。若 GU 患者粪便隐血试验持续阳性，应怀疑其有癌变可能。

> ⚠ **重点提示**
>
> 　　1. 消化性溃疡最常见的并发症是上消化道出血，可表现为呕血与黑粪，出血量大时甚至可出现鲜血便，小量出血可表现为粪便隐血试验阳性。
>
> 　　2. 十二指肠溃疡不会引起癌变。对中年以上，有长期胃溃疡病史，顽固不愈，近来疼痛节律性消失，食欲减退、体重明显减轻和粪便隐血试验持续阳性者，在胃镜检查中应做活检，除外癌变。

四、诊断要点

根据慢性病程、周期性发作及节律性疼痛，结合上腹部局限压痛点，一般可对消化性溃疡做出初步诊断。确诊消化性溃疡有赖于胃镜检查，钡餐造影检查发现龛影也有确诊价值。

五、治疗要点

消化性溃疡的治疗目的在于缓解临床症状，促进溃疡愈合，减少复发和避免并发症。

（一）一般治疗

患者应生活规律，劳逸结合，避免过度劳累和精神紧张；饮食上定时进餐，避免辛辣、过咸食物和刺激性饮料。

（二）药物治疗

1. 抑制胃酸分泌药物　目前临床常用的抑制胃酸分泌药物有 H_2 受体拮抗剂（histamine 2 receptor antagonist，H_2RA）和质子泵抑制剂（proton pump inhibitor，PPI）两大类。

（1）H_2 受体拮抗剂：能阻止组胺与其 H_2 受体相结合，使壁细胞分泌胃酸减少。常用药物有西咪替丁、雷尼替丁和法莫替丁。副反应较少，主要为乏力、头昏、嗜睡和腹泻。

（2）质子泵抑制剂：是已知的作用最强的胃酸分泌抑制剂，可以抑制壁细胞分泌 H^+ 的最后环节，即 $H^+ - K^+ - ATP$ 酶（质子泵），有效地减少胃酸分泌。其抑制胃酸分泌作用比 H_2RA 更强，且作用时间长。常用药物有奥美拉唑、兰索拉唑等。

除上述两类抑制胃酸分泌药物外，治疗消化性溃疡还可采用抗酸药，即碱性药物。其和盐酸作用形成盐和水，从而使胃内酸度降低。常用药物有胃舒平、氢氧化铝、铝碳酸镁等。

2. 保护胃黏膜药物

（1）胶体次枸橼酸铋：在酸性环境下铋剂与溃疡面的黏蛋白形成螯合剂，覆盖于胃黏膜上起保护作用，还具有较强的抑制幽门螺杆菌的作用。常用药物为枸橼酸铋钾（德诺）。短期服用此药除舌苔发黑外很少有不良反应，但为避免铋在体内蓄积，不宜长期服用此药。

（2）硫糖铝：其作用机制主要是黏附在溃疡面上以阻止胃酸和胃蛋白酶继续侵袭溃疡

面。它还可以促进局部内源性前列腺素的合成和刺激表皮生长因子分泌，对黏膜起保护作用。

（3）米索前列醇：具有抑制胃酸分泌、增加胃十二指肠液/碳酸氢盐分泌和增加黏膜血流的作用。其主要不良反应是腹泻。

（三）根除 Hp 治疗

根除 Hp 可使大多数 Hp 相关性溃疡患者完全达到治疗目的。目前推荐以 PPI 或胶体铋为基础加上两种抗生素的三联治疗方案（见表 4 - 2）。对于三联疗法失败者，一般用 PPI + 铋剂 + 两种抗生素组成的四联疗法。

表 4 - 2　根除 Hp 的常用三联治疗方案

PPI 或胶体铋剂	抗菌药物
标准剂量 PPI	克拉霉素　500 ~ 1000 mg/d
（如奥美拉唑 20 mg，2 次/d）	阿莫西林 1000 ~ 2000 mg/d
标准剂量铋剂（胶体次枸橼酸铋　220 mg，2 次/d）	甲硝唑　800 mg/d
（选择一种）	（选择两种）
上述剂量分 2 次服，疗程 10 ~ 14 d	

> ⚠ **重点提示**
>
> 1. 对消化性溃疡 Hp 阳性者，不论溃疡初发或复发，活动或静止，有无并发症史，均应该进行根除 Hp 治疗。
> 2. 由于在胃 pH 较低的环境中大多数抗生素活性降低，因此 Hp 感染不易根治，治疗中可应用降低胃酸药物，同时缓解患者的疼痛症状。

（四）手术治疗

对大量出血内科治疗无效、伴急性穿孔、瘢痕性幽门梗阻、内科治疗无效的顽固性溃疡和疑有癌变的消化性溃疡患者，采用手术治疗。

六、护理

（一）主要护理问题/护理诊断

（1）疼痛：上腹痛，与胃酸刺激溃疡黏膜，导致黏膜化学性炎症有关。

（2）潜在并发症：上消化道出血。

（3）营养失调：低于机体需要量，与溃疡疼痛导致摄入量减少和消化吸收障碍有关。

（4）知识缺乏：缺乏消化性溃疡的病因和防治知识。

（二）主要护理措施

1. 认识和去除病因　评估患者疼痛的特点，并指导和帮助患者减少或去除诱发和加重疼痛的因素，如停用非甾体类抗炎药、避免暴饮暴食和刺激性饮食、戒烟酒等。

2. 休息与活动　活动性溃疡患者或粪便隐血试验阳性患者应卧床休息几天或 1～2 周。病情较轻的患者可边工作边治疗，注意劳逸结合，避免过度劳累。

3. 疼痛护理　嘱患者症状较重时卧床休息，教会并指导患者用松弛术、局部热敷等方法，也可以采用针灸和理疗等方法，以减轻腹痛。

4. 饮食护理　嘱患者定时进餐，饮食不宜过快过饱，宜少量多餐，避免餐间零食或睡前零食，建立正常消化活动的规律。进餐时应细嚼慢咽，以增加唾液分泌，稀释和中和胃酸。溃疡活动期可每天进餐 5～6 顿，症状得到控制后，尽快恢复正常的饮食规律。食物选择应以清淡、易消化、富有营养的饮食为主，避免粗糙、过冷、过热、刺激性食物或饮料。

5. 药物治疗的护理　指导患者遵医嘱正确服用药物，并注意观察药物疗效和不良反应。

（1）H_2 受体拮抗剂应在餐中或餐后即刻服用，也可每日睡前服用，如需要同时服用抗酸药则两药间隔 1 h 以上，以免减少药物的吸收。

（2）服抗酸药应在餐后 1 h 及睡前服用 1 次，以延长中和胃酸作用的时间及中和夜间胃酸的分泌；因药物颗粒越小溶解越快，中和胃酸的作用越大，所以片剂应嚼碎后服用，乳剂服用前应充分混匀；避免与奶制品同时服用，以免两者相互作用形成络合物。

（3）保护胃黏膜药物（胶体铋制剂与硫糖铝）在酸性环境中作用强，故多在三餐前 0.5 h 或睡前 1 h 服用，且不宜与抗酸药同服。铋剂有积蓄作用，故不能连续长期服用，服药过程中齿、舌可变黑，可用吸管直接吸入，部分患者服药后出现便秘和黑便，停药后该表现可自行消失；硫糖铝能引起便秘、皮疹、嗜睡等，有肾衰竭者不宜服用。

（4）抗 Hp 药物的使用应注意其副作用，如使用阿莫西林前应询问患者有无青霉素过敏史，用药过程中注意观察其有无过敏反应；甲硝唑可引起胃肠道反应，宜饭后服用。

6. 胃镜检查的护理

（1）检查前准备：

① 评估患者病情，向其解释检查的目的、方法和注意事项。告诉患者检查时可能出现恶心、腹胀等不适，可以通过深呼吸缓解。

② 为预防胃内容物被吸入肺内，指导患者在检查前 6～8 h 禁食、禁水，不能应用其他影响胃肠道分泌功能的药物。

③ 嘱患者将活动假牙去掉以防掉落，同时评估其口腔有无感染或其他病变存在而影响胃镜检查。

④ 插管前 10～15 min，用 2% 利多卡因喷雾或口服利多卡因胶浆 1 支麻醉咽部，以减轻插管时的不适及对咽喉部的刺激；对于较敏感患者可再给安定 10 mg 及阿托品 0.5 mg 肌内注射。

（2）检查中护理：

① 协助患者解开衣领，放松裤带，取左侧卧位，左腿伸直，右腿屈曲，头略后仰，使食管与咽喉成一直线，便于胃镜插入。

② 将牙垫置于患者口中，并嘱其咬住，不能放松，以避免损伤胃镜。

③ 胃镜到达咽喉部时应嘱患者做吞咽动作，患者恶心时可嘱其做深呼吸，以助于胃镜

顺利通过，避免发生穿孔、出血等并发症。

④ 检查过程中指导患者做均匀的腹式呼吸，以减轻进镜过程中的不适感。

⑤ 协助医生进行黏膜活检，通过黏膜活检可了解是否存在 Hp 感染。

⑥ 检查过程中应注意观察患者的面色、呼吸、脉搏，如有异常应立即停止检查并做相应处理。

（3）检查后护理：

① 嘱患者检查后禁食、禁水 1~2 h，待吞咽反射恢复后方能进食、进水。当天饮食以温凉流质或半流质为宜，以减少食物对胃黏膜创面的摩擦。

② 嘱患者术后休息 1 d，不能参加重体力劳动。

③ 指导患者检查后数日内观察大便颜色，注意观察有无穿孔、出血及感染等并发症发生。

④ 检查后如患者有腹痛、腹胀，可进行腹部按摩，帮助肠道气体排出；如发现声音嘶哑或喉痛等情形，可给予喉片或温盐水漱口以减轻症状，并应告知患者这种症状 1~2 d 会自行消失，以减轻患者的恐惧心理。

七、健康教育

1. 疾病知识指导　溃疡病是常见的慢性病，应指导患者及家属了解消化性溃疡的病因和防治知识，以及诱发和加重溃疡的因素，并指导患者建立规律、合理的饮食习惯，戒烟酒，避免摄入刺激性食物和对胃肠黏膜有损害的药物。

2. 预防癌变　长期慢性胃溃疡病史且年龄在 45 岁以上的患者应定期到门诊复查，警惕发生癌变。

思考题

1. 简述消化性溃疡的定义、溃疡发生的基本机制及主要的黏膜侵袭因素。
2. 简述消化性溃疡的临床特点，并比较胃溃疡与十二指肠溃疡临床表现的异同点。
3. 简述消化性溃疡的药物治疗，并说明各类药物的作用机制及用药注意事项。
4. 简述消化性溃疡患者药物治疗和胃镜检查的相关护理措施。
5. 列出对消化性溃疡患者健康教育的主要内容。

第三节　溃疡性结肠炎

溃疡性结肠炎（ulcerative·colitis，UC）是一种病因不明的直肠和结肠慢性非特异性炎症性疾病。病变主要限于大肠黏膜与黏膜下层，主要临床表现为腹泻、黏液脓血便、腹痛，病程较长，多反复发作。可发生于任何年龄，多见于青壮年。我国近年患病率有明显增加。

一、病因和发病机制

溃疡性结肠炎的病因尚未完全清楚，目前认为其发病主要由免疫机制异常所致，还有细胞、体液免疫反应的参与，并与遗传因素有关。环境因素、感染、精神因素可能参与发病。

（一）免疫因素

目前认为肠道黏膜免疫系统异常对溃疡性结肠炎的发生起重要作用，细胞免疫、体液免疫、非免疫细胞，以及多种细胞因子和炎症介质均可能参与此过程。此病可能存在对正常肠道菌丛的免疫耐受缺失。

（二）环境因素

近些年此病发病率持续升高，这一现象首先出现在经济高度发达的北美、北欧等地区；环境因素中饮食、吸烟和尚不明确的因素可能对此病发生起一定作用。

（三）遗传因素

家族调查显示此病一级亲属发病率显著高于普通人群，提示遗传因素对此病发生起一定作用。目前认为，此病为多基因病，且不同的人由不同基因引起发病。

（四）感染、精神因素

一般认为感染可能是此病的继发病变。精神紧张、过劳可诱发此病，而焦虑、抑郁等可能是此病反复发作的继发表现。

二、病理变化

溃疡性结肠炎的病变多数发生在直肠、乙状结肠，可扩展至降结肠、横结肠，其黏膜及黏膜下层有弥漫性炎症，即淋巴细胞、浆细胞、单核细胞等细胞浸润，活动期并有中性粒细胞和嗜酸性粒细胞浸润。由于肠腺隐窝脓肿融合破溃，黏膜出现小溃疡至大片溃疡。在肠黏膜及其下层炎症的反复发作慢性过程中，常有炎性息肉出现，或溃疡愈合而瘢痕形成，黏膜肌层肥厚，使结肠变形缩短，结肠袋消失，甚至肠腔变窄。少数患者发生结肠癌变。

三、临床表现

溃疡性结肠炎起病多数缓慢，部分患者可以饮食失调、劳累、精神刺激、感染等为发作或加重的诱因。病程呈慢性经过，可迁延数年至十余年，常有发作期与缓解期交替。偶见急性暴发起病。

（一）消化系统表现

1. 腹泻和黏液脓血便　是此病均有的症状，也是此病活动期重要表现。大便次数及便血程度可反映病情轻重，轻者每日排便 2 ~ 4 次，便血轻或无；重者每日排便 10 次以上，粪便呈脓血便，甚至大量血便，常有里急后重感觉。粪质多数为糊状，重者可为稀水样。腹泻主要是由大肠黏膜炎症造成对水、钠吸收障碍和结肠运动功能失常所致。

2. 腹痛　一般有轻度和中度，局限于左下腹或下腹部。排便后疼痛可减轻或缓解。若并发中毒性结肠扩张或炎症波及腹膜，可有持续性剧烈腹痛。

3. 其他症状　可有腹胀。重型患者有食欲缺乏、恶心、呕吐。

4. 体征　轻中型患者有左下腹轻压痛，有时可触及痉挛的降结肠或乙状结肠。重型及急性暴发型患者常有明显压痛和鼓肠。若有腹肌紧张、反跳痛、肠鸣音减弱，应注意肠穿孔、中毒性结肠扩张等并发症。

（二）全身表现

中重型患者活动期可出现低热或中等热。高热多提示有并发症或急性暴发型。重型患者或病情持续活动患者可出现消瘦、贫血、水与电解质失衡、低蛋白血症等。

（三）肠外表现

部分患者可出现与自身免疫相关的肠外症状，如皮肤结节性红斑、外周关节炎、口腔复发性溃疡、巩膜外层炎等。这些症状在结肠炎得到控制或结肠切除后可缓解或恢复。

（四）并发症

1. 中毒性巨结肠　多见于急性暴发型或重型患者，易引起急性肠穿孔，且预后极差。结肠病变广泛、严重，肠壁张力减退，蠕动消失，肠内容物与气体大量积集，引起急性结肠扩张，一般以横结肠最严重。其表现为病情急剧恶化，脱水，出现鼓肠、腹部压痛、肠鸣音消失，X 线腹部平片可见结肠扩大。

2. 癌变　如结肠癌。

3. 其他　有大肠大量出血和肠穿孔。肠梗阻少见。

（五）临床分型

根据病程，溃疡性结肠炎的临床分型为：①初发型，即首次发作；②慢性复发型，最多见，发作期与缓解期交替；③慢性持续型，症状持续，间有急性发作；④急性暴发型，少见，病情严重。以上各型之间可以相互转化。

根据病情程度，此病又可分为：①轻度，腹泻每日 4 次以下，便血轻或无，无全身表现或仅有轻度贫血；②重度，腹泻每日 6 次以上，有明显黏液脓血便，伴发热、脉速等，血沉加快、贫血；③中度，介于轻度和重度之间。

溃疡性结肠炎的病情分期为活动期和缓解期。

四、有关检查

1. 血液检查　中重型患者可有贫血，血清白蛋白降低。血沉增快和 C 反应蛋白增高是此病活动期的标志。自身抗体检测有助于此病的诊断。

2. 粪便检查　患者常有黏液脓血便，粪便显微镜检见红、白细胞。

3. 结肠镜检查　为此病诊断与鉴别诊断的重要手段之一。可直接观察肠黏膜变化，必要时取活组织检查，以确定病变范围。

4. X 线钡剂灌肠检查　非此病首选检查手段。X 线征主要有：①黏膜粗乱或颗粒样改变；②多发性浅溃疡，表现为管壁边缘毛刺状或锯齿状及小龛影等；③结肠袋变浅或消失，肠壁变硬，肠管缩短。

五、诊断要点

临床上有持续或反复发作的腹泻和黏液脓血便、腹痛、里急后重，伴或不伴全身症状，在多次粪检无病原体发现的基础上，结肠镜检查和 X 线钡剂灌肠显示该病特征性改变至少1 项即可确诊此病。

六、治疗要点

溃疡性结肠炎的治疗目的是控制急性发作，缓解病情，减少复发，防治并发症。

（一）一般治疗

活动期患者应卧床休息，保持心情平静。对轻中型者宜给无渣流质饮食，对病情严重者应禁食，给静脉高营养治疗。患者腹痛明显时使用阿托品，但要慎重，对重型患者应禁用，以避免诱发中毒性巨结肠的危险。对重型有继发感染者，应给予广谱抗生素。

（二）药物治疗

1. 氨基水杨酸制剂 柳氮磺胺吡啶（sulfasalazine，SASP）是治疗此病的常用药物，经口服后大部分到达结肠，经肠菌分解为 5－氨基水杨酸（5－aminosalicylic acid，5－ASA）与磺胺吡啶，前者是主要有效成分，滞留在结肠内与肠上皮接触而发挥抗炎作用。该药适用于轻中型或重型经采用糖皮质激素治疗已有缓解者；用法为 4~6 g/d，分 4 次口服，病情缓解后可逐渐减量至 2 g/d，分次口服，维持 1~2 年。该药副作用有恶心、呕吐、皮疹、粒细胞减少等。其他氨基水杨酸制剂有奥沙拉嗪、美沙拉嗪和巴柳氮。5－ASA 也可用于保留灌肠。

2. 糖皮质激素 有非特异性抗炎、抑制免疫反应的作用，适用于急性暴发型或重型患者。常用氢化可的松 200~300 mg/d 静脉滴注，待病情稳定后可改为口服泼尼松，随病情好转可逐渐减量；在减药期间应配合应用氨基水杨酸制剂，疗程应维持数月，以免复发。

3. 免疫抑制剂 对糖皮质激素疗效不佳或对糖皮质激素依赖性强者，可试用硫唑嘌呤或硫嘌呤。

（三）手术治疗

对内科药物治疗无效，有严重并发症者，应及时采用手术治疗。一般采用全结肠切除加回肠储袋肛管吻合术。

七、护理

（一）主要护理问题/护理诊断

（1）腹痛：与肠道黏膜的炎性浸润有关。

（2）有皮肤完整性受损的危险：与频繁腹泻刺激肛周皮肤有关。

（二）主要护理措施

1. 休息 活动期患者应充分身心休息。向患者说明身心休息可以减少胃肠蠕动及精神、体力消耗，要求其自觉做到。应给患者提供安静、舒适的休息环境。

2. 饮食护理 给急性活动期患者无渣流质饮食，病情好转后给予少渣饮食，禁食生冷食物及含纤维素多的蔬菜。对病情严重者应禁食并给予胃肠外营养，使肠道得到休息以减轻炎症。

3. 肛周皮肤护理 急性发作期或重型患者腹泻次数多。要指导患者和家属做好肛周皮肤的护理，如便后用肥皂与温水清洗肛门及周围皮肤，选择柔软的手纸，轻柔擦拭，必要时涂擦鞣酸软膏。

4. **心理护理** 由于此病病程较长，且易反复发作，患者易产生抑郁或焦虑情绪，丧失治疗的信心。护理人员应向患者介绍疾病防治知识，使患者能积极配合治疗，学会自我调节饮食、心态，以减少发作，得到较长期缓解，树立信心。

5. **药物治疗的护理** 护理人员应向患者及家属说明药物的用法、作用及副反应。柳氮磺胺吡啶宜在饭后服用，可减少恶心、呕吐、食欲缺乏等副反应；灌肠治疗后患者应适当抬高臀部，以延长药物在肠道内停留的时间。

6. **监测病情** 对急性发作期患者应监测体温、脉搏、心率、血压的变化以及全身表现，还应观察排便次数、粪便的量和性状，并做记录。对使用阿托品的患者，应注意观察腹泻、腹部压痛及腹部肠鸣音的变化，如出现鼓肠、肠鸣音消失、腹痛加剧等要考虑中毒性结肠扩张的发生，应及时报告医生，以及时抢救。

7. **结肠镜检查的护理**

（1）术前：①向患者解释检查的目的及检查中的配合方法，以减轻患者的恐惧、不安心态；②检查前 1 d 给少渣饮食；③检查前 3~4 h 清洁灌肠，或遵医嘱分多次口服胃肠清洗剂 3000 mL，直至粪便排尽，且呈稀水样。

（2）术中：①协助患者取左侧卧位，双腿屈曲；②插入结肠镜时嘱患者进行深呼吸，以减轻腹部不适感；③检查过程中，应观察患者面色、呼吸、脉搏，如有异常应立即报告检查者，及时做相应处理。

（3）术后：①嘱患者进少渣饮食 3 d，注意观察粪便颜色，必要时连续 3 d 查粪便隐血试验，了解有无活动性出血；②观察生命体征及主诉，如有剧烈腹痛、腹胀、面色苍白、血压下降、脉率及心率加快等表现应考虑肠穿孔的可能，及时报告医师，采取抢救措施。

八、健康教育

1. **疾病知识教育** ①认识疾病、学会自我护理，了解此病病程长，症状易反复，避免诱因以减少发作；②合理安排生活、工作，其中轻型及缓解期患者可从事一般工作，但生活要规律，注意劳逸结合；③保持心情平稳；④饮食方面要摄入高热量、高营养、低纤维素、无刺激性食物；⑤遵医嘱坚持用药并了解用药的重要性及副反应，如出现腹泻、腹痛加剧、便血等异常情况应及时到医院就诊。

2. **预后** 轻型及长期缓解者预后较好，反复急性发作、急性暴发型或有并发症者预后较差。

⚠ **重点提示**

1. 溃疡性结肠炎是一种病因不明的直肠和结肠慢性非特异性炎症性疾病，主要临床表现为腹泻、黏液脓血便、腹痛和里急后重，病程较长，多反复发作。结肠镜检查是此病最有价值的诊断方法。

2. 此病的治疗目的在于尽快控制急性发作，缓解病情，减少复发，防治并发症。首选药物为柳氮磺胺吡啶。血沉增快和C反应蛋白增高是活动期的标志。护理重点是饮食指导、结肠镜检查护理、病情观察和用药护理。

3. 此病的疾病知识教育重点：①认识疾病、学会自我护理；②合理安排生活、工作，生活要规律，注意劳逸结合；③保持心情平稳；④饮食方面要摄入高热量、高营养、低纤维素、无刺激性食物；⑤遵医嘱坚持用药并了解药物副反应，如出现腹泻、腹痛加剧、便血等应及时就诊。

■ 思考题

1. 简述溃疡性结肠炎的概念及基本病理变化。
2. 简述溃疡性结肠炎的主要临床表现及治疗目的、首选治疗药物。
3. 简述溃疡性结肠炎活动期的标志。

第四节　肝硬化

病 例

患者，男，50岁，1年来食欲缺乏、腹胀，半年来症状加重伴乳房增大，1周淡漠少语，急诊入院。患者1年前食欲减退，经医院检查确诊为肝硬化，既往于10年前曾患乙型肝炎。查体：意识模糊，消瘦，前胸散在蜘蛛痣及皮肤紫癜，两侧乳房增大，腹部隆起，肝、脾均在肋下2 cm，质硬。腹部移动浊音阳性，双下肢水肿。入院后医生同意外院肝硬化诊断，并给予保肝、利尿药物。追问患者已3天未解大便，医生嘱给患者灌肠。

问题：

1. 患者目前发生何种并发症？门静脉高压的表现有哪些？
2. 乳房增大、蜘蛛痣及皮肤紫癜的原因是什么？
3. 目前对其饮食护理有哪些内容？应使用何种灌肠液？其依据是什么？

病例答案

肝硬化（cirrhosis of liver）是各种慢性肝病发展的晚期阶段，其病理变化以肝组织弥漫性纤维化、假小叶和再生结节形成为特征。临床上常以肝功能损害和门静脉高压为主要表现，晚期常有严重并发症，如消化道出血、肝性脑病等。此病是我国的常见疾病和主要死亡病因之一。

一、病因和发病机制

（一）病因

肝硬化由多种病因引起，在我国病毒性肝炎为主要病因，在欧美国家肝硬化的病因多为慢性酒精中毒。

1. 病毒性肝炎　在我国是肝硬化的主要病因。感染乙型、丙型、丁型肝炎病毒后，病毒的持续存在是病毒性肝炎演变为肝硬化的主要原因。甲型、戊型病毒性肝炎不演变为肝硬化。

2. 非酒精性脂肪性肝病　包括非酒精性脂肪肝（单纯性脂肪肝）及其演变的非酒精性脂肪性肝炎、脂肪性肝纤维化等，已经成为西方国家和我国最常见的肝脏疾病。

3. 酒精性肝病　包括酒精性肝炎、酒精性脂肪肝、酒精性肝纤维化等。此病在欧美国家多见，我国的发病率也有上升趋势。

4. 其他　①胆汁淤积，见于肝外或肝内胆汁淤积持续存在时；②循环障碍，多见于慢性充血性心力衰竭；③长期接触化学毒物，如四氯化碳、磷、砷等；④血吸虫感染。以上病因均使肝细胞发生变性、坏死，最终演变为肝硬化。

（二）发病机制

上述各种病因，最后均可导致广泛肝细胞变性坏死，残存肝细胞再生后形成不规则结节状肝细胞团，即再生结节；汇管区及肝包膜有大量纤维组织增生，包绕再生结节或改建残留肝小叶为假小叶。这些病变可引起肝内血循环障碍，表现为血管床缩小、闭塞或扭曲，成为门静脉高压的病理基础，且加重肝细胞营养障碍，促使肝硬化病变进一步发展。当发生门静脉高压，压力升高到一定程度时，门体侧支循环形成及开放，常表现为食管 - 胃底静脉曲张，还表现为腹壁静脉曲张、脾大和腹水。

二、病理类型

根据结节形态，肝硬化分为 3 型：①小结节性肝硬化，最常见，其结节大小相近，直径多在 3 mm 之内；②大结节性肝硬化，其结节粗大且大小不均，直径多在 1 ~ 3 cm，假小叶大小不等；③大小结节混合性肝硬化，即肝内同时存在上述两型结节病理形态，临床上常见。

三、临床表现

肝硬化的病程发展一般比较缓慢，可潜伏数年至 10 年以上。临床上将肝硬化分为代偿期和失代偿期。

（一）代偿期

代偿期肝硬化的症状轻且无特异性，常以疲乏无力、食欲减退为主要表现，可伴腹胀、轻微腹泻等。上述症状多呈间歇性，劳累或发生其他疾病时表现明显，休息或治疗后可缓解。肝轻度肿大，质变硬，脾轻度肿大。

（二）失代偿期

失代偿期肝硬化的临床表现主要为肝功能减退和门静脉高压所致。

1. 肝功能减退的临床表现

（1）全身及消化道症状：可有低热、消瘦、乏力、精神欠佳、皮肤干枯、面色灰暗无光泽（肝病面容）；食欲缺乏为常见症状，腹胀，可有恶心，偶有呕吐，稍进油腻肉食易腹泻。消化道症状与门静脉高压时胃肠道淤血水肿、消化吸收障碍等有关。半数以上患者有轻度黄疸，这常提示有肝细胞坏死。

（2）出血倾向和贫血：常有皮肤紫癜、鼻衄、牙龈出血或胃肠出血等倾向，这与肝合成凝血因子减少、脾功能亢进有关。患者常有贫血，这与营养不良、脾功能亢进有关。

（3）内分泌紊乱：由于此时肝对雌激素灭活能力减退，所以雌激素在体内蓄积，通过负反馈抑制腺垂体分泌功能，致雄激素减少。雌激素增多、雄激素减少时，男性患者可有性欲减退、睾丸萎缩、乳房发育等；女性有月经失调、闭经等。患者面颈、前胸、上肢部位可见蜘蛛痣，在手掌大小鱼际及指端腹侧有红斑（肝掌），这些都与雌激素增多有关。

（4）肝触诊：早期表面尚光滑，肝质地变硬，晚期缩小，肋下常触不到。

2. 门静脉高压的临床表现　脾大、侧支循环的建立和开放、腹水是门静脉高压的三大表现，其中侧支循环开放对诊断门静脉高压有重要意义。

（1）脾大：由脾淤血所致；常伴脾功能亢进，即表现为白细胞、血小板和红细胞计数减少。

（2）侧支循环的建立和开放：当门静脉压力升高时，腹腔脏器（如消化器官和脾）回心血流经肝受阻，导致门静脉系统与腔静脉之间建立侧支循环（图4-1）。临床上重要的侧支循环包括：

① 食管-胃底静脉曲张，由门静脉系的胃冠状静脉和腔静脉系的食管静脉等开放沟通形成。曲张静脉破裂的常见原因有门静脉压力明显升高，粗糙坚硬食品造成的机械损伤，剧烈咳嗽、呕吐致腹内压突然升高；破裂可引起呕血、黑粪。

② 腹壁和脐周静脉曲张，由门静脉高压时脐静脉重新开放形成，表现为脐周与腹壁迂曲的静脉。

③ 痔静脉扩张，由门静脉系的直肠上静脉与下腔静脉的直肠中、下静脉吻合扩张形成，破裂时引起便血。

（3）腹水：75%以上失代偿期患者有腹水，这是肝硬化最突出的临床表现。

出现腹水后的症状：患者常有明显腹胀感，饭后更著；大量腹水使横膈抬高可导致呼吸困难，以及脐疝和双下肢水肿；腹部膨隆呈蛙状腹，腹壁皮肤绷紧发亮，叩诊有移动性浊音；部分患者出现胸腔积液，多见于右侧，由腹水通过膈淋巴管或裂隙进入胸腔所致。

腹水形成的原因：①门静脉压力升高：门静脉压力超过300 mmH$_2$O①时，腹腔内脏毛细血管静水压升高，致组织液漏入腹腔。②低蛋白血症：血浆白蛋白低于30 g/L时，血浆

---

① mmH$_2$O 为表示压强的单位，非国际标准计量单位，1 mmH$_2$O≈9.806 65 Pa。

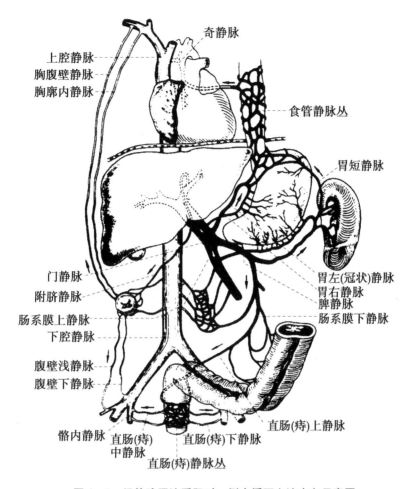

图 4 - 1　门静脉回流受阻时，侧支循环血流方向示意图

胶体渗透压降低，致血浆外渗。③淋巴液生成增多：肝静脉回流受阻时，肝淋巴液生成增多，可渗出至腹腔。④肝功能减退：此时肝对醛固酮和抗利尿激素灭活作用减弱，可致继发性醛固酮和抗利尿激素增多，水钠潴留发生，从而对腹水形成起重要的促进作用。

（三）并发症

1. 上消化道出血　为肝硬化最常见的并发症，常表现为突发大量呕血或黑粪，可造成出血性休克或诱发肝性脑病。出血多为食管-胃底静脉曲张破裂所致，偶由急性胃黏膜糜烂或消化性溃疡引起。

2. 肝性脑病　为晚期肝硬化最严重的并发症，又是常见的肝硬化患者死亡原因。

3. 感染　肝硬化患者由于抵抗力降低，常易并发细菌感染，如肺炎、败血症、胆道感染及自发性腹膜炎等。

4. 肝肾综合征　是指严重肝病基础上的肾衰竭，又称功能性肾衰竭。其机制为肝硬化出现大量腹水时，心排血量及有效循环血容量不足，导致肾血管收缩、肾皮质血流量及肾小球滤过率降低。此症表现为少尿或无尿，氮质血症、稀释性低钠血症，而肾无重要病理改变。

5. 肝肺综合征　严重肝病、肺内血管扩张及低氧血症的三联征称为肝肺综合征。其发生原因是肝硬化时血管活性物质增多，肺内毛细血管扩张，肺动静脉分流，致通气血流比例失调，氧弥散受限。此症表现为呼吸困难及低氧血症。吸氧可暂时改善症状，但不可能逆转病情。

6. 原发性肝癌　若肝硬化患者在短期内出现肝增大，且肝表面发现肿块，出现持续性肝区疼痛或腹水呈血性，需考虑并发原发性肝癌的可能，应做进一步检查。

7. 其他　肝硬化患者由于长期钠摄入不足、长期使用利尿剂或大量放腹水导致钠丢失，易出现低钠血症；摄入不足、呕吐腹泻、长期应用利尿剂或高渗葡萄糖液，易造成血钾、血氯降低。

四、有关检查

（一）血常规
代偿期血常规检查结果多正常，失代偿期可有贫血，脾功能亢进时白细胞、红细胞和血小板计数均减少。

（二）尿常规
肝硬化患者的尿常规检查结果一般正常，黄疸时有尿胆红素阳性。

（三）肝功能检查
代偿期：正常或轻度异常。

失代偿期：ALT（GPT）升高、白蛋白降低、球蛋白升高，凝血酶原时间延长。重症者血胆红素可升高。

（四）免疫学检查
肝硬化患者免疫球蛋白 IgG 增高最为显著。自身免疫性肝炎引起的肝硬化患者，体内可检出自身抗体，如抗核抗体。病因为病毒性肝炎者，肝炎病毒标记（乙型、丙型、丁型）可呈阳性反应。

（五）腹水检查
腹水呈漏出液；若合并原发性腹膜炎，可呈渗出液。

（六）X 线钡餐检查
X 线钡餐检查可见食管或胃底静脉曲张。

（七）其他检查
肝穿刺活组织检查可确诊肝硬化；腹腔镜检查可见肝表面呈结节状改变，取活体组织可协助确诊。内镜检查可示静脉曲张部位及其程度，并发出血时可用于进行止血治疗。超声波检查可示肝脾大小及外形、门静脉有无高压等。

五、诊断要点

根据病毒性肝炎、长期饮酒、血吸虫病等相关病史，以及肝功能减退、门静脉高压的症状和体征，结合肝功能及肝活体组织检查，可确诊肝硬化。

六、治疗要点

肝硬化目前无特效治疗，其治疗的关键在于早期诊断，还要针对病因和一般情况进行治疗，以缓解和延长代偿期；对失代偿期患者主要是对症治疗、改善肝功能、防治并发症。

（一）一般治疗

身心休息是肝硬化治疗中的重要措施之一。给予患者高热量、高蛋白质、高维生素、易消化饮食。进食太少时，应静脉输入高渗葡萄糖，并加维生素 C、胰岛素、氯化钾等；必要时，可应用复方氨基酸、血浆、白蛋白，或输新鲜血。

（二）药物治疗

适当选用保肝药物，不能种类过多以避免增加肝细胞负担，可用葡醛内酯（肝泰乐）、维生素及消化酶；也可采用中西药联合治疗改善症状和肝功能，多以活血化瘀药为主。

（三）腹水的治疗

1. 限制钠、水的摄入　盐摄入限制在 1~2 g/d，部分患者对限盐产生利尿反应。限钠饮食和卧床休息是腹水的基础治疗。对有稀释性低钠血症患者，应同时限水，摄水量限制在 1000 mL/d 以内。

2. 利尿剂　一般先用螺内酯（安体舒通）20 mg，4 次/d。但螺内酯为保钾利尿剂，必要时加用氢氯噻嗪或呋塞米，后者为排钾利尿剂。目前主张螺内酯和呋塞米联合应用，两者可起协同作用。利尿剂使用不宜过猛，以每天体重减轻不超过 0.5 kg 为宜，以避免诱发肝性脑病、肝肾综合征。

3. 提高血浆胶体渗透压　每周定期输注新鲜血或白蛋白、血浆，对恢复肝功能和消退腹水有帮助。

4. 放腹水并输注白蛋白　大量腹水引起腹胀、呼吸困难、行走困难时，为减轻症状可做穿刺放腹水。但随放腹水蛋白质会丢失，且短期内腹水又复原，故同时静脉输注白蛋白，以提高疗效。

5. 自身腹水浓缩回输　一般 2~3 h 内放腹水 5000~10 000 mL，通过超滤或透析将之浓缩 8~10 倍，再回收腹水中蛋白等成分，然后通过静脉回输。这样可消除水钠潴留，提高血浆白蛋白浓度及有效血容量，并能改善肾血流量，对顽固性腹水而言是一种较好的治疗方法。其副作用有发热、感染、电解质紊乱等。注意：有感染的腹水不可回输。

（四）手术治疗

为降低门静脉压力及消除脾功能亢进，常行各种分流术和脾切除术，还有腹腔－颈静脉引流术，这样可以将腹水引向上腔静脉，减少腹水，提高血浆胶体渗透压。经颈静脉肝内门体分流术是一种介入放射学方法，使肝内门静脉与肝静脉主要分支间建立分流通道，能有效降低门静脉压力，但缺点是易诱发肝性脑病。

（五）并发症治疗

上消化道出血、肝性脑病治疗详见相关章节。

自发性腹膜炎常加重肝的损害，故针对其强调早期、足量和联合应用抗菌药物，用药时间不少于2周。

肝肾综合征目前无有效治疗，针对其多积极预防或消除诱因，如严格控制输液量；输注右旋糖酐、白蛋白等以提高血容量；使用多巴胺等血管活性药以改善肾血流量，增加肾小球滤过率。

肝肺综合征目前无有效内科治疗。

（六）肝移植手术
对晚期肝硬化患者采用此方法可提高存活率。

七、护理

（一）主要护理问题/护理诊断
（1）体液过多：水肿，与肝硬化所致门静脉高压和低蛋白血症有关。
（2）潜在并发症：上消化道出血、肝性脑病、肝肾综合征。

（二）主要护理措施

1. 身心休息与体位 代偿期患者一般可参加轻体力活动，避免过度疲劳。失代偿期患者应卧床休息，以降低肝的代谢率，增加肝的血流量，从而有利于肝细胞修复。大量腹水者可取半卧位，使横膈下降，减轻呼吸困难。

2. 饮食护理 向患者家属说明应为患者加强营养，给予高热量、高蛋白质、高维生素、易消化的食物，用醋、糖、色、香、味提高患者的食欲或采用少量多餐，以保证营养。当患者血氨偏高或有肝性脑病先兆时，遵医嘱限制或禁食蛋白质；对腹水者应给予低盐或无盐饮食，限制进水量；避免患者进食粗糙、坚硬的食物，且应该禁酒，禁用损害肝的药物。

3. 腹腔穿刺放腹水的护理

（1）术前向患者解释治疗目的、操作过程及注意事项，测量体重、腹围、生命体征，助其排空膀胱以免误伤。

（2）术中及术后监测生命体征，观察有无不适。

（3）术后用无菌敷料覆盖穿刺部位，然后缚紧腹带，防止腹穿后腹内压骤降。

（4）记录抽出腹水的量、性质和颜色，将标本及时送检。

4. 监测病情 监测患者的生命体征、尿量等情况，注意有无呕血及黑便、有无精神行为异常。若出现异常，应及时报告医生，以便及时处理。

5. 心理护理 由于肝硬化是一种慢性病，失代偿期症状不易改善，预后差，患者及家属易产生悲观情绪，护理人员应予以理解、同情和关心，向患者家属说明积极配合治疗有可能使病情趋于稳定，保持身心休息有利于治疗。

6. 症状护理 剧烈咳嗽、用力排便可使腹腔压力突然增加，有引起曲张静脉破裂的危险，应积极治疗患者的咳嗽及便秘。

1. 肝硬化是各种慢性肝病发展的晚期阶段，病理变化以肝组织弥漫性纤维化、假小叶和再生结节形成为特征。临床上常以肝功能损害和门静脉高压为主要表现，晚期常有严重并发症。我国肝硬化的病因主要是病毒性肝炎。

2. 失代偿期表现：由于肝功能减退，肝对雌激素灭活能力降低致雌激素在体内蓄积和雄激素减少，引起相应的症状和体征，如蜘蛛痣、肝掌和男性乳房发育等；门静脉高压的主要表现为脾大（包括脾功能亢进）、腹水和侧支循环形成（如食管–胃底静脉曲张）。肝硬化最常见的并发症为上消化道出血；最常见的死亡原因是肝性脑病。

3. 应了解肝肾综合征、肝肺综合征的概念，理解腹水的治疗方法以及腹腔穿刺抽液（放腹水）的护理措施。记住对患者出院指导的内容。

八、健康教育

1. 普及预防知识　教育健康人群避免酗酒，病毒性肝炎患者积极治疗以避免发生肝硬化。

2. 出院指导　督促患者做到：

（1）重视身心休息。

（2）做好个人卫生，预防感染。

（3）按医院规定食谱进餐，以增加食欲；避免进食粗糙、坚硬的食物，禁酒；避免食用香肠、罐头等含钠量高的食物。

（4）按医师处方用药，避免随意加用药物，以免加重肝负担。

（5）了解肝硬化常见并发症的表现，如出现性格、行为改变有可能为肝性脑病，有呕血、黑便时应及时就诊。

（6）定期门诊复查，坚持治疗。

3. 预后　在肝硬化代偿期尤其是酒精性肝硬化、肝淤血致肝硬化等，患者配合治疗和护理，可延缓病情进展，甚至使病变趋于静止。病毒性肝炎致肝硬化预后较差。失代偿期、黄疸持续不退或重度黄疸、难治性腹水、凝血酶原时间持续或显著延长，以及出现任一种并发症者，预后均较差。肝硬化的死亡原因多为肝性脑病、上消化道出血等。

思考题

1. 简述肝硬化的概念、在我国引起肝硬化的主要病因。

2. 门静脉高压的三大表现有哪些？对诊断门静脉高压有重要意义的是哪种表现？

3. 简述腹水的治疗措施及腹腔穿刺放腹水的护理措施。

4. 简述对肝硬化患者出院指导的内容。

第五节 肝性脑病

肝性脑病（hepatic encephalopathy，HE）是由严重肝病引起的、以代谢紊乱为基础的中枢神经系统功能紊乱的综合征，以意识障碍、行为失常和昏迷为主要临床表现。过去曾采用"肝性昏迷"（hepatic coma）一词，现在认为肝性昏迷相当于 HE 的第 4 期，并不代表 HE 的全部。

一、病因和发病机制

（一）病因

大部分肝性脑病由各型肝硬化（多为肝炎后肝硬化）及门体分流手术引起，小部分见于重症病毒性肝炎、中毒性肝炎和药物性肝炎的急性发作或暴发性肝功能衰竭阶段。肝性脑病也可由原发性肝癌、妊娠期急性脂肪肝、严重胆道感染等引起。

（二）发病机制

肝性脑病的发病机制迄今未完全明了。一般认为其病理生理基础是肝细胞功能衰竭和门 – 腔静脉之间由手术造成的或自然形成的侧支分流。肝性脑病的发生可能是多种因素综合作用的结果。关于此病发病机制的主要学说如下。

1. 氨中毒学说　氨代谢紊乱引起的氨中毒是肝性脑病，特别是门体分流肝性脑病的重要发病机制。

（1）氨的形成和代谢。血氨主要来自肠道、肾和骨骼肌产生的氨。

① 氨主要在结肠部位以非离子型（NH_3）弥散入肠黏膜内而被吸收，其吸收率比离子型胺（NH_4^+）高得多。游离的 NH_3 有毒性，且能透过血脑屏障。NH_4^+ 以盐类形式存在，相对无毒，不能透过血脑屏障。NH_3 与 NH_4^+ 的互相转化受肠腔 pH 的影响，当结肠中 pH > 6 时，NH_3 大量弥散入血；pH < 6 时，则 NH_3 从血液中转至肠腔，随粪排出。

② 肾产氨，即肾小管上皮细胞的谷氨酰胺酶分解肾血流中的谷氨酰胺而产生氨。当肾小管滤液呈碱性时，氨被大量吸收入肾静脉，使血氨增高；呈酸性时，氨大量进入肾小管腔与酸结合，并以铵盐的形式随尿排出体外。

③ 骨骼肌和心肌活动时也能产氨。

机体清除血氨的途径有：①在肝内把有毒的氨合成为无毒的尿素；②体内脑、肾、肝等组织利用和消耗氨；③肾小管排出氨；④血氨过高时少量氨自肺排出。

（2）血氨升高与氨对中枢神经系统的毒性作用。发生肝性脑病时血氨升高的原因是血氨生成过多和代谢清除过少。肝功能衰竭时，肝脏利用氨合成尿素的能力减退，而门体分流存在时，肠道的氨未经肝解毒就直接进入体循环，从而使血氨升高。一般认为，氨的毒性作用如下：

① 干扰脑细胞的三羧酸循环，使大脑细胞的能量供应不足，以致不能维持正常功能。

② 增加了脑对芳香族氨基酸（如酪氨酸、苯丙氨酸、色氨酸）的摄取，这些物质对脑功能具抑制作用。

③ 使脑内氨浓度增加，导致星形胶质细胞和神经元细胞肿胀，进而促使脑水肿发生。

④ 直接干扰神经电活动。

2. 假性神经递质学说　肝功能衰竭时，食物中的芳香族氨基酸，如酪氨酸、苯丙氨酸等，因肝内清除发生障碍而进入脑组织，在脑内羟化酶的作用下分别形成 β-羟酪胺和苯乙醇胺，这些产物的化学结构与正常神经递质去甲肾上腺素相似，但几乎不能传递神经冲动，故称为假性神经递质。它们取代了突触中的正常神经递质，使神经传导发生障碍而导致意识障碍和昏迷。

3. γ-氨基丁酸（γ-aminobutyric acid，GABA）/苯二氮䓬（benzodiazepine，BZ）复合体学说　大脑神经元表面 GABA 受体和其他两个受体蛋白（BZ 受体和巴比妥受体）紧密相连，组成 GABA/BZ 复合体，GABA、BZ 和巴比妥三者中的任一种和受体结合均可引起神经传导抑制。近年研究证明，脑内 GABA/BZ 复合体浓度在发生肝性脑病时并没有改变，但在氨的作用下，脑内神经元表面 BZ 受体对引起神经抑制更敏感。

4. 氨基酸代谢不平衡学说　肝硬化患者血浆中，芳香族氨基酸增多而支链氨基酸减少，两组氨基酸呈代谢不平衡现象。支链氨基酸减少，进入脑中的芳香族氨基酸增多，后者进一步形成假性神经递质。

（三）诱发肝性脑病的因素

许多诱发 HE 的因素能影响血氨进入脑组织的量和（或）改变脑组织对血氨的敏感性。尤其是门体分流性肝性脑病常有明显的诱因，常见的如下。

1. 上消化道出血　胃肠道积血是血氨升高的重要因素（100 mL 血液约含蛋白质 20 g）。血液淤积在胃肠道内，经细菌分解作用后，产生大量的氨，氨由肠壁扩散至血液循环，使血氨升高；机体失血后循环血容量减少，门静脉血流量亦减少，肝细胞缺血、缺氧加重了肝细胞损害，导致肝功能进一步下降，使尿素合成能力减弱，进而使血氨升高，从而促发肝性脑病。

2. 高蛋白饮食　使肠内产氨增多，而肝功能衰竭时将氨合成尿素的能力减退，如有门体静脉的分流，则肠道来源的氨不经肝解毒就直接进入体循环而使血氨升高。

3. 感染　促进组织分解代谢率升高，从而使血氨升高。

4. 便秘　可使含氮物质与结肠黏膜接触时间延长，有利于氨的产生和吸收。

5. 低钾性碱中毒　大量排钾利尿、放腹水、呕吐、腹泻或进食过少等均可引起低钾血症，导致代谢性碱中毒，这有利于 NH_3 通过血脑屏障，进入脑细胞产生毒害作用。

6. 低血容量与缺氧　除上消化道出血外，大量放腹水和利尿等也可由于低血容量而导致肾前性氮质血症，使血氨升高。低血容量时，脑细胞缺氧降低了脑对氨毒的耐受性。

7. 药物　镇静催眠药可直接抑制大脑和呼吸中枢而造成缺氧，如苯二氮䓬类药物；加重肝损害的药物也是诱发肝性脑病的常见原因，如乙醇、抗结核药等。

⚠ 重点提示

1. 肝性脑病最常见的病因是肝炎后肝硬化。

2. 肝性脑病，尤其是门体分流性肝性脑病多有明显的诱因，常见的有上消化道出血、大量排钾利尿、放腹水、高蛋白饮食、使用镇静催眠药或麻醉药、便秘、感染等。

二、临床表现

肝性脑病的临床表现因原有肝病的性质、肝细胞损害的轻重缓急及诱因的不同而很不一致。一般可根据意识障碍程度、神经系统体征和脑电图改变，将肝性脑病分为 5 期。

0 期（潜伏期）：又称轻微肝性脑病，患者仅在进行心理或智力测试时表现出轻微异常，无性格、行为异常，无神经系统病理征，脑电图正常。

1 期（前驱期）：患者轻度性格改变和行为失常。表现为欣快激动或淡漠少言，衣冠不整或随地便溺。多有睡眠时间倒错。应答尚准确，但有时吐词不清且较缓慢。可有扑翼样震颤，脑电图多数正常。此期历时数日或数周，有时症状不明显，易被忽视。

2 期（昏迷前期）：患者的临床表现以意识错乱、睡眠障碍、行为失常为主。定向力和理解力均减退，不能完成简单计算。言语不清，举止反常，睡眠时间倒错明显，昼睡夜醒，甚至有幻觉、恐惧、狂躁而被认为精神失常。此期患者有明显神经系统体征，如腱反射亢进、肌张力增加、踝痉挛、巴宾斯基征阳性。扑翼样震颤存在，脑电图有特征性改变。

3 期（昏睡期）：患者的临床表现以昏睡和精神错乱为主，各种神经体征持续存在或加重，大部分时间患者呈昏睡状态，但可被唤醒。扑翼样震颤仍存在，脑电图有异常表现，锥体束征呈阳性。

4 期（昏迷期）：患者神志完全丧失，不能被唤醒。浅昏迷时，对痛刺激有反应，腱反射亢进、肌张力增加，扑翼样震颤无法引出。深昏迷时，各种反射消失，肌张力降低，瞳孔散大，脑电图明显异常。

以上各期的分界不很清楚，前后期临床表现可有重叠。肝功能损害严重的肝性脑病患者常有明显黄疸、出血倾向和肝臭，易并发各种感染、肝肾综合征和脑水肿等，使临床表现更加复杂。

三、有关检查

（一）血氨

发生门体分流性肝性脑病时，血氨升高。发生急性肝性脑病时，血氨多正常。

（二）脑电图

脑电图记录的是大脑细胞活动时所发出的电活动。正常人的脑电图呈 α 波，每秒 8 ~ 13 次。肝性脑病前驱期患者的脑电图正常，从昏迷前期到昏迷期，脑电图出现明显异常。典型的改变为节律变慢，出现每秒 4 ~ 7 次的 δ 波，昏迷期 δ 波出现的次数为每秒小于 4 次，且 δ 波波幅增大。

（三）诱发电位

诱发电位是体外可记录的电位，是由各种外部刺激经感觉器传入大脑神经元网络后产生的同步放电反应，可用于轻微肝性脑病的诊断。

（四）心理智能测验

心理智能测验对于诊断早期肝性脑病（包括轻微肝性脑病）最有效。其内容包括数数字、数字连接、简单计算、书写、构词、画图、搭积木、用火柴杆搭五角星等，其中数字连接试验最常用。

四、诊断要点

病史中有严重肝病和（或）广泛门体侧支循环，或近期存在诱发因素的患者，出现精神错乱、昏睡或昏迷，伴有典型的扑翼样震颤和脑电图变化，同时有明显肝功能损害或血氨升高时，即可诊断肝性脑病。

五、治疗要点

（一）一般治疗

去除诱因是肝性脑病一般治疗的基本原则和其他药物治疗的基础，包括如下内容：

1. 调整饮食结构　限制蛋白质摄入，保证热能供给，病情好转或神志清楚后可逐步增加蛋白质的摄入。

2. 慎用镇静剂　巴比妥类、苯二氮䓬类镇静剂可激活 GABA/BZ 复合体受体，从而诱发或加重肝性脑病。因此肝性脑病患者躁动不安时，可试用异丙嗪等抗组胺药。

3. 纠正水、电解质和酸碱平衡紊乱　进食量减少、利尿过度及大量排钾、放腹水可导致低钾性碱中毒，这是诱发和加重肝性脑病的常见原因。因此，应重视患者的营养支持，利尿药剂量不宜过大，经常监测血清电解质，及时纠正低血钾或碱中毒。每日总入液量以不超过 2500 mL 为宜，以免血液稀释、血钠过低而加重昏迷。

4. 清除肠道积血和止血　可采用口服或鼻饲乳果糖、生理盐水或弱酸性溶液灌肠等方法，及时清除肠道积血。采取各种措施止血，并积极补充血容量。

5. 其他　如预防感染、纠正缺氧、纠正低血糖等。

（二）药物治疗

1. 减少肠道氨的生成和吸收

（1）乳果糖：是一种合成的双糖。经口服后不被吸收，在结肠被细菌分解为乳酸和醋酸，使肠腔呈酸性，从而减少氨的产生和吸收。

（2）乳梨醇：代谢方式和疗效与乳果糖相同，不良反应较少。

（3）口服抗生素：可抑制肠道产尿素酶的细菌，从而减少氨的生成。常用的药物有新霉素、甲硝唑、利福昔明等。

2. 促进体内氨的代谢

（1）L-鸟氨酸-L-门冬氨酸：是一种鸟氨酸与门冬氨酸的混合制剂。其中，鸟氨酸能促进体内的鸟氨酸循环（尿素循环）而降低血氨；门冬氨酸可提高谷氨酰胺合成酶的活性，促进脑、肝、肾利用和消耗氨以合成谷氨酰胺，从而降低血氨。

（2）α-酮戊二酸：可增加谷氨酰胺合成酶的活性，其本身还是三羧酸循环上的重要物质，能与氨结合形成谷氨酸，但其疗效不如 L-鸟氨酸-L-门冬氨酸。

（3）谷氨酸：可与氨结合形成谷氨酰胺而降低血氨，有谷氨酸钾和谷氨酸钠两种。可根据电解质情况选钠盐或钾盐，尿少时少用钾剂，明显腹水和水肿时慎用钠剂。

（4）精氨酸：可与氨合成尿素和鸟氨酸，从而降低血氨。呈酸性，适用于血 pH 偏高者。

3. 调节神经递质

（1）GABA/BZ 复合体受体拮抗剂：氟马西尼是 BZ 受体拮抗剂，可以对抗内源性苯二氮䓬所致神经抑制。对部分患者具有促醒作用。

（2）减少或拮抗假性神经递质：口服或静脉滴注以支链氨基酸为主的氨基酸混合液，可纠正氨基酸代谢不平衡，抑制大脑中假性神经递质的形成；并可提供能量，改善营养状况，促进蛋白质合成。

（三）对症治疗

1. 防治脑水肿　可用冰帽降低颅内温度，保护脑细胞功能；还可使用静脉滴注甘露醇等脱水剂，防治脑水肿。

2. 保持呼吸道通畅　对深昏迷者应做气管切开并排痰、给氧。

（四）其他治疗

其他治疗包括堵塞或减少门体分流、人工肝、肝移植等。

六、护理

（一）主要护理问题/护理诊断

（1）意识障碍：与血氨升高干扰脑细胞能量代谢和神经传导有关。

（2）营养失调：低于机体需要，与代谢紊乱、进食少有关。

（3）照顾者角色困难：与患者意识障碍、照顾者缺乏有关照顾知识有关。

（二）主要护理措施

1. 病情观察　严密观察和记录患者的生命体征、瞳孔大小、对光反射、意识状态及行为表现等，如有异常及时报告医生。遵医嘱定期按需测定血电解质、血氨、尿素氮等，维持水、电解质、酸碱平衡。记录 24 h 液体出入量，以每日液体总入量不超过 2500 mL 为宜，肝硬化腹水者液体入量一般控制在尿量加 1000 mL，以免血液稀释、血钠过低而加重昏迷。

2. 协助医生识别并去除和避免诱发因素

（1）对有出血倾向者，要注意观察血压和大便颜色，及时发现出血情况。对上消化道出血者，协助医生及时处理，输血要用新鲜血。

（2）观察利尿剂的作用与副作用，避免快速利尿和放腹水，防止大量进液或输液。记录 24 h 液体出入量，注意水、电解质和酸碱平衡。

（3）预防感染：注意保暖，定时翻身，加强皮肤、口腔护理。防止皮肤、呼吸系统、泌尿系统感染。避免使用含氮药物和镇静催眠药、麻醉药，减少药物对肝的损害。

（4）保持大便通畅：导泻或灌肠有利于清除肠内含氮物质。可用生理盐水或弱酸性溶液灌肠，口服或鼻饲硫酸镁导泻。忌用肥皂水灌肠，因碱性溶液灌肠时，肠腔内 pH 呈碱性，有利于 NH_4^+ 向 NH_3 转化，使 NH_3 弥散经肠黏膜入血至脑组织，导致昏迷加重。对服泻药和灌肠的患者，要注意观察大便的性质，以每日保持大便 2～3 次为宜，同时加强肛周皮肤护理。

3. 饮食护理

（1）热量：每日保持足够热量摄入，以碳水化合物为主要食物，如稀饭、面条、藕粉等。对昏迷不能进食者，可采用鼻饲营养；胃不能排空时应停鼻饲，改用深静脉插管滴注25%葡萄糖溶液维持营养，每日液体入量限于 1500 ~ 2500 mL。在大量输注葡萄糖的过程中，需警惕低钾血症、心力衰竭和脑水肿的发生。

（2）蛋白质：开始数日内禁食蛋白质，避免氨基酸在肠道内分解产氨；神志清楚后可逐渐增加蛋白质饮食。1 期、2 期患者开始数日应限制蛋白质摄入量在 20 g/d 以内，待病情好转后每隔 3 ~ 5 d 增加 10 g，逐渐增加至 0.8 ~ 1.0 g/（kg·d），短期内不超过 40 ~ 50 g/d。首选植物蛋白，因植物蛋白富含支链氨基酸和非吸收性纤维，后者可促进肠蠕动，且被肠菌酵解产酸，从而加速毒物排出和减少氨的吸收。

（3）脂肪及维生素：脂肪可延缓胃的排空，宜少用。饮食中应有丰富的维生素，尤其是维生素 C、维生素 B、维生素 E、维生素 K 等；但不宜用维生素 B_6，因其可使多巴在周围神经处转化为多巴胺，影响多巴进入脑组织，减少中枢神经系统的正常传导介质。

4. 昏迷的护理 对昏迷患者按昏迷护理常规进行护理。必要时用冰帽降低颅内温度，保护脑细胞功能。

5. 药物治疗的护理 注意观察药物的疗效与副作用。

（1）乳果糖应用中应注意有无饱胀、腹绞痛、恶心、呕吐等副作用。

（2）精氨酸静滴速度不宜过快，以免产生流涎、面色潮红和呕吐等不良反应。

（3）长期服新霉素的患者中少数出现听力或肾功能减损，故应注意监测听力和肾功能的变化，且用药时间不宜超过 1 个月。

6. 家庭支持 重视患者及家属心理状态的改变，耐心解释疾病的诱因及转归。与照顾者建立良好关系，以同情理解的态度与家属进行沟通，从而得到家属的积极配合来共同参与患者的护理。

> ⚠ **重点提示**
>
> 1. 肝性脑病患者饮食护理方面，应根据患者疾病的严重程度确定患者每日蛋白质摄入量；昏迷患者应禁食蛋白质，待神志清醒后逐渐增加蛋白质，且以植物蛋白为宜。
>
> 2. 应尽量避免并治疗可诱发和加重肝性脑病的各种因素，如感染、出血、高蛋白饮食、腹泻、大量排钾利尿，以及麻醉、止痛、安眠、镇静等药物的应用。
>
> 3. 对肝性脑病患者应注意保持大便通畅，可用生理盐水或弱酸性溶液灌肠，以消除肠内积食、积血或其他含氮物质，但禁用肥皂水等碱性液体灌肠。

七、健康教育

1. 疾病知识及预防的指导

（1）向患者及家属介绍导致肝性脑病的各种诱发因素及避免的方法。

（2）使患者了解减少饮食中蛋白质的重要性，从而能自觉遵守。

（3）嘱患者养成良好的生活习惯，保持大便通畅。

（4）嘱患者平时注意保暖，防止感冒。

2. 用药指导　指导患者严格遵医嘱服药，了解药物疗效并学会观察药物的不良反应。

3. 定期复查　指导家属学会观察患者的性格、行为、睡眠、认知等方面的改变，确保及时发现、及时就诊。

思考题

1. 简述肝性脑病的概念和常见诱发因素。

2. 比较肝性脑病 5 期的主要临床症状和体征。

3. 简述肝性脑病患者的治疗要点。

4. 简述肝性脑病患者的饮食护理要点。

5. 简述为肝性脑病患者去除和避免诱因的护理措施。

第六节　急性胰腺炎

急性胰腺炎（acute pancreatitis，AP）是多种病因导致胰酶在胰腺内被激活而引起胰腺组织自身消化、水肿、出血甚至坏死的炎症反应。临床表现以急性上腹痛、恶心、呕吐、发热及血和尿淀粉酶升高为特点，是常见的消化系统急症之一。按病理组织学及临床表现可分为急性水肿性胰腺炎和急性坏死性胰腺炎两种类型。前者多见，临床经过一般较轻，常数日内自愈，预后较好；后者虽少见，但病情危重，易并发休克、腹膜炎、继发感染等，病死率高。此病多见于青壮年，女性的发病率多于男性。

一、病因和发病机制

在我国，胆道疾病是急性胰腺炎的主要病因，饮食因素次之；在国外除胆石症外，大量饮酒是主要病因。

（一）胆道疾病

胆石症、胆道感染或胆道蛔虫等均可引起急性胰腺炎，尤以胆石症最多见。其作用机制为：

（1）胆石或蛔虫嵌顿于十二指肠壶腹部致其发生炎症、水肿和痉挛，使壶腹部出口梗阻，致胆汁排出障碍；当胆道内压力升高并超过胰管内压力时，胆汁可通过胰胆管共同通道反流入胰管，引起急性胰腺炎。

（2）胆石移行过程中损伤胆总管和壶腹部或胆道炎症引起 Oddi 括约肌功能不全，致十二指肠内容物反流入胰管，激活胰酶。

（3）胆道感染时，细菌毒素、游离胆汁酸、非结合胆红素等均可通过胆胰间淋巴管交通支弥散到胰腺，激活胰酶。

（二）大量饮酒和暴饮暴食

酒精通过刺激胃酸分泌，加强促胰液素与胆囊收缩素的分泌，致胰液和胰酶分泌过度旺盛，并刺激十二指肠乳头水肿和 Oddi 括约肌痉挛，使胰液排出受阻，胰管内压力上升；长期酗酒还使胰液内蛋白质含量升高，发生沉淀而形成蛋白栓，致胰液排泄障碍。暴饮暴食可因短时间内大量食糜进入十二指肠，引起乳头水肿和 Oddi 括约肌痉挛，同时刺激大量胰液和胆汁分泌，但由于胰液和胆汁排泄不畅，引发急性胰腺炎。

（三）胰管阻塞

各种原因（胰管结石、炎症、肿瘤、狭窄等）引起的胰管阻塞都会造成胰液排泄障碍，胰管内压力升高，使胰腺泡破裂，胰液溢入间质，进而引起急性胰腺炎。

（四）手术与创伤

腹腔手术（特别是胰、胆或胃手术）、腹部钝挫伤等，可直接或间接损伤胰腺组织与胰腺的血液供应，从而引起胰腺炎。内镜逆行胰胆管造影检查后，少数患者可因重复注射造影剂或注射压力过高而发生胰腺炎。

（五）其他

某些内分泌和代谢疾病（高脂血症、高钙血症等）、感染（流行性腮腺炎、巨细胞病毒感染等）、某些药物（硫唑嘌呤、噻嗪类利尿剂、四环素、肾上腺皮质激素等）均与急性胰腺炎发病有关。

引起急性胰腺炎的病因虽有不同，却可导致共同的发病过程，即胰腺各种消化酶被激活以致胰腺自身消化。正常胰腺能分泌多种酶，如胰淀粉酶、胰蛋白酶、胰脂肪酶等，这些酶通常以不活动的酶原形式存在。在上述病变情况下，酶原被激活成具有活性的酶，使胰腺发生自身消化。

> ⚠ **重点提示**
>
> 1. 在我国急性胰腺炎最常见的病因是胆道疾病，尤其是胆石症，其次是饮食因素。
> 2. 不同病因所致胰腺炎具有共同的发病过程，即胰腺各种消化酶被激活以致胰腺自身消化。

二、临床表现

不同病理类型的急性胰腺炎，其临床表现显著不同。急性水肿性胰腺炎症状较轻，呈自限性经过；急性坏死性胰腺炎病情重、进展快、病死率高。

（一）症状

1. 腹痛　为此病的主要表现和首发症状。多数为急性腹痛，常在胆石症发作不久、大量饮酒或饱餐后发生。常位于中上腹部，也可偏左或偏右，向腰背部呈带状放射，取弯腰抱膝位可减轻疼痛。疼痛性质、程度轻重不一，轻者为上腹钝痛，多能忍受；重者呈绞痛、钻痛或刀割样痛，剧烈而持续，可有阵发性加剧。水肿型患者腹痛 3 ~ 5 d 可缓解，坏死型患者腹痛持续时间较长。当发生弥漫性腹膜炎时，疼痛可波及全腹。

2. 恶心、呕吐与腹胀　多在起病后出现；呕吐物常为胃内容物，剧烈呕吐者可吐出胆汁或咖啡渣样液体；呕吐后腹痛无缓解。坏死型患者常有明显腹胀或麻痹性肠梗阻。

3. 发热　多为中度发热，一般持续 3~5 d。若高热持续不退，常提示有继发感染。

4. 低血压或休克　坏死型患者常发生低血压或休克，表现为烦躁不安、脉搏加快、血压下降、皮肤厥冷、面色发绀等。低血压或休克可在起病数小时突然发生，甚至突然发生的休克会导致死亡，提示胰腺有大片坏死。

5. 水、电解质、酸碱平衡及代谢紊乱　轻型患者多有程度不等的脱水，呕吐频繁者可有代谢性碱中毒。重症患者常有明显脱水和代谢性酸中毒、低钙血症，部分伴血糖升高。

（二）体征

1. 水肿型　一般情况尚好；腹部体征轻微，表现为上腹轻度压痛，无腹紧张与反跳痛；可有不同程度的腹胀和肠鸣音减少。

2. 坏死型　上腹压痛明显，并发急性腹膜炎时全腹显著压痛与腹肌紧张，有反跳痛。少数患者因血液、胰酶及坏死组织液穿过筋膜与肌层并渗入腹壁下而致脐周或两侧胁腹部皮肤出现灰紫色斑，分别称为 Cullen 征和 Grey – Turner 征。胰头水肿压迫胆总管下端或 Oddi 括约肌痉挛可引起黄疸。

（三）并发症

并发症主要见于急性坏死性胰腺炎。局部并发症有胰腺脓肿和假性囊肿；全身并发症有急性呼吸窘迫综合征、急性肾衰竭、心律失常和心功能衰竭、消化道出血、败血症、胰性脑病、弥散性血管内凝血、高血糖和多脏器功能衰竭等，常常危及生命。

> ⚠ **重点提示**
>
> 1. 急性胰腺炎的主要表现和首发症状是急性中上腹痛；其可向腰背部呈带状放射，弯腰屈膝时可减轻。
>
> 2. 急性胰腺炎患者多出现中度发热；发热一般持续 3~5 d，如发热不退或逐日升高，尤其是持续 2~3 周以上，应警惕胰腺脓肿的可能。
>
> 3. 急性坏死性胰腺炎患者有明显的上腹压痛体征，若并发急性腹膜炎可出现全腹显著压痛与腹肌紧张和反跳痛。

三、有关检查

（一）白细胞计数
多数病例有白细胞增多及中性粒细胞核左移。

（二）血、尿淀粉酶测定
血清淀粉酶于起病后 6~12 h 开始升高，48 h 开始下降，持续 3~5 d；超过正常值的 3 倍即可确诊此病。但病情的严重性与淀粉酶升高的程度并不一致。坏死型由于胰腺细胞广泛破坏，血清淀粉酶可正常或低于正常。尿淀粉酶一般在发病后 12~24 h 开始升高，下降较慢，持续 1~2 周。

（三）血清脂肪酶测定

血清脂肪酶常在起病后 24~72 h 开始上升，持续 7~10 d，对病后就诊较晚的急性胰腺炎有诊断价值。其变化与淀粉酶水平的升高呈平行状态。

（四）生化检查

部分患者有暂时性血糖升高，持久的空腹血糖高于 10 mmol/L 则反映胰腺组织坏死，提示预后不良。血钙常轻度下降，低血钙的程度与临床严重程度平行，血钙值明显下降则提示胰腺有广泛的组织坏死，低于 1.5 mmol/L 提示患者预后不良。

（五）影像学检查

腹部 B 超和 CT 检查显示胰腺弥漫性增大、光点增多，轮廓与周围组织不清楚等改变，对急性胰腺炎的诊断和鉴别诊断、评估胰腺炎的严重程度具有重要价值。

四、诊断要点

有胆道疾病、大量饮酒、暴饮暴食病史，突然出现上腹部持续疼痛伴恶心、呕吐，同时有血、尿淀粉酶升高，B 超及 CT 检查等改变，即可诊断为急性胰腺炎。

一旦患者出现急性腹膜炎的症状和体征，低血压或休克，低血钙，高血糖及多脏器功能衰竭，应考虑急性坏死性胰腺炎的可能。

五、治疗要点

大多数急性胰腺炎属于轻症，经 3~5 d 积极治疗可治愈。其治疗措施具体如下。

（一）抑制或减少胰液分泌

1. 禁食及胃肠减压　可减少胃酸与食物对胰液分泌的刺激，从而减轻呕吐与腹胀。

2. 抑酸治疗　以往强调常规应用，目前临床习惯使用 H_2 受体拮抗剂或质子泵抑制剂以预防应激性溃疡。

3. 生长抑素类药物　具有抑制胰液及胰酶分泌、抑制胰酶合成的作用，并能减轻腹痛、减少局部并发症，从而缩短住院时间，是治疗急性坏死性胰腺炎的有效药物。常用药物有奥曲肽、施他宁等。该药半衰期短，需持续静脉维持。

（二）止痛治疗

对疼痛剧烈者可用哌替啶肌内注射；禁用吗啡，因为吗啡可引起 Oddi 括约肌痉挛而加重疼痛。

（三）抑制胰酶活性

胰蛋白酶抑制剂或加贝酯静脉滴注，多用于急性坏死性胰腺炎早期治疗。

（四）抗生素应用

针对胆道疾病引起的胰腺炎和急性坏死性胰腺炎，应酌情使用抗生素，其有预防胰腺坏死合并感染的作用。

（五）抗休克及纠正水、电解质平衡失调

根据病情积极补充液体及电解质（钾、钠、钙、镁等离子），维持有效血容量。对伴休

克者可给予白蛋白、鲜血或血浆代用品。

（六）并发症治疗

对并发急性呼吸窘迫综合征者应用激素，气管切开，正压呼吸。对并发急性肾衰竭者宜采用透析疗法。

（七）内镜下 Oddi 括约肌切开术

此法可用于胆道紧急减压、引流和去除胆石梗阻，作为一种非手术疗法，能起到治疗和预防胰腺炎发展的作用。

（八）早期肠内营养

其目的是改善胃肠道黏膜屏障、减轻炎症反应，防止肠道细菌移位造成胰腺感染。对轻症和中度的重症胰腺炎患者，在其获得及时有效的治疗后，可在发病后 48～72 h 开始经口给予肠内营养。

（九）外科治疗

急性胰腺炎内科治疗无效、十二指肠壶腹部有结石嵌顿或胆总管有结石梗阻，以及并发脓肿、假性囊肿或肠麻痹时，可考虑手术治疗。

六、护理

（一）主要护理问题/护理诊断

（1）疼痛：上腹痛，与胰腺及其周围组织感染、水肿和出血坏死有关。

（2）体温过高：与胰腺组织坏死、继发感染有关。

（3）知识缺乏：缺乏有关疾病病因及饮食预防方面的知识。

（二）主要护理措施

1. 病情观察

（1）定时测量患者生命体征，注意神志及腹部症状、体征的变化。

（2）记录 24 h 液体出入量，注意血、尿淀粉酶的动态变化，以便了解病情的进展，及早发现并发症，配合医生予以积极处理。

2. 休息与体位　患者卧床期间做好生活护理，满足其生理需要。创造安静环境，促进患者的舒适和睡眠。指导患者采取适当姿势（如侧卧位、以一枕头压向腹部的膝胸卧位或躯干屈曲的坐姿），协助背部按摩、松弛技巧可减轻患者疼痛。对剧痛或辗转不安者要防止坠床。

3. 饮食护理

（1）禁食禁饮，口渴者可以温开水含漱或湿润口唇；做好口腔护理。

（2）对明显腹胀者予以胃肠减压，注意保持胃管通畅。

（3）当腹痛完全缓解、腹部压痛消失、肠鸣音恢复正常、淀粉酶下降后，可从少量低脂、低糖流质饮食（水、米汤、藕粉）开始给予营养，逐渐增加浓度和容量，直至恢复正常饮食。

4. 用药护理　遵医嘱给予止痛药，注意观察止痛效果及药物不良反应，效果不佳时报告医生以便进一步处理。

5. 心理护理　向患者及家属解释引起疼痛的原因及主要治疗、护理措施，使患者保持情绪稳定，积极配合治疗、护理，严格遵守饮食、治疗方案。

七、健康教育

1. 疾病知识和预防指导

（1）告知患者及家属此病的诱发因素。

（2）指导患者合理饮食，避免暴饮暴食和大量饮酒；从少量低脂、低糖饮食开始，逐渐恢复正常饮食，避免刺激性强、产气多、高脂肪、高蛋白质和调味食物，防止复发。

（3）对有胆道疾病者，应积极采取治疗措施。

2. 预后　轻症急性胰腺炎预后良好，多在 1 周内恢复，不留后遗症；重症急性胰腺炎预后差，病死率高，伴有多器官功能衰竭者的病死率近乎 100%。

思考题

1. 简述急性胰腺炎的概念及主要病因。
2. 简述急性胰腺炎的临床表现和常见并发症。
3. 列出对急性胰腺炎具有确诊价值的检查项目及其临床意义。
4. 试述针对急性胰腺炎患者的抑制或减少胰液分泌的治疗要点。
5. 试述急性胰腺炎患者的主要护理措施。

第七节　上消化道大量出血

上消化道出血（upper gastrointestinal hemorrhage）是指屈氏韧带以上的消化道，包括食管、胃、十二指肠或胃空肠吻合术后的空肠等病变引起的出血。而上消化道大量出血是指屈氏韧带以上的消化道在数小时内失血量超过 1000 mL 或循环血容量的 20%，主要临床表现为呕血和（或）黑便，常伴有急性周围循环衰竭。此症是临床常见的急症，如不及时抢救，可危及患者生命。

一、病因

上消化道大量出血的最常见病因为消化性溃疡，第二位为食管 - 胃底静脉曲张破裂，其后是急性胃黏膜损害及胃癌，少见病因有食管炎、胃炎、血液病及尿毒症、应激性溃疡（如脑血管意外引起的）等。

二、临床表现

上消化道大量出血的表现主要取决于出血量及出血速度，还取决于患者全身状况。

（一）呕血与黑便

呕血与黑便是上消化道出血的特征性表现。出血部位在幽门以下者的临床表现多只为黑便；在幽门以上者常兼有呕血与黑便。若幽门以下病变出血量大且速度快，血液也可反流入胃致呕血。此种呕血多呈咖啡色，这与血液经胃酸作用形成正铁血红蛋白有关。未经胃酸充分混合而呕出的血液可为鲜红色或兼有血块。上消化道出血量达 50 ~ 70 mL 时可产生黑便；大便隐血试验呈阳性说明出血量为 5 mL 左右。黑便呈柏油样，这是由血红蛋白含的铁经肠内硫化物作用形成硫化铁所致。

（二）失血性周围循环衰竭

上消化道大量出血所表现的周围循环衰竭的程度与出血量及出血速度有关。若出血量较大且速度快，血容量可迅速减少，引起心排血量降低，从而导致休克表现，如头晕、心悸、出汗、脉细数、血压下降（收缩压 <80 mmHg）、皮肤湿冷、烦躁不安或意识不清，若导致急性肾衰竭则可出现少尿或无尿。

（三）氮质血症

上消化道大量出血后，大量血液进入肠道，血液中蛋白质被消化吸收而引起血尿素氮短暂升高，称为肠源性氮质血症。一般在大出血后数小时血尿素氮开始上升，24 ~ 48 h 可达高峰，3 ~ 4 d 后方降至正常。

（四）发热

上消化道大量出血后，多数患者在 24 h 内出现低热，一般不超过 38.5 ℃，可持续3 ~ 5 d。

（五）血象变化

急性失血一般需 3 ~ 4 h 才出现血红蛋白降低。出血后骨髓有明显代偿性增生，表现为出血 24 h 内网织红细胞可升高，随着出血停止，网织红细胞逐渐降至正常，若出血未止，网织红细胞可持续升高。白细胞计数也可暂时升高，止血后 2 ~ 3 d 即恢复正常。出血者伴脾功能亢进，则白细胞计数可不升高。

三、有关检查

1. 血、便检查　血红蛋白、白细胞及血小板计数、网织红细胞、肝功能、肾功能、血尿素氮、大便隐血试验等检查，对确定病因、了解出血程度和出血是否停止有一定帮助。

2. 胃镜检查　为上消化道出血病因诊断的首选检查方法。一般在上消化道出血后 24 ~ 48 h 内急诊行内镜检查，在直视下顺序观察食管、胃、十二指肠球部等，判断出血部位及出血情况。胃镜检查不仅可明确病因，同时可用于紧急止血治疗。

3. X 线钡餐造影　一般主张在出血已停止及病情基本稳定数天后进行 X 线钡餐检查，不宜将之作为首选病因诊断的检查方法。

4. 选择性动脉造影　适用于内镜检查无阳性发现或病情严重不宜做内镜检查者。选择性动脉造影是经股动脉穿刺置入导管分别进行腹腔动脉、肠系膜上动脉造影。此方法安全而有效，多可明确诊断；最好在活动性出血的情况下进行，这样才可能发现真正的出血病灶。

5. 放射性核素显像　即静脉注射核素锝标记患者红细胞后，做腹部扫描，以探测标记物从血管外溢的证据，可起到初步定位的作用。

四、诊断要点

根据患者有大量呕血、黑便的表现即可确诊上消化道大量出血，对出血病因不明者需做内镜检查。

五、治疗要点

上消化道大量出血严重时多可危及生命，需对患者进行紧急抢救。抗休克、补充血容量是首位治疗措施。

（一）一般抢救措施

卧床休息，保持呼吸道通畅，以避免呕血时误吸血液进入气管而引起窒息。活动性出血期间应禁食。

（二）积极补充血容量

立即开放静脉、取血配血，迅速补充血容量。输液开始时宜快，可用生理盐水、林格液、右旋糖酐、706 代血浆，必要时及早输入全血，以恢复有效血容量。对原有心脏病或病情严重患者，输液量可依据中心静脉压进行调节；对肝硬化患者需输新鲜血，因为库血含氨多易诱发肝性脑病。

（三）止血措施

1. 食管 – 胃底静脉曲张破裂所致上消化道大量出血的止血措施

（1）药物止血。常用药物为垂体后叶激素（血管升压素），其作用机制是通过对内脏血管的收缩作用降低门静脉及侧支循环的压力。对冠心病者禁用。临床一般使用剂量为 10 U 加入 5% 葡萄糖液 200 mL 中，在 20 min 内缓慢静脉滴注，以每日不超过 3 次为宜。

近年采用生长抑素以治疗食管 – 胃底静脉曲张破裂出血。该药可减少内脏血流量 30% ~ 40%，短期使用无严重不良反应，目前用于临床的有 14 肽天然生长抑素及奥曲肽等。

（2）三腔双囊管压迫止血。经口或鼻腔插三腔管入胃，先使管端气囊充气（囊内压 50 ~ 70 mmHg），然后向外牵拉，以压迫胃底曲张静脉，此时再充气位于食管下段气囊（囊内压为 35 ~ 45 mmHg），以压迫食管曲张静脉。此方法一般都能获得较好的止血效果，但缺点是患者痛苦且并发症多（窒息、食管缺血坏死等），目前已不主张作为首选止血措施。

（3）内镜治疗。内镜直视下注射硬化剂（无水乙醇、鱼肝油酸钠等）达曲张静脉，或用皮圈套扎曲张静脉，或两种方法同时使用，能达到止血目的且可防止早期再出血，是目前治疗食管 – 胃底静脉曲张破裂出血的重要手段。

（4）手术治疗。上述治疗方法无效时可做急诊外科手术或经颈静脉肝内门体静脉分流术。

2. 消化性溃疡及胃肠黏膜病变所致上消化道大量出血的止血措施

（1）应用抑制胃酸分泌药物。此法可提高胃内 pH，有促进止血的作用。对消化性溃疡及急性胃黏膜病变引起的出血，常用 H_2 受体拮抗剂及质子泵抑制剂，此类药物不仅能促进溃疡愈合，而且有促进止血的作用。可用西咪替丁静脉滴注 400 mg，每 6 ~ 8 h 1 次，也可用雷尼替丁、法莫替丁；奥美拉唑提高及维持胃内 pH 的作用比前者更佳。

（2）内镜治疗。对消化性溃疡出血者，若见活动性出血或暴露血管的溃疡，应行内镜下止血术。其方法包括激光、高频电灼、微波及注射疗法等。注射疗法是在出血部位注射药物进行局部止血，应用较广的药物是 0.1% 肾上腺素溶液。

（3）手术治疗。可采用胃切除手术等。

（4）介入治疗。对不能进行内镜治疗且不能耐受手术者，可选择肠系膜动脉造影以找到出血灶，同时行血管栓塞治疗。

六、护理

（一）主要护理问题/护理诊断

（1）体液不足：与上消化道出血有关。

（2）潜在并发症：休克、再出血。

（二）主要护理措施

1. 监测病情　定时监测生命体征，如出现血压下降、脉细数、面色苍白、皮肤湿冷等，应及时报告医生；观察呕血与黑便的量、次数及性状；记录液体出入量，对病情严重者需遵医嘱留置导尿管并测量每小时尿量；定期复查血红蛋白、血尿素氮及网织红细胞，做大便隐血试验。

2. 判断继续出血或再出血的观察　注意继续出血或再出血的表现。

（1）呕血或黑便次数增多，呕血由咖啡色转为鲜红色，黑便变为暗红色稀便，伴肠鸣音亢进。

（2）休克表现经输液、输血未见好转。

（3）血红蛋白持续下降。

（4）每小时尿量正常时，血尿素氮继续升高或再次升高。

有以上表现者出血仍继续，应立刻通知医生以便及时处理。

3. 输液、输血护理　迅速建立静脉通道，立即配血。配合医生快速补充血容量、给予各种止血药物。输液开始时宜快，注意观察输液、输血点滴速度，避免引起急性肺水肿。

4. 卧床休息　大量出血患者应绝对卧床休息，可将下肢略抬高，以保证脑部供血。呕血时头偏一侧，避免误吸。注意保暖。

5. 饮食护理

（1）对溃疡病所致急性上消化道大量出血患者，应禁食；对少量出血而无呕吐、无明显活动出血者，可遵医嘱给予温凉、清淡的无刺激性流食，进食可减少胃收缩运动并可中和胃酸，促进溃疡愈合。出血停止后患者可用易消化的半流食，以后逐渐改为正常饮食。

（2）对食管 - 胃底静脉曲张破裂所致上消化道大量出血者，出血期间均应严格禁食。止血后 1～2 d 逐渐给予高维生素、高热量流食，避免粗糙坚硬的食物，限制钠和蛋白质的摄入。

6. 心理护理　护理人员对于大量出血患者应给予陪伴，以增加其安全感；及时消除血迹并向患者及家属解释检查、治疗的目的，使之更好地配合。还应向患者及家属说明身心休息、精神放松有利于止血。

7. 三腔双囊管的护理　对食管－胃底静脉曲张破裂出血者应用三腔双囊管压迫止血的护理要点如下：

（1）插管前、插管时：插管前向患者解释其治疗作用、操作过程及配合方法；仔细检查，以确保三腔管通畅、气囊无漏气，然后抽尽囊内气体备用。插管时，协助医生进行插管，尽量减少患者的不适感。

（2）留置三腔管期间的护理：

① 观察出血是否停止：监测并记录引流液的性状、颜色及液量。

② 定时经胃管冲洗胃腔：清除积血，减少诱发肝性脑病的可能性。

③ 定时放气：放置三腔管 24 h 后，应放气数分钟后再注气加压，以免食管、胃底黏膜受压过久而缺血坏死。

④ 警惕胃囊充气不足或气囊破裂：留管期间食管囊可能向上移位，以致阻塞喉部而引起呼吸困难甚至窒息，一旦发生应立即通知医生进行紧急处理。

⑤ 保持插管侧鼻腔的清洁和湿润：每日向鼻腔内滴 3 次液体石蜡，以保护鼻黏膜。

（3）拔管：确定出血停止后，放出囊内气体，继续观察 24 h，未再出血可考虑拔管。拔管前需口服液体石蜡 20 ~ 30 mL，拔管动作应缓慢、轻巧。气囊压迫一般以 3 ~ 4 d 为限，仍有出血者可适当延长。

⚠ **重点提示**

1. 上消化道出血是指屈氏韧带以上的消化道，包括食管、胃、十二指肠等病变引起的出血。大量出血是指在数小时内失血量超过 1000 mL 或循环血容量的 20%。此病的特征性表现为呕血、黑便，以及肠源性氮质血症。

2. 此病常见病因：消化性溃疡占第一位，食管－胃底静脉曲张破裂为第二位。胃镜检查是此病的首选诊断方法。首位治疗措施是抗休克和补充血容量。

3. 要理解消化性溃疡所致出血和食管－胃底静脉曲张破裂所致出血的止血药物有所不同；学会判断并记住上消化道继续出血和再出血的表现。

4. 要了解三腔双囊管压迫止血的护理措施，以及对患者进行出院指导的内容。

七、健康教育

1. 出院指导

（1）向患者和家属讲解上消化道出血的病因和诱因，以及相关预防、治疗知识。

（2）告知患者一定要遵从医嘱用药，不要使用处方以外的药物。

（3）嘱患者合理饮食，戒烟戒酒。

（4）嘱患者保持乐观情绪，勿过度劳累。

（5）教会患者和家属识别上消化道出血的征象及应对措施。出现呕血或黑便时，需卧床休息，保持镇静。呕吐时，应取侧卧位以免呕吐物被误吸入气管，并及时前往医院。

2. 预后 上消化道大量出血预后与引起出血的原有疾病轻重、抢救准确及时与否有密切关系。如果注意避免出血诱因，减少出血次数，则预后一般可获改善。

思考题

1. 简述上消化道大量出血的概念及最常见病因。
2. 简述上消化道大量出血的特征性表现，以及肠源性氮质血症的概念。
3. 简述上消化道大量出血的首位治疗措施，以及继续出血或再出血的表现。
4. 简述留置三腔管期间的护理措施。
5. 简述对上消化道大量出血患者出院指导的内容。

第五章

泌尿系统疾病

第一节　总论

泌尿系统由肾、输尿管、膀胱、尿道及有关的血管和神经组成，其主要功能是生成和排泄尿液。肾是其中最重要的器官，不仅通过尿液排泄机体的代谢废物，调节水、电解质和酸碱平衡，维持机体内环境的稳定，并且可产生多种重要的内分泌激素。

一、肾的结构

（一）肾的解剖学结构

1. 肾的位置和形态　肾为腹膜后脏器，位于脊柱腰段两侧，左右各一。肾外形似蚕豆（图 5 - 1），中央为肾门，即肾的血管、淋巴管、神经和肾盂出入之处。

2. 肾实质　肾为实质性脏器，肾实质分为皮质和髓质两部分。肾实质的外层为皮质，

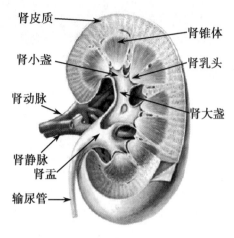

图 5-1　肾冠状面图

肾皮质
肾锥体
肾小盏
肾乳头
肾动脉
肾大盏
肾静脉
肾盂
输尿管

厚度约为 1 cm，呈红褐色，主要由肾小体和肾小管构成。肾实质的深层为髓质，占整个肾实质的 2/3，致密而有条纹，血管少。肾髓质由 8~18 个肾锥体（主要由集合管构成）组成，肾锥体尖端称为肾乳头，其上有若干小孔，即集合管的开口。每 1~2 个肾乳头被一个漏斗状的肾小盏包绕，2~3 个肾小盏汇合成肾大盏，肾大盏最终汇合成肾盂，肾盂向下逐渐缩小并连续于输尿管。

3. 肾的血管　肾动脉由腹主动脉分出，进入肾门后，不断发出分支，逐级变细，经肾髓质和肾皮质，最终分支为入球小动脉并进入肾小球，再汇成出球小动脉而离开肾小球，然后逐级汇聚为肾静脉，最终流入下腔静脉。

肾的血液循环特点：肾动脉直接起始于腹主动脉，血流量大，其血流量约占心搏出量的 25%，因此肾为全身灌流量最大的器官。此外，肾皮质血流量大，约占肾血流量的 90% 以上，流速快；肾髓质血流量小，不到肾血流量的 10%，且流速慢。通常所说的肾血流量主要指肾皮质血流量。

（二）肾的组织学结构

1. 肾单位　是肾结构和功能的基本单位，由肾小体和肾小管组成（图 5-2）。每个肾有 100 万个以上肾单位。肾小体包括肾小球和肾小囊两部分。肾小球也称为血管球，核心是一团毛细血管球，两端分别为口径较粗的入球小动脉和口径较细的出球小动脉。这种入口粗、出口细的结构对维持有效滤过压具有重要的意义。肾小球毛细血管间的支持组织称为肾小球系膜，具有支持、吞噬、收缩、合成和分泌的作用。肾小囊由内外两层构成。内层也称为脏层，是肾小球滤过膜的组成部分之一；外层也称为壁层；两层之间为囊腔，连接肾小管。

2. 肾小球滤过膜　也称为滤过屏障，包括 3 层结构，由内至外依次为毛细血管内皮细胞、基底膜、肾小囊脏层上皮细胞。肾小球滤过膜具有屏障作用：①机械屏障：仅允许一定大小的蛋白质分子通过；②电荷屏障：肾小球滤过膜带有负电荷，可以阻止带负电荷的蛋白质（如白蛋白）通过。上述任何一种屏障作用被破坏均会引起蛋白尿的产生。

3. 肾小球旁器　由球旁细胞、致密斑和球外系膜细胞组成，具有分泌肾素的功能。

4. 肾小管和集合管　肾小管可分为 3 段，第一段为近端小管，走形曲直，可进一步分为曲部和直部；第二段为细段；第三段为远端小管，也可分为直部和曲部。近端与远端小管的直部和细段连成的 U 形袢，称为髓袢或 Henle 袢。各远端小管的曲部逐渐汇聚到集合管，集合管沿肾锥体下行，开口于肾小盏。肾小管和集合管统称为泌尿小管。

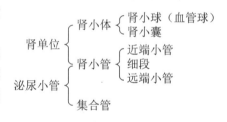

图 5-2　肾单位和泌尿小管的组成

肾单位 { 肾小体 { 肾小球（血管球）
　　　　　　　　肾小囊
　　　　　泌尿小管 { 肾小管 { 近端小管
　　　　　　　　　　　　　　细段
　　　　　　　　　　　　　　远端小管
　　　　　　　　　集合管

二、肾的生理功能

肾的生理功能包括：①生成尿液，并借此清除体内的代谢废物，同时调节人体的水、电解质和酸碱平衡，以维持内环境的稳定；②内分泌功能。

（一）生成尿液

肾生成尿液的过程分为肾小球的滤过、肾小管与集合管的重吸收和分泌。

（二）内分泌功能

肾不仅是一个排泄器官，亦是一个重要的内分泌器官。肾分泌的激素主要有肾素、促红细胞生成素（erythropoietin，EPO）、1－α羟化酶、前列腺素、激肽释放酶等。

三、泌尿系统疾病的常见症状

1. 肾性水肿　是由肾疾病引起的水肿，按照其发生的原因可以分为两大类：①肾病性水肿，主要由长期大量蛋白尿造成血浆蛋白过低所致，多见于肾病综合征。②肾炎性水肿，主要由肾小球滤过率（glomerular filtration rate，GFR）下降引起，多见于急、慢性肾炎。肾性水肿多发生于组织疏松部位，晨起时尤其明显，能下床活动者下午可出现明显下肢水肿，严重时水肿可以波及全身。

2. 肾性高血压　是由肾疾病引起的高血压，根据其发生机制可以分为容量依赖型和肾素依赖型两类。针对容量依赖型，通过限制水钠的摄入或促进其排泄有助于控制血压。针对肾素依赖型，应用血管紧张素转化酶抑制剂有助于控制血压。肾性高血压多数为容量依赖型，但两型高血压常混合存在，很难截然分开。持续存在的高血压是导致肾功能损害的重要因素，故应对其积极控制。

3. 尿量异常　正常成人尿量为 1000~2000 mL/24 h，尿量 <400 mL/24 h 称为少尿，尿量 <100 mL/24 h 称为无尿，尿量 >2500 mL/24 h 称为多尿。多尿分为生理性多尿（如大量饮水）和病理性多尿（糖尿病、急性肾衰竭多尿期等）。夜尿量多于白天尿量或夜尿量持续多于 750 mL 称为夜尿增多，可见于肾功能受损的早期。

4. 尿质异常

（1）蛋白尿：当肾小球滤过膜受损时，血浆内的大分子蛋白质就会漏出而导致蛋白尿。此时，尿蛋白定性为阳性。尿蛋白定量持续超过 150 mg/24 h 称为蛋白尿；尿蛋白定量超过 3.5 g/24 h 称为大量蛋白尿。蛋白尿分为两类：①病理性蛋白尿，多见于各种肾小球疾病；②生理性蛋白尿，即因体位、运动、发热或寒冷等因素引起的蛋白尿，一般尿蛋白定量 <1 g/24 h，持续时间短，且在诱因去除后蛋白尿消失。蛋白尿表现为尿液表面有细小且不易消失的泡沫。

（2）血尿：新鲜尿离心沉渣后镜检每高倍视野下红细胞平均数目 >3 个称为镜下血尿。1 L 尿液中含 1 mL 血液，或外观为洗肉水样、血样，或有血凝块称为肉眼血尿。血尿发生原因多为肾小球肾炎、肾盂肾炎、结石、肿瘤等。

5. 尿路刺激征　常由膀胱三角区及膀胱颈受刺激所致，为尿路感染的常见症状。尿意频繁而尿量不多称为尿频；一有尿意就急不可待要排尿称为尿急；排尿时膀胱区和尿道感到痉挛样疼痛或烧灼感称为尿痛；尿频、尿急、尿痛统称为尿路刺激征。

6. 肾区疼痛和肾绞痛　肾被膜受牵拉所致单侧或双侧肾区持续或间歇性隐痛或钝痛称为肾区疼痛，多见于急、慢性肾疾病。输尿管结石嵌顿所致疼痛多表现为患侧发作性绞痛，并向下腹、会阴、大腿内侧放射，常伴血尿，称为肾绞痛。

思考题

1. 肾的血液循环特点是什么？肾分泌的激素主要有哪些？
2. 简述产生肾性水肿的两个主要机制。
3. 简述蛋白尿、血尿、尿路刺激征的概念。
4. 常用的肾功能监测指标有哪些？其正常值范围是什么？

第二节　肾小球疾病

肾小球疾病是一组有相似的临床表现（血尿、蛋白尿、高血压等），但病因、发病机制、病理改变、病程和预后不尽相同，病变主要累及双侧肾小球的疾病。根据病因可分为原发性、继发性、遗传性三大类：原发性肾小球疾病常病因不明，继发性肾小球疾病指全身性疾病（系统性红斑狼疮、糖尿病等）中的肾小球损害，遗传性肾小球疾病为遗传变异所致肾小球疾病（如 Alport 综合征、薄基底膜肾小球病等）。本节主要介绍原发性肾小球疾病，它在肾小球疾病中占大多数，且在我国是引起慢性肾功能衰竭的主要原因。

一、原发性肾小球疾病的分型

（一）原发性肾小球疾病的临床分型
根据我国 1992 年原发性肾小球疾病临床分型标准，原发性肾小球疾病分为：

（1）急性肾小球肾炎（acute glomerulonephritis，AGN）。

（2）急进性肾小球肾炎（rapidly progressive glomerulonephritis，RPGN）。

（3）慢性肾小球肾炎（chronic glomerulonephritis，CGN）。

（4）隐匿型肾小球肾炎（latent glomerulonephritis，LGN），又称无症状性蛋白尿和（或）血尿。

（5）肾病综合征（nephrotic syndrome，NS）。

（二）原发性肾小球疾病的病理分型
根据世界卫生组织（WHO）1995 年制定的肾小球疾病病理学分类标准，原发性肾小球疾病分为：

（1）轻微肾小球病变。

（2）局灶节段性病变，包括局灶性肾小球肾炎和局灶节段性肾小球硬化。

（3）弥漫性肾小球肾炎，又分为：

① 膜性肾病。

② 增生性肾小球肾炎，包括系膜增生性肾小球肾炎、毛细血管内增生性肾小球肾炎、系膜毛细血管性肾小球肾炎、新月体性肾小球肾炎。

③ 硬化性肾小球肾炎。

（4）未分类的肾小球肾炎。

二、发病机制

多数肾小球疾病是免疫介导的炎症性疾病。一般认为，免疫机制是肾小球疾病的始发机制，但在慢性进展过程中非免疫非炎症机制也参与其中。

（一）免疫反应

1. 体液免疫　通过下列两种方式致病：

（1）循环免疫复合物的沉积：抗原－抗体在血液循环中形成免疫复合物并沉积于肾小球，激活炎症介质导致肾炎。

（2）原位免疫复合物的形成：血液循环中的游离抗体在肾小球内与其固有抗原或种植抗原结合，在肾局部形成免疫复合物导致炎症。

2. 细胞免疫　近年还发现细胞免疫也在肾小球疾病的发病机制中起重要作用。

（二）炎症反应

始发的免疫反应需引起炎症反应才能导致肾小球损伤及其临床症状。炎症介导系统可分为炎症细胞和炎症介质两大类。

1. 炎症细胞　主要包括单核巨噬细胞、中性粒细胞、血小板等。

2. 炎症介质　经典的如补体、血管活性胺等。近年来细胞因子、细胞黏附分子、活性氧等炎症介质逐渐被认识，并经证实在肾炎发病机制中起重要作用。

（三）非免疫非炎症损伤

高血压、蛋白尿等非免疫非炎症因素主要参与疾病的慢性进展过程，有时成为病变持续和恶化的因素。长期高血压会导致肾小球内高压，加重肾病变。大量蛋白尿可作为独立致病因素使肾病变加重。高脂血症是加重肾小球损伤的重要因素之一。

慢性肾小球肾炎

慢性肾小球肾炎（CGN）简称慢性肾炎，是指起病方式不同、病情迁延、病变进展缓慢，可有不同程度的肾功能减退，最终发展成慢性肾衰竭的一组肾小球疾病。其主要临床表现为蛋白尿、血尿、水肿和高血压。

【病因和发病机制】

大多数慢性肾炎的病因尚不清楚，仅少数由急性链球菌感染后肾炎迁延不愈所致。大多数慢性肾炎起病即属慢性过程。从发病机制来说，慢性肾炎发病的起始因素多为免疫介导炎症。在导致病程慢性化的机制中，除免疫因素外，非免疫非炎症因素占重要地位。

慢性肾炎是指起病方式不同、病情迁延、病变进展缓慢，可有不同程度的肾功能减退，最终发展成慢性肾衰竭的一组肾小球疾病。其发病的起始因素多为免疫介导炎症，病程慢性进展中非免疫非炎症因素占重要地位。

【临床表现】

慢性肾炎可发生于任何年龄，但以中青年为主，男性多见。多数隐匿起病，临床表现多样。早期患者可有乏力、疲倦、腰痛等非特异性表现。慢性肾炎的典型表现如下：

1. 轻、中度蛋白尿　为慢性肾炎的必有表现。患者尿液中泡沫明显增多，且不易消失。

2. 血尿　多为镜下血尿，也可有肉眼血尿。

3. 轻、中度水肿　表现为晨起眼睑和颜面部水肿，下午和晚上可出现下肢水肿。

4. 高血压　表现为轻度或持续的中度高血压，临床上与普通高血压的表现类似，如头痛、头晕等。部分患者可出现视物模糊、视神经乳头水肿，甚至高血压脑病。

5. 肾功能进行性损害　早期患者的肾功能可以正常，但随着病情的发展，肾功能进行性恶化，表现为内生肌酐清除率下降但尚在代偿范围内，或继续下降达到轻度氮质血症的标准。上述情况可持续数年。感染、劳累、血压升高或使用肾毒性药物等因素均可使肾功能在短期内急剧恶化，去除诱因后肾功能可在一定程度上恢复，但也可能由此发展成不可逆的慢性肾衰竭。

【有关检查】

1. 尿液检查　尿常规尿蛋白定性多为（＋～＋＋＋），尿蛋白定量多在 1～3 g/24 h。尿沉渣镜检可见红细胞。

2. 血液检查　肾功能恶化进展到氮质血症期时可有血尿素氮、血肌酐（serum creatinine，Scr）上升，内生肌酐清除率下降。慢性肾炎晚期可出现血浆白蛋白降低，血脂升高。

3. 肾穿刺活检　可以确定病理类型。慢性肾炎的病理类型以系膜增生性肾小球肾炎、系膜毛细血管性肾小球肾炎、膜性肾病等多见。其中系膜毛细血管性肾小球肾炎进展较快，膜性肾病进展慢。

【诊断要点】

凡临床上有蛋白尿、血尿、水肿和高血压的表现达 3 个月以上，无论有无肾功能损害均应考虑此病。在除外继发性肾小球肾炎和遗传性肾小球肾炎后，临床上可诊断为慢性肾炎。

【治疗要点】

慢性肾炎治疗的主要目的是防止或延缓肾功能进行性减退、改善或缓解临床症状，以及防治心脑血管并发症。

1. 积极控制高血压和减少尿蛋白　高血压和尿蛋白是促使肾功能恶化的重要因素，因此应积极控制高血压和减少尿蛋白。控制高血压的目标是将血压控制在 130/80 mmHg 以下，如选择能延缓肾功能恶化且具有肾保护作用的降压药；减少尿蛋白的治疗目标是争取将尿蛋白减少至 1 g/d 以下。

（1）利尿剂：容量依赖性高血压首选利尿药，如氢氯噻嗪，75～100 mg/d，分 2～3 次服用，长期用药应注意电解质紊乱。

（2）血管紧张素转化酶抑制剂（ACEI）或血管紧张素Ⅱ受体阻滞剂（ARB）：肾素依赖性高血压首选 ACEI，如福辛普利（蒙诺），口服，1 次/d，10 mg/次；也可选择 ARB，如氯沙坦（科素亚），口服，1 次/d，50 mg/次。ACEI 和 ARB 除降压作用外，还有减少尿蛋白和延缓肾功能恶化的肾保护作用，因此临床可作为慢性肾炎患者控制高血压的首选药物。

（3）其他：β 受体阻滞剂，如阿替洛尔；钙通道阻滞剂，如氨氯地平。

2. 限制饮食中蛋白质和磷的摄入　肾功能不全氮质血症期的慢性肾炎患者应限制蛋白质和磷的摄入。

3. 糖皮质激素和细胞毒性药物　一般不主张积极使用。肾功能正常或仅轻度受损，病理类型较轻（轻度系膜增生性肾小球肾炎等）的患者，尿蛋白较多，如无禁忌可以试用，无效者逐步撤去。

> ⚠ **重点提示**
>
> 　　慢性肾炎多见于中青年男性，主要临床表现为蛋白尿、血尿、水肿和高血压等。治疗的主要目的在于防止或延缓肾功能进行性减退，而不以消除尿蛋白和血尿为目标。

【护理】

1. 主要护理问题/护理诊断

（1）体液过多：水肿，与肾小球滤过率下降有关。

（2）知识缺乏：缺乏慢性肾炎防治和预后的相关知识。

2. 主要护理措施

（1）注意休息：慢性肾炎患者若蛋白尿不多，水肿和高血压不明显，肾功能损害不严重，可以从事较轻的工作，但应避免重体力活动。

（2）饮食护理：对于有氮质血症的患者，应帮助其制订合理的饮食计划。①限制蛋白质的摄入：一般摄入量为 0.6～1.0 g/(kg·d)，优质蛋白摄入比例至少为 50%；②保证热量：一般摄入量为 30～35 kcal[①]/(kg·d)，其中 30%～40% 由脂肪供应，其余由糖类供给；③限制钠盐摄入：钠盐的摄入量为 1～3 g/d。水肿时还应限制水的摄入。

（3）用药护理：应使患者充分认识到降压治疗对保护肾功能的作用，嘱其不要擅自改变药物剂量或停药。观察明显高血压患者使用利尿剂的效果及副作用。使用 ACEI 类药物控制血压时应注意以下几点：①对肾功能不全患者要注意监测血钾的水平；②对血肌

---

① cal 为表示热量的单位，非国际标准计量单位，1 cal≈4.186 J。

酐>264 μmol/L 者应谨慎使用；③少数患者服用 ACEI 类药物后会出现持续性干咳的不良反应。

（4）病情观察：慢性肾炎患者的水肿一般不严重，但少数患者可出现肾病综合征的表现，因此应注意观察尿量，水肿程度有无加重，是否出现胸腔积液、腹水。血压突然升高或持续高血压可加重肾功能的恶化，因此应密切观察血压变化。同时，监测肾功能、尿常规，以及水、电解质、酸碱的平衡情况。

【健康教育】

1. 疾病知识教育　感染、劳累、妊娠、高血压、使用肾毒性药物等会使肾功能恶化，加重病情。病情稳定后可以从事较轻的工作，避免重体力活动。青年女性应避免妊娠。

2. 避免诱因　嘱患者注意保暖、预防感染：①避免与上呼吸道感染者接触；②一旦发现感染表现，如咽痛、流涕等，应及时就医；③注意个人卫生，保持口腔和皮肤的清洁，定期洗澡。

3. 用药指导　遵医嘱长期、规律服用降压药物，维持血压在较稳定的水平。避免使用肾毒性药物，如庆大霉素、丁胺卡那、多黏菌素等。

> ⚠ **重点提示**
>
> 　　慢性肾炎护理的重点在于饮食护理、用药护理及健康教育。慢性肾炎的最终结局是慢性肾衰竭，因此健康教育非常重要，其重点在于嘱患者注意休息，避免致肾功能恶化的各种诱因。

| 思考题

1. 简述肾小球疾病的概念。
2. 简述慢性肾小球肾炎的概念、发病机制及主要治疗原则。
3. 简述慢性肾小球肾炎饮食护理的原则和健康教育的要点。

肾病综合征

肾病综合征（NS）是由多种肾疾病引起的具有以下共同临床表现的一组综合征：①大量蛋白尿（尿蛋白定量>3.5 g/d）；②低蛋白血症（血浆白蛋白<30 g/L）；③水肿；④高脂血症。其中①②两项为诊断所必需。

【病因和发病机制】

肾病综合征可分为原发性和继发性两大类。原发性肾病综合征是指原发于肾小球本身的病变。继发性肾病综合征是指继发于全身系统性疾病或先天遗传性疾病的病变。其中，系统性疾病有系统性红斑狼疮、糖尿病、过敏性紫癜、淀粉样变、多发性骨髓瘤，先天遗传性疾病有 Alport 综合征等。原发性肾病综合征的发病可能与体液免疫及细胞免疫有关。

【临床表现】

1. 大量蛋白尿　当肾小球滤过膜的屏障作用受损时，血浆蛋白（以白蛋白为主）大量漏出，当漏出量超过肾小管重吸收能力时，大量蛋白尿形成。其临床表现为尿液中出现大量泡沫。

2. 低蛋白血症　主要由血浆蛋白大量自尿液中漏出所致，此外肝代偿性合成血浆蛋白不足等因素也会加重低蛋白血症。长期低蛋白血症会导致营养不良，表现为面色苍白、疲乏无力等。

3. 水肿　低蛋白血症导致血浆胶体渗透压下降，使水分从血管腔内进入组织间隙，是患者出现水肿的主要原因。水肿往往是肾病综合征患者最明显的体征。水肿部位常随体位移动，晨起眼睑、头枕部和腰骶部水肿明显，活动后水肿逐渐以下肢水肿为主；水肿呈可凹性，严重时可波及全身，患者会出现体腔积液，男性患者还会出现阴囊水肿。

4. 高脂血症和高血压　高脂血症与低蛋白血症刺激肝代偿性合成脂蛋白增加和脂蛋白分解减少有关，因此常与低蛋白血症并存。患者表现为血中胆固醇、甘油三酯含量升高，低密度脂蛋白、极低密度脂蛋白的浓度也升高。部分成年肾病综合征患者可有轻、中度高血压表现。

5. 并发症

（1）感染：是常见的并发症，与营养不良、免疫功能紊乱及激素治疗有关，也是肾病综合征复发和疗效不佳的主要原因之一。常见的感染部位有呼吸道、尿路、皮肤及腹腔等。由于使用糖皮质激素治疗，肾病综合征患者的感染征象常不明显，会导致治疗不及时或不彻底。

（2）血栓和栓塞：多数肾病综合征患者的血液呈高凝状态，以及高脂血症、血液黏滞度增加、利尿剂的应用等因素，导致血管内血栓形成。其中的肾静脉血栓最多见（发生率为10% ~ 15%）。并发血栓、栓塞是直接影响肾病综合征治疗效果和预后的重要原因。

（3）急性肾衰竭：严重低蛋白血症会造成有效循环血量不足，导致肾前性氮质血症，其经扩容、利尿后可恢复。少数患者可出现肾实质性肾衰竭，以老年人多见。

（4）蛋白质及脂肪代谢紊乱：长期低蛋白血症可致营养不良、免疫力低下；多种金属结合蛋白和内分泌激素结合蛋白的大量丢失可致体内微量元素缺乏和内分泌紊乱。高脂血症使血液黏滞度增加，促进血栓、栓塞并发症的发生，还将引起心血管系统的并发症。

【有关检查】

1. 尿液检查　尿常规尿蛋白定性为（＋＋＋＋），尿蛋白定量 >3.5 g/24 h。尿沉渣镜检可见红细胞和管型等。

2. 血液检查　血浆白蛋白 <30 g/L；血胆固醇、甘油三酯、低密度脂蛋白升高。

3. 肾功能检查　当出现肾前性氮质血症或急性肾衰竭时，血尿素氮（blood urea nitrogen，BUN）、Scr升高，肌酐清除率（creatinine clearance rate，Ccr）降低。

4. 肾穿刺活检　可明确病理类型。肾病综合征常见的病理类型有轻微肾小球病变、系膜增生性肾小球肾炎、膜性肾病、系膜毛细血管性肾小球肾炎等。

【诊断要点】

肾病综合征的诊断标准为：①大量蛋白尿（尿蛋白定量＞3.5 g/d）；②低蛋白血症（血浆白蛋白＜30 g/L）；③水肿；④高脂血症。其中①②两项为诊断必备，同时伴有③④其中的一项或两项，即可诊断为肾病综合征。

⚠ 重点提示

肾病综合征是由多种肾疾病引起的具有以下共同临床表现的一组综合征：①大量蛋白尿（尿蛋白定量＞3.5 g/d）；②低蛋白血症（血浆白蛋白＜30 g/L）；③水肿；④高脂血症。其中①②两项为诊断所必需。临床表现（除并发症）、实验室检查和诊断要点基本涵盖其中。

在4项并发症中，感染是常见的并发症，也是肾病综合征复发和疗效不佳的主要原因之一。

【治疗要点】

1. 一般治疗　凡有严重水肿、体腔积液者，应卧床休息，直至水肿消失；水肿消失，一般情况好转后方可起床活动。饮食方面应给予正常量优质蛋白饮食。

2. 对症治疗

（1）利尿消肿：总的原则是不宜过快、过猛，以免造成有效血容量不足，加重血液高凝倾向，诱发血栓、栓塞并发症。

① 噻嗪类利尿剂和保钾利尿剂：常用噻嗪类利尿剂有氢氯噻嗪（双氢克尿噻），2～3 次/d，25～50 mg/次，长期服用时应防止低钠血症。常用保钾利尿剂有氨苯蝶啶，3 次/d，50 mg/次，长期服用时需防止高钾血症，对肾功能不全患者应慎用。两类药物可以合用，既可以增强利尿效果又可以减少低钾血症的发生。疗效不佳时可以选用袢利尿剂，如呋塞米，3 次/d，20～60 mg/次，但应防止低血钠、低血钾、低氯血症。

② 渗透性利尿药和血浆或白蛋白：用于提高血浆胶体渗透压。渗透性利尿药通过一过性提高血浆胶体渗透压，使组织中水分重吸收入血，同时还可以提高肾小管内液的渗透压，从而减少水钠的重吸收而利尿。常用渗透性利尿药有不含钠的右旋糖酐40（低分子右旋糖酐）或淀粉代血浆（706 代血浆），静脉点滴，隔日 1 次，250～500 mL/次。静脉输注血浆或白蛋白可提高血浆胶体渗透压，从而利尿。但输入的白蛋白均在 24～48 h 内随尿排出，可引起肾小球高滤过和肾小管高代谢状态，造成肾小球和肾小管损伤，故不可输注过多过频。

使用上述两类药物后，加用袢利尿剂可增强利尿效果。

（2）减少尿蛋白：通过有效地控制高血压，可以不同程度地减少尿蛋白，进而有效延缓肾功能的恶化。常用药物有 ACEI 和 ARB。

3. 主要治疗

（1）糖皮质激素：通过抑制免疫和炎症反应等途径发挥其利尿、消除尿蛋白的作用。应用激素治疗时应遵循的原则：①起始量要足；②减撤药要慢；③维持用药要久。目前常用的糖皮质激素服药方法为晨起顿服法，即1天剂量在早晨8点顿服。这是因为人体此时处于糖皮质激素分泌高峰，外源性糖皮质激素不易对垂体-肾上腺轴产生抑制作用，副作用少。维持阶段可用隔日疗法，即2天的剂量隔天一次顿服。

以泼尼松为例，起始用量为 1 mg/(kg·d)，共服 8~12 周；治疗有效的病例，每 1~2 周减原用量的 10%，当减至 20 mg/d 时，病情容易反复，更应该谨慎；最后以 10~15 mg/d 作为维持量，再服用半年到 1 年或更久。

（2）细胞毒性药物：协同激素治疗可以提高缓解率。若无激素禁忌，一般不首选或单独使用此类药物。常用的细胞毒性药物为环磷酰胺（cyclophosphamide，CTX），常用剂量为 2 mg/(kg·d)，分 1~2 次口服，或者 200 mg 隔日静脉注射，累积量达 6~8 g 后停药。

（3）环孢素：二线用药，用于治疗激素和细胞毒性药物无效的难治性肾病综合征。副作用大，常见的有肝肾毒性反应、高血压、高尿酸血症、多毛及牙龈增生等；停药后病情易复发。

（4）吗替麦考酚酯：在体内代谢后可以选择性地抑制 T 淋巴细胞、B 淋巴细胞增殖，即形成抗体，从而达到治疗目的。研究表明，该药对部分难治性肾病综合征有效。

4. 并发症的治疗

（1）感染：一旦发现感染，应及时选用敏感、强效且无肾毒性的抗生素积极治疗。

（2）血栓、栓塞：血浆白蛋白浓度低于 20 g/L 提示存在高凝状态，此时应开始预防性抗凝治疗，常用药物有肝素钠、华法林等。对已发生血栓、栓塞者，应尽早进行局部和全身溶栓治疗。

（3）急性肾衰竭：并发急性肾衰竭时，可采取以下措施：①使用袢利尿剂，如呋塞米；②血液透析，如对利尿无效且已经达透析指征者应予血液透析治疗；③治疗原发病；④口服或静脉输注碳酸氢钠以碱化尿液，从而减少管型的形成。

（4）蛋白质及脂肪代谢紊乱：合理饮食，适当用药。

⚠ **重点提示**

治疗方面重点了解主要治疗，即首选糖皮质激素治疗，其用药原则是起始足量、缓慢减药、长期维持，常用的给药方法是晨起顿服。若无激素禁忌，一般不首选或单独使用细胞毒性药物和环孢素。

【护理】

1. 主要护理问题/护理诊断

（1）体液过多：水肿，与大量蛋白尿、血浆胶体渗透压过低有关。

（2）有皮肤完整性受损的危险：与皮肤高度水肿有关。

2. 主要护理措施

（1）休息和活动：全身严重水肿，合并胸腔积液、腹水，有严重呼吸困难者，应绝对卧床休息。病情缓解后逐渐增加活动量，以减少并发症的发生。高血压病患者限制活动量，老年患者改变体位时不可过快，以防直立性低血压。

（2）饮食护理：合理饮食能改善患者的营养状况并减轻肾负担，其中蛋白质的摄入是关键。具体方法为：①控制蛋白质摄入量为 $0.8 \sim 1.0$ g/$(kg \cdot d)$，其中60%以上为优质蛋白；②保证足够热量，即热量摄入不少于 $30 \sim 35$ kcal/$(kg \cdot d)$，其中脂肪占供能的30%～40%，多食富含不饱和脂肪酸的食物（如植物油及鱼油），剩余热量由糖类供给；③有明显水肿、高血压或少尿者，钠盐摄入量 <3 g/d；④注意补充各种维生素及微量元素。

（3）水肿部位的皮肤护理：①指导患者穿宽大柔软棉织衣裤，保持床铺平整干燥。②避免皮肤长时间受压，协助卧位或坐位患者定时变换体位，并给予适当支托，预防水肿的皮肤受摩擦或损伤。③避免医源性皮肤损伤，因此在做肌肉及静脉注射时要严格无菌操作，将皮下水肿液推向一侧再进针，穿刺后用无菌干棉球按压至不渗液为止；注射时用 $5 \sim 6$ 号针头，拔针后压迫一段时间。④向患者及家属解释水肿部位皮肤护理的重要性及意义。水肿部位组织细胞间隙内液体积聚过多，使组织细胞与毛细血管间的距离延长，造成代谢及营养障碍；使水肿部位皮肤变薄，易受损而发生破溃；同时，皮肤修复力差，破溃处不易愈合，而且容易继发感染。

（4）用药护理：以糖皮质激素为例，常见副作用及药疗监护要点如下。

① 物质和水盐代谢紊乱：表现为血糖升高、脂肪重分布、皮肤变薄、肌肉萎缩、水钠潴留、血钾降低等。护理时应注意监测患者的血压、血糖、电解质，控制钠盐摄入并观察有无水肿发生。

② 诱发或加重感染：糖皮质激素抑制免疫反应，降低机体防御力，可诱发感染或使体内潜在感染灶活动或扩散。护理时应监测患者的体温、血象，观察呼吸道、泌尿系统等有无感染表现。

③ 诱发或加重消化性溃疡：糖皮质激素可促进胃酸和胃蛋白酶分泌，降低胃黏膜抵抗力，从而诱发或加重溃疡。护理时应观察有无上腹疼痛、恶心及消化道出血征象，必要时可合用抑酸药物或胃黏膜保护剂。

④ 骨质疏松和缺血性骨坏死：骨质疏松多见于儿童和绝经期妇女，表现为长骨、肋骨等病理性骨折；缺血性骨坏死的常见部位为股骨头，表现为髋关节疼痛和活动障碍。

⑤ 精神异常：部分患者应用糖皮质激素后出现失眠、兴奋，甚至精神失常。护理时应观察患者的精神和意识状况。

⑥ 反跳现象：减量过快或突然停药导致原有疾病复发或加重的现象称为反跳现象。其原因是长期外源性糖皮质激素治疗抑制内源性促肾上腺皮质激素的分泌，造成内源性皮质激素分泌不足。因此，应用时应逐渐缓慢减量直至停药。

（5）病情观察：定期测量患者体重，注意水肿变化情况，观察并记录生命体征尤其是血压的变化。记录24 h液体出入量。定期测量血浆白蛋白、血红蛋白等反映机体营养状态的指标。同时，密切监测尿常规、肾功能、血浆蛋白、血清电解质等变化。

【健康教育】

出院时嘱患者按时服药，定期随访和复查；坚持按照食谱进食，注意休息，保持心情愉快；预防感染，一旦发现感染征象应尽早就诊。

肾病综合征的预后取决于肾小球疾病的病理类型，但是也与是否复发、认真用药和积极保养有很大关系。

思考题

1. 简述肾病综合征的概念。
2. 简述肾病综合征的主要临床表现和并发症。
3. 简述糖皮质激素治疗肾病综合征的原则和常用的给药方法。
4. 简述肾病综合征患者水肿部位皮肤的护理措施。

IgA 肾病

IgA 肾病（IgA nephropathy）是指肾小球系膜区以 IgA 或 IgA 沉积为主的原发性肾小球疾病。IgA 肾病是肾小球源性血尿最常见的病因。此病可见于各个年龄段，但以青少年多见，男女发病比例为（2～6）：1。

【病因和发病机制】

此病的发病机制尚未阐明。有实验和临床证据表明，此病患者肾小球系膜区可检出 IgA 和补体 C3 颗粒状沉积物，提示循环免疫复合物通过激活补体旁路引发此病，故 IgA 肾病应为免疫复合物性肾炎。近年研究表明，此病患者 IgA 分子本身的异常也参与了疾病的发生。

【临床表现】

1. 前驱感染　IgA 肾病起病前多有感染，最常见的是上呼吸道感染（如咽炎、扁桃体炎），其次为消化道感染、肺部感染和泌尿道感染。

2. 血尿　几乎所有 IgA 肾病患者都表现血尿。典型过程为在上呼吸道感染后的 24～72 h 出现突发性肉眼血尿，持续数小时到数日不等。肉眼血尿可反复发作，发作后可转为镜下血尿。肉眼血尿发作时可伴有低热、腰痛、周身不适等全身表现。另有部分患者仅表现无症状性、持续性或间歇性镜下血尿。

3. 其他　部分患者出现血尿、蛋白尿、高血压、轻度水肿等急性肾炎综合征的表现。部分患者表现为肾病综合征。少部分患者出现急性肾衰竭的表现。

【有关检查】

1. 尿液检查　尿沉渣镜检可见尿中红细胞增多，且呈现多形性。

2. 血液检查　大约一半的患者血清 IgA 增高，与病情的活动性无关。

3. 肾穿刺活检　显示病理类型主要为系膜增生性肾小球肾炎。

⚠ **重点提示**

IgA 肾病是指肾小球系膜区以 IgA 或 IgA 沉积为主的原发性肾小球疾病，是肾小球源性血尿最常见的病因。

【诊断要点】

IgA 肾病的诊断主要依靠肾穿刺活检的病理结果。

【治疗要点】

IgA 肾病是肾免疫病理相同，但临床表现、病理改变和预后变异甚大的原发性肾小球疾病，应根据不同的临床表现和病理改变给予合理治疗。

1. 针对仅有血尿和（或）轻度蛋白尿（尿蛋白 < 1 g/d）的低危患者　一般首选 ACEI 和 ARB 两类药物，其具有降低尿蛋白和保护肾功能的作用。此外，此类患者应注意避免劳累、感染和使用肾毒性药物。此类患者一般预后较好，肾功能可望较长期维持在正常范围内。

2. 针对大量蛋白尿或肾病综合征、病理类型较轻（如轻微肾小球病变、轻度系膜增生性肾小球肾炎）的患者　首先选择激素治疗，其临床缓解率较高。

3. 针对进展性 IgA 肾病、病理以活动性病变为主、血肌酐不超过 250 μmol/L 的患者　采用糖皮质激素联合细胞毒性药物能明显防止终末肾衰竭的发生。

4. 针对进展性 IgA 肾病、病理以慢性病变为主的患者　采用细胞毒性药物和（或）糖皮质激素治疗可延缓肾功能恶化，但是应对药物的毒副作用予以足够重视。

5. 针对血管炎和新月体性 IgA 肾病患者　采用糖皮质激素联合细胞毒性药物可改善病理、稳定肾功能。

【护理】

1. 主要护理问题/护理诊断

（1）焦虑：与血尿有关。

（2）知识缺乏：缺乏有关 IgA 肾病防治的知识；缺乏饮食治疗的知识。

2. 主要护理措施

（1）休息：IgA 肾病患者应卧床休息，因卧床休息可以增加肾血流量，松弛肌肉，有利于疾病的康复。剧烈活动时，肾血管收缩，肾血流量减少，肾小球毛细血管的通透性增加，会加重血尿。

（2）饮食护理：①控制蛋白质的摄入：肾功能正常者摄入量为 1 ~ 1.2 g/（kg·d），肾功能受损时应将摄入量限制在 0.6 ~ 0.8 g/（kg·d），注意动物蛋白和植物蛋白的比例。②限制盐的摄入：钠盐摄入过多易导致水潴留，诱发肾性水肿，所以对伴有水肿的患者饮食中应限盐，一般钠盐摄入量以小于 3 g/d 为宜。IgA 肾病患者病情缓解后可适当放宽钠盐摄入量。

（3）病情观察：①观察患者尿液的量、颜色及性状的变化，若有明显异常及时报告医师。每周至少化验尿常规 1 次。②对血压高、水肿患者应定时测量血压、体重，并记录 24 h 液体出入量。③观察患者有无贫血、电解质紊乱、尿素氮升高等情况。

（4）心理护理：多数患者因担心预后而有焦虑及恐惧感，护理人员应认真观察患者的情绪变化，介绍治疗成功的病例，消除其思想顾虑，使其积极配合治疗与护理。

【健康教育】

1. 锻炼身体　增强体质是预防 IgA 肾病发生和复发的重要环节。病情缓解后，IgA 肾病患者可以逐渐恢复体育锻炼，但应注意不可劳累。

2. 观察扁桃体变化　急性扁桃体炎可诱发血尿。必要时，感染控制后可摘除扁桃体。

3. 自我病情监测　嘱患者自行观察水肿的程度、部位、皮肤情况；水肿的伴随症状，如乏力、高血压、恶心等；尿量、尿色。定期复查尿常规，发现异常情况及时就医。

4. 其他　避免使用肾毒性药物。

思考题

1. 简述 IgA 肾病的概念。
2. 简述对 IgA 肾病患者健康教育的内容。

第三节　肾盂肾炎

肾盂肾炎（pyelonephritis）是尿路感染中一种重要的临床类型，是由细菌（极少数为真菌、病毒、原虫等）直接感染肾盂和肾实质而引起的炎症性疾病。尿道炎和膀胱炎统称为下尿路感染，肾盂肾炎称为上尿路感染。肾盂肾炎一般伴有下尿路感染，而下尿路感染多可单独存在。此病可分为急性和慢性两大类，好发于女性，其中以已婚育龄女性、女幼婴和老年妇女患病率更高。

一、病因和发病机制

（一）病因
致病菌以大肠埃希菌最多见，其次依次是克雷伯菌、变形杆菌、葡萄球菌、粪链球菌、产碱杆菌、铜绿假单胞菌等。偶见厌氧菌、真菌、病毒和原虫感染引发肾盂肾炎。

（二）感染途径
1. 上行感染　是最常见的感染途径。正常情况下，尿道口周围即有细菌寄生，当人体抵抗力下降或尿道黏膜有轻微损伤时，可引起感染。

2. 血行感染　较少见。体内感染灶的细菌侵入血循环到达肾时，可引起肾盂肾炎。

3. 淋巴管感染　少见。发生盆腔或肠道炎症时，细菌经该处淋巴管循环至肾周围淋巴管而感染肾。

4. 直接感染　外伤或肾周器官发生感染时，该处细菌偶可直接侵入而引起感染。

（三）易感因素
1. 尿路梗阻或畸形　导致尿流不畅，有利于细菌生长、繁殖。

2. 女性　女性尿道较男性短而宽，因此其尿道口易被污染。经期、妊娠期、绝经期易发病。

3. 机体抵抗力下降　糖尿病、慢性肾病、肿瘤晚期等患者，因抵抗力下降而易患此病。

4. 医源性感染　导尿、尿道器械检查等会损伤尿道黏膜，可将尿道口的细菌直接带入膀胱或上尿路而致感染。

5. 其他　如尿道口周围或盆腔有炎症。

二、临床表现

(一) 急性肾盂肾炎

1. 全身表现　起病急，高热，寒战，体温可达 39 ℃ ~40 ℃，一般呈弛张热型；多伴有头痛、全身不适、疲乏无力、食欲减退、恶心呕吐等表现。

2. 泌尿系症状　尿路刺激征明显，还可以出现腰部酸痛、下腹部不适等。患者尿液混浊，可见脓尿或血尿。查体可有患侧脊肋角压痛、肾区叩击痛。

(二) 慢性肾盂肾炎

临床表现多不典型，常复杂多样。患者既往多有急性肾盂肾炎的病史。重者急性发病时临床表现类似于急性肾盂肾炎，轻者可无明显全身表现。部分患者仅表现为无症状性菌尿，即多次尿培养为菌尿，但是没有相应的泌尿系感染的症状；常在健康人群筛查时，或因其他慢性肾病做常规尿细菌学检查时被发现。

(三) 并发症

1. 肾乳头坏死　常发生于严重的肾盂肾炎伴糖尿病或尿路梗阻时，表现为高热、剧烈腰痛、血尿等。

2. 肾周围脓肿　常由严重的肾盂肾炎直接扩散而来，表现为原有症状加重伴明显单侧腰痛，向健侧弯腰时疼痛加剧。

> ⚠ **重点提示**
>
> 　　肾盂肾炎是尿路感染中一种重要的临床类型，是由细菌直接感染肾盂和肾实质而引起的炎症性疾病，分为急性和慢性两大类，好发于女性。致病菌以大肠埃希菌最多见。上行感染是最常见的感染途径。急性肾盂肾炎起病急，除高热等全身症状外，还有明显的尿路刺激征和腰痛。慢性肾盂肾炎临床表现多不典型。常见的并发症有肾乳头坏死和肾周围脓肿。

三、有关检查

(一) 尿常规

尿沉渣镜检可见白细胞增多；见到白细胞管型有助于诊断肾盂肾炎。部分患者有明显的镜下血尿，少数（<5%）可有肉眼血尿。

(二) 尿细菌学检查

1. 尿细菌定量培养　临床常用清洁中段尿做细菌培养及菌落计数，若尿菌量≥10^5/mL，则称为真性菌尿。

2. 尿沉渣镜检细菌　使用清洁中段尿未染色的沉渣通过高倍镜找细菌，若每高倍镜视野下平均可见 1 个以上细菌，提示尿路感染，即为有意义的细菌尿，其符合率可达 90% 以上。此法迅速，可按致病菌选用恰当的抗菌药物。

（三）血常规

急性肾盂肾炎血白细胞和中性粒细胞增多，并有中性粒细胞核左移。

（四）肾功能检查

肾盂肾炎慢性期可出现肾功能损害，如 Ccr 降低，BUN 和 Scr 升高。

（五）其他检查

1. X 线检查

（1）腹部平片：观察肾的大小、形态、位置、有无结石等。

（2）静脉肾盂造影：观察有无梗阻、结石、输尿管狭窄等易感因素。泌尿系感染急性期不宜做此项检查。

2. 放射性核素检查　包括肾图、肾动态扫描，用于了解肾的功能、有无梗阻等。

3. B 超检查　可了解肾的大小、形态、结构等。

四、诊断要点

急性肾盂肾炎一般有发热、尿路刺激征等典型表现，若尿液检查有白细胞增多，尿细菌培养为真性菌尿，则可做出诊断。

若肾盂肾炎反复多次发作或病情迁延不愈，尿细菌培养为真性菌尿，病程达到半年以上，结合有关检查示肾盂、肾盏变形，则可诊断为慢性肾盂肾炎。

五、治疗要点

（一）急性肾盂肾炎

1. 一般治疗　多饮水、勤排尿，有发热等全身症状时应卧床休息。服用碳酸氢钠可碱化尿液，减轻尿路刺激症状，另外还可以增强青霉素类、磺胺类药物等抗生素的疗效。

2. 抗感染治疗　最好在尿细菌学检查和药物敏感试验的指导下进行。

（1）轻型急性肾盂肾炎：首选药物为喹诺酮类，其他常用药物还有青霉素类和磺胺类。疗程一般为 14 d，口服用药即可。使用敏感有效的抗生素 3 d 后，症状多有明显好转，此时应继续使用直到满一个疗程。若效果欠佳，可按药敏试验结果选用其他抗生素。

（2）重症急性肾盂肾炎：寒战、高热、血白细胞显著增加、核左移等严重感染中毒症状多提示复杂性肾盂肾炎，致病菌常为耐药的革兰氏阴性杆菌。无药敏试验结果前，可选用下述抗菌药联合治疗：一种氨基糖甙类抗生素，加上一种半合成广谱青霉素或第 3 代头孢菌素类。退热 3 d 后，改口服有效抗菌药，完成 2 周疗程。

（二）慢性肾盂肾炎

首先，去除易感因素。其次，选用敏感且肾毒性小的抗生素。多需要两类抗生素合用，疗程为 2~4 周，或轮换用药，每组用一个疗程，中间停药 3~5 d，共用药 2~4 个月。当慢性肾盂肾炎急性发作的时候，按急性肾盂肾炎处理。

肾盂肾炎的治疗以抗感染为主，首选喹诺酮类药物，在获得药敏试验结果后选用敏感且肾毒性小的药物。治疗慢性肾盂肾炎要注意用药的疗程。

六、护理

（一）主要护理问题/护理诊断

（1）疼痛：腰痛，与肾炎症致肾被膜受牵拉有关。

（2）排尿异常：尿频、尿急、尿痛，与膀胱炎症刺激有关。

（二）主要护理措施

1. 休息　急性肾盂肾炎或慢性肾盂肾炎急性期患者应注意卧床休息。

2. 饮食护理　急性期患者应进食清淡并富含营养的食物，补充多种维生素。每日饮水量应在 2000 mL 以上，每日尿量保持在 2000～2500 mL。尿量增加可以冲刷尿路中的细菌和炎症物质，减轻症状。

3. 高热的护理　患者体温高于 39 ℃时，应给予物理降温，如酒精擦浴、在大血管处放置冰袋。体温下降不明显时，可遵医嘱给予药物降温。

4. 腰痛的护理　嘱患者卧床休息，双腿屈曲，避免久站或久坐，因为肾下移会使肾被膜受牵拉，从而加重疼痛。适当分散患者的注意力有助于缓解尿痛等尿路刺激症状。

5. 尿细菌学检查的护理　向患者解释检查的意义和方法。清洁中段尿培养标本留取时应注意：①在使用抗生素之前或停用抗生素 7 d 后留取标本，以保证结果的准确性；②留取标本时严格无菌操作，用肥皂水充分清洁外阴及尿道口；③留取清晨第 1 次的中段尿并在 1 h 内送检做细菌培养或冷藏保存；④应保证尿液在膀胱内留存 6～8 h，以保证细菌有足够的繁殖时间；⑤尿标本中勿混入消毒药液、患者的分泌物等。

▲ 重点提示

肾盂肾炎护理的重点是尿路刺激征的护理，如休息、多饮水、腰痛的护理，以及清洁中段尿培养标本留取的注意事项。

七、健康教育

1. 疾病知识指导

（1）多饮水、勤排尿（每 2～3 h 排尿 1 次）是预防尿路感染简单而有效的措施。

（2）避免劳累，预防上呼吸道感染，注意个人卫生（如勤洗澡、勤换内衣裤）。

（3）发现尿路感染后应及时就医。

（4）若在性生活后易出现尿路感染，可以在事后排尿并口服抗生素。

2. 预后　急性肾盂肾炎预后较好，大部分患者可以治愈，少部分会反复发作，但不一定都转为慢性。慢性肾盂肾炎真性菌尿者不易治愈，长期反复发作易导致慢性肾衰竭。

思考题

1. 简述肾盂肾炎的发病原因、主要感染途径。
2. 简述急性肾盂肾炎的临床表现。
3. 简述急性肾盂肾炎尿细菌学检查的护理措施。
4. 简述肾盂肾炎健康教育的要点。

第四节　肾衰竭

急性肾衰竭

急性肾衰竭（acute renal failure，ARF）简称急性肾衰，是由各种原因引起的肾功能在短时间（几小时至几天）内突然下降而导致氮质废物潴留和尿量减少的临床综合征。主要表现为血肌酐和血尿素氮升高，水、电解质和酸碱平衡紊乱，以及全身各系统并发症。近年临床研究证实，轻度肾功能急性减退也可以导致患者的病死率增加，因此目前将急性肾衰竭改称为急性肾损伤（acute kidney injury，AKI），目的是尽量在病程早期识别，并进行有效干预。急性肾小管坏死是最常见的急性肾损伤类型，根据其表现可以分为少尿型（尿量 <400 mL/24 h）和非少尿型（尿量 >400 mL/24 h）。急性肾损伤常伴有少尿；若及早诊断治疗，肾功能可部分或完全恢复。

急性肾损伤最初的临床表现为少尿和无尿。若发现患者尿量减少，每日尿量少于400 mL，甚至无尿，护理人员应警惕急性肾损伤的发生，及时向医生报告并给予紧急处理。

慢性肾衰竭

病　例

患者，男，46岁，主因"眼睑水肿12年，恶心、纳差半年，加重1周"入院。12年来，患者常于晨起出现双侧眼睑水肿，未在意。半年来，出现恶心、纳差，自行服用胃药无效。1周前，过度劳累后出现水肿加重，伴乏力、尿量减少，每日尿量约800 mL，近半年来体重下降约5 kg。既往诊断"慢性肾炎"10年。查体：BP 150/100 mmHg，消瘦，面色晦暗，口唇和甲床苍白，眼睑及颜面部水肿，双侧足踝部和胫前明显可凹性水肿，心、肺、腹未见异常。化验检查：血常规示血红蛋白浓度70 g/L；尿常规示尿蛋白

（+++），尿 RBC 20 个/高倍视野；肾功能检查示 Ccr 8 mL/min，BUN 21 mmol/L，Scr 850 μmol/L。入院诊断为"慢性肾衰竭"。

问题：

1. 目前患者的肾功能处于临床分期的哪一期？
2. 本次病情加重的诱因是什么？
3. 请写出慢性肾衰竭患者饮食护理的主要内容。

病例答案

慢性肾衰竭（chronic renal failure，CRF）简称慢性肾衰，是各种慢性肾疾病缓慢进展恶化的最终结局，主要表现为肾功能进行性减退，代谢产物潴留，水、电解质和酸碱平衡失调，以及全身各系统症状。慢性肾衰竭已成为威胁人类生存的重要疾病之一。

肾脏病预后质量倡议（kidney disease outcomes quality initiative，K/DOQI）提出了慢性肾脏病（chronic kidney disease，CKD）的定义，即各种原因引起的慢性肾脏结构或功能异常（肾损伤≥3 个月），包括出现肾脏损伤标志（白蛋白尿、尿沉渣异常、肾小管相关病变、组织学检查异常及影像学检查异常）或有肾移植病史，伴或不伴有肾小球滤过率（GFR）下降；或不明原因的 GFR 下降 [<60 mL/(min·1.73 m²)]≥3 个月。CKD 包含了肾脏疾病的整个过程，部分 CKD 随着病情逐渐进展，其 GFR 逐步降低，最终进展为 CRF。

我国根据内生肌酐清除率将 CRF 分为 4 期，即肾功能代偿期、肾功能失代偿期、肾衰竭期和尿毒症期。根据 K/DOQI，按 GFR 将 CKD 分为 5 期：1 期，肾功能正常，GFR≥90 mL/(min·1.73 m²)；2 期，肾功能轻度下降，GFR 为 60~89 mL/(min·1.73 m²)，血肌酐正常，患者无症状；3 期，肾功能中度下降，GFR 为 30~59 mL/(min·1.73 m²)，出现氮质血症，血肌酐高于正常（<450 μmol/L），患者通常无明显症状，可有轻度贫血、多尿和夜尿；4 期，肾功能重度下降，GFR 为 15~29 mL/(min·1.73 m²)，血肌酐升高（450~707 μmol/L），患者贫血明显，夜尿增多及水、电解质失调，并可有轻度胃肠道、心血管及中枢神经系统症状；5 期，肾衰竭期，GFR <15 mL/(min·1.73 m²)，血肌酐显著升高（>707 μmol/L），肾衰竭临床表现和血生化异常十分显著。两种分期大致对应关系详见表 5-1。

表 5-1　CKD 分期和我国 CRF 临床分期的对比

CKD 分期		我国 CRF 临床分期			临床表现
分期	GFR/[mL/(min·1.73m²)]	分期	Ccr/(mL/min)	Scr/(μmol/L)	
1 期	≥90	肾功能代偿期	>50	正常	无
2 期	60~89				
3 期	30~59	肾功能失代偿期	25~50	正常~450	轻度贫血、夜尿
4 期	15~29	肾衰竭期	10~25	450~707	贫血、多系统受累
5 期	<15	尿毒症期	<10	>707	尿毒症表现

【病因和发病机制】

（一）病因

慢性肾衰竭的病因可分为三大类，即原发性、继发性和遗传性。原发性病因有慢性肾小球肾炎、慢性肾盂肾炎等。继发性病因有糖尿病、高血压、系统性红斑狼疮等。遗传性病因如多囊肾等。西方国家以糖尿病、高血压等继发性因素为慢性肾衰竭的主要病因，我国则以慢性肾小球肾炎为最常见病因。

（二）发病机制

慢性肾衰竭的发病机制有多种学说，这里仅介绍其中几种。

1. **肾小球高压力、高灌注、高滤过学说**　肾实质疾病导致相当数量的肾单位破坏，而残余健存肾单位代偿、超负荷工作，长期处于高压力、高灌注和高滤过状态。这一状态使肾小球显著扩展，促使系膜细胞增殖、炎症细胞浸润，最终发生不可逆的病理改变，即肾小球硬化。

2. **肾单位高代谢**　慢性肾衰竭时残存肾单位的高代谢状况是肾小管萎缩、肾间质纤维化和肾单位进行性损害的重要原因之一。

3. **某些细胞因子和生长因子的作用**　近年研究发现，在慢性肾衰竭动物的肾中某些细胞因子和生长因子，如转化生长因子 β、白介素－1、血管紧张素Ⅱ及内皮素－1 等，均参与肾小管和肾间质的损伤过程，并且促进肾小球、肾小管上皮细胞转化为肌成纤维细胞，在肾间质纤维化和局灶节段性肾小球硬化中起重要作用。

4. **毒素滞留学说**　残余肾单位不能充分排出代谢废物和降解某些内分泌激素，致其蓄积体内而引起某些尿毒症症状。尿毒症毒素（包括尿素、尿酸等含氮的小分子物质）、甲状旁腺素等中分子物质、胰高血糖素等大分子物质，在正常浓度下不会对人体造成危害，但浓度过高时则会产生毒副作用，导致尿毒症的多种症状。

【临床表现】

慢性肾衰竭早期，除肾功能减退外，患者一般仅有原发病症状；直到病情发展到残余肾单位无法代偿时，才出现全身各系统中毒的症状，以及水、电解质和酸碱失衡的表现。

（一）水、电解质和酸碱平衡失调

1. **水、钠代谢紊乱**　肾衰竭后，肾对水、钠的排泄能力下降。当摄入的水分超出了肾的排泄能力（如过量饮水或输液）时，患者易出现水肿、血压升高、心力衰竭等，且常伴有低钠血症（稀释性低钠血症）。同时，由于肾对水、钠的调节能力下降，患者一旦出现呕吐或腹泻等体液丢失的情况就很容易脱水。

2. 钾代谢紊乱　体内钾的排泄主要依靠肾，因此肾衰竭患者（特别是晚期患者）常会出现高钾血症。引起高钾血症的常见原因有：①应用抑制肾排泄钾的药物，如保钾利尿剂、ACEI 类药物等；②钾的摄入过多，包括摄入含钾的药物、食物和输注库存血；③发生代谢性酸中毒。高钾血症可导致严重的心律失常，甚至心脏停搏。低钾血症在慢性肾衰竭患者中较少见，主要见于饮食过少、呕吐等情况。

3. 钙磷代谢紊乱　随着肾功能不断降低，其排泄磷的能力下降，导致血磷浓度升高。高血磷会与血钙相结合成磷酸钙并沉积于组织，导致血钙浓度下降；同时，高血磷会抑制肾生成骨化三醇，抑制胃肠道对钙质的吸收，进一步导致血钙浓度降低。

4. 酸碱平衡紊乱　肾衰竭后，体内的酸性代谢产物，如磷酸、硫酸等，因肾的排泄障碍而潴留于体内，同时肾小管分泌 H^+ 和合成 NH_4^+ 的能力减退，这就会导致患者出现代谢性酸中毒。

水、电解质和酸碱失衡的情况总结于表 5 - 2。

表 5 - 2　慢性肾衰竭引起水、电解质和酸碱平衡失调的常见原因和表现

分类	原因	表现
水、钠失衡	肾对水、钠的调节能力下降	脱水、水肿；稀释性低钠血症
钾失衡	摄入过多、少尿、使用保钾利尿剂、输注库存血	高钾血症
	纳差、腹泻、使用排钾利尿剂	低钾血症
钙磷失衡	$1,25 - (OH)_2D_3\downarrow$、消化道吸收钙↓、尿磷排出↓	低血钙、高血磷
酸碱失衡	酸性代谢产物在体内蓄积	代谢性酸中毒

（二）各系统症状

1. 心血管和呼吸系统

（1）高血压：约80%的慢性肾衰竭患者会表现高血压，个别可为恶性高血压。高血压的产生与容量负荷过高有关。高血压可引起左心室扩大、心力衰竭，并且加重对肾的损害。

（2）心力衰竭：是慢性肾衰竭患者常见的死亡原因之一。其产生原因与容量负荷过重、高血压和代谢毒物所致尿毒症性心肌病有关。临床可表现为急性左心衰竭或慢性全心衰竭。

（3）心包炎：可分为尿毒症型和透析相关型。前者多为干性心包炎，表现为胸痛、心包摩擦音，现已较少见。后者多见于透析不充分者，表现为湿性心包炎，心包积液多为血性。

（4）动脉粥样硬化：慢性肾衰竭患者动脉粥样硬化进展迅速，与高脂血症、高血压病有关。脑、心、全身周围动脉均会发生粥样硬化，冠心病是慢性肾衰竭患者主要的死亡原因之一。

（5）呼吸系统表现：可有肺水肿；尿毒症毒素可引起尿毒症性肺炎，经透析可迅速纠正。

2. 血液系统

（1）贫血：较常见，为正细胞正色素性贫血。其产生原因主要有：①肾产生促红细胞生成素减少（为最主要原因）；②铁摄入不足；③失血（如血透时失血、抽血检查频繁）；④红细胞生存时间缩短；⑤体内叶酸、蛋白质缺乏；⑥代谢产物抑制骨髓造血。

（2）出血倾向：常表现为皮下出血、鼻出血、月经过多、外伤后严重出血、消化道出血等。出血倾向与外周血小板破坏增多、出血时间延长、血小板聚集和黏附能力异常等有关。透析能迅速纠正出血倾向。

（3）其他：部分患者白细胞减少；中性粒细胞趋化、吞噬和杀菌的能力减弱。

3. 消化系统　食欲缺乏是尿毒症常见的早期表现。尿毒症患者还可以出现恶心、呕吐，口气有尿味。上述症状的产生与体内毒素刺激消化道黏膜及代谢性酸中毒等因素有关。消化道出血在尿毒症患者中也较常见，一般出血量少，表现为大便隐血试验阳性。

4. 神经肌肉和皮肤表现

（1）神经肌肉表现：早期常有疲乏、失眠、注意力不集中等精神症状，后期可出现性格改变、抑郁、记忆力下降、判断失误，并可有神经肌肉兴奋性增加。慢性肾衰竭常伴有周围神经病变，以感觉神经的病变最为显著，表现为肢体麻木，有时为烧灼感或疼痛感、深反射迟钝或消失、肌肉无力等，其中最常见的是肢端袜套样分布的感觉丧失。

（2）皮肤表现：常有皮肤干燥、瘙痒，因此患者的皮肤上常可见到抓痕。皮肤瘙痒可能与甲状旁腺亢进导致钙盐异位沉积于皮肤和末梢神经有关，此外与尿素经汗液排出并沉积于皮肤而造成对皮肤的刺激也有关系。肾衰竭患者多面色较深而萎黄，轻度水肿，呈"尿毒症"面容，与贫血、尿素霜的沉积有关。

5. 骨骼系统　慢性肾脏病患者存在钙磷等矿物质代谢及内分泌功能紊乱，因而出现矿物质异常、骨病和血管钙化等临床综合征，即矿物质和骨代谢异常（mineral and bone disorder，MBD）。慢性肾衰竭患者出现的骨矿化和代谢异常称为肾性骨营养不良，包括：①高转化性骨病，主要是指甲状旁腺激素（parathyroid hormone，PTH）过高引起破骨细胞过度活跃，造成骨质重吸收、骨胶原基质破坏而代之以纤维组织，即形成纤维性骨炎，易发生骨折；②低转化性骨病，主要包括骨软化症（与骨化三醇不足引起骨骼组织钙化障碍有关）和骨再生不良（与长期服用活性维生素 D、钙剂等造成血 PTH 相对偏低、某些成骨因子不足有关，不能维持骨骼再生）；③混合型骨病，兼有纤维性骨炎和骨软化症的组织学特点。

6. 代谢和内分泌紊乱　慢性肾衰竭患者常有性功能障碍，女性出现闭经、不孕等；男性性欲缺乏或阳痿；小儿性成熟延迟。肾是多种激素（胰岛素、胰高血糖素、甲状旁腺激素等）的降解场所，肾衰竭时上述激素的作用时间延长。慢性肾衰竭患者基础代谢率常下降，体温常低于正常人 1 ℃。当内生肌酐清除率 <20 mL/min 时，会出现持续的高尿酸血症，但发生痛风性关节炎者少见。尿毒症患者常出现脂代谢异常，表现为高甘油三酯血症，血浆高密度脂蛋白降低、低密度和极低密度脂蛋白升高，而胆固醇的水平正常。

⚠ **重点提示**

　　慢性肾衰竭的临床表现分为两大块：一块为水、电解质和酸碱失衡（水肿、脱水和低钠血症；高钾血症和低钾血症；低钙高磷血症；代谢性酸中毒）；另一块为各系统受累的表现（消化系统、血液系统、呼吸系统、骨骼肌肉系统等）。

【有关检查】

（一）血常规

血红蛋白浓度一般低于 80 g/L，白细胞和血小板计数可正常或偏低。血小板的黏附和聚集功能下降。

（二）尿常规

尿蛋白定性为（+ ~ +++），晚期肾功能完全衰竭时可为阴性。尿沉渣镜检见到蜡样管型对慢性肾衰竭的诊断有意义。尿沉渣镜检还可以见到红细胞和白细胞，若数量较多则提示病情活动或存在感染。尿比重降低，严重者尿比重固定于 1.010。

（三）血生化检查

内生肌酐清除率下降，血肌酐和血尿素氮升高。血尿酸升高，血清总蛋白和白蛋白降低。血钙降低，血磷升高。可存在电解质和酸碱失衡的表现。

（四）其他检查

B 超示双肾萎缩，肾皮质变薄。肾图示双肾功能明显受损。

【诊断要点】

根据慢性肾疾病的病史，典型的临床表现和肾功能损害的指标，一般诊断慢性肾衰竭不困难。确诊慢性肾衰竭后，应尽量寻找原发病和促使肾功能恶化的诱因，如感染、高血压病、使用肾毒性药物等。

【治疗要点】

1. 早期防治策略和措施 治疗原发病和纠正促使肾衰竭恶化的诱因是治疗慢性肾衰竭的关键。防治措施包括：①积极控制高血压，慢性肾脏病患者的血压控制目标为 130/80 mmHg 以下，目的是保护靶器官；②使用 ACEI 和 ARB；③严格控制血糖，控制糖尿病患者的空腹血糖在 5.0 ~ 7.2 mmol/L（睡前 6.1 ~ 8.3 mmol/L），糖化血红蛋白在 7%以下；④控制蛋白尿，尽量使尿蛋白在 0.5 g/24 h 以下，或使微量蛋白尿显著减轻；⑤其他措施还有纠正贫血、戒烟、应用他汀类药物等。

2. 营养治疗

（1）限制蛋白质饮食：饮食控制可以缓解尿毒症的症状，延缓"健存肾单位"的破坏速度。但应考虑个体化，并注意营养指标的监测，避免发生营养不良。此项内容详见慢性肾衰竭患者的饮食护理部分。

（2）必需氨基酸疗法：当内生肌酐清除率 <10 mL/min 时，需对患者每日蛋白质摄入量进行严格控制，以防发生蛋白质营养不良，此时必须给予必需氨基酸或必需氨基酸及其 α-酮酸的混合制剂，以保证患者维持较好的营养状态。α-酮酸在体内和氨结合成相应的必需氨基酸，必需氨基酸在合成蛋白质的过程中可以利用一部分尿素，因而必需氨基酸疗法有利于减少体内血尿素氮的水平，改善尿毒症的症状。目前常用的药物有开同（含 α-酮酸的混合制剂）。

3. 对症治疗

（1）心血管系统：慢性肾衰竭引起的高脂血症的治疗和一般高脂血症相同。对高血压者除可选用 ACEI 类药物外还可选用钙通道阻滞剂、β 受体阻滞剂和利尿剂。对心力衰竭者应注意强心药的使用剂量。对心律失常者注意维持血钾的稳定、纠正其他电解质紊乱，必要时再使用抗心律失常药物。

（2）纠正酸中毒：对轻者给予碳酸氢钠片剂口服，对严重者（HCO_3^- < 13.5 mmol/L 时）静脉输注5%碳酸氢钠或进行透析治疗。纠正酸中毒的同时注意补钙，防止低钙引起手足抽搐。

（3）治疗贫血：重组人促红细胞生成素是治疗肾性贫血的特效药。治疗贫血的同时应补充造血原料，如铁剂和叶酸，对严重贫血者可适当输入新鲜血。

（4）治疗肾性骨病：骨化三醇对提高血钙治疗骨软化症疗效甚佳，甲状旁腺次全切除对纤维性骨炎、转移性钙化有效。

4. 替代治疗

（1）透析疗法：当慢性肾衰竭患者的肾功能进一步恶化，达到透析指征时，应进行透析治疗。透析可以替代肾的排泄功能，减轻尿毒症患者的症状，维持生命。常用的透析方法有血液透析、腹膜透析等。

（2）肾移植：慢性肾衰竭患者经保守治疗无效时，应考虑做肾移植。肾移植后需长期使用免疫抑制剂以防出现排斥反应，常用的药物有环孢素A、硫唑嘌呤、糖皮质激素和麦考酚吗乙酯等。

⚠ **重点提示**

慢性肾衰竭的治疗重点是限制蛋白质饮食、必需氨基酸疗法和对症治疗（如肾性贫血的治疗）。

【护理】

（一）主要护理问题/护理诊断

（1）体液过多：水肿，与肾小球滤过率降低、水钠潴留有关。

（2）营养失调：低于机体需要量，与氮质血症所致畏食、恶心、呕吐及腹泻有关。

（3）有感染的危险：与营养不良、贫血、透析治疗有关。

（4）有皮肤完整性受损的危险：与皮肤水肿、皮肤瘙痒有关。

（二）主要护理措施

1. 饮食护理

（1）评估患者的营养状况：向患者说明纳差、恶心等症状是因肾衰竭引起的，长期进食过少会导致营养不良，营养状况差易造成抵抗力下降而引发感染甚至加速肾功能的恶化。嘱患者与医护密切配合，积极治疗，争取延缓肾功能的恶化。

（2）与患者共同制订饮食计划：①控制蛋白质的摄入：CKD 1～2 期患者，无论是否合并糖尿病，蛋白质摄入量均应为 0.8～1.0 g/(kg·d)；CKD 3～5 期但未进行透析治疗的患者，推荐蛋白质摄入量为 0.6～0.8 g/(kg·d)；血液透析和腹膜透析患者，蛋白质摄入量为 1.0～1.2 g/(kg·d)。其中，50%为肉、蛋、奶、大豆等高生物价蛋白质；如有条件可在

低蛋白饮食 $[0.6\ g/(kg \cdot d)]$ 的基础上补充适量 α - 酮酸制剂。②保证足够热量：一般热量的供应为 30 kcal/(kg · d)。其中，30% ~40%由脂肪供给，且以不饱和脂肪酸的摄入为主；余下部分由碳水化合物供给。主食以蛋白质含量较低的淀粉类食物为主，如藕粉、南瓜、芋头、马铃薯等。③控制水盐的摄入：水肿、高血压和少尿者，控制钠盐摄入量 <3 g/d，液体摄入量一般为前 1 天的出量 + 每日的基础补液量（约 500 mL）；如患者尿量 >1000 mL/d 且无水肿，则无须严格限水。④控制磷和钾的摄入：一般建议磷的摄入量 <600 mg/d。一般蛋白质的磷含量较高，故控制蛋白质的摄入即可控制磷的摄入。

（3）促进食欲的护理：慢性肾衰竭患者一般食欲较差，限制盐的摄入会在一定程度上使患者的食欲更差。因此，可以通过改善饮食的口味（酸、甜等）和烹调方法来增进患者食欲。

> ⚠ **重点提示**
>
> 1. 饮食疗法是慢性肾衰竭的基本治疗措施之一。其原则是既保证良好的营养状况，又有利于控制基础疾病、保护肾功能。
>
> 2. 摄入足够的碳水化合物和脂肪既可供给机体足够的热量，也可减少体内蛋白质的消耗。
>
> 3. 控制磷的摄入，既有利于治疗慢性肾衰竭后的继发性甲状旁腺功能亢进，也有利于缓解肾衰竭的进展速度。

2. **休息和活动**　慢性肾衰竭患者应卧床休息，避免过度劳累。病情较重、心力衰竭者应绝对卧床。应为患者提供安静的休息环境，协助患者做好各项生活护理。

3. **病情观察**

（1）监测生命体征。

（2）观察患者的意识状况，水肿的变化情况；有无恶心、呕吐及消化道出血的征象；有无贫血加重及出血倾向；有无电解质紊乱表现。

（3）定期测量体重，准确记录 24 h 液体出入量（透析患者出量应包括超滤脱水量）。

（4）患者皮肤瘙痒时可遵医嘱使用止痒剂，避免其用力搔抓。

4. **用药护理**

（1）配合营养药物的使用：慢性肾衰竭患者出现贫血的原因除促红细胞生成素减少外，还包括摄入的铁等造血原料的缺乏，因此应嘱咐患者注意补充铁剂、叶酸等造血原料。

（2）防止肾功能恶化：避免加重肾功能恶化的因素，如高血压、感染、使用肾毒性药物等。

5. **少尿、高钾血症的护理**

（1）观察血钾检验报告和心电图情况，及时与医师取得联系。

（2）采集血钾标本时采血针应干燥，采血部位勿结扎过紧，将血取出后沿试管壁注入，以防溶血。

（3）忌给予含钾量高的食物（蘑菇、榨菜、马铃薯等）和药物（钾盐青霉素、螺内酯等）。

（4）忌输库存血，因库存血含钾量较高。

【健康教育】

1. 疾病知识指导

（1）坚持治疗基础疾病，纠正和避免恶化诱因。

（2）坚持用药和饮食治疗。

（3）透析患者应坚持定期透析治疗。肾移植患者应定期门诊复查，坚持服用免疫抑制药物。

2. 预后　慢性肾衰竭患者的预后很差，最终都死于尿毒症。透析或肾移植治疗可以明显地延长患者的生存时间，提高患者的生活质量，部分患者经此治疗可以恢复工作。

思考题

1. 简述慢性肾衰竭的概念和我国临床分期。

2. 简述慢性肾衰竭的主要临床表现。

3. 简述慢性肾衰竭的饮食护理要点。

血液净化疗法的护理

血液净化疗法是指以人工的方式，使留存于血液中的有害物质（包括内源性和外源性）得以清除，从而解除一些临床病症的致病原因、终止或减缓某些病理生理过程的一系列治疗方法。血液透析与腹膜透析是血液净化技术中最常用和有效的方法。此外，常用的血液净化方法还有单纯超滤、血液滤过、血液灌流、血浆置换、免疫吸附等。临床上根据不同的病情和各种技术的特点，选用相应的方法。

【血液透析】

血液透析（hemodialysis，HD）简称血透，是利用半透膜的物理性质来清除血液中的毒性物质和去除体内过多水分的一种治疗方法。血液透析能代替部分肾功能，清除血液中的有害物质，纠正体内电解质紊乱，保持酸碱平衡。

（一）原理

血液透析主要利用弥散和对流/超滤原理来达到清除体内毒物和多余水分的目的。弥散是指由于半透膜两侧的溶质浓度不同，溶质通过半透膜的小孔从浓度高的一侧向浓度低的一侧扩散。弥散最终使半透膜两侧溶质浓度相等，从而达到物质交换的目的。对流是指利用半透膜血液侧的压力使血液中多余的水分经半透膜做单向移动。在透析液侧加负压，使跨膜压增大，可以显著提高清除体内多余水分的效率，这种方式称为超滤作用。

（二）透析设备

1. 血液透析机　按一定比例稀释透析液以达到生理要求，控制透析液的流量及温度，通过负压调节控制脱水量，通过血泵控制血液的流量，还具有体外循环的各种监护系统。

2. 透析器　是物质交换的场所。目前最常用的是中空纤维型透析器，由多个中空纤维构成，其内为血液、外为透析液，两者之间是作为半透膜的纤维膜。

3. 透析供水系统　是一套提供透析用水的净化装置。由该系统提供的透析用水称为反渗水，即清除了细菌、有机物、各种粒子的超纯水，主要用来稀释浓缩的透析液。

4. 透析液　含有 Na^+、K^+、Ca^{2+}、Mg^{2+}、Cl^- 等离子，最常使用的是碳酸氢盐透析液。使用时需先经反渗水稀释。

（三）适应证和禁忌证

1. 适应证

（1）急性肾衰竭：凡保守治疗无效，出现以下情况之一者均应透析治疗：①急性肺水肿；②高钾血症，即血 $K^+ > 6.5$ mmol/L；③无尿 2 d 或少尿 2 d 以上；④$Scr \geq 442$ μmol/L，$BUN \geq 21.4$ mmol/L，$CO_2CP < 13$ mmol/L，$Ccr < 1.3$ mL/min；⑤高分解代谢状态，即每天 BUN 上升 ≥ 14.3 mmol/L，Scr 上升 ≥ 177 μmol/L，血 K^+ 上升 $> 1 \sim 2$ mmol/L，血清碳酸氢盐下降 ≥ 2 mmol/L；⑥严重酸中毒，即 $HCO_3^- < 15$ mmol/L。

（2）慢性肾衰竭：根据 K/DOQI 和我国的情况，目前临床一般采用的标准为：$Ccr < 10$ mL/min，$Scr > 707$ μmol/L 时，应进行透析治疗。对于糖尿病患者，标准应更加严格。

（3）急性药物或毒物中毒。

2. 禁忌证　血透无绝对禁忌证，相对禁忌证为：严重高血压或脑血管病患者，休克或收缩压低于 80 mmHg 者；有严重出血或出血倾向者；极度衰竭、临危患者；精神障碍不合作者等。

⚠ **重点提示**

血液透析利用半透膜的物理性质来清除血液中的毒性物质和去除体内过多的水分。其主要原理是弥散和对流。其适应证是急慢性肾衰竭和急性药物中毒。

（四）血管通路

1. 临时性血管通路　用于抢救危重患者，或动 – 静脉内瘘尚未成熟者。

2. 永久性血管通路　常见的是动 – 静脉内瘘，主要用于慢性肾衰竭患者。

（五）血液透析患者的护理

1. 透析前的护理

（1）应熟练掌握透析机的操作，注意在开机后各项指标达到稳定后才开始进行透析。

（2）透析药品的准备：透析用药（生理盐水、肝素、5%碳酸氢钠）、急救用药、高渗葡萄糖注射液、10%葡萄糖酸钙、地塞米松及透析液等。

（3）患者的准备：①心理准备：对于初次透析患者，应仔细解释透析的目的、过程及可能出现的情况，以减少患者的恐惧和焦虑情绪。对于长期透析的患者，应有计划地让患者及其家属了解透析的作用和过程，使患者可以积极地面对长期透析生活。②营养准备：注意为患者补充蛋白质，摄入量为 $1.2 \sim 1.4$ g/(kg·d)，特别要注意控制水的摄入量，即两次透析间期患者的体重增长不能超过 2.5 kg。③动 – 静脉内瘘的护理：应熟悉内瘘的穿刺和保护方法，勿在瘘管所在肢体上输液、测量血压，嘱咐患者不要使瘘管所在肢体负重等。

2. 透析中的护理

（1）病情观察：严密观察患者的血压、脉搏、呼吸、体温的变化；观察血流量、血路压力，以及透析液的流量、温度、浓度、压力等各项指标；准确记录透析时间、脱水量、肝素用量等；注意机器的报警并及时排除故障。

（2）并发症的预防、观察及处理：①低血压：常见并发症之一，可能与脱水过多过快、心源性休克、过敏反应等有关。患者表现为恶心、呕吐、胸闷、面色苍白、出汗、意识改变等。应注意严格掌握脱水量。患者发生低血压时可通过透析管道注入生理盐水、碳酸氢钠、林格液或鲜血，一般输入 200～250 mL，也可静注 50% 葡萄糖液 40～60 mL 或 10% 氯化钠 10 mL。②透析失衡综合征：多见于首次透析治疗时，因此第一次透析时间应短。患者表现为头痛、恶心、呕吐、高血压、抽搐、昏迷等。发生透析失衡综合征时可静脉注射高渗糖、高渗钠、应用镇静剂等。③致热原反应：由毒素进入体内所致。患者表现为寒战、发热等。预防措施为严格无菌操作，做好透析管道、透析器的消毒等。发生致热原反应时可使用异丙嗪、地塞米松等。④出血：多由肝素使用不当、高血压、血小板功能不良等所致。患者表现为牙龈出血、消化道出血，甚至颅内出血。注意减少肝素用量，静脉注射鱼精蛋白以中和肝素，或改用无抗凝剂透析等。

3. 透析后的护理　①透析结束时测量生命体征，留取血标本做生化检查等；②缓慢回血，注意穿刺部位压迫止血，压迫时间要充分；③测量患者体重，并约定下次透析的时间。

⚠ **重点提示**

1. 透析前的准备工作包括透析机的操作、药品准备和患者准备。
2. 透析中应注意观察患者的生命体征、各项透析指标并记录透析时间、脱水量等。
3. 透析中常见的并发症有低血压；透析失衡综合征在接受首次透析治疗的患者中常见。

【腹膜透析】

腹膜透析（peritoneal dialysis，PD）简称腹透，是利用腹膜作为半透膜，使血液中的废物和毒素扩散到透析液中而排出体外的透析方法。

（一）原理

利用腹膜作为半透膜反复向腹腔灌入透析液，借助毛细血管内血浆和腹腔内透析液中溶质浓度和渗透梯度的不同，通过弥散和渗透原理，使机体中的代谢废物和潴留过多的水分随废旧透析液排出体外，同时由新鲜透析液补充必要的物质，达到清除体内毒素、纠正脱水、酸中毒和电解质紊乱的治疗目的。

（二）适应证和禁忌证

腹膜透析的适应证与血液透析基本相同。禁忌证主要有腹膜炎、腹膜广泛粘连、腹腔大手术后。

（三）腹膜透析方法

腹膜透析方法有间歇性腹膜透析（intermittent peritoneal dialysis，IPD）、持续不卧床腹膜透析（continuous ambulatory peritoneal dialysis，CAPD）、持续循环式腹膜透析（continuous cycling peritoneal dialysis，CCPD）等。其中，CAPD 是目前使用最多、最广泛的腹膜透析方法。

> **⚠ 重点提示**
>
> 腹膜透析是利用腹膜作为半透膜，使血液中的废物和毒素扩散到透析液中而排出体外的透析方法。其主要原理是弥散和渗透。目前临床常见的腹膜透析方式是 CAPD。

（四）腹膜透析的管路

1. 腹膜透析导管 采用无毒的硅胶疏水材料。每根导管包括 1~2 个涤纶套，1 条不透 X 射线的钡条，以利于检查导管的位置。目前常用的腹膜透析导管有 Tenckhoff 腹膜透析导管、鹅颈管和 TWH 管等。其中，Tenckhoff 腹膜透析导管是使用最广泛的腹膜透析管，分为直型和卷曲型两种。带有双涤纶套的 Tenckhoff 管称为标准 Tenckhoff 管。

2. 腹膜透析的体外连接装置 自腹膜透析开展以来，体外连接装置从最初的瓶装简易系统、简易袋装系统逐渐发展为 Y 型连接系统、O 型连接系统和一次性双袋 Y 型系统。其发展特点为操作越来越简单、安全、无菌。腹膜透析体外连接系统的特点详见表 5-3。

表 5-3　腹膜透析体外连接系统的特点

类型	优点/装置特点	缺点
Y 型连接系统	先引流腹腔内旧液，再以新液冲洗连接管，减少细菌随新液进入腹腔致感染的机会	连接管和透析液分离，操作复杂
O 型连接系统	Y 型使用完毕后，将连接管连成 O 型，经消毒液冲洗后可复用	每次均需消毒液冲洗，操作复杂；易将消毒液灌入腹腔；使用少
一次性双袋 Y 型系统	透析液、空袋、连接管均已连好，操作简单，感染机会小，目前临床最常使用	—

（五）腹膜透析患者的护理

1. 营养与饮食 腹膜透析会使大量的蛋白质和氨基酸丢失，所以对腹膜透析患者的蛋白质摄入标准应适当放宽：蛋白质摄入量为 1.2~1.5 g/(kg·d)，并选用高生物效价蛋白质。腹透时机体从透析液中吸收了大量的葡萄糖，因此应尽量避免含单糖高的食品，如糖果、饼干、汽水等；烹调油最好用植物油。此外，应注意食物的色、香、味、形、量和各种维生素的补充。

2. 操作中的注意事项

（1）环境：病室陈设应简单清洁、空气新鲜。每天用消毒液擦拭用具及地面各 1 次，病室内每日进行紫外线灯空气消毒 2 次，30 min/次，减少无关人员出入和逗留。

（2）腹膜透析导管出口的护理：注意消毒和严格无菌操作。保持出口周围皮肤的清洁、干燥，敷料随湿随换。腹透患者不宜盆浴，淋浴时妥善保护导管出口处。

（3）透析液：输入腹腔前将透析液置于恒温箱或干加热至37 ℃。腹透前应仔细检查透析液的颜色、透明度，有效期等，如发现混浊、沉淀、渗漏、过期等现象应严禁使用。

（4）透析记录：准确填写透析记录，记录透析液的进出量、时间，每24 h记1次液体出入量。

3. 常见并发症及其处理

（1）引流不畅或腹膜透析管堵塞：为常见并发症。常见原因有：腹膜透析导管移位、漂浮、扭曲；腹腔内气体过多；膀胱充盈压迫腹膜透析导管；肠麻痹、肠胀气；血块、大网膜堵塞、包裹腹膜透析导管。护理措施：①改变体位；②排空膀胱；③应用加强肠蠕动的方法，如服导泻剂或灌肠；④用肝素5 mg和（或）尿激酶1000 U加入透析液或生理盐水30～60 mL经腹膜透析导管快速注射并保留，可促使纤维块溶解；⑤若经上述处理仍不能改善，可在X射线透视下注入造影剂观察透析导管的位置，以便进行调整；⑥经上述处理仍不能改善，需再次手术置管。

（2）腹膜炎：是腹膜透析的主要并发症，大部分由细菌感染所致。最常见的感染途径是透析液在交换中发生污染。以往致病菌以革兰氏阳性球菌为主，但随着透析管路的改进，革兰氏阴性菌的感染日渐突出。临床表现为腹痛、寒战、发热、腹部不适、压痛、反跳痛、透析液混浊、白细胞增多、细菌培养阳性等。护理措施：①用透析液1000 mL连续冲洗3～5次；②暂时改用IPD；③在腹膜透析液内加抗生素；④全身应用抗生素；⑤若抗感染2～4周后仍不能控制或为真菌感染，宜拔除腹膜透析导管。

（3）腹痛：原因有透析液酸碱度、温度不当；透析导管位置不当；高渗透析液；灌入或排出透析液过快、压力过大；腹膜炎。护理措施：腹膜透析液加温要适当；变换患者体位；降低腹膜透析液渗透压；减慢透析液进出速度；治疗腹膜炎等。

⚠ **重点提示**

1. 腹膜透析患者的蛋白质摄入标准应适当放宽：摄入量为1.2～1.5 g/（kg·d），并选用高生物效价蛋白质。

2. 输入腹腔前将透析液置于恒温箱或干加热至37 ℃；准确填写透析记录。

3. 腹膜透析常见的并发症是引流不畅；腹膜炎是最主要的并发症，常见致病菌为革兰氏阴性菌。

思考题

1. 简述血液透析的概念和原理、主要并发症及其预防措施。

2. 简述腹膜透析的概念和原理、常见并发症。

第六章

血液系统疾病

学习目标

掌握：

1. 贫血的概念及分类，缺铁性贫血、再生障碍性贫血的病因、临床表现、有关检查、诊断要点、治疗要点、护理及健康教育。

2. 出血性疾病的概念、止血及凝血机制，特发性血小板减少性紫癜、弥散性血管内凝血的临床表现、治疗要点、护理及健康教育。

3. 白血病的定义及分类，急性白血病的临床表现、有关检查、诊断要点、治疗要点、护理及健康教育。

熟悉：

1. 溶血性贫血的定义及分类、临床表现（尤为急性溶血）、有关检查、治疗要点、护理及健康教育。

2. 淋巴瘤的定义、临床表现、有关检查、治疗要点、护理及健康教育。

3. 造血干细胞移植的定义、移植物抗宿主病的概念及外周血造血干细胞移植的优点。

第一节 总论

一、血液系统的组成

血液系统由血液和造血器官构成。

（一）造血器官

造血器官包括骨髓、肝、脾、胸腺、淋巴结等。胚胎早期肝、脾是主要的造血器官，胚胎后期骨髓为重要的造血器官，出生后骨髓为人体主要的造血器官。5～7岁以前全身骨髓都为红骨髓，20岁左右红骨髓仅限于颅骨、胸骨、肋骨、脊椎骨、骨盆的扁骨等。

骨髓内生成的造血干细胞具有自我复制及分化功能，可以分化出血细胞；髓系多能干细胞可分化为原粒细胞、原单核细胞、原红细胞和原巨核细胞；淋巴干细胞可分化为各种淋巴细胞。造血干细胞主要生存在骨髓造血微环境中，造血微环境由基质细胞（网状细胞、内皮细胞等）、细胞因子及细胞外基质等组成。

（二）血液组成

血液由血细胞及血浆组成。血细胞是血液的重要组成部分，包括红细胞、白细胞及血小板。

1. 红细胞　成熟时，外形呈双凹扁圆形，中央较薄，周缘较厚，细胞内无细胞核和细胞器，细胞质中充满能结合与输送 O_2 和 CO_2 的血红蛋白。成熟红细胞的血红蛋白与 O_2 结合为氧合血红蛋白，通过红细胞运动携带 O_2 到各组织、细胞中，释放 O_2 后成为去氧血红蛋白，与 CO_2 结合并将 CO_2 带到肺泡内释放。

2. 白细胞　种类多，功能较复杂，包括中性粒细胞、嗜酸性粒细胞、嗜碱性粒细胞、单核细胞及淋巴细胞。其中，中性粒细胞、单核细胞具有吞噬作用，而中性粒细胞吞噬、杀灭细菌功能更强，对机体起着重要的防御作用。单核细胞是巨噬细胞的前身，在血流中穿透血管壁进入组织，经增殖分化为巨噬细胞。淋巴细胞经胸腺作用后称为 T 淋巴细胞，参与细胞免疫，占血液中淋巴细胞总数的 75%，在骨髓内发育后进入血液循环，未经胸腺作用者称为 B 淋巴细胞，参与体液免疫。

3. 血小板　对机体止血和凝血过程起重要作用。

红细胞进入血液循环后的寿命约为 120 d，成熟粒细胞在外周血流中的半寿期为 6~7 h，血小板在循环血中寿命为 8~11 d。由于血细胞寿命不同，输血治疗时，应根据治疗目的，选择合适的血液。例如对血小板减少的患者，输血时应该选择新鲜血。

二、血液系统疾病的分类

血液病常表现为血细胞数量和质量的改变，以及出凝血机制的障碍。故将血液病大致分为下列几类。

1. 红细胞疾病
（1）数量改变：常见于各类贫血。
（2）质量改变：遗传性球形红细胞增多症等。

2. 白细胞疾病
（1）数量改变：粒细胞缺乏症、白细胞增多，常见于感染、炎症等病理状态引起的血液病。
（2）质量改变：白血病、淋巴瘤、骨髓瘤等。

3. 出血性疾病
（1）血小板数量或质量异常：原发性血小板减少性紫癜、血小板无力症等。
（2）凝血功能障碍：①凝血因子缺乏，如血友病；②复合因素，如弥散性血管内凝血。
（3）血管壁异常：过敏性紫癜。

4. 其他　血栓性疾病，与血流、血液成分、血液高凝状态、血管壁等多种因素有关。

第二节　贫血

贫血（anemia）是指外周血液单位容积内血红蛋白浓度、红细胞计数和（或）血细胞比容低于正常最低值。其中，血红蛋白浓度最重要。在我国成人血红蛋白浓度测定男性低于

120 g/L、女性（非妊娠）低于 110 g/L、孕妇低于 100 g/L 可诊断为贫血。

贫血是一种症状或病理状态。其病因和发病机制是多种多样的，故治疗方法各异。

一、贫血分类

贫血通常根据引起贫血的病因和发病机制、红细胞形态特点、血红蛋白浓度进行分类。

（一）按病因和发病机制分类

1. 红细胞生成减少性贫血

（1）造血物质缺乏：铁元素缺乏导致的缺铁性贫血，叶酸和（或）维生素 B_{12} 缺乏导致的巨幼细胞贫血。

（2）造血功能障碍：造血干细胞异常导致的贫血，如再生障碍性贫血；骨髓受浸润伴发的贫血，常见于白血病、淋巴瘤、骨髓瘤等；某些慢性疾病（慢性肝病、尿毒症、系统性红斑狼疮等）伴发的贫血，与造血负向调控因子抑制造血有关。

2. 红细胞破坏过多性贫血　即溶血性贫血，详见本章本节。

3. 失血性贫血　常见于急性及慢性失血引起的贫血。

（二）按红细胞形态特点分类

根据平均红细胞体积（mean corpuscular volume，MCV）、平均红细胞血红蛋白浓度（mean corpuscular hemoglobin concentration，MCHC）将贫血分成 3 类：

1. 大细胞性贫血　MCV > 100 fL，MCHC 为 32% ~ 35%。常见临床类型为巨幼细胞贫血。

2. 正常细胞性贫血　MCV 80 ~ 100 fL，MCHC 为 32% ~ 35%。常见临床类型为再生障碍性贫血等。

3. 小细胞低色素性贫血　MCV < 80 fL，MCHC < 32%。常见临床类型为缺铁性贫血、珠蛋白生成障碍性贫血等。

（三）按血红蛋白浓度分类

根据血红蛋白浓度可将贫血按严重程度划分为 4 个等级。

1. 轻度　血红蛋白浓度 > 90 g/L。

2. 中度　血红蛋白浓度为 60 ~ 90 g/L。

3. 重度　血红蛋白浓度为 30 ~ 59 g/L。

4. 极重度　血红蛋白浓度 < 30 g/L。

二、临床表现

贫血造成全身血液携氧能力降低，导致机体各系统和组织缺氧，故贫血可产生全身症状和体征。另外，贫血症状与贫血发生速度、贫血程度、年龄、原身体状况有关，老年人或伴心肺疾病者对贫血耐受差，症状相对较重。

1. 一般表现　疲乏无力是贫血最早出现的症状，且常被患者忽视。皮肤、黏膜苍白是贫血最突出的体征，其机制主要是：①神经体液调节致皮肤、黏膜供血减少；②血液内血红蛋白含量减少。因此，贫血查体的检查部位以甲床、手掌、睑结膜、口唇较可靠。

2. 神经系统表现 贫血、缺氧导致神经组织损害，故患者常产生头晕、头痛、耳鸣、眼花、注意力不集中、嗜睡等。晕厥、意识模糊多见于严重贫血患者，特别是老年患者。

3. 呼吸、循环系统表现 贫血使血氧含量降低，故患者常感呼吸困难。中度以上贫血患者在体力活动后常出现心慌、气短；长期严重贫血可发展为贫血性心脏病，最后导致心力衰竭。

> ⚠ **重点提示**
>
> 1. 贫血是指外周血液单位容积内血红蛋白浓度、红细胞计数和（或）血细胞比容低于正常最低值。其中，血红蛋白浓度最重要。在我国成人血红蛋白测定男性低于120 g/L、女性（非妊娠）低于110 g/L、孕妇低于100 g/L可诊断为贫血。
>
> 2. 根据引起贫血的病因将贫血分为3类：①红细胞生成减少性贫血，其病因包括造血物质缺乏及造血功能障碍；②红细胞破坏过多性贫血，即溶血性贫血；③失血性贫血，常见于急性及慢性失血引起的贫血。根据平均红细胞体积、平均红细胞血红蛋白浓度将贫血分成3类：大细胞性贫血、正常细胞性贫血、小细胞低色素性贫血。
>
> 3. 疲乏无力是贫血最早出现的症状；皮肤、黏膜苍白是贫血最突出的体征。

4. 消化系统表现 由于胃肠道缺血、缺氧，消化液分泌减少及胃肠蠕动功能紊乱，贫血患者多出现食欲缺乏、恶心、腹胀、便秘等。

5. 泌尿生殖系统表现 严重贫血者可出现低比重尿、轻度蛋白尿、尿浓缩功能减退、夜尿增多，多出现性欲减退，女性常伴月经不调或继发闭经等。

三、诊断要点

通过询问病史，体格检查及有关化验检查，可确诊贫血程度及类型，此后应进一步查找贫血病因或原发病。

四、治疗要点

（一）一般治疗

轻度贫血患者可做轻体力劳动，中、重度贫血患者要适当休息或完全休息。患者的饮食应为高蛋白质、高维生素、高热量、易消化的食物。

（二）去除病因

去除病因是治疗贫血的重要环节。如果缺铁性贫血的病因为慢性失血——溃疡病小量上消化道出血，那么患者必须认真治疗直至溃疡痊愈，否则贫血可再发生。

（三）药物治疗

治疗贫血必须选择合适的药物，如叶酸及维生素 B_{12} 用于治疗巨幼细胞贫血，铁剂用于治疗缺铁性贫血，雄激素类药物多用于治疗慢性再生障碍性贫血。

（四）对症治疗

患者发生严重贫血时应输血以迅速改善贫血症状，故输血是对症治疗的重要措施。根据病情需要可以输入全血或采取成分输血。对伴出血者应给予止血处理。

缺铁性贫血

病　例

患者，女，28岁，4年来常感疲乏，半年来月经量增多明显，头晕、乏力加重入院。患者10余年习惯在餐后饮浓茶一杯。4年前检查血红蛋白浓度10 g/L，检查后医生嘱多食猪肝、瘦肉，未给药物。仅近2~3年月经量稍多，未予注意。查体：神清，面色苍白，HR 100 次/min，心律齐，心界不大，余（-）。化验检查：血红蛋白浓度60 g/L，白细胞计数$5×10^9$/L，血小板计数$130×10^9$/L。入院后请妇科会诊，诊断为子宫功能性出血，骨髓穿刺检查表现为缺铁性贫血，医生给予硫酸亚铁0.3 g/次，3 次/d，维生素C 0.1 g/次，3 次/d。

问题：

1. 说明患者患缺铁性贫血的原因。
2. 饮食和药物的护理措施有哪些？
3. 出院指导内容有哪些？

病例答案

缺铁性贫血（iron deficiency anemia，IDA）是由体内贮存铁缺乏，血红蛋白合成不足，红细胞生成障碍引起的一种小细胞低色素性贫血。体内贮存铁主要存在于骨髓、肝、脾等组织中。此病是我国常见的一种贫血，各年龄组均可发生，多见于婴幼儿、妇女，其中育龄妇女、孕妇的发病率更高。

【铁的代谢】

人体内铁分为：①功能状态铁，如血红蛋白、转铁蛋白、酶等结合的铁；②贮存铁，包括铁蛋白和含铁血黄素。

（一）铁的来源和吸收

食物中的铁是人体所需铁的重要来源，含铁量较高的食物有动物肝、瘦肉类、血、蛋黄、豆类等，谷类、多数蔬菜、水果的含铁量较低，乳类（如牛奶）的含铁量最低。正常人每天造红细胞需铁20~25 mg，其主要来源于衰老红细胞破坏后释放的铁。

普通饮食每天从食物摄入的铁为1~1.5 mg，可维持体内铁的平衡，孕妇、哺乳期妇女的需铁量为2~4 mg/d。动物铁比植物铁易于吸收。铁的吸收分两步：①胃酸将铁游离化，维生素C等还原物质再将三价铁变成二价铁，二价铁易被肠黏膜吸收；②十二指肠及空肠上段为铁的主要吸收部位，大部分铁通过肠黏膜进入血流。铁的吸收率多由体内贮存铁的含量控制。

（二）铁的转运

经肠黏膜进入血流的二价铁大部分被氧化成三价铁，三价铁与血浆转铁蛋白（β_1球蛋白）相结合成为转铁蛋白复合体（血清铁），转铁蛋白复合体将铁运送到全身各组织中，主要是骨髓中。转铁蛋白复合体在幼红细胞表面与转铁蛋白受体结合进入细胞内，又还原成二价铁，二价铁在线粒体上与原卟啉、珠蛋白结合为血红蛋白。

（三）铁的贮存及排泄

正常成人体内铁总量的67%组成血红蛋白，其中贮存铁约占29%。贮存铁主要以铁蛋白和含铁血黄素的形式贮存在肝、脾和骨髓等组织中。虽然铁蛋白在血浆中含量很少，但可通过测定血清铁蛋白浓度了解铁储备状况。

正常人主要通过粪便排出铁，也可通过出汗、尿液排出少量铁。育龄妇女主要通过月经、妊娠、哺乳而丢失铁。正常男性每天排泄铁不超过 1 mg，女性每天排泄铁 1 ~ 1.5 mg，而哺乳期妇女每天从乳汁中排出铁约 1 mg。

【病因和发病机制】

（一）需铁量增加而铁摄入不足

婴幼儿、青少年生长发育期、妊娠及哺乳期妇女的需铁量均较正常成人有所增加，因此为婴幼儿、妊娠及哺乳期妇女供给高铁食物不足可导致缺铁。

（二）铁吸收不良

胃大部切除或胃空肠吻合术后，由于胃酸分泌不足，以及食物快速进入空肠而绕过铁主要吸收部位（十二指肠及空肠上段），铁的吸收受到严重影响，因此患者多在术后数年体内贮存铁被用完后发生缺铁性贫血。胃酸缺乏、肠道功能紊乱等均可导致铁吸收障碍。

（三）慢性失血

慢性失血是成人缺铁性贫血的主要病因，如溃疡病出血、痔疮出血、月经过多、钩虫病等。反复多次小量失血常使体内贮存铁耗竭。

体内铁缺乏可引起含铁酶和铁依赖酶活性降低，从而影响患者精神、行为，以及患儿智力、生长发育；铁缺乏还可致外胚叶营养障碍（如皮肤、毛发及指甲）及黏膜病变。

⚠ 重点提示

1. 缺铁性贫血是由体内贮存铁缺乏，血红蛋白合成不足，红细胞生成障碍引起的一种小细胞低色素性贫血，是我国常见的一种贫血。

2. 食物中的铁是人体所需铁的重要来源，含铁较丰富的食品有猪肝、瘦肉，乳类（如牛奶）含铁量最低；十二指肠及空肠上段为铁的主要吸收部位。贮存铁主要以铁蛋白和含铁血黄素的形式贮存在肝、脾和骨髓等组织中。

3. 慢性失血是缺铁性贫血的主要病因。

【临床表现】

缺铁性贫血早期多无症状，发病多缓慢，常有原发病的表现，贫血明显时可具有一般贫血的症状体征，如面色苍白、疲乏无力、头晕、耳鸣、心悸气短，严重时可发生贫血性心脏病。部分患者可伴下列特征。

1. 黏膜病变　多表现为舌炎、口角炎、舌乳头萎缩、舌痛、舌质淡而光滑、口角皲裂，甚至吞咽困难。

2. 缺铁所致外胚叶营养障碍　常表现为皮肤干燥、皱缩，毛发干枯、易脱落，指（趾）甲变平，甚至凹下呈反甲（勺状或匙状甲），且薄脆易裂。

3. 神经、精神系统　儿童表现为易怒、烦躁、兴奋、注意力不集中、生长发育迟缓、智力低下；少数患者有异食癖，喜吃泥土、生米、石子等。以上表现与脑组织中铁依赖酶活性降低有关。

【有关检查】

1. 血象　血红蛋白浓度降低，红细胞体积较小，白细胞、血小板计数均正常。

2. 骨髓象　骨髓中度增生，主要是中晚幼红细胞增生活跃。骨髓铁染色检查可反映体内贮存铁情况，此病常表现骨髓细胞外含铁血黄素消失，幼红细胞内含铁颗粒（铁粒幼细胞）减少或消失。

3. 其他　血清铁 $< 8.95\ \mu mol/L$；总铁结合力 $> 64.44\ \mu mol/L$；血清铁蛋白 $< 12\ \mu g/L$。

【诊断要点】

根据病史、症状体征、有关检查可确诊小细胞低色素性贫血，再结合血清铁及血清铁蛋白降低，骨髓细胞铁染色显示铁粒幼细胞极少或消失、细胞外铁缺失，可诊断为缺铁性贫血。缺铁原因应进一步查明。

【治疗要点】

（一）去除病因

查明缺铁的病因后必须积极治疗，只有病因得到纠正，贫血才能彻底痊愈而不再复发。如月经量过多应去妇科治疗；寄生虫感染者应驱虫治疗。

（二）补充铁剂

除进食含铁丰富的食物外，治疗缺铁性贫血应补充铁剂。一般铁剂包括无机铁（如硫酸亚铁）和有机铁（如右旋糖酐铁、富马酸亚铁、琥珀酸亚铁），无机铁剂的不良反应较有机铁剂明显。常用口服铁剂（成人剂量）：硫酸亚铁，0.3 g/次，3 次/d；硫酸亚铁缓释剂（福乃得），1 片/次，1 次/d；右旋糖酐铁，50 mg/次，2～3 次/d。口服铁剂对胃肠道有刺激，故应于餐后服用；服铁剂的同时可服用维生素C，100 mg/次，3 次/d，或同服稀盐酸溶液，以促进铁吸收；铁剂忌与茶同服。服铁剂后 1 周网织红细胞数上升，10 d 左右达高峰；血红蛋白浓度于 2 周后上升，2 个月左右可恢复正常。铁剂治疗至血红蛋白浓度正常后，患者仍需继续服用铁剂 4～6 个月，目的是补足体内贮存铁。

口服铁剂胃肠道反应严重而不能耐受，或有胃肠道疾病，或消化道对铁剂吸收不良，或病情要求迅速纠正贫血等情况下，可使用注射铁剂。常用肌内注射铁剂为右旋糖酐铁或山梨醇铁，成人首剂 0.5 mL 深层肌内注射，若无过敏反应，1 h 后可给足量治疗。应严格掌握注射剂量，避免过量导致铁中毒。

1. 缺铁所致外胚叶营养障碍常表现为皮肤干燥，毛发干枯、易脱落，指（趾）甲变平，甚至凹下呈反甲（勺状或匙状甲），且薄脆易裂。

2. 婴幼儿患此病易夜间哭闹，与脑组织中铁依赖酶活性降低有关。

3. 诊断此病时，除症状、体征外，血象（为小细胞低色素性贫血）及骨髓象（细胞铁染色可见铁粒幼细胞极少或消失、细胞外铁缺失）极为重要；确诊后应查明缺铁原因。

4. 治疗要点包括去除病因、补充铁剂（含铁丰富的食物及药物）。铁剂治疗至血红蛋白浓度正常后，患者仍需继续服用铁剂4~6个月，目的是补足体内贮存铁。

【护理】

1. 限制活动　评估贫血程度、发生速度及原有身体状况，确定患者可耐受的活动量。贫血严重或贫血发生速度快者，应以卧床休息为主；轻、中度贫血或贫血发生速度缓慢者，活动与休息交替，随贫血减轻，可逐渐增加活动量。

2. 饮食护理　①应进食高蛋白质、高维生素、高铁质食品，含铁多的食品有肝、瘦肉、豆类、紫菜、木耳、海带等，动物食品中的铁更易被吸收。②长期不吃肉食的偏食习惯可以引起缺铁性贫血，必须让患者认识并给予纠正。③食用含维生素C的食品，以利于铁吸收。④餐后即刻饮浓茶会影响铁的吸收，因为茶叶中所含鞣酸与铁结合会形成不易吸收的物质，所以饮茶在餐后2 h较适宜。

3. 药物治疗的护理　口服铁剂：①向患者解释口服铁剂易引起胃肠道反应，所以该类药物宜在饭后服用，并嘱患者按时服药，若有不适及时告诉医护人员，便于调整药量或更换制剂。②口服液体铁剂时，如枸橼酸铁铵，患者要使用吸管，避免染黑牙齿。③服铁剂同时忌饮茶；钙盐、镁盐也可抑制铁吸收，应避免同时服用。④服铁剂期间大便会变成黑色，这是由铁剂在肠道细菌作用下变成硫化铁所致，应向患者说明以消除顾虑。⑤铁剂治疗至血红蛋白浓度正常后，患者仍需继续服用铁剂4~6个月，目的是补足体内贮存铁。

注射铁剂应深层肌内注射，以便促进吸收、减轻疼痛。其副作用：极少数患者可有局部疼痛、淋巴结肿痛，全身反应轻者会出现面红、头昏、荨麻疹，重者可发生过敏性休克。因此，应在注射后1 h之内观察副作用，最好备有1支肾上腺素。

【健康教育】

1. 对易患人群的预防教育　对婴幼儿强调改进喂养方法，应及时增加辅食，如蛋黄、青菜、瘦肉和肝等含铁丰富的食品。妊娠期、哺乳期妇女除食用含铁多的食物外，还可口服元素铁10~20 mg/d。

2. 对患者的指导　向患者说明贫血的病因及积极根治病因的重要意义，以提高自我保健意识；嘱患者出院后坚持服药，定期门诊复查；铁剂治疗至血红蛋白浓度正常后，仍需服用铁剂4~6个月，以补足体内贮存铁。

3. 预后　取决于原发病根治情况。若能根治原发病，则贫血可彻底治愈。

思考题

1. 简述缺铁性贫血的定义、主要病因，体内铁吸收的主要部位及贮存铁存在的主要形式，骨髓铁染色表现。

2. 对缺铁性贫血患者饮食及药物的护理措施、健康教育有哪些？

再生障碍性贫血

再生障碍性贫血（aplastic anemia，AA）简称再障，是由多种原因（化学、物理、生物因素或不明原因等）导致骨髓造血功能衰竭的一类贫血，主要表现为进行性贫血、出血、感染及外周血中全血细胞减少（红细胞、白细胞和血小板均减少）。

按病情、血象、骨髓象及预后，再生障碍性贫血分为重型再障和非重型再障；按病程及表现，分为急性再障（又称重型再障－Ⅰ型）和慢性再障，慢性再障病情恶化时因似急性再障又称重型再障－Ⅱ型。

各年龄组均可发病，但以青壮年多见。

【病因和发病机制】

（一）病因

半数以上再障病例找不到明显原因。现分述引起再障的可能相关因素。

1. 药物及化学物质　引起再障的药物多为氯霉素类抗生素，其次是磺胺类药物、抗肿瘤化疗药物等；引起再障的化学物质有苯、杀虫剂等。苯广泛用于化工、油漆、染料及皮革等生产，是骨髓抑制的重要毒物。以上物质中，抗肿瘤化疗药物和苯对骨髓抑制程度与剂量有关，即剂量大对骨髓抑制严重；而抗生素、磺胺类药物及杀虫剂是否造成再障与剂量关系不大，与个体敏感性有关（详见表6－1）。

表6－1　引起再障的常见药物和化学物质

因素	物质
药物	抗微生物药：氯霉素、合霉素、磺胺药、四环素、链霉素、异烟肼等。 解热止痛药：保泰松、消炎痛、阿司匹林、安乃近等。 抗惊厥药：苯妥英钠、三甲双酮等。 抗甲状腺药：甲巯咪唑、卡比马唑（甲亢平）、甲硫氧嘧啶等。 其他：氯丙嗪、阿的平、氯喹、甲苯磺丁脲、乙酰唑胺、氮芥、白消安、环磷酰胺等
化学物质	苯及其衍生物、滴滴涕、有机磷农药、染发剂等

2. 物理因素　电离辐射，如 X 射线、γ 射线等，可干扰脱氧核糖核酸（deoxyribonucleic acid，DNA）的复制，抑制细胞有丝分裂，使造血干细胞数量减少，也会损害骨髓微环境。

3. 病毒感染　各型肝炎病毒、EB 病毒、巨细胞病毒、登革病毒等均可引起再障。

（二）发病机制

再障的发生可能与下述因素有关。

1. 造血干细胞缺乏或缺陷（"种子"学说）　骨髓各系造血干细胞明显减少，导致外周血全血细胞减少。此外，再障患者造血干细胞在长期体外培养中不能增殖或增殖显著降低，证实造血干细胞有缺陷。

2. 造血微环境受损（"土壤"学说）　部分再障患者骨髓基质细胞（网状细胞、内皮细胞）体外培养生长差，且做造血干细胞移植后造血干细胞在骨髓内不易生长，成功率低。

3. 免疫异常（免疫学说）　其表现：①再障患者骨髓及外周血淋巴细胞比例增高；②T淋巴细胞分泌的造血负调控因子明显增多，且髓系细胞凋亡亢进；③多数患者采用免疫抑制剂治疗有效。目前多数学者认为再障的主要发病机制是免疫异常。

【临床表现】

再障的临床表现主要为进行性贫血、出血、反复感染，而多无肝、脾、淋巴结肿大。

（一）重型再障

此型起病急、发展快，早期贫血较轻，常以出血和感染为主要表现。

1. 贫血　多呈进行性加重，逐渐出现苍白、头昏、心跳气短等症状。

2. 感染　表现为发热，且发热难以控制。最常见的是呼吸道感染，其次是泌尿道感染、皮肤感染、黏膜感染等。感染严重时可合并败血症。导致感染的病原菌多为革兰氏阴性杆菌、金黄色葡萄球菌和真菌。

3. 出血　常表现为口腔血泡、鼻出血及全身皮肤广泛出血。内脏出血以呕血、便血、咯血多见，还可有眼底出血和颅内出血，后者多为死亡原因之一。

（二）非重型再障

此型较多见，起病缓、发展慢、病程长，多以贫血为主要表现，感染及出血均较轻，且易控制。患者可存活多年，若治疗恰当病情可缓解或治愈。少数病情恶化可演变为重型再障－Ⅱ型，预后极差。

⚠ **重点提示**

1. 再障是由多种原因导致骨髓造血功能衰竭的一类贫血，主要表现为进行性贫血、出血、感染及外周血中全血细胞减少。按病情、血象、骨髓象及预后，分为重型再障和非重型再障。

2. 引起再障的病因：药物，多为氯霉素类抗生素，其次是磺胺类药物、抗肿瘤化疗药物等；化学物质，如苯；电离辐射，主要是 X 射线、γ 射线等；病毒感染，如肝炎病毒。目前多数学者认为再障的主要发病机制是免疫异常。

3. 重型再障起病急、发展快，常以出血和感染为主要表现，早期贫血较轻，多呈进行性加重；非重型再障起病缓、发展慢、病程长，多以贫血为主要表现，感染及出血均较轻。

【有关检查】

1. **血象** 全血细胞减少，重型较明显且进展较快，非重型进展慢且程度较轻。贫血为正常细胞型。网织红细胞绝对值低于正常。白细胞计数多减少，以中性粒细胞减少为主。血小板减少，出血时间延长。

2. **骨髓象** ①重型骨髓增生低下或极度低下，粒、红细胞均明显减少，无巨核细胞。②非重型多部位骨髓增生低下，各系细胞均减少。

【诊断要点】

凡有严重贫血，伴有出血和（或）发热的患者，血象表现全血细胞减少，网织红细胞绝对值低于正常，多部位骨髓增生低下，无肝、脾、淋巴结肿大，即可考虑再障诊断。确诊后应查找病因。

【治疗要点】

（一）去除病因

找到再障的病因并加以去除。如针对药物及化学物质引起的再障，嘱患者今后不再接触此类有害物质，禁用对骨髓有抑制作用的药物。

（二）支持治疗

1. **贫血治疗** 对严重贫血者，可考虑输血或输浓缩红细胞；对贫血症状不明显者，尽量减少输血，以减少输血并发症的发生。

2. **止血治疗** 对皮肤、黏膜出血者，可用糖皮质激素；对颅内、内脏出血者，应输浓缩血小板液或新鲜血。嘱患者避免外伤以防止出血。

3. **防治感染** 做好口腔卫生、皮肤清洁及病室清洁。对粒细胞缺乏者宜采用保护性隔离，控制探视人员，减少感染机会。发生感染时，检查感染部位并做细菌培养，同时给予广谱抗生素治疗。

（三）雄激素治疗

雄激素对非重型再障疗效较好，其作用机制可能是刺激肾产生促红细胞生成素，还对骨髓有直接刺激红细胞生成的作用。常用药物有丙酸睾酮，成人剂量为 100 mg，肌内注射，1 次/d，需坚持治疗 3~6 个月才能判断是否有效；口服剂型有司坦唑醇（康力龙）、十一酸睾酮（安雄）、达那唑。上述药物均对肝有损害，因此要定期查肝功能。

（四）免疫抑制剂及造血干细胞移植

1. **免疫抑制剂** 主要适用于治疗重型再障，有时能取得满意效果。常用药物有抗淋巴细胞球蛋白、抗胸腺细胞球蛋白及环孢素，其作用机制不很清楚，但以上药物均对 T 淋巴细胞有抑制作用；也可联用甲泼尼龙等。

2. **造血干细胞移植** 对 40 岁以下、无感染及其他并发症、有合适供体的重型再障患者，可首先考虑异基因造血干细胞移植。

（五）造血生长因子治疗

造血生长因子治疗适用于重型再障，尤其是重型再障使用免疫抑制剂治疗后。常用制剂为粒-单系集落刺激因子、粒系集落刺激因子、粒细胞-巨噬细胞集落刺激因子等。

（六）中医药治疗

国内针对非重型再障常用雄激素伴中医药治疗。

【护理】

（一）主要护理问题/护理诊断

（1）有皮肤、黏膜出血的危险：与再障致血小板减少有关。

（2）潜在并发症：眼底出血、颅内出血。

（3）有感染的危险：与再障致白细胞减少有关。

（二）主要护理措施

1. 病情观察　对重型再障患者，应重视其主诉，如有无头痛、恶心，观察口唇、甲床苍白程度，听心率及肺部有无啰音，了解血红蛋白、白细胞及网织红细胞数。

2. 评估活动能力并制订活动计划　首先了解患者目前活动能力，如床上活动、床边活动或室内外自由走动，再依据贫血程度及血小板计数决定患者活动量，与患者一起制订活动计划：血小板计数低于 20×10^9/L 者，需完全卧床休息；一般重度以上贫血（Hb < 60 g/L）或伴血小板计数低于 50×10^9/L 者，需要以卧床休息为主；中轻度贫血或伴血小板计数 50×10^9/L 以上者，应休息与活动交替进行，活动中出现心慌、气短及过度疲劳感时应立刻停止活动。

3. 口腔、牙龈出血的护理　①牙龈渗血时，可用肾上腺素棉球贴敷牙龈，或局部涂抹凝血酶粉剂等；②牙龈出血易存有陈旧血块而引起口臭，使患者食欲或心情受影响，可用棉签蘸水擦洗去除，用1%过氧化氢液体漱口效果更佳，嘱患者进餐前后用该液体漱口；③不要用牙刷、牙签清理牙齿，可用棉签蘸漱口液擦洗牙齿；④定时用洗必泰等漱口，以保持口腔清洁。

4. 药物治疗的护理　遵医嘱给予患者丙酸睾酮100 mg，1 次/d，肌内注射，并向患者说明该药副作用，以鼓励患者坚持用药。其副作用及护理：①该药为油剂，吸收慢，易引发肿块。需常检查注射部位，发现硬块要及时理疗，以促进吸收、预防感染。②男性化作用，如毛须增多、声音变粗、痤疮、女性闭经等。嘱患者发生痤疮时不要用手搔抓，以防感染。上述副作用于停药后短期内会全部消失。③肝功能受损。用药过程中应定期检查肝功能。

5. 输血　对重度以上贫血（Hb < 60 g/L）或再障引起急性失血者应输血，因为输血对补充血容量及血液成分有重要作用。对慢性严重贫血者可输注浓缩红细胞。应严格按程序进行输血操作并观察输血反应。

⚠ **重点提示**

1. 再障诊断要点中血象和骨髓象为重点，即全血细胞减少；重型骨髓增生低下或极度低下，非重型多部位骨髓增生低下。一般无肝、脾、淋巴结肿大。

2. 对非重型再障疗效较好的药物为雄激素，其作用机制可能是刺激肾产生促红细胞生成素，还对骨髓有直接刺激红细胞生成的作用。免疫抑制剂主要适用于治疗重型再障，常用药物有抗淋巴细胞球蛋白、抗胸腺细胞球蛋白及环孢素。对40岁以下、无感染及其他并发症、有合适供体的重型再障患者，可选用异基因造血干细胞移植治疗。

3. 丙酸睾酮的副作用：①该药为油剂，吸收慢，注射部位易发生肿块；②男性化作用，如毛须增多、声音变粗、痤疮、女性闭经等；③肝功能受损。

4. 口腔、牙龈出血的护理：①应记住牙龈渗血、牙龈出血时的护理措施；②不要用牙刷、牙签清理牙齿，可用棉签蘸漱口液擦洗牙齿；③应定时用洗必泰等漱口，以保持口腔清洁。

【健康教育】

1. 加强卫生宣教　对长期接触苯及其衍生物、X 射线等的工作者应加强卫生宣教，以提高其对工作环境危害的认识，增强其自我保健意识，促进其自觉遵守劳动防护规则。单位领导应重视环境污染的治理，制定严格防护措施，定期为职工检查血象，对有异常者按规定给予妥善安排。

2. 指导患者及人群不可随便用药　滥用药物常是引起再障的重要原因，如氯霉素、磺胺药、保泰松、阿司匹林、安乃近等。嘱患者有需要时在医生指导下使用。

3. 出院指导　①讲解疾病知识：向患者讲述再障是由多种原因导致骨髓造血功能衰竭的一类贫血，病程长，鼓励患者坚持治疗会有好转或治愈的可能；指导患者寻找病因，如药物或化学毒物、放射物质等，若找到可疑原因，今后应避免。②嘱患者坚持治疗，学会自我护理，如预防出血、感染，定期门诊复查。

4. 预后　重型再障预后极差，患者常在 1 年内死亡，多死于严重感染或脑出血。非重型再障预后相对较好，部分患者经中西医结合治疗可存活数年，仅有少数患者可获治愈。

思考题

1. 简述再障的概念和引起再障的可能相关因素。
2. 简述重型及非重型再障的临床表现及治疗的不同点。
3. 简述鼻出血及口腔、牙龈出血的护理措施。
4. 简述丙酸睾酮的药物治疗护理措施。

溶血性贫血

溶血性贫血（hemolytic anemia，HA）是指红细胞寿命缩短、遭到破坏，超过骨髓造血代偿能力所引起的贫血。临床表现特点是贫血、黄疸、脾大、网织红细胞增加，以及骨髓红系造血细胞代偿性增生。当骨髓造血能力足以代偿红细胞的破坏时，可不发生贫血的状态称为溶血性疾病。溶血性疾病有黄疸表现者称溶血性黄疸，黄疸的有无取决于溶血程度和肝处理胆红素的能力。

临床上按红细胞被破坏的原因，溶血性贫血可分为遗传性和获得性两大类，遗传性主要由红细胞本身缺陷引起，获得性由红细胞外因素引起。按溶血发生的场所，溶血可分成血管外溶血和血管内溶血。按临床表现，溶血可分为急性溶血和慢性溶血。

【病因和发病机制】

（一）病因

引起溶血性贫血的主要病因见表6-2。

表6-2 溶血性贫血的病因分类

分类	病因
一、红细胞本身缺陷所致溶血性贫血	红细胞膜异常：遗传性球形红细胞增多症
	红细胞酶异常：葡萄糖-6-磷酸脱氢酶缺乏症、丙酮酸激酶缺乏症
	珠蛋白肽链异常：地中海贫血、镰状细胞贫血
	获得性溶血性贫血：阵发性睡眠性血红蛋白尿
二、红细胞外因素所致溶血性贫血	免疫因素：自身免疫性溶血性贫血、新生儿溶血性贫血、血型不合输血反应
	物理机械因素：大面积烧伤、人工心脏瓣膜、微血管病性溶血性贫血
	化学因素及药物：苯、铅、磺胺药、蛇毒
	感染因素：疟疾（原虫）、传染性单核细胞增多症（病毒）、支原体肺炎
	其他：脾功能亢进

（二）发病机制

1. 溶血原理　正常红细胞形态呈双凹扁盘形，具有高度可塑性，保证了红细胞能够通过狭小的微循环管道，如脾窦等。红细胞这种特性主要取决于细胞膜、酶和血红蛋白的正常，任何一项出现异常都会导致红细胞遭破坏。另外，红细胞受到抗体、补体、理化等因素损伤，也可引起溶血。现分述引起溶血的原因如下。

（1）红细胞膜异常：红细胞膜主要由蛋白质和脂类组成，膜结构正常是保证红细胞可变形性和柔韧性的重要条件。膜对离子的通透性发生改变，会使细胞内钠离子堆积，造成红细胞过度膨胀、不稳定而易遭破坏。发生遗传性球形红细胞增多症时，由于膜蛋白异常，红细胞呈球形而易在脾内破坏。红细胞膜吸附免疫性物质，则红细胞易遭破坏而引发溶血，如自身免疫性溶血性贫血。

（2）红细胞酶异常：参与成熟红细胞生成腺苷三磷酸（adenosine triphosphate，ATP）的酶（丙酮酸激酶、葡萄糖-6-磷酸脱氢酶等）发生缺陷，如蚕豆病，可引起细胞能量代谢异常，导致膜完整性受损，从而引起血管内溶血及血管外溶血。

（3）血红蛋白异常：正常血红蛋白由4种珠蛋白肽链组成。血红蛋白肽链结构异常易发生溶血。例如珠蛋白生成障碍性贫血，是由红细胞内肽链聚集和沉淀，使红细胞硬度增加，通过脾时易被扣留、破坏所致。

（4）物理机械因素：大面积烧伤可使红细胞变为球形而易被破坏。发生弥散性血管内凝血时，微血管内形成纤维蛋白，红细胞黏附在纤维蛋白表面时经血流冲击而易被破坏，或红细胞强行通过变窄的微血管时也会受到机械损伤，从而引发溶血，临床上称之为微血管病性溶血性贫血。

（5）其他：化学毒物或生物毒素（苯肼、铅、蛇毒等）对红细胞的损害，可直接破坏红细胞膜，使膜溶解。脾功能亢进时，脾对红细胞阻留、吞噬增强，可致溶血。

2. 溶血场所

（1）血管内溶血：指红细胞在循环血中被破坏，血红蛋白直接进入血浆。常见的有血型不合的输血、阵发性睡眠性血红蛋白尿、烧伤、输注低渗溶液及化学毒物等所致急性溶血。血管内溶血起病急，常有全身症状，如腰背全身酸痛，常伴血红蛋白血症和血红蛋白尿。

（2）血管外溶血：指红细胞在脾、肝和骨髓部位遭到破坏而引起的溶血。最常见的发生部位是脾，脾有识别、破坏和清除异常及衰老红细胞的功能。常见的血管外溶血有遗传性球形红细胞增多症、血红蛋白病、自身免疫性溶血性贫血（温抗体型）等所致溶血。血管外溶血多起病缓慢，表现较轻，脾常肿大，多无血红蛋白尿。

【临床表现】

溶血性贫血的表现与起病缓急、溶血程度及溶血场所有关。

（一）急性溶血

起病急，早期表现腰背、四肢酸痛，且逐渐加重，伴头痛、恶心、呕吐、腹痛、腹泻、寒战、高热等。这些表现是由红细胞大量破坏后的分解产物对机体的毒性作用所致。急性溶血主要在血管内溶血者可出现血红蛋白尿。患者多有明显贫血、黄疸。严重溶血可引起周围循环衰竭、休克，溶血产物可造成肾小管细胞缺血坏死及管腔阻塞，最终导致急性肾衰竭。

（二）慢性溶血

起病缓慢、症状较轻，可有不同程度的贫血和黄疸，肝、脾多肿大，在疾病过程中常可并发急性溶血。由于长期高胆红素血症，可合并胆石症和肝功能损害。

⚠ **重点提示**

1. 溶血性贫血指红细胞寿命缩短、遭到破坏，超过骨髓造血代偿能力所引起的贫血。临床表现特点是贫血、黄疸、脾大、网织红细胞增加，以及骨髓红系造血细胞代偿性增生。溶血性疾病指红细胞寿命缩短、遭到破坏，当骨髓造血能力足以代偿红细胞的破坏时，可不发生贫血的状态。

2. 溶血性贫血可分为遗传性和获得性两大类；按溶血发生的场所，溶血可分成血管外溶血（指红细胞在脾、肝和骨髓部位遭到破坏而引起的溶血）和血管内溶血（指红细胞在循环血中被破坏，血红蛋白直接进入血浆）。引起溶血的原因常见红细胞膜异常（如遗传性球形红细胞增多症）、红细胞酶异常（如蚕豆病）及血红蛋白异常（如珠蛋白生成障碍性贫血）等。

3. 急性溶血表现为起病急，早期表现腰背、四肢酸痛，且逐渐加重；在血管内溶血者可出现血红蛋白尿；严重溶血可引起休克，溶血产物可造成肾小管细胞缺血坏死及管腔阻塞，最终导致急性肾衰竭。

【有关检查】

（一）确定是否为溶血性贫血

1. 红细胞破坏增加及寿命缩短的检查

（1）红细胞计数和血红蛋白浓度有不同程度下降，血清总胆红素增多，血清非结合胆红素增多，尿胆红素阴性，尿胆原增加。

（2）血清结合珠蛋白减少或消失：溶血时，由肝产生的结合珠蛋白与游离血红蛋白结合，故结合珠蛋白减少或消失。

（3）血浆游离血红蛋白增多：急性溶血可见血红蛋白尿，慢性溶血多见含铁血黄素尿。

（4）红细胞寿命缩短：多采用 ^{51}Cr 标记红细胞进行测定，正常红细胞的半寿期为 25 ~ 32 d，溶血性贫血时明显缩短。

2. 红细胞代偿性增生的检查

（1）网织红细胞增多：正常为 5% ~ 20%，可高达 50% ~ 70%。

（2）外周血中出现幼红细胞。

（3）骨髓幼红细胞高度增生。

（二）确定溶血性贫血的种类

1. 红细胞渗透脆性试验　遗传性球形红细胞增多症患者的红细胞渗透脆性增加，地中海贫血患者的红细胞渗透脆性则降低。

2. 酸溶血试验（Ham 试验）　多用于诊断阵发性睡眠性血红蛋白尿。

3. 抗人球蛋白试验（Coombs 试验）　测定红细胞膜上或血清中的自身抗体，用于诊断自身免疫性溶血性贫血。

4. 血红蛋白电泳分析　对血红蛋白病的诊断有帮助。

【治疗要点】

1. 病因治疗　对葡萄糖 - 6 - 磷酸脱氢酶缺乏症患者应避免使用氧化性药物（伯氨喹、磺胺类、镇痛药等）、禁食蚕豆及避免感染等，以防诱发急性血管内溶血。对化学毒物或药物引起溶血的患者，必须避免再次接触毒物及药物。预防血型不合输血，完善输血前的各环节规章制度。

2. 药物治疗　常用糖皮质激素及免疫抑制剂为泼尼松、泼尼松龙、环磷酰胺等，主要用于治疗自身免疫性溶血性贫血；糖皮质激素也用于治疗阵发性睡眠性血红蛋白尿。

3. 脾切除　对遗传性球形红细胞增多症效果好。对自身免疫性溶血性贫血经糖皮质激素治疗无效或需大剂量维持者，可考虑切脾。

4. 支持治疗　贫血严重时，输血可迅速改善患者贫血，但对输血适应证要严格掌握相应指征。

【护理】

1. 病情观察　密切注意溶血性贫血患者贫血、黄疸、尿色的变化，询问患者主诉，了解有关检查结果，发现异常情况及时报告医生。

2. 药物治疗的护理　应用糖皮质激素治疗自身免疫性溶血性贫血时，药物服用时间长，因此应注意副作用,定期测血压、血糖,观察大便有无上消化道出血,库欣综合征一般在减药及停药后逐渐消失。

3. 输血护理

(1) 避免发生血型不合输血的措施:①输血前认真核对配血单上的姓名、床号、血型,确保信息与血袋纸牌一致。②输血后严密观察患者的反应。血型不合输血反应的早期表现多为腰背、四肢酸痛,畏寒、发热、头痛、恶心、腹痛,重者出现血红蛋白尿、血压降低甚至休克,最后可出现急性肾衰竭(表现为少尿、无尿)。上述症状轻重与输入血量有关。③提高警惕并认真对待患者的不适反应,可疑血型不合时应立刻报告医生,同时减慢输血速度或停止输血。

(2) 及早发现溶血加重:为溶血性贫血患者输血时,即使血型相符,也可能输入补体或红细胞而使溶血加重,故在输血过程中应严密观察患者反应,如贫血、黄疸是否加重,可疑时立即向医生报告。

【健康教育】

1. 普及疾病常识 ①向葡萄糖 – 6 – 磷酸脱氢酶缺乏症高发区人群做广泛卫生宣教,说明此病为遗传性疾病,患者体内红细胞缺乏某种酶,在进食蚕豆后可发生溶血性贫血;嘱患者不能吃蚕豆及蚕豆制品和氧化性药物[伯氨喹、奎宁、米帕林(阿的平)、非那西丁、磺胺药、呋喃类、氯霉素等],因为上述因素可诱发溶血。加强预防诱因宣传可大大减少疾病的发作,不发作时患者可与正常人一样工作、生活。②嘱阵发性睡眠性血红蛋白尿患者忌食酸性食物和酸性药物,以减少溶血发作。

2. 教会患者自我护理 指导患者依据贫血轻重确定每天活动量,以不出现心悸、气短及过度乏力为宜,合理安排休息与活动;食用高蛋白质、高维生素食品,以保证营养。自觉不适时,观察贫血、黄疸是否加重,注意尿色是否加深或呈酱油色,可疑病情加重应及时就诊。嘱遗传性溶血性贫血患者到遗传门诊咨询,特别注意对其婚前、婚后的指导。

思考题

1. 简述溶血性贫血、溶血性疾病的定义,以及血管内溶血、血管外溶血的概念。
2. 简述避免发生和及时发现血型不合输血的措施。

第三节 出血性疾病

出血性疾病是指正常止血功能发生障碍,造成以自发出血或轻微创伤后出血不止为主要表现的一组疾病。引起这类疾病的主要因素有 3 种:①毛细血管壁异常;②血小板量或质的异常;③凝血功能障碍。其中 1 种或 1 种以上发生都可引起此病。

一、正常止血、凝血机制

(一) 止血机制

1. 血管因素 当血管破裂后,局部小血管即刻发生反射性收缩,管腔变窄,受伤的毛细血管内膜闭合,使受损部位血流减慢。血管收缩是人体对出血最早的生理性反应。

2. 血小板因素 血管受损时血小板的作用:①血小板膜糖蛋白Ⅰb作为受体,通过血管性血友病因子(von willebrand factor,VWF)的桥梁作用,使血小板直接黏附于损伤部位,聚集的血小板继之释放腺苷二磷酸(adenosine diphosphate,ADP),促使更多的血小板在局部黏附并聚集;②在胶原、凝血酶等的作用下,血小板膜糖蛋白Ⅱb/Ⅲa受体通过纤维蛋白原相互连接而致血小板聚集,形成血小板白色血栓;③聚集后血小板活化,分泌或释放活性物质,如血栓素A_2、血小板第3因子(platelet factor 3,PF3)等。

3. 凝血因素 血管壁和组织损伤后,释放出组织因子,同时血浆中的凝血因子Ⅻ与胶原纤维接触后被激活成具有活性的凝血因子Ⅻa,激活了外源性和内源性凝血系统。最后在血小板第3因子的参与下,经过一系列酶的作用,纤维蛋白原变为纤维蛋白,血液中的红细胞、白细胞被阻留其中而构成凝血块,堵住伤口,起到永久止血的作用。

(二)凝血机制

血液凝固是一系列凝血因子的酶反应,是按照一定规律进行的,即前一个无活性的酶原转变为具有活性的酶的顺序连锁反应。在正常情况下,所有凝血因子均处于无活性状态。目前已知凝血因子有14种,其中存在于血浆中的凝血因子有13种,除钙离子外,均为蛋白质(表6-3)。

表6-3 凝血因子

凝血因子	常用名称
Ⅰ	纤维蛋白原(fibrinogen)
Ⅱ	凝血酶原(prothrombin)
Ⅲ	组织因子(tissue factor)
Ⅳ	钙离子(Ca^{2+})
Ⅴ	易变因子(labile factor)
Ⅶ	稳定因子(stable factor)
Ⅷ	抗血友病球蛋白(antihemophilic globulin,AHG)
Ⅸ	血浆凝血活酶成分(plasma thromboplastin component,PTC)
Ⅹ	Stuart - Prowe 因子
Ⅺ	血浆凝血活酶前质(plasma thromboplastin antecedent,PTA)
Ⅻ	接触因子或 Hageman 因子
ⅩⅢ	纤维蛋白稳定因子
PK	前激肽释放酶
HMWK	高分子量激肽原

凝血过程可分为3个阶段。

1. 凝血活酶形成 有下列两个途径。

(1)内源性凝血途径:凝血因子Ⅻ与血管内皮下暴露的胶原组织或异物等接触后被激活,成为具有酶活性的凝血因子Ⅻa,经过一系列反应,最后激活凝血因子Ⅹ;在 Ca^{2+} 存在的条件下，凝血因子 Xa 与凝血因子 V、血小板第 3 因子形成凝血活酶。

（2）外源性凝血途径：血管壁或组织受伤后释出组织因子，经过一系列反应，最后激活凝血因子 X，以后过程与内源性凝血途径步骤相同，形成凝血活酶。

2. 凝血酶形成　血浆中的凝血酶原在凝血活酶的作用下转变为凝血酶。

3. 纤维蛋白形成　纤维蛋白原在凝血酶的作用下形成纤维蛋白单体，又在凝血因子 XIIIa 的作用下形成紧密稳定的纤维蛋白多聚体，至此全部凝血过程完成。

二、抗凝血系统

在正常情况下，血液内凝血系统和抗凝血系统相互作用以维持动态平衡，保持血液在血管内呈流动状态。抗凝血系统包括抗凝血物质及纤维蛋白溶解系统。

抗凝血物质主要是抗凝血酶。其由肝及血管内皮细胞生成，能直接使凝血酶失去活性，并对凝血过程各凝血因子有灭活作用。

纤维蛋白溶解系统也对维持血液流动状态起重要作用。纤溶酶原是在肝、脾、肾等部位生成的一种糖蛋白，可被存在于组织、血浆及尿液中的致活因子激活而形成纤溶酶；纤溶酶可溶解血块，即作用于纤维蛋白（原），使其降解为小分子多肽及一系列碎片，因此称为纤维蛋白降解产物（fibrin degradation product，FDP）。正常人体组织和体液中含有纤溶抑制物，其可防止纤溶过度而出血。临床常使用链激酶、尿激酶、重组组织型纤溶酶原激活物等激活纤溶酶原以形成纤溶酶，溶解脏器血管内血栓，如急性心肌梗死的溶栓疗法。

特发性血小板减少性紫癜

特发性血小板减少性紫癜（idiopathic thrombocytopenic purpura，ITP）是一种常见的血小板减少性紫癜，是外周血血小板受到免疫性破坏过多及血小板寿命缩短，造成血小板减少的出血性疾病。临床表现为皮肤、黏膜、内脏出血，血小板减少；骨髓内巨核细胞成熟障碍，但巨核细胞增多或正常，血液中出现抗血小板抗体。依其表现可分急性及慢性两型，急性型多见于儿童，慢性型多见于成人，以女性常见。

【病因和发病机制】

此病病因未完全阐明，发病与以下因素有关。

（一）免疫因素

免疫因素可能是 ITP 发病的重要原因：①50% ~ 70% 患者血浆和血小板表面可检测出血小板膜糖蛋白特异性自身抗体（抗血小板抗体），其多为免疫球蛋白 G 型；②实验证实，将正常人血小板输入 ITP 患者体内，其生存期明显缩短；③糖皮质激素及血浆置换等治疗对 ITP 有肯定疗效。另外，血小板和巨核细胞的抗原结构相似，抗血小板抗体也作用于巨核细胞的相关抗原，造成巨核细胞成熟障碍。

（二）肝脾因素

脾是自身抗体产生及破坏血小板的重要场所，即与自身抗体结合的血小板主要在脾遭到破坏。肝也有类似的破坏作用。体外培养证实 ITP 患者的脾能产生血小板相关抗体 IgG。患者做脾切除后，多数血小板计数上升，抗血小板抗体有所下降，也表明脾在发病中起作用。

（三）感染因素

细菌或病毒感染与 ITP 发病有密切关系，其理由是 80% 急性型在发病前 2 周有上呼吸道感染，慢性型常因感染而病情加重，且在病毒感染后可在患者血中发现抗病毒抗体或免疫复合物。

（四）其他

慢性型女性患者于青春期与绝经期前易发病，这可能是雌激素抑制血小板生成及促进单核巨噬细胞对结合抗体的血小板进行破坏有关。毛细血管脆性增加，也加重出血。实验显示，ITP 的发生可能受基因的调控，即与遗传因素有关。

【临床表现】

（一）急性型

此型多见于儿童。患者起病前 1~3 周常有上呼吸道感染或病毒感染史，起病急，可出现畏寒、发热，全身皮肤出血。出血常先出现于四肢，尤以下肢为多；黏膜出血多位于鼻、齿龈、口腔等；当血小板计数低于 $20 \times 10^9/L$ 时，可有内脏出血，如消化道及泌尿道出血，颅内出血可危及生命。此型 80% 以上患者可自行缓解，平均病程为 4~6 周，痊愈后很少复发；少数可迁延转为慢性型。

（二）慢性型

此型多见于青年女性。起病缓，女性患者常以月经过多为主要表现，多反复发作，可迁延多年。一般出血症状较轻，表现为反复发作皮肤及黏膜出血点、紫癜、瘀斑，皮肤紫癜以下肢远端多见，可有鼻、牙龈及口腔出血，也有颅内出血引起死亡者；反复发作者可伴轻度脾大，每次发作常持续数周或数月。经治疗后少部分患者可获痊愈或缓解。

【有关检查】

（一）血象

急性型血小板计数常低于 $20 \times 10^9/L$，失血多可出现贫血，白细胞计数多正常，嗜酸性粒细胞可增多。慢性型血小板计数一般在 $(30~80) \times 10^9/L$。

（二）骨髓象

巨核细胞数量增多或正常，其中有血小板形成的巨核细胞减少。

（三）其他

出血时间延长，血块回缩不良，束臂试验阳性。血小板寿命明显缩短，最短者仅几小时，血小板相关免疫球蛋白增多。

> ⚠ **重点提示**
>
> 1. 此病是一种常见的血小板减少性紫癜，是外周血血小板受到免疫性破坏过多及血小板寿命缩短，造成血小板减少的出血性疾病。临床表现为皮肤、黏膜、内脏出血，血小板减少；骨髓内巨核细胞成熟障碍，但巨核细胞增多或正常。
>
> 2. 此病发病相关因素有免疫因素、肝脾因素、感染因素、雌激素、毛细血管脆性增加及遗传因素等。
>
> 3. 此病分为急性型和慢性型，其中急性型多见于儿童，慢性型多见于青年女性。

【诊断要点】

根据出血的临床表现、血小板减少，骨髓内巨核细胞增多或正常，排除了继发性血小板减少性紫癜，一般可以确诊此病。

【治疗要点】

（一）一般治疗

血小板明显减少、出血严重者应卧床休息。对感染者应使用抗生素。

（二）糖皮质激素治疗

糖皮质激素为此病首选药物，有效率达80%。该类药物的作用原理：①可减少抗血小板抗体生成；②抑制血小板与抗体结合；③阻滞单核巨噬细胞破坏血小板（主要是脾、肝）；④降低血管壁通透性。一般用药后数日即可改善出血症状，但不能根治此病，停药后此病易复发。例如口服泼尼松，$1\ mg/(kg \cdot d)$，3次/d，待血小板接近正常时可逐渐减量，常用小剂量（$5\sim10\ mg/d$）维持$3\sim6$个月。

（三）脾切除

切脾可以减少对血小板的破坏及抗体产生，适应证：①常规糖皮质激素治疗$4\sim6$周无效，病程迁延6个月以上；②糖皮质激素有效，但维持量必须大于$30\ mg/d$。切脾后70%~90%患者可获疗效。

（四）使用免疫抑制剂

针对以上治疗方法无效、疗效差或不能切脾者，可联合应用糖皮质激素和免疫抑制剂，或单独使用免疫抑制剂。常用的免疫抑制剂有硫唑嘌呤、环磷酰胺、长春新碱、环孢素等。这些药物有抑制骨髓造血功能的副作用，使用时应慎重。

（五）急症的处理

急症的处理适用于危重出血者、急性型血小板计数低于$20\times10^9/L$者、近期实施手术或分娩者，以及疑有或已发生脑出血者。其处理方法：①输注浓缩血小板悬液有较好止血效果；②静脉注射大剂量丙种球蛋白，其作用机制为封闭单核巨噬细胞上 Fc 受体以抑制自身抗体产生等；③血浆置换可清除自身抗体或免疫复合物；④静脉注射大剂量甲基强的松龙，其作用机制为抑制单核巨噬细胞系统对血小板的破坏。

（六）其他

达那唑为合成的雄激素，与糖皮质激素合用有协同作用，一疗程为 2~3 个月，其作用机制与抗雌激素、免疫调节有关。

【护理】

（一）主要护理问题/护理诊断

（1）组织完整性受损：与血小板减少有关。

（2）潜在并发症：如脑出血、眼底出血。

（二）主要护理措施

1. 病情观察　针对皮肤、黏膜出血者，观察出血部位、范围；针对内脏出血者，观察出血量及出血是否停止，还应观察血小板计数，若 $<20 \times 10^9/L$ 应警惕脑出血。

2. 休息与活动　血小板计数在 $50 \times 10^9/L$ 以上者，出血不严重，可适当活动，避免外伤；血小板计数在 $(30 \sim 40) \times 10^9/L$ 者，即便出血不严重，也要少活动多休息；血小板计数在 $20 \times 10^9/L$ 以下者，常有严重出血，应卧床休息，保持心情平静。

3. 症状护理　对皮肤出血者，剪短指甲，以避免搔抓皮肤；定期擦洗，以保持皮肤清洁。使用注射药物时，在注射后用消毒棉球充分压迫局部直至止血。对便血、呕血、阴道出血者，除应记录出血量外，还需嘱卧床休息。口腔出血护理详见再生障碍性贫血部分。

4. 预防脑出血　患者血小板计数 $<20 \times 10^9/L$ 时有脑出血危险，便秘、剧烈咳嗽会引起颅内压升高，诱发脑出血。故对便秘者，要用泻药或开塞露，对剧咳者，可用抗生素及镇咳药积极治疗。

5. 药物治疗的护理　此病首选药物为糖皮质激素，其可引起库欣综合征、高血压、感染、血糖增高等。患者服用大剂量糖皮质激素 5~6 周易出现上述症状。因此，用药期间应向患者及家属解释药物副作用，说明在减药、停药后副作用可以逐渐消失，以免患者忧虑。定期为患者检查血压、血糖、白细胞计数，发现可疑副作用应及时报告医生。

6. 脑出血的护理

（1）嘱患者多卧床休息，头部少活动；监测患者生命体征，观察有无脑出血先兆，如剧烈头痛、恶心、呕吐、烦躁不安，发现后应劝患者保持安静，并迅速通知医生给予及时处理，备好急救药品。

（2）一旦发生颅内出血，患者常进入昏迷，相应处理措施有：①即刻将患者头偏一侧，及时吸出呕吐物或口腔分泌物，以保持呼吸道通畅；②开放静脉，按医嘱给予脱水剂、止血药或输浓缩血小板悬液；③观察并记录患者意识状态、瞳孔大小、血压、脉搏、呼吸频率、节律等。

【健康教育】

1. 对患者及家属的指导　慢性型血小板计数处于 $50 \times 10^9/L$ 以上者，可适当活动，预防外伤；避免使用可引起血小板减少或抑制其功能的药物，如阿司匹林、双嘧达莫（潘生丁）、消炎痛、保泰松等；慢性型易反复发病，注意寻找诱发原因，以减少发作；定期门诊复查血小板、坚持治疗。

2. 预后　大多数急性型患者数周至 4 个月可恢复正常，极少复发；慢性型常反复发作，多迁延不愈，可达数年或更长时间，较少自然缓解。

思考题

1. 简述特发性血小板减少性紫癜的概念和发病相关因素。
2. 简述慢性特发性血小板减少性紫癜的临床表现及治疗要点。
3. 简述针对 ITP 患者预防脑出血及已有脑出血的护理措施。
4. 简述对 ITP 患者及家属健康教育的内容。

弥散性血管内凝血

弥散性血管内凝血（disseminated intravascular coagulation，DIC）是多种疾病发展过程中可能出现的病理状态，是致病因素激活凝血系统，导致全身微血栓形成，从而消耗了大量凝血因子和血小板，并继发纤溶亢进，造成全身出血、栓塞、微循环障碍的一组严重出血综合征。

【病因和发病机制】

正常机体内凝血系统与抗凝系统保持动态平衡，DIC 的发生是由体内凝血能力超过抗凝能力，导致全身微血栓形成所致。DIC 的病因很多，大致分为两类。各疾病促发 DIC 的机制不尽相同，但大多数情况下 DIC 往往是由综合因素所致。

（一）血管内皮损伤

血管内皮损伤所致 DIC 占 DIC 发病数的 31% ~ 43%，临床常见于严重的感染性疾病（如败血症、内毒素血症），包括细菌（大肠杆菌、铜绿假单胞菌、金黄色葡萄球菌等）感染和病毒感染。此外，休克（外伤性、过敏性等）、大面积烧伤等均可损伤小血管内皮细胞，使血管胶原纤维暴露，激活凝血因子Ⅻ并释放组织因子，从而激活内源性及外源性凝血系统。

（二）组织损伤

恶性肿瘤所致 DIC 占 DIC 发病数的 24% ~ 34%，常见于急性白血病、淋巴瘤、胰腺癌、肝癌等。组织损伤还可由病理产科（胎盘早剥、羊水栓塞等）、严重创伤、广泛性手术、肝坏死等所致，均会释放大量组织因子进入血液循环，激活外源性凝血系统。

在上述各种病因的作用下，内外源凝血系统被激活，产生大量凝血酶，使血液呈高凝状态，广泛的微血栓形成，又消耗了大量血小板及凝血因子，使血液处于消耗性低凝状态；此外，上述致病因素可同时激活纤溶酶原，除使纤维蛋白溶解外，还可水解其他凝血因子，故造成严重出血。DIC 的发展过程大体上可分为高凝血期、消耗性低凝血期、继发性纤溶亢进期 3 期，各期常交叉出现，故临床上不能截然分开。在 DIC 发生过程中，凝血酶与纤溶酶的形成是两大关键因素。近年研究表明，组织因子是 DIC 最重要的始动机制。

【临床表现】

由于原发病病情轻重及微血栓形成速度有所不同，DIC 的临床表现程度不一，一般临床上分两型：①急性型，常表现严重出血，病情变化急剧，在数小时至 1~2 d 发病；②慢性型，多发生在慢性病（如系统性红斑狼疮）期间，常无症状或以栓塞为主，病程可达数月。

DIC 的临床表现包括出血、栓塞、休克及溶血等。

（一）出血

出血是 DIC 最常见的早期表现之一，多突然发生，常是广泛性自发性出血，多为皮肤黏膜出血，可呈多部位的瘀点或瘀斑、伤口和注射部位渗血，严重者可有内脏出血（如呕吐、咯血、血尿），甚至颅内出血。

（二）微血管栓塞

微血管栓塞可使受损部位缺血、缺氧，若持续时间过长可导致器官功能障碍，甚至组织坏死。内脏栓塞常见于肺、脑、肝、肾、胃肠道等。肺栓塞常突发胸痛、呼吸困难；脑栓塞表现为头痛、偏瘫、抽搐，严重者昏迷；肾栓塞常有腰痛、血尿、少尿或无尿；胃肠道黏膜缺血坏死可引起呕血和便血。

（三）低血压及休克

低血压及休克见于严重病例，用原发病不易解释，抗休克疗效不佳，常伴有少尿、尿闭、呼吸及循环衰竭等。其主要原因：小血管栓塞使回心血量减少，心排血量降低；出血致血容量减少。休克可加重 DIC 的发展。

（四）微血管病性溶血

微血管内血栓形成使管腔变窄，导致红细胞通过微血管时与管腔内纤维蛋白条索相互作用，加之血流不断冲击，红细胞易发生机械性损伤和碎裂，从而导致溶血发生。此类溶血一般较轻微。

【有关检查】

1. 消耗性凝血障碍检查　①血小板减少，可见进行性下降；②纤维蛋白原持续下降或低于 1.5 g/L；③凝血酶原时间延长。

2. 纤溶亢进检查　纤维蛋白降解产物（FDP）增多，即 FDP > 20 mg/L；血浆鱼精蛋白副凝固试验（3P 试验）阳性。

【诊断要点】

根据广泛出血倾向和不易用原发病解释的低血压或休克的临床表现，或伴有多发性微血管栓塞症状、体征，以及血小板和血浆纤维蛋白原进行性下降，3P 试验阳性或 FDP > 20 mg/L，一般可做出 DIC 诊断。

【治疗要点】

（一）治疗原发病、去除诱因

有效治疗原发病，如积极控制感染性疾病，可控制 DIC 进展。去除诱因，如治疗休克、纠正酸中毒及电解质紊乱等，也极为重要。

（二）抗凝治疗

抗凝治疗是终止 DIC 病理过程、重建凝血－抗凝平衡的重要措施。临床上常用的抗凝剂是肝素。肝素通过与抗凝血酶结合，使抗凝血酶被激活而发挥抗凝血作用；激活后的抗凝血酶与凝血酶及多种激活的凝血因子结合并使其灭活，但不能溶解已形成的血栓。

针对急性 DIC 常用肝素钠，一般 15 000 U/d 左右，每 6 h 用量不超过 5000 U，静脉滴注，连用 3～5 d，同时严密监控血液各项检查。低分子肝素的用法是 1 次或分 2 次皮下注射，较少引起出血等并发症。

（三）抗血小板聚集药物治疗

对轻症或诊断不确定患者，可用双嘧达莫 200～400 mg/d，配合阿司匹林 40～80 mg/d，均为分次口服；还可用低分子右旋糖酐 500 mL/d，静脉滴注，或噻氯匹定 250 mg，口服，2 次/d。

（四）补充凝血因子和血小板

补充凝血因子和血小板适用于消耗性低凝血期和继发性纤溶亢进期，一般每日输注新鲜血 200～800 mL，全血输注已少用，也可分别输注新鲜血浆（凝血因子较全血多 1 倍）、纤维蛋白原浓缩剂或血小板悬液。

（五）抗纤溶治疗

抗纤溶治疗适用于 DIC 晚期，禁用于 DIC 早、中期。常用药有 6－氨基己酸、氨甲苯酸等。

（六）溶栓疗法

溶栓疗法主要用于 DIC 晚期，脏器功能衰竭显著且上述治疗无效者，可试用尿激酶或组织型纤溶酶原激活剂。

【护理】

（一）主要护理问题/护理诊断

（1）有皮肤完整性受损的危险：与 DIC 致血小板减少有关。

（2）组织完整性受损：与 DIC 致血小板减少有关。

（3）组织灌注无效：与 DIC 致低血压、休克有关。

（4）潜在并发症：脑出血。

（二）主要护理措施

1. 病情监测　定时测量患者生命体征，观察意识状态，皮肤、黏膜出血范围；有呕血、便血、咯血时，记录出血量，并警惕脑出血；记液体出入量。

2. 身心休息　对神志清醒者，嘱卧床休息、心情平静，以防病情加重。做好家属工作，使之理解并配合。

3. 症状护理　避免患者皮肤受压，给呼吸困难者吸氧，若患者咯血、呕血需随时清理干净。

4. 化验检查的护理　遵医嘱及时为患者抽血检查，以便了解病情，调整用药，如检查血小板、纤维蛋白原、凝血时间、3P 试验等。

5. 药物治疗的护理　大剂量肝素钠易引起自发性出血或加重出血，故使用肝素钠时应观察出血减轻或加重，定期测凝血时间，或活化部分凝血活酶时间，以指导用药。

【健康教育】

1. 积极治疗易诱发 DIC 的疾病　如感染性疾病或病理产科。医护人员对此类疾病应积极治疗及护理，以预防 DIC 的发生。若已发生 DIC 应及早发现并及时处理。

2. 预后　DIC 患者多预后不佳，特别是急性型，死亡原因多为病因、诱因未能去除，诊断治疗不及时及患者自身身体状况。DIC 的治愈率为 50% ~ 80%，病死率为 20% ~ 40%。

> ⚠ **重点提示**
>
> 1. 弥散性血管内凝血是多种疾病发展过程中可能出现的病理状态，是致病因素激活凝血系统，导致全身微血栓形成，从而消耗了大量凝血因子和血小板，并继发纤溶亢进，造成全身出血、栓塞、微循环障碍的一组严重出血综合征。
>
> 2. 在 DIC 发生过程中，凝血酶与纤溶酶的形成是两大关键因素。近年研究表明，组织因子是 DIC 最重要的始动机制。出血是 DIC 最常见的早期表现之一。
>
> 3. 微血管内血栓形成使管腔变窄，导致红细胞通过微血管时与管腔内纤维蛋白条索相互作用，加之血流不断冲击，红细胞易发生机械性损伤和碎裂，从而导致溶血发生。
>
> 4. 抗凝治疗是终止 DIC 病理过程、重建凝血 - 抗凝平衡的重要措施。常用抗凝剂为肝素。肝素通过与抗凝血酶结合，使抗凝血酶被激活而发挥抗凝血作用；激活后的抗凝血酶与凝血酶及多种激活的凝血因子结合并使其灭活，但不能溶解已形成的血栓。

┃ 思考题

1. 简述 DIC 的概念、DIC 最常见的早期临床症状。
2. 简述 DIC 最重要的始动机制。在 DIC 发生过程中，两大关键因素是什么？
3. 简述终止 DIC 病理过程及重建凝血 - 抗凝平衡的重要措施。
4. 简述 DIC 患者使用肝素钠的护理措施。

第四节　白血病

白血病（leukemia）是一类原因未明的起源于造血干细胞的恶性克隆性疾病。由于造血干细胞发生恶性克隆性改变，其克隆的白血病细胞增殖失控、分化障碍、凋亡受阻，而停滞在细胞发育的不同阶段。白血病细胞在骨髓及其他造血组织中弥漫性、恶性增生，浸润并破坏体内脏器和组织，而正常造血受抑制，临床上即产生各种症状和体征。

我国白血病发病率为 (3 ~ 4)/10 万，急性白血病比慢性白血病多见，其中以急性非淋巴细胞白血病（acute non-lymphocytic leukemia，ANLL）最多，其次为急性淋巴细胞白血病（acute lymphoblastic leukemia，ALL）、慢性粒细胞白血病。成人中以急性粒细胞白血病最多见。儿童以急性淋巴细胞白血病较多见。我国白血病发病率与亚洲国家相近，低于欧美国家。

一、临床常用的白血病分类方法

1. 根据白血病细胞成熟度和白血病自然病程分类　白血病可分为急性和慢性两类。

（1）急性白血病：起病急，骨髓及外周血中白血病细胞多为原始及幼稚细胞，病情发展迅速，自然病程仅数月。

（2）慢性白血病：起病缓，白血病细胞多为成熟和较成熟的细胞，病情发展慢，自然病程一般在1年以上。

2. 按照国际上常用法美英分类法分类　急性白血病分为急性淋巴细胞白血病与急性非淋巴细胞白血病，这两型再分成多种亚型。

（1）急性淋巴细胞白血病又分成3种亚型：①L_1型，原始和幼稚淋巴细胞以小细胞为主；②L_2型，原始和幼稚淋巴细胞以大细胞为主；③L_3型，原始和幼稚淋巴细胞以大细胞为主，形态较一致。

（2）急性非淋巴细胞白血病分成8种亚型：①急性髓细胞白血病微分化型（M_0）；②急性粒细胞白血病未分化型（M_1），骨髓中绝大多数为原粒细胞，预后较差；③急性粒细胞白血病部分分化型（M_2）；④急性早幼粒细胞白血病（M_3）；⑤急性粒-单核细胞白血病（M_4）；⑥急性单核细胞白血病（M_5）；⑦急性红白血病（M_6）；⑧急性巨核细胞白血病（M_7）。

法美英分类法的局限性是不能区分T淋巴细胞和B淋巴细胞、没有提供染色体异常等，对治疗选择及预后判断有一定影响。

慢性白血病常见慢性粒细胞白血病和慢性淋巴细胞白血病。

二、病因和发病机制

人类白血病的病因目前尚不完全清楚，可能与发病相关的因素如下。

（一）病毒

目前已经证明，C型核糖核酸（ribonucleic acid，RNA）肿瘤病毒是动物患白血病的病因。人类嗜T淋巴细胞病毒1（human T-cell lymphotropic virus type-1，HTLV-1）能引起成人T细胞白血病，并已被从恶性T淋巴细胞中分离出，即一种C型逆转录RNA病毒。病毒感染机体后，可整合并潜伏在宿主细胞内，在某些理化因素的作用下即被激活而诱发白血病。

（二）放射因素

电离辐射、X射线、γ射线等可致白血病已被肯定。研究表明，一次大剂量或多次小剂量照射均可引起白血病。此因素常见于急性淋巴细胞白血病、急性粒细胞或慢性粒细胞白血病。

（三）化学因素

多种化学物质或药物可诱发白血病。苯及其衍生物已被认为可致白血病。氯霉素、保泰松、烷化剂及细胞毒性药物均有可能引发白血病。

（四）遗传因素

白血病发病与遗传因素有关，如一个家族中偶有多个白血病患者。一些有染色体异常的遗传性疾病，如唐氏综合征、先天性再生障碍性贫血等，其患者较易发生白血病。

白血病的发病机制非常复杂，可能是人体受上述各种因素的作用，出现免疫功能缺陷，因此恶性细胞不能被识别及消灭，反而得以繁殖，最终导致白血病。

急性白血病

病 例

患者，女，30 岁，因持续发热、咽痛 1 周入院。3 天前曾去某院急诊看病，诊断上呼吸道感染服药无效，近 4 天发热不退伴咽痛，经检查怀疑急性白血病入院。查体：T 38 ℃，P 100 次/min，R 23 次/min，神志清楚，全身未见皮下出血点，浅表淋巴结未及，咽红，扁桃体Ⅱ度肿大，胸骨下端明显压痛，心肺（－），肝肋下 3 指，脾肋下可及，余（－）。化验：血红蛋白浓度 90 g/L，血小板计数 80×10^9/L，白细胞计数 15×10^9/L，其分类可见大量幼稚血细胞，骨髓检查增生极度活跃，可见大量原始及幼稚粒细胞，医生确诊为急性粒细胞白血病。立即给予 DA（柔红霉素、阿霉素）方案化疗并口服抗生素。

问题：

1. 写出该患者的诊断依据。
2. 目前一个主要的护理问题是什么？
3. DA（柔红霉素、阿霉素）方案的主要不良反应及护理措施有哪些？

病例答案

急性白血病是造血干细胞恶性克隆性疾病，发病时骨髓中大量白血病细胞增殖并浸润各种器官和组织，而正常造血功能受抑制。

【临床表现】

急性白血病多数起病急骤，常表现为突然高热或有明显出血倾向；也可缓慢起病，表现为低热、伤口出血不止等。此病的临床表现主要为发热、出血、贫血，以及各种器官和组织浸润所引起的症状和体征，如肝、脾、淋巴结不同程度肿大。

（一）发热

发热为半数患者早期常见症状，较高发热常说明有继发感染。发生感染的主要原因是成熟粒细胞缺乏，其次是人体免疫力低下。感染以口腔炎、牙龈炎、咽峡炎最常见，还有肺部感染及肛周脓肿，严重时可致菌血症或败血症。感染病原体可见：①细菌，多为革兰氏阴性杆菌，如铜绿假单胞菌、肺炎克雷伯菌、大肠杆菌等，还有金黄色葡萄球菌等。②真菌，如念珠菌、隐球菌等。疾病后期常伴真菌感染，这与长期应用抗生素、糖皮质激素等有关。③病毒，如水痘－带状疱疹病毒等。伴有免疫功能低下的患者可有病毒感染。

（二）出血

多数患者有出血表现，出血程度可不同，出血部位可遍及全身。急性早幼粒细胞白血病易合并 DIC，则出血更严重。出血的症状常为皮肤瘀点、瘀斑、鼻衄、齿龈出血、口腔血肿、子宫出血。眼底出血可致视力障碍。颅内出血最严重，常表现为剧烈头痛、呕吐，两侧瞳孔大小不等，多随之出现昏迷而死亡。有资料表明，急性白血病死于出血者中 87% 为颅内出血。出血的主要原因是正常血小板减少。

（三）贫血

半数患者就诊时已有重度贫血；部分患者早期可无贫血表现，随病情发展贫血进行性加重。贫血的原因主要是正常红细胞生成减少。

（四）白血病细胞浸润的表现

1. 骨骼和关节疼痛　常有胸骨下端局部压痛，提示骨髓腔内白血病细胞过度增生。四肢骨骼、关节可有疼痛，常见于儿童。

2. 肝、脾及淋巴结肿大　白血病细胞浸润多发生在肝、脾及淋巴结，一般表现为肝、脾轻度至中度肿大。淋巴结肿大多见于急性淋巴细胞白血病，纵隔淋巴结肿大常见于 T 细胞性急性淋巴细胞白血病。

3. 中枢神经系统白血病　中枢神经系统被白血病细胞浸润多发生在缓解期，轻者表现为头痛、头晕，重者表现为头痛、呕吐、颈强直，甚至抽搐、昏迷。发生原因是化疗药物不易通过血脑屏障，导致隐藏在神经系统的白血病细胞不能被有效杀伤。此症状以急性淋巴细胞白血病最常见，尤以儿童患者多见。

4. 其他部位　皮肤受浸润表现为局部皮肤隆起呈紫蓝色皮肤结节；牙龈受浸润可增生、肿胀；眼部常见白血病细胞浸润眼眶骨膜，可引起眼球突出、复视或失明；睾丸受浸润表现为无痛性肿大，多为一侧性。睾丸白血病多见于急性淋巴细胞白血病化疗缓解后的幼儿和青年，可为白血病髓外复发的根源。

【有关检查】

（一）血象

多数患者白细胞计数增多，甚至超过 $100 \times 10^9/L$，部分患者白细胞计数正常或减少。分类中可发现原始细胞及幼稚细胞。贫血程度不同，属正常细胞性贫血。早期血小板轻度减少或正常，晚期明显减少，可伴出血时间延长。

（二）骨髓象

骨髓检查是诊断白血病的重要依据。多数患者骨髓增生明显活跃或极度活跃，主要细胞为白血病原始细胞和幼稚细胞，正常粒系、红系及巨核系细胞均显著减少。

（三）细胞化学染色

常见白血病（急淋、急粒、急单）的原始细胞形态比较相似，采用细胞化学染色可帮助区分。常用方法见表 6-4。

表 6 - 4　3 种急性白血病细胞类型鉴别

方法	急性淋巴细胞白血病	急性粒细胞白血病	急性单核细胞白血病
髓过氧化物酶（MPO）	（－）	分化差的原始细胞（－）~（＋） 分化好的原始细胞（＋）~（+++）	（－）~（＋）
糖原染色	（＋）成块或颗粒	（－）或（＋），弥漫性淡红色	（－）或（＋），弥漫性淡红色或颗粒状
非特异性酯酶	（－）	（－）或（＋），NaF 抑制不敏感	（＋），能被 NaF 抑制

髓过氧化物酶强阳性多见于急性粒细胞白血病，糖原染色强阳性多见于急性淋巴细胞白血病，非特异性酯酶阳性多见于急性单核细胞白血病。

（四）其他

白血病患者血液中尿酸浓度及尿液中尿酸排泄量均增加，且在化疗期间更显著，这是由大量白血病细胞被破坏所致。

⚠ **重点提示**

1. 白血病是一类原因未明的起源于造血干细胞的恶性克隆性疾病，可能与发病有关的因素为病毒、放射因素、化学因素及遗传因素等。

2. 急性白血病的临床表现主要为发热、出血、贫血，以及各种器官和组织浸润所引起的症状和体征。较高发热多说明有感染，发生感染的主要原因是成熟粒细胞缺乏，其次是人体免疫力低下。出血中颅内出血最严重，出血的主要原因是正常血小板减少。贫血的原因主要是正常红细胞生成减少。中枢神经系统白血病是由白血病细胞浸润所致，其与化疗药物不易通过血脑屏障有关。骨髓检查是诊断白血病的重要依据。

【诊断要点】

根据贫血、出血、发热、骨痛等临床表现，以及血象、骨髓象，可以确诊急性白血病。

【治疗要点】

为满足治疗需要及减少患者反复穿刺的痛苦，建议留置深静脉导管。化疗时会损伤大量正常血细胞，故有效支持治疗是不可缺少的。

（一）支持治疗

病情较重患者须卧床休息，有条件的医院应将患者安置在隔离病室或无菌层流室进行治疗。

1. 防治感染　加强皮肤、口腔、肛门、阴道护理，以防交叉感染。发热多由感染引起。若感染病灶未明，应查找原因，同时应用广谱抗生素治疗，待培养结果出来后再更换抗生素。针对严重者可输新鲜血，也可以采用粒细胞集落刺激因子或粒 - 单核细胞集落刺激因子，两者均有增加粒细胞的作用。

2. 控制出血　血小板计数过低易引起出血，应输浓缩血小板悬液或新鲜血以预防严重出血。发生弥散性血管内凝血时，应做相应处理。

3. **纠正贫血** 针对严重贫血可输浓缩红细胞或全血及吸氧。

4. **防治高尿酸血症肾病** 大量白血病细胞被破坏，化疗时更甚，释放出大量核糖核酸，故血液及尿液中尿酸浓度明显升高，导致尿酸肾结石，并引起肾小管阻塞。患者表现为少尿、无尿，严重者可发生肾衰竭。防治措施：①要求患者多饮水，使每日尿量达 1500 mL 以上；②嘱患者按医嘱服用碳酸氢钠以碱化尿液；③同时给予别嘌醇口服，3 次/d，100 mg/次，以抑制尿酸合成。

5. **加强营养** 白血病为严重消耗性疾病，特别是在化疗、放疗期间消耗更重，因此应重视补充营养。其具体措施：给予患者高蛋白质、高热量、高维生素、易消化的食物，维持水、盐平衡，必要时可经静脉补充营养，以保证化疗、放疗顺利进行。

（二）化学药物治疗

常用化疗药物详见表 6 – 5。

表 6 – 5　治疗急性白血病常用化疗药物

药名	类别和药理作用	疗效		主要副作用
		急淋	急非淋	
长春新碱	生物碱，抑制有丝分裂	+	±	末梢神经炎、消化道反应
泼尼松	糖皮质激素，破坏淋巴细胞	+	−	库欣综合征、感染、高血压、糖尿病、溃疡病、高尿酸血症
巯嘌呤	抗嘌呤代谢，阻碍 DNA 合成	+	+	骨髓抑制、肝损害
巯鸟嘌呤	同上	+	+	同上
甲氨蝶呤	抗叶酸代谢　干扰 DNA 合成	+	±	口腔溃疡、胃肠道黏膜溃疡、骨髓抑制、恶心、呕吐、肝损害
阿糖胞苷	抗嘧啶代谢，阻碍 DNA 合成	+	+	恶心、骨髓抑制、口腔溃疡
环胞苷	同上	+	+	同上
左旋门冬酰胺酶	酶类，影响癌细胞蛋白合成	+	−	肝损害、过敏反应、高尿酸血症、出血、白细胞减少
柔红霉素	抗生素，抑制 DNA、RNA 合成	+	+	骨髓抑制、心脏毒性、消化道反应
阿霉素	同上	+	+	同上
高三尖杉酯碱	生物碱，抑制 DNA、RNA 合成	−	+	骨髓抑制、心脏毒性、消化道反应
环磷酰胺	烷化剂，破坏 DNA	±	+	骨髓抑制、脱发、恶心、出血性膀胱炎、肝损害
维 A 酸	肿瘤细胞诱导分化剂，使白血病细胞分化为具有正常表型功能的血细胞		+	皮肤黏膜干燥、消化道反应、肝损害
羟基脲	抗嘧啶嘌呤代谢，阻碍 DNA 合成	−	+	消化道反应，骨髓抑制
依托泊苷	生物碱，干扰 DNA、RNA 合成	−	+	骨髓抑制、消化道反应

1. **化疗方法** 急性白血病的化疗过程分为两个阶段，即诱导缓解治疗和缓解后（巩固

强化）治疗。

（1）诱导缓解治疗：诱导缓解是指从化疗开始到完全缓解。完全缓解标准：①白血病的症状、体征消失；②血象和骨髓象基本正常，即外周血中性粒细胞绝对值 $>1.0 \times 10^9/L$，血小板计数 $\geq 100 \times 10^9/L$，外周血分类中无白血病细胞；骨髓象原始、幼稚白血病细胞 $\leq 5\%$，红系、巨核系细胞正常。

联合化疗是采用较多的化疗方法，优点是各药物可作用在细胞周期的不同阶段且有协同作用，以及各药物副作用不重叠，对重要脏器损伤较小，从而提高疗效。白血病细胞增殖周期大致为 5 d，因此每一化疗疗程 7～10 d 才能使各增殖周期白血病细胞都有机会被药物杀灭。给药时剂量要充足，第 1 次缓解越早越彻底，则缓解期越长，生存期亦越长。

目前急性淋巴细胞白血病治疗首选 VP 方案，即长春新碱 1～2 mg/w，静脉注射，泼尼松 40～60 mg/d，分次口服，可连续用药 4～5 周，若疗效不佳，可改用 DVP 方案（增加柔红霉素）或 DVLP 方案（增加左旋门冬酰胺酶）。

急性非淋巴细胞白血病治疗多采用 DA 方案，即柔红霉素 40 mg/d，静注第 1～3 天，阿糖胞苷 100～150 mg/d，静注第 1～7 天，间隔 1～2 周后开始第二疗程；或使用 HA 方案（高三尖杉酯碱及阿糖胞苷）及其他方案。总之，急性非淋巴细胞白血病总的缓解率不如急性淋巴细胞白血病。国内发现，全反式维甲酸对急性早幼粒细胞白血病有诱导分化作用，采用维甲酸分次口服，缓解率可达 85%，与其他药物联合化疗，完全缓解率为 70%～95%；三氧化二砷对急性早幼粒细胞白血病也有诱导分化作用，并可诱导细胞凋亡，主要用于治疗对全反式维甲酸治疗无效和复发的急性早幼粒细胞白血病。

（2）缓解后（巩固强化）治疗：急性白血病治疗前，患者体内白血病细胞数量为 10^{10}～$10^{13}/L$；达到完全缓解时，体内白血病细胞数量减少到 10^8～$10^9/L$ 以下。缓解后治疗的目的是继续消灭体内残存的白血病细胞，争取患者长期无病生存和痊愈。缓解后治疗方法为化疗和造血干细胞移植。缓解后治疗的化疗方案：①急性淋巴细胞白血病缓解后治疗可用原诱导缓解方案 4～6 疗程，或轮换使用多种药物，进入维持阶段后每月维持治疗 1 次，逐步延长间歇期，一般需要治疗 3 年。②急性非淋巴细胞白血病缓解后治疗方案中以中等或大剂量阿糖胞苷最重要；可采用 DA、HA 和中等剂量阿糖胞苷交替治疗，每 1～2 个月化疗 1 次，共计 1～2 年，以后随访观察，如有复发再行治疗。③急性早幼粒细胞白血病获得完全缓解后，采用其他药物联合化疗与维甲酸交替维持治疗 2～3 年较合适，对复发者用砷剂治疗仍有效。

2. 化疗药物毒副作用的防治

（1）局部反应：某些化疗药物，如柔红霉素、氮芥、阿霉素等，多次静脉滴注可引起静脉炎。其防治措施：①静脉滴注后用生理盐水冲洗静脉，以减轻其刺激；②静脉穿刺时严防药液外溢皮下，否则可引起局部组织的炎症甚至坏死；③静脉滴注时血管要轮换使用；④发生局部组织炎症或静脉炎时及时使用普鲁卡因局部封闭，或冷敷、休息数天直至静脉炎痊愈，否则可造成静脉闭塞。

（2）骨髓抑制：抗白血病药物在杀伤白血病细胞的同时也会损害骨髓正常细胞，因此在化疗中必须定期查血象、做骨髓穿刺，以便观察疗效及骨髓抑制情况。

（3）消化道反应：某些化疗药物可以引起恶心、呕吐、纳差等反应。化疗期间患者饮食要清淡、易消化和富有营养，必要时可用镇吐剂。

（4）其他：长春新碱能引起末梢神经炎、手足麻木感，停药后这些症状可逐渐消失。柔红霉素、高三尖杉酯碱类药物可引起心肌及心脏传导损害，用药时要缓慢静滴，注意复查心电图。甲氨蝶呤可引起口腔黏膜溃疡，可以使甲酰四氢叶酸钙以对抗其毒性作用。环磷酰胺可引起脱发及出血性膀胱炎致血尿，有血尿时必须停药。

（三）中枢神经系统白血病的防治

隐藏在中枢神经系统内的白血病细胞常是白血病复发的根源。防治中枢神经系统白血病是治疗急性白血病的一部分。预防方法：①在缓解前或后鞘内注射化疗药物，如甲氨蝶呤或阿糖胞苷，5~10 mg/次，可同时加地塞米松5~10 mg，每周2次，共3周；②同时做头颅和脊髓放射治疗（简称放疗）。若中枢神经系统白血病已经发生，可用上述方法治疗。

（四）睾丸白血病治疗

针对睾丸白血病，药物疗效不佳，必须放射治疗，且需要两侧同时放射治疗。

（五）造血干细胞移植

骨髓移植作为治疗白血病方法已应用多年，已经证实为较有效的治疗方法。其原理是先用全身放射治疗和强烈的免疫抑制剂将患者体内白血病细胞最大限度地杀灭，同时充分抑制患者免疫功能，然后植入正常人的骨髓，使患者机体恢复正常造血功能及免疫功能。进行移植的时间目前主张急性白血病第1次完全缓解时，患者年龄应在50岁以下。骨髓移植后早期的主要并发症是严重感染及出血、移植物被排斥，以后是移植物抗宿主病。

⚠ **重点提示**

1. 防治白血病所致高尿酸血症肾病的措施：多饮水，使每日尿量达1500 mL以上，遵医嘱服用碳酸氢钠以碱化尿液，同时遵医嘱服别嘌醇100 mg/次，3次/d，以抑制尿酸合成。

2. 诱导缓解是指从化疗开始到完全缓解。完全缓解标准：①白血病的症状、体征消失；②血象和骨髓象基本正常（外周血中性粒细胞绝对值 $>1.0 \times 10^9$/L，血小板计数 $\geqslant 100 \times 10^9$/L，外周血分类中无白血病细胞；骨髓象原始、幼稚白血病细胞 $\leqslant 5\%$，红系、巨核系细胞正常）。

3. 缓解后治疗方法为化疗和造血干细胞移植。预防中枢神经系统白血病的具体方法：①在缓解前或后鞘内注射化疗药物；②同时做头颅和脊髓放射治疗。

4. 化疗药物毒副作用：①引起静脉炎；②骨髓抑制；③消化道反应；④其他，如长春新碱能引起末梢神经炎、柔红霉素、高三尖杉酯碱类药物可引起心肌及心脏传导损害等。对以上副作用应给予相应护理。

【护理】

（一）主要护理问题/护理诊断

（1）组织完整性受损：与血小板过低致皮肤黏膜出血有关。

（2）有感染的危险：与正常粒细胞减少、免疫力低下有关。

（3）活动无耐力：与白血病引起贫血、白血病致代谢率升高、化疗药物副作用有关。

（二）主要护理措施

1. 病情观察 询问患者进食情况，如有无恶心、呕吐；观察体温、脉率，以及口腔、鼻腔、皮肤有无出血，了解血象、骨髓象变化，记录液体出入量。

2. 保证休息、睡眠、适量活动 根据体力，患者可以交替进行活动与休息，但体力差患者应以休息为主，化疗静脉滴注后可下床活动 10 ~ 15 min；患者若无不适，可以每天室内活动 3 ~ 4 次，逐渐增加活动时间。保证每天睡眠 7 ~ 9 h。

3. 饮食护理 给予高蛋白质、高维生素、高热量且易消化饮食。向患者、家属说明化疗期间要保证足够营养，以帮助化疗顺利进行。嘱家属给患者提供其喜爱的饭菜，鼓励患者多进食，可少量多次进食，并遵医嘱给予止吐药；同时鼓励患者多饮水，使每日尿量达1500 mL 以上。

4. 化疗的护理 ①遵医嘱静脉滴注化疗药，药物静注速度要慢且不可注射到血管外，以减轻对血管壁的刺激，防止引起血管外渗；②某些化疗药（阿糖胞苷、高三尖杉酯碱等）易引起恶心、呕吐，对严重者可遵医嘱给予镇吐剂；③静脉滴注柔红霉素、高三尖杉酯碱时，注意听心率、心律变化，如患者出现胸闷心悸应做心电图并及时通知医生；④甲氨蝶呤引起口腔溃疡时，可让患者用 0.5% 普鲁卡因含漱，减轻疼痛，便于进食和休息；⑤长春新碱引起末梢神经炎、手足麻木感时，嘱患者拿物品时不拿过热或过冷物品，不要用暖水袋暖手以免烫伤，并告诉患者停药后麻木感可逐渐消失。

5. 输血或输血浆的护理 遵医嘱输血或血浆，使患者恢复抵抗力及体力。输血前严格按输血规范进行操作，核对血型、姓名、床号，输血后密切观察患者有无输血反应。

6. 预防内外源感染 ①保持病室清洁、室内空气新鲜，定期用来苏儿水拖地，用紫外线消毒，限制探视人员，以防交叉感染；②嘱患者保持口腔、皮肤、会阴、肛周卫生，如饭前后用苏打水或洗必泰漱口液漱口，定期擦澡换衣并注意保暖，大便后用 1：5000 高锰酸钾溶液坐浴，女患者每天冲洗会阴部以避免肛周及会阴部感染。

【健康教育】

1. 防护宣教 长期接触放射性核素或苯类等化学物质的工作者，必须严格遵守劳动保护制度，并定期查血象，平日要加强营养、重视休息。

2. 出院指导 ①坚持缓解后治疗，即患者获得完全缓解后，需在院外维持治疗。应向患者及家属解释坚持每 1 ~ 2 个月维持治疗是争取长期缓解或治愈的重要手段，使患者主动坚持治疗。②建立院外养病生活方式，嘱患者生活要规律，保证休息、睡眠和营养，注意个人卫生，少去人多拥挤的地方，保持乐观情绪。③嘱患者定期门诊复查血象，发现出血、发热及骨骼疼痛要及时就诊。④向家属说明给予患者精神、物质支持是极重要的治疗部分。

3. 预后　急性白血病未经治疗者平均生存期 3 个月左右。除治疗方法外，预后效果与患者年龄有关，1~9 岁患者预后较好，其余年龄段均差。此外，预后效果还与白血病分型及染色体异常有关。

思考题

1. 简述白血病的概念及发病相关因素，诱导缓解的概念及完全缓解的标准，缓解后治疗的目的。
2. 简述急性白血病的临床表现，继发感染、贫血、出血的主要原因。
3. 简述中枢神经系统白血病的防治措施，治疗急性白血病化疗药物的毒副作用及护理。
4. 简述对急性白血病患者出院指导的内容。

第五节　淋巴瘤

淋巴瘤（lymphoma）是原发于淋巴结或其他淋巴组织免疫系统的恶性肿瘤。可发生在身体的任何部位，其中以淋巴结、扁桃体、脾及骨髓最易受累。若累及血液、骨髓，可发展成淋巴细胞白血病。组织病理学上将淋巴瘤分为霍奇金淋巴瘤（Hodgkin lymphoma，HL）和非霍奇金淋巴瘤（non-Hodgkin lymphoma，NHL）两类。临床上以无痛性淋巴结肿大为典型表现，伴发热、消瘦、盗汗等，偏中晚期常有肝脾大，晚期有恶病质。

一、病因和发病机制

淋巴瘤的病因和发病机制尚不清楚。EB（Epstein-Barr）病毒可引起人类 B 淋巴细胞恶变而致 Burkitt 淋巴瘤。用荧光免疫法检查部分霍奇金淋巴瘤患者血清，可发现高价抗 EB 病毒抗体。进行霍奇金淋巴瘤患者的淋巴结连续组织培养，在电镜下可见 EB 病毒颗粒。

近年来发现遗传性或获得性免疫缺陷伴发淋巴瘤者较多，如干燥综合征、器官移植后长期应用免疫抑制药者发生淋巴瘤的概率比一般人高。有学者证明，HTLV-Ⅰ是 T 细胞淋巴瘤的病因，HTLV-Ⅱ与 T 细胞皮肤淋巴瘤发病有关。

二、病理和分类

淋巴瘤典型的淋巴结病理学特征是大量异常淋巴细胞或组织细胞浸润并破坏正常滤泡性结构、被膜周围组织、被膜及被膜下窦。根据病理变化不同，淋巴瘤分为两大类，每类又有多种亚型。

（一）霍奇金淋巴瘤（HL）

目前认为 HL 是一种独立的类型，以在肿瘤组织中存在 R-S（Reed Sternberg）细胞为特征。目前普遍采用 1965 年 Rye 会议的分类法对 HL 进行分型（表 6-6）。国内以混合细胞型为最常见，其次为结节硬化型，其他型较少见。

表6-6 霍奇金淋巴瘤的组织学分型（1965年Rye会议）

类型	R-S细胞	病理组织学特点	临床特点
结节硬化型	细胞较大	胶原纤维将浸润细胞分隔成结节	年轻发病，诊断时多在Ⅰ、Ⅱ期，预后相对好
混合细胞型	较多	纤维化伴局限坏死	有播散倾向，预后相对较差
淋巴细胞为主型	少见	结节性浸润，主要为中小淋巴细胞	病变局限，预后较好
淋巴细胞消减型	数量不等	主要为组织细胞浸润	多为老年，预后最差

（二）非霍奇金淋巴瘤（NHL）

1982年美国国家癌症研究所根据细胞体积及分化程度制定NHL国际工作分型（表6-7），因与当时的疗效及预后等有一定的符合，故被国际专家组认同并采纳。

表6-7 非霍奇金淋巴瘤的国际工作分型

恶性程度	病理组织学特点
低度恶性	A. 小淋巴细胞型
	B. 滤泡性小裂细胞型
	C. 滤泡性小裂细胞与大细胞混合型
中度恶性	D. 滤泡性大细胞型
	E. 弥漫性小裂细胞型
	F. 弥漫性大、小细胞混合型
	G. 弥漫性大细胞型
高度恶性	H. 免疫母细胞型
	I. 淋巴母细胞型（曲折核或非曲折核）
	J. 小无裂细胞（Burkitt或非Burkitt淋巴瘤）型
其他	毛细胞型、皮肤T细胞型、组织细胞型、髓外浆细胞瘤、不能分型及其他

2008年WHO提出了淋巴组织肿瘤分型方案，其内容有形态学特点，也反映了应用单克隆抗体、细胞遗传学和分子生物学等新技术对淋巴瘤的新认识及确定的新病种，对临床有指导价值，在此不予赘述。

三、临床表现

淋巴瘤可发生于淋巴结或结外淋巴组织，可引起淋巴结肿大和压迫症状，侵犯器官组织并引起各系统症状。但两类淋巴瘤的表现又有所不同，现分述如下。

（一）霍奇金淋巴瘤（HL）

此类多见于青年人，儿童少见。

1. 淋巴结肿大　多数HL患者以无痛性、进行性颈部或锁骨上淋巴结肿大为首发症状（占60%~80%），其次出现腋下淋巴结肿大，肿大淋巴结粘连融合成块，质硬无压痛等症状。少数患者仅有深部淋巴结肿大，且肿大的淋巴结可压迫邻近器官引起症状，如纵隔淋巴结肿大可致咳嗽、胸闷、上腔静脉阻塞综合征；腹膜后淋巴结肿大可压迫输尿管，引起肾盂肾炎；等等。

2. 全身症状　30%~40%的HL患者以原因不明的持续发热为起病症状，发热可为周期性或持续性高热；常有盗汗、疲乏、消瘦。肿瘤侵犯各器官可引起肺实质浸润、胸腔积液、骨痛等。

（二）非霍奇金淋巴瘤（NHL）

与HL比较，NHL的特点是：①随年龄增长而发病增多；②常以高热或各系统症状发病，无痛性、进行性颈部或锁骨上淋巴结肿大为首发表现较HL少；③NHL易有远处扩散及累及结外淋巴组织的倾向。

各系统受累症状表现：胃肠道受累以NHL为多见，侵犯部位多为小肠、胃。其临床表现为腹痛、腹泻和肿块，症状可类似消化性溃疡、肠结核等。肾损害常为双侧，可表现为肾肿大、高血压、肾功能不全及肾病综合征。骨骼损害以胸椎及腰椎为最常见。骨髓受浸润中1/5患者在晚期发展成急性淋巴细胞白血病。发热、消瘦、盗汗等症状多见于晚期。

四、有关检查

（一）血象、骨髓象

骨髓涂片找到R-S细胞是HL骨髓浸润的依据，HL常有轻或中度贫血。NHL白细胞计数多正常，且少数晚期并发白血病，此时血象、骨髓象酷似急性淋巴细胞白血病。

（二）其他检查

胸部X线、腹部B超或CT检查有助于对纵隔、肺门淋巴瘤、腹腔内及腹膜后淋巴瘤的诊断，特别指出CT是腹部检查的首选方法。淋巴结活检有助于确定诊断。疾病活动期有血沉加快、血乳酸脱氢酶活力升高，后者升高多提示预后不良；如血清碱性磷酸酶活力或血钙增加，常提示骨骼受累。染色体易位检查有助于NHL的分型诊断，如t（14；18）是滤泡细胞淋巴瘤的标记，t（8；14）是Burkitt淋巴瘤的标记等。用淋巴细胞分化抗原检测测定淋巴瘤细胞的免疫表型，可区分B、T淋巴细胞的免疫表型，NHL大部分为B淋巴细胞型。

五、诊断要点

进行性、无痛性淋巴结肿大者应考虑此病可能，经淋巴结活检证实即可确诊。

根据病变范围不同，Ann Arbor临床分期法将淋巴瘤分为4期。这一分期法对治疗方案选择及预后估计有帮助，主要用于HL，也可供NHL参照使用。现介绍如下：

Ⅰ期：病变仅限于1个淋巴结区（Ⅰ），或结外单个器官局部受累（ⅠE）。

Ⅱ期：病变累及横膈同侧2个或2个以上淋巴结区（Ⅱ），或病变局限侵犯淋巴结以外器官及横膈同侧1个以上淋巴结区（ⅡE）。

Ⅲ期：横膈上下两侧均有淋巴结病变（Ⅲ），可伴脾累及（ⅢS），或结外器官局限受累（ⅢE），或脾与局限性结外器官均受累（ⅢSE）。

Ⅳ期：1 个或多个结外器官广泛受侵犯，伴或不伴淋巴结肿大，肝或骨髓只要受到累及均属Ⅳ期。

记录累及部位所用符号：E 代表孤立的一个结外病变（不包括肝及骨髓）；S 代表脾。

以上各期又可按患者有无全身症状（发热、体重减轻、盗汗等）分为 A、B 两组，A 组为无全身症状，B 组为有全身症状。

六、治疗要点

（一）放射治疗

针对淋巴瘤采用放射治疗时，用 ^{60}Co 或直线加速器照射病变部位，照射方式有：①斗篷式，适用于横膈以上病变，照射部位包括两侧乳突端至锁骨上下、腋下、肺门、纵隔至横膈的淋巴结；②倒"Y"字式，适用于横膈以下病变，照射部位应包括从横膈下至腹主动脉旁、盆腔及腹股沟的淋巴结，以及脾区。放射治疗的剂量为 30 ~ 40 Gy[①]，3 ~ 4 周为 1 疗程。全身淋巴结照射即膈上斗篷式加膈下倒"Y"字式。

放射治疗适用于Ⅰ、Ⅱ期病例，尤其是 HL 的ⅠA、ⅡA 期疗效好，用于早期常可达根治目的。NHL 低度恶性组（Ⅰ、Ⅱ期）经放疗后，约半数患者可无复发存活达 10 年。Ⅲ、Ⅳ期病例应以化疗为主，有选择性地局部放疗。

（二）化学药物治疗

针对淋巴瘤目前多采用联合化疗，争取首次治疗获得完全缓解，以利于患者长期存活。

针对 HL 的ⅠB、ⅡB 和Ⅲ~Ⅳ期患者，即使其属于淋巴细胞消减型，也应以化疗为主，对巨大肿块可加用局部放射治疗。常用方案为 MOPP 方案，药物组成为氮芥、长春新碱、丙卡巴肼（甲基苄肼）、泼尼松，用药周期至少为 6 个疗程或至完全缓解，此后再给予 2 个疗程一般可获良好疗效。对 MOPP 耐药者，可采用 ABVD ［多柔比星、博来霉素、长春地辛、达卡巴嗪（甲氮咪胺）］方案。有研究显示，ABVD 方案的缓解率和 5 年无病生存率优于 MOPP 方案，故 ABVD 方案已成为治疗 HL 的首选方案。目前治疗 HL 的策略是以化疗为主的放化疗综合治疗。

针对 NHL 中高度恶性组应以化疗为主，即Ⅰ、Ⅱ期化疗，必要时配合局部放疗。基本化疗方案为 CHOP（环磷酰胺、多柔比星、长春新碱、泼尼松）或 COP（环磷酰胺、长春新碱、泼尼松），对恶性程度高者可分别或同时在化疗方案中加入博来霉素、甲氨蝶呤，这对患者缓解率及生存率均有提高。

淋巴瘤化疗药物的副作用及其防治与急性白血病化疗药物类同。

（三）其他治疗

1. 造血干细胞移植　针对年龄在 55 岁以下且重要脏器功能正常的患者，如其所患疾病属缓解期短、难治易复发的侵袭性淋巴瘤，可考虑全淋巴结放疗及大剂量联合化疗后进行异基因或自身骨髓移植，从而取得令人鼓舞的效果。

2. 生物治疗　干扰素有生长调节及抗增殖效应，也可应用于淋巴瘤的治疗；单克隆抗

---

① Gy 是放射计量单位，读作"戈瑞"。

体治疗可用于 NHL 及 HL 的淋巴细胞表达 CD20 患者，凡 CD20 阳性的 B 细胞淋巴瘤，均可用 CD20 单抗（利妥昔单抗）治疗。

3. 手术治疗　针对脾功能亢进且有切脾指征的患者，可行切脾术以提高血象。

> **⚠ 重点提示**
>
> 1. 淋巴瘤是原发于淋巴结或其他淋巴组织免疫系统的恶性肿瘤。在组织病理学上分为霍奇金淋巴瘤及非霍奇金淋巴瘤两类。霍奇金淋巴瘤患者多数以无痛性、进行性颈部或锁骨上淋巴结肿大为首发症状；非霍奇金淋巴瘤患者常以高热或各系统症状发病。
>
> 2. 进行性、无痛性淋巴结肿大者应考虑淋巴瘤的可能，经淋巴结活检证实即可确诊。
>
> 3. 根据病期不同淋巴瘤患者可用放疗、化疗或放化疗综合治疗，以取得较好的效果；还可采用造血干细胞移植及单克隆抗体治疗。
>
> 4. 掌握对放疗、化疗患者进行护理及健康教育的内容。

七、护理

1. 一般护理　让患者卧床休息，为其提供高蛋白质、高维生素、高热量饮食，以补充体力消耗，增强机体抵抗力；嘱患者积极配合治疗，疾病才会逐渐好转，使患者保持心情平静。化疗、放疗期间，定期对病室进行空气、地面消毒，治疗注意无菌操作，以预防感染。

2. 药物治疗的护理　遵医嘱给予化疗药物。常用药物有甲基苄肼及博莱霉素，这两种药物易引起胃肠道反应（如恶心、呕吐），还会引起皮炎、脱发，以及骨髓抑制，偶导致肝肾功能损害。若患者化疗时出现上述反应，需遵医嘱给予对症处理，并向患者解释脱发、皮炎在停药后可恢复。其他化疗药物的副作用及防治可参考急性白血病部分。

3. 放疗护理　①放疗期间患者可有胃肠道反应（恶心、呕吐等），应遵医嘱给予对症处理；②中晚期患者治疗时可出现并发症（骨髓抑制、放射性肺炎与纵隔炎等），应观察患者表现并给予相应检查；③放疗期间应定期查白细胞计数，若低于 $3 \times 10^9/L$，则应报告医生以确定是否停止治疗；④向患者说明上述症状在放疗停止后会逐渐消失；⑤若放疗局部有烧伤，要及早为患者涂烫伤油膏以保护皮肤。

八、健康教育

1. 对治疗期、缓解期患者的指导　①向家属及患者讲述有关淋巴瘤的知识及治疗方法，以及化疗、放疗的副作用，并指出近几年由于治疗方法改进，淋巴瘤缓解率已大大提高，不少患者达到完全缓解，从而鼓励患者定期到医院化疗或放疗，与医护人员积极配合，克服治疗中的副反应。②全部治疗结束，患者达到缓解期后，嘱患者仍要保证充分休息，加强营养，保持心情舒畅以提高免疫力；如有身体不适或发现肿块，应及早到医院检查。

2. 预后　HL预后与组织类型及临床分期密切相关：淋巴细胞为主型预后最好，5年生存率为94.3%；淋巴细胞消减型预后最差，5年生存率仅为27.4%。HLⅠ、Ⅱ期的5年生存率为90%以上；Ⅲ、Ⅳ期及其他组织类型预后较差。老年人及儿童的预后一般比中青年差。

1993年Slipp等提出了NHL的国际预后指数（international prognostic index，IPI），即年龄大于60岁、分期为Ⅲ期或Ⅳ期、结外病变1处以上、需要卧床或生活需要别人照顾、血清乳酸脱氢酶升高。根据这5个预后不良的国际预后指数可判断NHL的预后，即IPI少者预后好。

思考题

1. 简述淋巴瘤的定义及根据病理变化不同的分类。
2. 简述霍奇金淋巴瘤的首发症状、非霍奇金淋巴瘤多见的发病症状。
3. 淋巴瘤有哪几种治疗方法？
4. 简述对放疗淋巴瘤患者的主要护理措施。

第六节　造血干细胞移植的护理

造血干细胞移植（hematopoietic stem cell transplantation，HSCT）是指对患者（受者）进行全身照射、化疗和免疫抑制处理，以最大限度杀灭受者体内肿瘤细胞，并抑制免疫反应和造血功能后，经血管将供者（健康者）或自体造血干细胞输入患者体内，使其在受者体内存活、生长、繁殖分化，以达重建造血及重建免疫功能目的的治疗方法。HSCT经过40余年不断发展，治愈不少造血系统恶性肿瘤及致命性血液病，现已成为重要且有效的治疗方法。

一、造血干细胞移植的分类

按供者，造血干细胞移植可分为自体移植、异基因移植、同基因移植。其中，同基因移植是受者与供者基因完全相同的移植，在人类只发生在同卵双生子之间。

按造血细胞来源，造血干细胞移植又分为骨髓移植、外周血造血干细胞移植、脐血干细胞移植。①骨髓移植：采集骨髓液技术较成熟。自体骨髓液需加入冷冻保护剂，深低温冰箱保存，移植时复温后回输。②外周血造血干细胞移植：在正常供体使用造血因子的第4～6天，用血细胞分离机采取外周血造血干细胞。③脐血干细胞移植：脐血中造血干细胞和免疫细胞均相对不成熟，故移植后移植物抗宿主病相对少，但造血干细胞总数相对少，造血重建速度较慢。

造血干细胞移植多用于治疗恶性病，如造血系统恶性疾病（急性白血病、慢性粒细胞白血病等）和其他实体瘤；也会用于治疗非恶性病，如重型再生障碍性贫血等疾病。下面简要介绍异基因骨髓移植、自体造血干细胞移植和异基因外周血造血干细胞移植。

二、异基因骨髓移植

（一）术前准备及护理

1. 供者准备　异基因骨髓移植应首先选择供者，然后对供者、受者抽血做人类白细胞抗原（human leucocyte antigen，HLA）配型，最好选择组织相容的亲属为供者。确定供者后，移植前2周对供者进行循环采血，其目的是保证骨髓移植手术时有足够、新鲜的血液提供给供者，以免发生失血性休克，也可刺激供者骨髓造血干细胞生长。采集供者骨髓后需当天向受者体内回输。

2. 病室准备　应安排患者（受者）居住在无菌层流室，并按保护性隔离措施对患者进行隔离。在无菌层流室内设空气净化器，以达到空气净化的目的。患者入室前对无菌层流室进行严格的空气消毒，常用方法：先用过氧乙酸熏蒸12~24 h，然后通风排气1~2 d，最后用1%洗必泰擦洗全室。

进住患者后，每天用含氯消毒剂（1%洗必泰）擦洗患者的床、家具、墙面和地面。

3. 患者准备及护理

（1）生理准备及预防内源性感染：对患者进行心、肺、肝、肾功能，以及口腔、鼻腔、直肠的检查；复查骨髓象、血象、血型。入室前2 d患者需剃去全身毛发并洗澡，在入室当天用洗必泰洗浴后再进入无菌层流室；以后每日用碘仿油膏涂鼻或洗必泰液滴鼻、口腔含漱，排便后用洗必泰液擦洗肛门；每日定时口服肠道不吸收的抗生素，以抑制肠道细菌繁殖，并食用无菌饮食。

（2）心理准备：向患者说明采用异基因骨髓移植治疗的重要性，以及为何其要住进无菌层流室，以减少患者紧张及孤独感。

（3）预处理及其护理：

预处理的目的：杀灭肿瘤细胞或白血病细胞，抑制患者免疫反应，避免移植物排斥。

预处理的常用方案：先用环磷酰胺进行化疗，1.8 g/（m² · d），连用2 d后，于骨髓移植术前1 d行全身照射，总量8~12 Gy，1次或分次照射。还可采用口服白消安代替全身照射，剂量为1 mg/kg，连用4 d，每天分4次口服。

预处理的护理：

① 预防环磷酰胺的副作用：大剂量环磷酰胺静脉滴注，其代谢产物对膀胱黏膜有化学性刺激作用，因此用药期间输液量要充足，24 h保证入量为4 000~5000 mL，以便代谢产物被稀释并迅速排出体外。

② 预防高尿酸血症肾病：预处理期间肿瘤细胞被大量破坏，释放出核糖核酸，从而导致尿酸形成。为避免发生高尿酸血症肾病，应鼓励患者多饮水，以保证足够入量。

③ 放疗反应的护理：放疗后患者常有恶心、呕吐、发热、腹泻、脸潮红、腮腺肿胀等反应。因此应严格执行隔离措施，在无感染情况下，这些反应症状多在1周后消失。

④ 病情观察：预处理期间应认真观察患者的生命体征，放疗、化疗反应，记液体出入量，责任护士专人从始至终进行整体护理，以便及时发现患者的反应并及时报告医生，从而使患者的症状得到迅速处理。

(二) 术中护理

1. 骨髓液采集的步骤

骨髓液采集须在手术室操作。手术者应在供者髂棘多部位抽取骨髓液，并将采集的骨髓液立即置入含有肝素的保养液中，待其充分混合后，用不锈钢网或尼龙网过滤，然后装入血袋。

2. 骨髓液回输的注意事项

（1）骨髓液回输须在无菌层流室进行，经受者外周中心静脉导管输入。护理人员要在床旁监护，输注速度宜先慢后快，且骨髓液需在 6 h 内全部输完。每袋骨髓液至最后 5 mL 时，应将之留在袋中并弃去，以防脂肪颗粒引起肺栓塞。

（2）遵医嘱给予鱼精蛋白，目的是中和肝素。原则上 1 mg 鱼精蛋白可中和 100 U 肝素，保养液中肝素用量要计算准确。

(三) 术后护理

1. 预防感染的护理

（1）严格执行无菌层流室的灭菌规定：每日用含氯消毒剂擦洗全室墙壁，以及室内家具、器材等。

（2）遵守入无菌层流室的制度：进入无菌层流室时穿戴经过消毒的帽子、口罩、隔离衣、袜套，双手用肥皂清洗后在新洁尔灭或洗必泰溶液中浸泡 5 min 并戴上消毒手套，然后才能入室接触患者。

（3）病情观察：每天询问患者主诉，测体温、呼吸、血压、脉搏，听诊心率及肺部有无啰音。白细胞极度低下时，若发现患者感染灶应及时向医生报告。

（4）药物及插管的护理：遵医嘱给予抗生素。做好外周中心静脉导管的护理，定期换三通管，夜间用稍高浓度的肝素及抗生素将导管封闭。

（5）适当增加肺部活动：依据血小板数，以回升至不易出血时的标准为宜，指导患者进行室内活动，伸展胸部，加强扩胸运动，从而促进呼吸道分泌物排出。

2. 预防出血的护理

（1）观察病情：观察患者有无皮肤出血点、瘀斑、鼻衄、牙龈出血，以及尿、便、痰液颜色，若发现可疑出血应及时报告医生，并配血备浓缩血小板。

（2）监测血小板：骨髓移植后每日测血小板，若血小板低于 20 000/mm^3，应向患者说明注意事项，如少活动、避免受外伤、大便时不可用力等。

（3）预防出血指导：指导患者勿用手挖鼻腔，不可用牙签剔牙，不可用指甲搔抓皮肤，若发生头痛、恶心、呕吐或视物模糊要及时卧床休息，并通知医护人员。

3. 预防移植物抗宿主病的护理

移植后的骨髓造血干细胞含有免疫活性细胞，主要是 T 淋巴细胞，与受者组织发生免疫反应导致组织损伤的疾病称为移植物抗宿主病（graft versus-host disease，GVHD）。

临床上 GVHD 分为急性、慢性两种。急性 GVHD 在骨髓移植后 3 个月内发生，慢性 GVHD 在 3 个月以后发生。GVHD 的临床表现主要有皮疹、腹泻、肝功能异常，常伴有发热，轻者可治愈，重者可死亡。护理要点如下：

（1）预防性用药的护理：遵医嘱于移植前 1d 开始静脉滴注环孢素 A，2.5 mg/（kg·d），持续给药约1个月，后改为6 mg/（kg·d）口服，直至6个月。环孢素A有肝肾毒性，因此要定期检查患者的肝肾功能。

（2）观察病情：了解肝功能结果，观察全身皮肤有无斑丘疹、水疱或脱屑，每天的大便次数、大便性状，巩膜有无黄染，发现GVHD可疑表现应向医生报告。

（3）症状护理：①对有皮疹、水疱或皮肤大片脱屑的局部皮肤要注意清洁，不可使局部破损，嘱患者勿受压或搔抓以免引起感染；②腹泻出现后要记录大便次数、便量，有无肠黏膜脱落，还要记录液体出入量；③注意有无巩膜黄染及全身皮肤黄染，检查肝功能。

（4）药物治疗的护理：遵医嘱使用大剂量糖皮质激素和小剂量免疫抑制剂时，注意药物副作用。大剂量糖皮质激素易诱发消化道出血及感染等，因此应观察患者大便颜色、体温有无升高。

4. 预防心力衰竭的护理 做骨髓移植的患者需使用大量环磷酰胺及环孢素A，这两种药均对心脏有毒性作用；另外，大量输液、输骨髓液、输血，以及患者血红蛋白浓度下降至60 g/L以下，均会对心脏增加负荷，上述因素易诱发心力衰竭。护理要点：①严格按医嘱执行静脉滴注速度；②观察呼吸频率、心率、两肺底湿啰音，做到早发现早处理。

5. 心理护理 患者单独居住在无菌层流室50～70 d，无亲人陪床，易产生紧张情绪及孤独感。护理要点：①首先满足患者生理需要，做好骨髓移植后各项护理工作；②传送家属与患者之间的信息，带给患者温暖，鼓励患者与医护人员配合，克服困难，以满足患者最高心理需求——疾病好转甚至治愈。

> ⚠ **重点提示**
>
> 1. 造血干细胞移植是指对患者（受者）进行全身照射、化疗和免疫抑制处理，以最大限度杀灭受者体内肿瘤细胞，并抑制免疫反应和造血功能后，经血管将供者（健康者）或自体造血干细胞输入患者体内，使其在受者体内存活、生长、繁殖分化，以达重建造血及重建免疫功能目的的治疗方法。按供者，造血干细胞移植可分为自体移植、异基因移植、同基因移植；按造血细胞来源，又分为骨髓移植、外周血造血干细胞移植、脐血干细胞移植。
>
> 2. 移植后的骨髓造血干细胞含有免疫活性细胞，主要是T淋巴细胞，与受者组织发生免疫反应导致组织损伤的疾病称为移植物抗宿主病。
>
> 3. 异基因骨髓移植术前预处理的目的：杀灭肿瘤细胞或白血病细胞，抑制患者免疫反应，避免移植物排斥。

三、自体造血干细胞移植

（一）适应证

自体造血干细胞移植适用于对放疗、化疗敏感的肿瘤，如：①急性白血病完全缓解后，自体造血干细胞移植是有效的巩固治疗措施之一；②霍奇金淋巴瘤复发及非霍奇金淋巴瘤，是采用自体造血干细胞移植最多的病种；③慢性粒细胞白血病；④实体瘤（以乳腺癌病例最多）。

（二）移植的步骤

1. 移植时机　自体造血干细胞移植多在实体瘤患者第 1 个完全缓解期、血液系统肿瘤患者在第 1 次缓解后并巩固 3~4 个疗程后进行。

2. 造血干细胞采集　①自体骨髓移植仅需要在麻醉下，从髂骨后多部位穿刺抽吸骨髓液，对骨髓液的处理与异基因骨髓移植相同；②外周血造血干细胞数量占骨髓造血干细胞量的 1%~10%，故需要动员骨髓中造血干细胞释放入外周血，目前常用的方法是化疗联合细胞因子（粒系集落刺激因子、粒－单系集落刺激因子）。

采集造血干细胞需使用血细胞分离机，一般分离 2~3 次即可。可将采集到的造血干细胞置于冰箱中短暂保存，保存时间不宜超过 72 h，以保证快速而稳定的重建造血；也可放在液氮中长期保存，保存期可长达数年。

3. 预处理　在造血干细胞采集完成至回输之前，患者需要接受一个疗程大剂量化疗和（或）放疗。其目的是：①为移植造血干细胞做准备；②尽可能彻底清除残留的肿瘤细胞。

4. 体外净化自体造血干细胞移植液　临床较多应用免疫磁珠法，以尽量选择正常的造血干细胞。

5. 移植后的保护　患者在无菌层流室进行造血干细胞回输。可给予粒系集落刺激因子，以缩短移植后粒细胞缺乏的时间，这对减少感染也有保护意义。

四、异基因外周血造血干细胞移植

移植的步骤：对供者单用粒系集落刺激因子/粒－单系集落刺激因子进行造血干细胞释放动员，外周血造血干细胞量于动员后第 5~7 天达到高峰，在动员后第 4 或第 5 天开始采集，一般采集 2~3 次，每次采集后立即经静脉输给患者，采集细胞数量与自体造血干细胞移植数量相同。

外周血造血干细胞移植的优点：①较骨髓移植相对安全；②移植物受肿瘤细胞污染少；③移植后造血重建快；④感染与出血的机会减少。

⚠ **重点提示**

熟悉外周血造血干细胞移植的优点。

思考题

1. 简述造血干细胞移植的概念，以及按供者的分类及按造血细胞的分类。
2. 简述移植物抗宿主病的概念、异基因骨髓移植预处理的目的。
3. 外周血造血干细胞移植的优点是什么？

附：经外周静脉穿刺的中心静脉导管的护理

【定义】

经外周静脉穿刺的中心静脉导管（peripherally inserted central venous catheter，PICC）简称外周中心静脉导管，是由外周静脉（贵要、肘正中、头静脉）穿刺插管，其尖端定位于上腔静脉的导管。其使用目的是为患者提供中、长期的静脉输液治疗通道。

【PICC 穿刺静脉的选择】

（一）贵要静脉

此静脉是 PICC 插管的首选，直、粗，静脉瓣较少，当手臂与躯干垂直时为最直和最直接的途径；经腋静脉、锁骨下静脉，达上腔静脉。90%的 PICC 放置于此。

（二）肘正中静脉

此静脉是 PICC 插管的次选，粗、直，但个体差异较大，静脉瓣较多。理想情况下，肘正中静脉加入贵要静脉，形成最直接的途径，经腋静脉、锁骨下静脉，达上腔静脉。

（三）头静脉

此静脉是 PICC 插管的第三选择，前粗后细，且高低起伏；在锁骨下方汇入腋静脉，进入腋静脉处有较大角度，可能有分支与颈静脉或锁骨下静脉相连。使患者的手臂与躯干垂直有助于导管插入。

【适应证】

PICC 适用于中长期静脉输液、输入刺激性较强的药物（化疗药物、高营养药物等）、外周静脉通路条件较差等。

【禁忌证】

（1）确诊或疑似导管相关性感染、菌血症、败血症等。

（2）乳腺癌术后患侧静脉。

（3）上腔静脉阻塞综合征。

（4）预插管部位有放射治疗史、血栓史、血管外科手术史。

（5）确诊或疑似对所用器材过敏或穿刺部位不易固定。

【常见并发症】

（1）机械刺激性静脉炎。

（2）血栓形成/血栓栓塞。

（3）纤维蛋白鞘/纤维包裹膜形成。

（4）导管相关性感染。

（5）导管堵塞。

（6）导管拔除困难。

（7）导管移位。

【PICC 穿刺术后的护理】

1. 确认导管位置及记录　①置管成功后拍 X 线片以确认导管末端位置；②记录患者的置管过程，测量臂围并记录导管末端位置；③护理病历中要记录有关导管与皮肤连接处的状况，以及穿刺部位敷料护理和维护的宣教记录。

2. 换药　PICC 穿刺术后的护理，关键的是换药。①穿刺后第 1 个 24 h 更换 1 次敷料，以后每周常规换药 3 次；②操作时注意沿导管方向向上揭去敷料，以免将导管拔出；③若使用纱布敷料，应每 48 h 更换 1 次，发现敷料污染或可疑污染、潮湿、脱落应随时更换。

3. 冲管　①应在每次输液前后进行脉冲式冲管，若使用不相容药物，用药前和用药后应使用生理盐水冲洗导管；②每次输血、血制品或全肠外营养等高黏滞性药物后必须立即冲管；治疗间歇期每 7 d 冲管 1 次；③冲洗液的量至少应等于导管及其附加装置容量的 2 倍（建议 20 mL）。

4. 更换肝素帽　每 3 d 更换 1 次。使用正压密闭接头时可不用肝素帽，接头的更换与留置针同步。

5. 封管注意事项　①为保证和维持间歇性使用 PICC 的通畅，应按照规定的时间间隔采用肝素稀释液封管，肝素的浓度应为保持导管通畅的最低浓度，不应对患者的凝血因素产生影响；②采用正压方式封管，保持导管内的正压，防止血液的回流，2 ~ 5 mL/次，每 12 h 封管 1 次，限用 5 ~ 10 mL 注射器封管。

6. 导管的观察　①导管留置期间随时观察穿刺侧手臂及全身情况，出现各种并发症时均应及时通知医生并与之合作解决；②若出现穿刺部位的触痛、无原因的发热或感染症状，应取下敷料，直接观察穿刺部位情况。

【撤管的护理】

（1）撤管应由医生来决定。

（2）拔除导管时，令患者平卧，撤去敷料，消毒置管局部皮肤，从穿刺点部位缓慢拔出导管，切勿过快过猛。

（3）立即压迫穿刺点，用敷料固定，以免发生拔管后静脉炎。

（4）测量导管长度，检查导管完整性。

（5）撤管后每 24 ~ 48 h 换药 1 次，直至创口愈合，并做好护理记录。

第七章

内分泌代谢性疾病

学习目标

掌握:

1. 甲状腺功能亢进症的概念、常见病因及发病机制、临床表现、有关检查、诊断要点、治疗要点、护理及健康教育。

2. 糖尿病的概念、分型、临床表现、并发症、有关检查、诊断要点、治疗要点、护理及健康教育。

熟悉:

1. 糖尿病的病因及发病机制。

2. 甲状腺功能减退症的概念、病因、临床表现、治疗要点、护理及健康教育。

3. 肥胖症的概念、临床表现、诊断要点、治疗要点、护理及健康教育。

第一节　甲状腺疾病

甲状腺功能亢进症

甲状腺功能亢进症（hyperthyroidism）简称甲亢，是由多种病因引起甲状腺功能增强，分泌过多甲状腺激素所致的一组临床综合征，包括毒性弥漫性甲状腺肿、毒性结节性甲状腺肿和甲状腺自主高功能腺瘤等类型。其中，毒性弥漫性甲状腺肿又称格雷夫斯病（Graves' disease，GD），且最为常见，占全部甲亢的 80% ~ 85%。本节将主要介绍 GD。

普通人群中 GD 的患病率约为 1%，女性高发，发病年龄多为 20 ~ 50 岁。GD 的主要临床表现包括甲状腺毒症、弥漫性甲状腺肿和眼征。

【病因和发病机制】

目前认为 GD 属自身免疫性甲状腺病，其发病与自身免疫、遗传因素以及环境因素有关。

（一）自身免疫

GD 为器官特异性自身免疫性疾病。其最主要的免疫异常是抑制性 T 淋巴细胞功能缺陷，辅助性 T 淋巴细胞由于缺乏抑制作用而功能相对增强。而后者具有辅助 B 淋巴细胞合成甲状腺自身抗体的作用。GD 患者的血清中存在针对甲状腺细胞促甲状腺激素（thyroid stimulating hormone，TSH）受体的特异性自身抗体，即 TSH 受体抗体（TSH receptor antibody，TRAb）。TRAb 分为 TSH 受体刺激性抗体（TSH receptor – stimulating antibody，TSAb）和

TSH 刺激阻断性抗体（TSH stimulation – blocking antibody，TSBAb）两大类。TSAb 可刺激甲状腺细胞增生，分泌亢进；TSBAb 可抑制甲状腺增生和甲状腺激素产生。TSAb 是 GD 的直接致病原因，95% 未经治疗的 GD 患者呈 TSAb 阳性。

（二）遗传因素

GD 的发生有明显的家族聚集性，同卵双生相继发生 GD 者达 50%。目前发现它与组织相容性复合体基因相关。

（三）环境因素

精神刺激、感染、创伤等常为 GD 重要的诱发因素，对 GD 的发生和发展有影响。

【临床表现】

（一）甲状腺毒症

甲状腺毒症是由甲状腺激素的直接毒性作用及机体对儿茶酚胺的敏感性增强引起的一系列临床表现（见表 7 – 1）。

表 7 – 1　甲状腺毒症的临床表现

高代谢综合征	疲乏无力、怕热多汗、低热、皮肤温暖潮湿、体重减轻等
精神神经系统	紧张不安、急躁易怒、失眠，伸手伸舌可有细颤
心血管系统	心悸、心率增快（安静时心率≥100 次/min）、第一心音增强、脉压增宽、心动过速、心房颤动、心脏增大、心力衰竭、严重心律失常者可称为甲亢性心脏病
消化系统	多食易饥、大便频数，可有肝大、肝功能异常
肌肉骨骼系统	横纹肌营养障碍，肌无力，萎缩（慢性甲亢性肌病），可伴有重症肌无力、周期性瘫痪
血液系统	淋巴细胞比例增加，白细胞计数和粒细胞计数可减少，可伴贫血、血小板减少性紫癜
生殖系统	男性阳痿，女性月经少或闭经

（二）弥漫性甲状腺肿

多数患者甲状腺呈弥漫性、对称性肿大，质软，久病则可质韧，无压痛，甲状腺上下极可触及震颤，或听到血管杂音。

（三）眼征

1. 非浸润性突眼（又称良性突眼）　表现为轻度突眼，双侧对称，眼征阳性（眼裂增宽、瞬目减少、双眼球不能内聚、辐辏运动减弱、上眼睑挛缩等）。其病因与甲状腺毒症所致交感神经兴奋性增强有关，后者导致眼外肌、提上睑肌张力增大。患者多无自觉症状，随着甲亢的治疗此眼征可恢复。

2. 浸润性突眼（又称恶性突眼）　较少见，表现为眼球突出明显，活动受限，双侧多不对称，可单独存在或与甲亢并存，有怕光、流泪、复视、视力下降等症状，重者眼球固定，常伴结膜炎、角膜炎、溃疡，可致失明。其病因与眶周组织自身免疫炎症反应有关。

（四）特殊的临床表现和类型

1. 甲状腺危象（又称甲亢危象）　甲亢未控制或未经治疗，在各种诱因下导致病情急剧加重，危及生命的一种综合征称为甲状腺危象。其发生原因可能与循环中甲状腺激素的水平升高有关。

(1) 常见诱因：感染、创伤、甲亢手术前准备不足、精神刺激等。

(2) 表现：高热（≥39℃），大汗；心动过速（≥140次/min），可伴心房纤颤或扑动；恶心、呕吐，腹泻；严重者有心力衰竭、休克及昏迷等。

2. 胫前黏液性水肿　常表现为局限性黏液性水肿，以胫骨前下1/3部位多见，非凹陷性，皮肤增厚、变粗，可呈橘皮样、结节样或斑丘疹样皮疹，重者呈橡皮腿。其病因与自身免疫有关。

3. 淡漠型甲亢　高代谢综合征、眼病及甲状腺肿大均不明显，主要表现为神志淡漠、消瘦、乏力、厌食、腹泻。多见于老年人，起病隐匿，但易发生甲状腺危象。

【有关检查】

(一) 血清总三碘甲状腺原氨酸、总甲状腺素测定

血清总三碘甲状腺原氨酸（total triiodothyronine，TT_3）、总甲状腺素（total thyroxine，TT_4）为甲状腺功能基本筛选试验指标，不受外来碘干扰，甲亢时升高。TT_3、TT_4受血清甲状腺结合球蛋白（thyroxine binding globulin，TBG）的影响，妊娠等因素使TBG变化时不应将其作为诊断指标。

(二) 血清游离三碘甲状腺原氨酸、游离甲状腺素测定

血清游离三碘甲状腺原氨酸（free triiodothyronine，FT_3）、游离甲状腺素（free thyroxine，FT_4）是具有生理活性的甲状腺激素，不受TBG影响，甲亢时升高。可用于诊断妊娠甲亢，是诊断甲亢的首选指标。

(三) 促甲状腺激素测定

促甲状腺激素（TSH）水平是反映甲状腺功能的最敏感指标，常在三碘甲状腺原氨酸（triiodothyronine，T_3）、甲状腺素（thyroxine，T_4）升高之前即可发生降低，可用于诊断亚临床甲亢。甲亢时明显降低。

(四) 甲状腺摄碘率（^{131}I摄取率）

正常2 h摄碘率为5%~25%，24 h摄碘率为20%~45%；甲亢患者摄碘率提高且高峰前移。

(五) 甲状腺自身抗体测定

甲状腺受体刺激性抗体（TSAb）阳性有助于Graves病诊断。

⚠ **重点提示**

1. GD为器官特异性自身免疫性疾病。

2. GD患者体内甲状腺激素水平升高，可引起高代谢综合征，以及精神神经、心血管、消化、肌肉骨骼、血液、生殖等多个系统甲状腺毒症的临床表现。

3. GD患者的甲状腺呈弥漫性、对称性肿大，无压痛，甲状腺上下极可触及震颤，或听到血管杂音。

4. 感染、创伤、甲状腺手术前准备不足是甲状腺危象的常见诱因。

【诊断要点】

依据甲状腺毒症的临床表现、甲状腺肿大、血清 FT_4 和（或）FT_3 升高且 TSH 降低，即可诊断甲状腺功能亢进症。应注意，淡漠型甲亢的高代谢综合征症状不明显，尤其是老年患者，仅表现为明显消瘦或心房颤动；少数患者无甲亢体征。

【治疗要点】

（一）一般治疗

治疗 GD 应保证休息，补充足够热量和营养，避免情绪波动，可适当使用安定类镇静剂、β 受体阻滞剂等对症治疗。

（二）抗甲状腺药物治疗

抗甲状腺药物治疗的效果肯定，不产生永久性甲状腺功能降低，为初始治疗的首选方法，但复发率较高，疗程长；也用于手术和放射性碘治疗前的准备。

常用药物分为硫脲类（如甲硫氧嘧啶、丙硫氧嘧啶）及咪唑类（如甲巯咪唑、卡比马唑）。其作用机制为抑制甲状腺合成甲状腺激素，并具有一定的免疫抑制作用。丙硫氧嘧啶还可抑制 T_4 转变为 T_3。

抗甲状腺药物治疗多主张长程治疗。硫脲类的初始剂量为 300 mg/d，咪唑类的为 30 mg/d，至症状明显改善，T_3、T_4 正常后可逐渐减量，最后减为维持量，总疗程为 1.5 年～2 年，甚至更长。其主要副作用是粒细胞减少，常突然发生且为致命性，多于初治 2～3 个月及复治 1～2 周发生。

（三）手术

治疗 GD 常采用甲状腺次全切除术，以切除抗体生成场所，减少功能性甲状腺组织。此法适用于药物治疗复发者、甲状腺较大有压迫症状者、胸骨后甲状腺肿伴甲亢者、结节性甲状腺肿伴甲亢者等。进展性浸润性突眼，严重心、肝、肾、肺疾患，不能耐受手术，以及妊娠早期及晚期患者不适宜手术治疗。患者术前需服用抗甲状腺药物、碘剂等，以免诱发甲亢危象。此术的主要并发症为喉返神经损伤、永久性甲状腺功能减退症、甲状旁腺功能减退症等。

（四）放射性碘治疗

放射性碘治疗利用甲状腺摄取 ^{131}I 后释放 β 射线来破坏甲状腺腺泡上皮，从而减少甲状腺激素的合成与释放。适用于 25 岁以上、不能用药物或手术治疗或复发者，禁用于妊娠期或哺乳期、肝肾功能差或有活动性结核等患者。特点为一次用药，安全，但起效较慢，6 周至 3 个月甲状腺功能正常，如需第 2 次治疗应在 6 个月之后。并发症包括：永久性甲状腺功能减退症，症状逐年递增；放射性甲状腺炎，可发生于治疗后 7～10 d；甲状腺危象，极少见。放射性碘治疗前患者需经抗甲状腺药物治疗 1～3 个月，直至症状减轻；必要时，在治疗后 1～2 周继续服用抗甲状腺药物，直至放疗疗效发生后停用。

（五）浸润性突眼的治疗

1. 控制甲亢　首选抗甲状腺药物治疗。必要时合用甲状腺素片，以预防甲状腺功能减退而加重突眼。

2. 减轻球后水肿　如使用利尿剂、高枕卧位、限制食盐。

3. 局部治疗　保护眼睛，戴黑眼镜以防强光和灰尘刺激；用1%甲基纤维素或0.5%氢化可的松滴眼，以减轻刺激症状；睡眠时使用抗生素眼膏，加盖眼罩，以防角膜损伤。

4. 抑制免疫反应　使用糖皮质激素，如泼尼松60～100 mg/d，分3次口服，持续2～4周，以后逐渐减量；也可使用环磷酰胺等免疫抑制剂。

5. 减轻眶内和球后浸润　对于严重突眼、暴露性角膜炎或压迫性视神经病变，可采用眼眶减压术或球后放射治疗。

（六）甲状腺危象的治疗

1. 抑制甲状腺激素合成及 T_4 转变为 T_3　首选丙硫氧嘧啶，口服或胃管灌入。

2. 抑制已合成的甲状腺激素释放入血　可选用碘化钠或卢格碘液。

3. 使用糖皮质激素　可提高应激能力，有助于渡过危机。

4. 使用β受体阻滞剂　能降低周围组织对甲状腺激素的反应。

5. 其他　上述治疗效果不满意时，可选用血浆置换或腹膜透析，以去除循环中高水平的甲状腺激素。

6. 对症治疗及处理并发症　采用物理降温，必要时使用异丙嗪进行人工冬眠。禁用阿司匹林，该药可与甲状腺结合球蛋白结合而释放游离甲状腺激素，使病情加重。补充足量液体，持续低流量给氧，积极治疗感染、肺水肿等并发症。

【护理】

1. 一般护理　保持病室安静、清爽，室温在20 ℃左右，避免强光和噪声刺激。避免有精神刺激的言行，使患者安静休养。轻者可适当活动，但不宜紧张和劳累，重者应卧床休息。给予高热量、高蛋白质、高脂肪、高维生素饮食，限制含纤维素高的食物，注意补充水分。

2. 症状护理　患者易多汗，应嘱其勤洗澡更衣，保持清洁舒适。对腹泻较重者，注意保护肛周皮肤。对浸润性突眼患者，应加强眼部护理，如经常点眼药，外出时戴茶色眼镜，以避免强光与灰尘的刺激；睡前涂眼膏、戴眼罩，抬高床头，低盐饮食，以减轻眼球后软组织水肿。

3. 药物治疗的护理　遵医嘱用药，并注意观察药物的疗效及其副作用，患者出现高热、咽痛时要警惕粒细胞缺乏，定期复查血象。因需长期用药，嘱患者不要任意间断、变更药物剂量或停药。发现白细胞 < 3000/mm^3、粒细胞 < 1500/mm^3、肝损害及药疹等应停药。

4. 预防甲状腺危象　预防感染、外伤、精神刺激等诱因，注意观察患者的生命体征、出汗情况、精神及神志状态。若发现患者体温升高、脉搏明显加快、焦虑不安、大汗淋漓、厌食、恶心、呕吐、腹泻，应考虑可能发生甲状腺危象，立即与医师联系。需要手术时，术前应充分准备，备好急救用品。

5. 心理护理　指导患者使用自我调节的方法，保持最佳状态，并鼓励其面对现实，增强战胜疾病的信心。

1. 抗甲状腺药物治疗为甲亢初始治疗的首选方法,常用药包括硫脲类及咪唑类,可阻断甲状腺激素合成、抑制免疫反应。丙硫氧嘧啶还可抑制 T_4 转变为 T_3。

2. 抗甲状腺药物的主要副作用是粒细胞减少。用药后出现高热、咽痛时,要警惕粒细胞缺乏。发现白细胞 $<3000/mm^3$、粒细胞 $<1500/mm^3$ 时应停药。

3. 放射性碘治疗是利用 ^{131}I 释放的 β 射线破坏甲状腺腺泡上皮,从而减少甲状腺激素的合成与释放。最常见的并发症是甲状腺功能减退症等。

4. 浸润性突眼的眼部护理措施包括经常点眼药,外出时戴茶色眼镜,睡前涂眼膏、戴眼罩,抬高床头,低盐饮食等。

【健康教育】

协助患者合理安排生活,包括保证足够的营养、避免过度劳累及各种应激、保持情绪稳定;为患者讲解甲亢知识、药物的作用;嘱患者坚持按医嘱用药及定期门诊复查;建议有甲状腺肿者进行适当修饰,以增强对生活的信心;为患者讲解甲状腺危象的诱因、症状表现及自救方法。

思考题

1. 简述甲亢的定义、GD 的发病机制。
2. 简述甲状腺毒症的定义及其临床表现。
3. 简述抗甲状腺药物的种类、作用机制及主要不良反应。

甲状腺功能减退症

甲状腺功能减退症(hypothyroidism)简称甲减,是由各种原因导致的低甲状腺激素血症或甲状腺激素抵抗引起的全身性低代谢综合征。

根据起病年龄,甲减分为呆小病(克汀病)、幼年型甲减和成年型甲减。前两型甲减分别始于出生前后和性发育前,常伴智力障碍、发育延迟。

根据病变部位,甲减分为原发性甲减、中枢性甲减和甲状腺激素抵抗综合征等几个类型。由甲状腺本身病变引起的甲减称为原发性甲减;由下丘脑和垂体疾病引起的 TSH 分泌减少称为中枢性甲减;由甲状腺激素在外周组织发挥作用缺陷导致的疾病称为甲状腺激素抵抗综合征。

本节重点介绍原发性甲状腺功能减退症。

【病因和发病机制】

(一) 自身免疫损伤

自身免疫性甲状腺炎是甲减最常见的病因,包括桥本甲状腺炎、萎缩性甲状腺炎、产后甲状腺炎等。

（二）甲状腺破坏

手术、放射性碘治疗等可引起甲状腺组织破坏。

（三）药物

摄入碘过量可导致易感者发生甲减，也可诱发和加重自身免疫性甲状腺炎；抗甲状腺药物过量可引起甲减。

【临床表现】

甲减多见于中年女性，大多数起病隐袭，发展缓慢。

（一）一般表现

患者主要表现出乏力、无力、体重增加、畏寒、少汗、体温偏低。典型者可见黏液性水肿面容：表情淡漠，面色苍白，皮肤干燥、增厚、粗糙脱屑，颜面、眼睑和皮肤水肿，声音嘶哑，毛发稀疏、眉毛外1/3脱落，等等。

（二）精神神经系统

患者反应迟钝、动作缓慢、少言懒动，智力和记忆力下降，精神抑郁，严重时呈木僵、痴呆、幻觉、嗜睡甚至昏睡等状态。

（三）肌肉及关节

患者有肌无力或暂时性肌强直、阵挛、疼痛（遇冷加重），肌萎缩，腱反射的弛缓期特征性延长。

（四）心血管系统

患者有心动过缓，心音低钝，脉压变小，心脏增大；因脂代谢紊乱，易并发冠心病。

（五）消化系统

患者有食欲减退，腹胀，便秘，甚至出现麻痹性肠梗阻。

（六）血液及内分泌系统

患者可发生各类贫血，性欲减退，阳痿，月经过多，溢乳、不育。

（七）黏液性水肿昏迷

此症冬季易发，多见于老年人，死亡率高。常见诱因包括感染、寒冷、麻醉药或镇静剂使用不当等。临床表现为嗜睡，低体温（35 ℃以下），呼吸浅慢，心动过缓，血压下降，四肢肌肉松弛、反射减弱。患者可因昏迷、休克、肾衰竭而死亡。

【有关检查】

（一）甲状腺功能检查

甲减患者血清 TSH 升高，血清 TT_4、TT_3、FT_4、FT_3 降低。其中，TSH 升高是诊断原发性甲减最敏感的指标。

（二）甲状腺自身抗体

血甲状腺球蛋白抗体和甲状腺过氧化物酶抗体阳性，提示发病与自身免疫有关。

（三）其他

患者常有贫血，多为轻、中度正细胞正色素性贫血；血清甘油三酯、胆固醇均可升高。

【诊断要点】

诊断甲减依据甲减症状、体征以及实验室检查结果。但此病早期症状常不典型，确诊主要依靠血清 TSH 升高和 FT_4 降低。

【治疗要点】

此病一般不能治愈，一旦确诊需终生替代治疗。

（一）对症治疗

根据贫血类型分别或联合补充铁剂、维生素 B_{12}、叶酸等，必要时给予稀盐酸。

（二）替代治疗

左甲状腺素为长期替代治疗的首选药物。治疗目标以血清 T_4 在正常范围、TSH 正常或稍高于正常。治疗中出现心动过速、心律不齐、心绞痛、多汗、兴奋及体重明显减轻等提示药物过量，应予以调整。

（三）黏液性水肿昏迷的治疗

（1）补充甲状腺激素，首选左三碘甲状腺原氨酸。

（2）肾上腺皮质激素治疗。

（3）对症处理：给氧、保温、保持呼吸道通畅，必要时建立人工气道；补液，适当给予葡萄糖以预防低血糖；必要时使用血管活性药物控制休克；控制感染。

【护理】

（一）病情观察

观察患者体温、脉搏、呼吸、神志情况。患者出现体温 < 35 ℃、心动过缓、呼吸浅慢、嗜睡等症状，提示可能发生黏液性水肿昏迷，应立即准备抢救。避免受寒、感染、各种压力刺激，以及不适当地使用麻醉药和镇静剂等黏液性水肿昏迷的诱发因素。

（二）一般护理

给予患者高蛋白质、高维生素、高纤维素、低脂饮食，注意色、香、味，应少量多餐；嘱患者多食蔬菜、水果，保证每日饮水量。确保环境的安全，鼓励患者活动，并经常进行腹部按摩，预防便秘。

（三）症状护理

控制病室环境温度，室温保持在 22 ℃ ~ 24 ℃；注意保暖，为患者及时添加衣物，特别是秋冬季节；使用热水袋时水温宜低于 50 ℃，以免烫伤患者皮肤；保持患者皮肤润泽，使用温水清洗皮肤，并适当使用润肤霜；经常为卧床患者按摩皮肤、翻身，预防压疮。

（四）用药护理

严格遵医嘱用药，不可随意增减药物。监测患者的生命体征、症状的变化，以及用药的效果，以便及时发现不良反应。患者出现脉搏 > 100 次/min、易出汗、情绪不安，提示药物过量可能。

（五）心理护理

经常与患者沟通，了解其心理问题，给予患者必要的心理疏导和支持。

（六）黏液性水肿昏迷的护理

建立静脉通道，遵医嘱给予补液、血管活性药物；保暖，吸氧，必要时加盖保温毯；监测生命体征、神志，记液体出入量等。

【健康教育】

向患者强调其需终身服用甲状腺素制剂进行替代治疗，不可随意加减药或停药。指导患者自我监测，一旦出现甲状腺素药物过量的症状应及时就医；避免黏液性水肿昏迷的诱因，一旦出现黏液性水肿昏迷征象需立即就医。定期随访，每年监测至少两次血清 TSH、T_4、T_3水平，以便及时调整药物剂量。

⚠ 重点提示

1. 自身免疫性甲状腺炎是甲减最常见的原因。
2. 典型甲减患者可见黏液性水肿面容。
3. TSH 升高是诊断原发性甲减最敏感的指标。
4. 左甲状腺素为甲减长期替代治疗的首选药物。
5. 患者出现体温 <35 ℃、心动过缓、呼吸浅慢、嗜睡等症状，提示可能发生黏液性水肿昏迷。

思考题

1. 简述甲状腺功能减退症的定义和最常见病因。
2. 简述甲状腺功能减退症的临床表现。
3. 简述甲状腺功能减退症患者替代治疗的首选药物、治疗目标及用药护理。

第二节　糖尿病

病　例

患者，男，68 岁，退休工人，多饮、多食、多尿、消瘦 16 年，12 年前在当地医院诊断为 2 型糖尿病，予糖尿病饮食及磺脲类降糖药物治疗。但患者对糖尿病日常保健知识不了解，平日不喜欢活动，生活和饮食均不规律，血糖控制情况不理想，于 3 年前改用胰岛素治疗。6 个月前患者开始出现双手及双脚趾疼痛，呈针刺样。体检：T 36.5 ℃，P 70 次/min，BP 130/80 mmHg，R 16 次/min，消瘦，神清，心肺（－），肝脾未及。实验室检查：空腹血糖 9.8 mmol/L，HbA1c 9%。

问题：

1. 该患者目前最主要的护理问题是什么？应采取哪些护理措施？

2. 该患者目前最主要的并发症是什么？应采取哪些护理措施？

病例答案

糖尿病（diabetes mellitus，DM）是由胰岛素分泌缺陷和（或）胰岛素作用缺陷引起的、以慢性高血糖为特征的代谢性疾病。长期碳水化合物、脂肪及蛋白质代谢紊乱可引起多系统损害，导致眼、肾、神经、心脏、血管等组织器官的慢性进行性病变、功能减退及衰竭；病情严重或应激时患者可发生急性严重代谢紊乱，如糖尿病酮症酸中毒、高血糖高渗状态等。此病使患者生活质量降低，寿命缩短。

糖尿病是常见病、多发病。改革开放以来，随着人民生活水平的提高、人口老龄化、生活方式改变，我国糖尿病患者猛增。目前糖尿病已成为发达国家中继心血管疾病和肿瘤之后又一个严重危害人类健康的非传染性疾病，给社会和经济带来沉重负担，是严重威胁人类健康的世界性公共卫生问题。

一、糖尿病分型

根据病因，糖尿病分为1型、2型、其他特殊类型以及妊娠期糖尿病4个类型。

1. 1型糖尿病　有免疫介导1型糖尿病和特发性1型糖尿病两种亚型，以胰岛β细胞破坏、胰岛素分泌绝对不足为基本病理生理特征。β细胞破坏的程度和速度在不同个体间差异很大，起病缓急不一。青少年患者发病较急，症状明显，有糖尿病酮症酸中毒倾向，需用胰岛素治疗；成人患者则发病较缓，症状隐匿，病情进展相对慢，易被误认为2型糖尿病，但最终仍需应用胰岛素治疗。在我国1型糖尿病患者数约占糖尿病患者总数的5%。

2. 2型糖尿病　为最常见类型，以胰岛素抵抗（胰岛素作用缺陷）和胰岛素分泌缺陷为基本病理生理特征。此型可发生于任何年龄，但多见于40岁以上成人，多数发病缓慢，症状相对较轻，半数以上无任何症状，一些患者因慢性并发症、伴发病或仅于健康检查时发现。在应激情况下可发生糖尿病酮症酸中毒。多数患者不需要依赖胰岛素治疗维持生命，但必要时需用胰岛素控制血糖。在我国2型糖尿病患者数约占糖尿病患者总数的95%。

3. 其他特殊类型糖尿病　较少见。

4. 妊娠期糖尿病　是指在妊娠期间首次发现的任何程度的糖耐量异常。在我国此型患者数占孕妇总数的3%～6%。大部分妊娠期糖尿病妇女分娩后血糖恢复正常，而有些妇女在产后5～10年有发生糖尿病的高度危险性。

本节将重点介绍1型糖尿病和2型糖尿病。

二、病因和发病机制

糖尿病的病因及发病机制尚未完全明了，但目前公认糖尿病不是单一病因所致疾病，而是复合病因所致综合征。其发病与以下因素有关。

1. 遗传因素　糖尿病是多基因遗传疾病，有较强的遗传倾向，很多患者有糖尿病家族史。1型糖尿病同卵双生子患病一致率可达30%～50%；2型糖尿病有更强的遗传基础，同卵双生子患病一致率高达90%～100%。

2. 自身免疫　病毒感染可直接损伤胰岛组织，还可诱发自身免疫反应，进一步破坏胰岛组织，从而引起1型糖尿病。在1型糖尿病自身免疫反应活动期，循环中会出现一组自身抗体，并可见到免疫性胰岛炎病变。

3. 环境因素　感染是导致1型糖尿病发病最重要的环境因素。导致2型糖尿病发病的环境因素较为复杂，包括人口老龄化、现代社会西方生活方式（高热量饮食、缺乏体育锻炼等）、肥胖（尤其是中心性肥胖）、子宫内环境及应激等。2型糖尿病的发病机制更为复杂，尚未阐明，但目前认为胰岛素抵抗和胰岛素分泌缺陷及二者的相互作用是导致2型糖尿病发病的重要机制。胰岛素抵抗是指机体对一定量胰岛素的生物学反应低于预计正常水平的一种现象。由于胰岛素对靶组织的生理效应降低，胰岛素介导下骨骼肌、脂肪组织对葡萄糖的摄取、利用或储存减弱，同时对肝葡萄糖输出的抑制作用减弱，肝葡萄糖输出增加。为了克服这些胰岛素作用缺陷，胰岛 β 细胞代偿性分泌更多胰岛素以维持糖代谢正常，而当 β 细胞出现胰岛素分泌、功能缺陷时无法代偿，导致血糖升高，进而导致2型糖尿病的发生。

> ⚠ **重点提示**
>
> 1. 糖尿病由胰岛素分泌缺陷和（或）胰岛素作用缺陷引起，以慢性高血糖为特征。
> 2. 1型糖尿病以胰岛 β 细胞破坏、胰岛素分泌绝对不足为基本病理生理特征。
> 3. 2型糖尿病以胰岛素抵抗（胰岛素作用缺陷）和胰岛素分泌缺陷为基本病理生理特征。

三、临床表现

糖尿病的各种临床表现可归纳为慢性代谢紊乱、急性代谢紊乱、器官功能障碍等。初诊时糖尿病患者可呈现以下一种或几种表现。

（一）代谢紊乱

代谢紊乱的典型表现即多饮、多食、多尿、体重减轻的"三多一少"症状。1型糖尿病患者大多起病较快，病情较重，症状明显且严重。2型糖尿病患者多数起病缓慢，病情相对较轻，可有皮肤瘙痒、视力模糊等不典型表现；出现"三多一少"典型症状常提示已发病至少5～10年，可能已合并不同程度的慢性并发症。

（二）急性并发症

1. 糖尿病酮症酸中毒

（1）诱因：1 型糖尿病患者有自发酮症酸中毒倾向，2 型糖尿病患者在一定诱因的作用下也可发生酮症酸中毒。其常见诱因有急性感染、胰岛素治疗中断或不适当减量、饮食不当、手术、创伤、妊娠和分娩等。

（2）病理生理改变：①酸中毒：糖尿病代谢紊乱加重时，脂肪动员和分解加速，大量脂肪酸在肝经 β 氧化产生大量乙酰乙酸、β－羟丁酸、丙酮，三者统称酮体。当酮体生成量剧增，超过机体氧化能力时，引起血酮体水平升高及尿酮体排出增多，临床上统称之为酮症。代谢紊乱进一步恶化，酸性的酮体进一步堆积，超过体内酸碱平衡的调节能力时，则血 pH 下降，形成代谢性酸中毒。②严重失水：严重高血糖所致渗透性利尿、酮体排出、蛋白质和脂肪分解的大量酸性代谢产物排出均可导致水分丢失，恶心、呕吐等胃肠道症状，也会使体液丢失、入量减少。③其他：电解质平衡紊乱、携氧系统失常、周围循环衰竭、肾功能障碍以及中枢神经系统功能障碍等，最终可致机体昏迷，甚至死亡。

（3）临床表现：早期仅是原有糖尿病症状加剧，多伴极度乏力；失代偿后，病情迅速恶化，有酸中毒表现、食欲缺乏、恶心、呕吐、头痛、嗜睡、呼吸深大（Kussmaul 呼吸），呼气中出现烂苹果味（由丙酮所致）；后期脱水症状明显，尿少、皮肤干燥、血压下降、休克、昏迷，甚至死亡。

2. 高血糖高渗状态

（1）诱因：常见诱因有急性感染、急性胃肠炎、大量引用含糖饮料、胰腺炎、脑血管意外、严重肾疾患、血液或腹膜透析、静脉内高营养、不合理限制水分以及应用某些药物（如糖皮质激素、免疫抑制剂）等。

（2）临床表现：高血糖高渗状态多见于 50～70 岁的老年人，约 2/3 患者发病前无糖尿病史或仅为轻症。患者有严重的高血糖、严重失水、血浆渗透压升高、脑细胞脱水，但无明显的酮症酸中毒表现。起病时先有多尿、多饮，但多食不明显，或反而食欲减退；继之失水逐渐加重，出现神经精神症状，表现为嗜睡、幻觉、定向障碍、偏盲、偏瘫等；最后陷入昏迷。

（三）感染

患者可因并发皮肤、外阴、泌尿系统等感染或肺结核于就诊检查时发现糖尿病。糖尿病患者中，皮肤疖、痈等化脓性感染可反复发生，重者可引起败血症或脓毒血症；皮肤真菌感染常见足癣、体癣等；女性患者常见真菌性阴道炎和肾盂肾炎、膀胱炎等；合并肺结核较非糖尿病者的患病率高。

（四）慢性并发症

糖尿病的慢性并发症可遍及全身各重要器官，已经成为糖尿病致残、致死的主要原因。

1. 糖尿病大血管病变　基本病理改变为动脉粥样硬化，主要累及冠状动脉、脑动脉、肾动脉和肢体外周动脉等，可引起冠心病、缺血性或出血性脑血管病、肾动脉硬化、肢体动脉硬化等。

心脑血管病变是 2 型糖尿病患者的主要死亡原因。糖尿病是心脑血管病的主要危险因素。糖尿病患者与非糖尿病患者相比，发生心血管事件的风险高 2~4 倍。糖尿病合并冠心病有以下临床特点：①发生早：糖尿病患者合并冠心病可发生在 30~40 岁；②进展快：在冠心病诊断时糖尿病患者常有多支冠状动脉病变，狭窄程度重，以复杂性病变为主；③症状不典型：由于自主神经病变的存在，糖尿病患者常无典型的心前区疼痛，而出现无痛性心绞痛和无痛性心肌梗死，仅有疲乏、胃肠道症状、呼吸困难等不典型症状，无典型症状的冠心病在糖尿病患者中可达 20%~50%；④预后不良：糖尿病患者心肌梗死后易发生心律失常、心力衰竭、心源性休克、心脏破裂等，病死率高，同时心肌梗死易再发。

糖尿病患者肢体动脉硬化常见下肢动脉病变，可有下肢疼痛、感觉异常、间歇性跛行，严重时可致肢体坏疽（糖尿病足的重要危险因素）。

2. 糖尿病微血管病变　微血管包括毛细血管、微动脉、微静脉。微血管基底膜增厚及微循环障碍是糖尿病微血管病变的基本病理改变，以肾小球、视网膜、心肌等的微血管病变为主，即糖尿病肾病、糖尿病视网膜病变、糖尿病心肌病等。

（1）糖尿病肾病：多见于糖尿病病史超过 10 年者，是 1 型糖尿病患者的主要死亡原因；对于 2 型糖尿病患者，其危害性仅次于心脑血管病变。典型表现为蛋白尿、水肿和高血压，晚期出现氮质血症，最终发生肾衰竭。微量白蛋白尿是糖尿病肾病的最早临床证据，也是筛选早期糖尿病肾病的主要指标。

（2）糖尿病视网膜病变：多见于糖尿病病史超过 10 年者。临床表现为视力的逐渐减退。在发达国家，糖尿病视网膜病变是成年人致盲的主要原因，在我国糖尿病患者致盲危险比非糖尿病患者高 25 倍。

3. 糖尿病神经病变　多发性周围神经病变最常见，首先表现为对称性肢端感觉异常，呈袜子或手套状分布，伴麻木、针刺、灼热或踏棉垫感，有时伴痛觉过敏；随后有肢体隐痛、刺痛或烧灼样痛，夜间及寒冷季节加重；后期因运动神经受累，出现肌张力减弱、肌力减弱，甚至肌萎缩和瘫痪。自主神经病变也较常见，并可较早出现，表现为瞳孔改变（缩小且不规则、光反射消失等）、排汗异常（无汗、少汗或多汗）、胃肠功能失调（胃排空延迟、腹泻或便秘）、心血管自主神经功能失常（直立性低血压、持续心动过速或心动过缓），以及尿失禁、尿潴留、阳痿等。

4. 糖尿病足　周围神经病变、周围血管病变以及细菌感染等因素引起的糖尿病患者足部疼痛、皮肤溃疡及肢端坏疽等病变统称为糖尿病足。神经营养不良和外伤的共同作用，可引起营养不良性关节炎（Charcot 关节），其好发于足部和踝关节，受累关节有广泛的骨质破坏和畸形。据调查，非创伤截肢的患者中，糖尿病患者占 50% 以上。糖尿病足是截肢、致残的主要原因，不但导致糖尿病患者的生活质量下降，而且造成巨大的经济和社会负担。并发糖尿病足的危险因素包括：①既往有足部溃疡史；②有糖尿病神经病变症状和体征；③有缺血性血管病变的症状和体征；④有严重的胼胝或足畸形；⑤有视力下降、鞋袜不合适、老年、独居、吸烟等其他危险因素。

5. 眼的其他病变　除视网膜病变外，糖尿病患者还可出现白内障、青光眼、虹膜睫状体病变等。

四、有关检查

1. 尿糖测定　糖尿病患者尿糖常升高。尿糖测定简便易行，可作为判断疗效的粗略指标。但因受肾糖阈影响，尿糖阳性只能作为诊断糖尿病的重要线索，尿糖阴性不能排除糖尿病。

2. 血糖测定　空腹和餐后2 h血糖升高是诊断糖尿病的主要依据，也是判断糖尿病控制情况的重要指标。空腹血糖的正常范围在3.9~6.0 mmol/L，餐后2 h血糖的正常范围在3.9~7.8 mmol/L。

3. 口服葡萄糖耐量试验（oral glucose tolerance test，OGTT）　当血糖高于正常范围而又未达到诊断糖尿病标准时，需进行OGTT。方法：成人口服无水葡萄糖75 g，即将之溶于250~300 mL水中，5 min内饮完，并从开始饮糖水计时，2 h后采集静脉血测定血糖。行OGTT时应注意：①在清晨进行；②试验前禁食至少10 h；③试验前3 d，每日进食碳水化合物不少于200 g；④试验过程中应静坐休息，避免剧烈活动及精神紧张。

4. 糖化血红蛋白测定　糖化血红蛋白是由血红蛋白与葡萄糖经非酶糖基化形成的稳定复合物，其含量与血糖浓度成正相关。由于红细胞寿命约为120 d，因此糖化血红蛋白可反映取血前2~3个月血糖的平均水平。目前通常测定糖化血红蛋白的亚型HbA1c，其已成为监测糖尿病控制情况的金标准，正常范围为4%~6%。

5. 抗体测定　1型糖尿病患者常有抗体滴度升高，抗体阳性对于鉴别糖尿病的类型有很大帮助。

6. 血胰岛素和C肽测定　血胰岛素水平测定对评价胰岛β细胞功能、有无胰岛素抵抗有重要意义。1型糖尿病患者可见胰岛素水平显著降低。C肽可反映内源性胰岛素的分泌情况。

7. 血脂测定　糖尿病多伴有血脂紊乱，典型表现为甘油三酯升高、低密度脂蛋白升高、高密度脂蛋白降低。

8. 血、尿酮体测定　可用于及时发现酮症。

五、诊断要点

糖尿病的诊断主要依据空腹血糖（fasting plasma glucose，FPG）、任意时间或 OGTT 中 2 小时血糖值（2‐hour postprandial blood glucose，2hPG）。如有糖尿病症状，同时任意时间静脉血浆葡萄糖水平≥11.1 mmol/L（200 mg/dL），或空腹静脉血浆葡萄糖水平≥7 mmol/L（126 mg/dL），或 OGTT 中 2 h 静脉血浆葡萄糖水平≥11.1 mmol/L（200 mg/dL），或 HbAlc≥6.5%，糖尿病诊断即能成立。

其中，空腹指 8~10 h 内无任何热量摄入；任意时间指 1 d 内任何时间，无论上一次进餐时间及食物摄入量。OGTT 采用 75 g 无水葡萄糖负荷。糖尿病症状指多尿、多饮和难以解释的体重减轻。

FPG：3.3~6.0 mmol/L（70~108 mg/dL）为正常血糖，6.1~6.9 mmol/L（108~125 mg/dL）为空腹血糖受损（impaired fasting glucose，IFG），≥7 mmol/L（126 mg/dL）应考虑糖尿病。

OGTT 中 2hPG：<7.7 mmol/L（139 mg/dL）为正常糖耐量，7.8~11.0 mmol/L（140~199 mg/dL）为糖耐量减低（impaired glucose tolerance，IGT），≥11.1 mmol/L（200 mg/dL）应考虑糖尿病。

糖尿病诊断中，尚需估计糖尿病类型、病情轻重、发展阶段和主要脏器功能状态等。

六、治疗要点

糖尿病治疗应坚持早期、长期、综合及个体化原则，其治疗目的在于纠正代谢紊乱，控制血糖，消除症状，减少和延缓并发症的发生和发展，改善生活质量，延长寿命。糖尿病治疗是终身的。以 2 型糖尿病为例，根据《中国 2 型糖尿病防治指南（2020 版）》，中国 2 型糖尿病综合控制目标见表 7‐2。

表 7‐2　中国 2 型糖尿病综合控制目标

指标	目标值
毛细血管血糖/（mmol/L）	
空腹	4.4~7.0
非空腹	10.0
糖化血红蛋白	<7.0%
血压/mmHg	<140/80
总胆固醇/（mmol/L）	<4.5
高密度脂蛋白胆固醇/（mmol/L）	
男性	>1.0
女性	>1.3
甘油三酯/（mmol/L）	<1.7

指标	目标值
低密度脂蛋白胆固醇/（mmol/L）	
未合并冠心病	<2.6
合并冠心病	<1.8
体重指数/（kg/m²）	<24

目前国际上公认的糖尿病综合治疗措施包括糖尿病教育、饮食治疗、运动治疗、血糖监测和药物治疗。

（一）糖尿病教育

糖尿病教育是指针对糖尿病患者的健康教育。只有让患者认识到糖尿病危害以及治疗的长期性，学会糖尿病治疗与管理的知识和技能，充分发挥自身能力，主动积极配合治疗，才能使血糖控制达标，防止和延缓并发症的发生和发展。故糖尿病教育是其他治疗成败的关键，是重要的基础治疗措施之一。

（二）饮食治疗

饮食治疗是糖尿病基础治疗措施之一，所有糖尿病患者都应严格和长期执行。饮食治疗的目的：①维持标准体重；②配合胰岛素治疗，防止血糖波动；③改善高血糖、脂代谢紊乱。饮食治疗的原则：在满足机体需要的基础上，合理控制总热量、合理搭配营养素、合理安排饮食。

1. 合理控制总热量　即根据患者目前营养状态（正常、肥胖、消瘦），结合患者的年龄、生理需求、劳动强度等制定总热量供给量，使患者达到和维持理想体重。

$$总热量供给量(kJ) = 理想体重(kg) × 热量供给标准[kJ/(kg·d)]$$

其中：理想体重（kg）= 身高（cm）- 105，热量供给标准见表7-3。生长发育期、孕妇、哺乳期妇女及消耗性疾病患者的总热量供给量应相应增加10%~20%。

表7-3　热量供给标准

营养状态	体力活动强度			
	卧床	轻	中	重
正常	62.7~83.7 kJ （15~20 kcal）	125.5 kJ （30 kcal）	146.4 kJ （35 kcal）	167.4 kJ （40 kcal）
肥胖	62.7 kJ （15 kcal）	83.7~104.6 kJ （20~25 kcal）	125.5 kJ （30 kcal）	146.4 kJ （35 kcal）
消瘦	83.7~104.6 kJ （20~25 kcal）	146.4 kJ （35 kcal）	167.4 kJ （40 kcal）	167.4~138.3 kJ （40~45 kcal）

注：营养状态判断：正常为理想体重±10%，肥胖为超过理想体重20%，消瘦为低于理想体重20%。

2. 合理搭配营养素 膳食中碳水化合物所提供的热量应占总热量的55%～60%。其主要成分为复合碳水化合物，尤其是含高纤维的食物，如蔬菜、豆类、全麦谷物、薯类和水果。蔗糖提供的热量应不超过总热量的10%。食糖作为健康食谱的一部分，可以少量摄入；无热量的甜味剂可以用来替代食糖。三餐中碳水化合物要均匀分配。

蛋白质所提供的热量应占总热量的15%～20%，或每日摄入量为0.8～1.2 g/kg体重。有显性蛋白尿的患者每日蛋白质摄入量宜限制在0.8 g/kg体重以下。富含蛋白质的食物有鱼、海产品、瘦肉、蛋、低脂奶制品、坚果和豆类等。

脂肪所提供的热量应占总热量的30%以下，其中饱和脂肪酸的摄入量＜总热量的10%，避免或限制肥肉、动物性脂肪、棕榈油、椰子油及油炸食品。食物中胆固醇摄入量＜300 mg/d。限制食用动物内脏、鱼子、蛋黄等含胆固醇高的食物。

每克碳水化合物及每克蛋白质可产热16.7 kJ（4 kcal），每克脂肪可产热37.6 kJ（9 kcal）。根据具体条件及饮食习惯查看食物成分表，可折算出可行食谱。

3. 合理安排饮食 三餐热量分配可根据饮食习惯选择，1/5、2/5、2/5或1/3、1/3、1/3均可，但要基本固定，做到饮食定时定量，还可少食多餐，这样可防止血糖波动过大。对用胰岛素的患者，为避免低血糖，可于两餐中或睡前加餐，但加餐的热量应包括在总热量中。外出就餐不可暴饮暴食。

（三）运动治疗

运动治疗亦为糖尿病基础治疗措施之一，尤其对于肥胖型2型糖尿病患者来说更为重要。运动有利于减轻体重，提高胰岛素敏感性，改善血糖和脂代谢紊乱，使血糖、甘油三酯和极低密度脂蛋白下降，从而预防冠心病、动脉硬化等；改善血液循环与肌肉张力，防止骨质疏松；还可减轻患者的压力和紧张。但是当患者并发急性代谢紊乱、处于严重慢性并发症急性期及应激情况下时应禁忌运动。

1. 原则 强调因人而异、循序渐进、适可而止、持之以恒。

2. 方法 根据年龄、性别、身体状况及个人喜好，选择轻中度有氧运动方式，如散步、慢跑、骑自行车、健身操、游泳、太极拳、打球等。运动时间一般每日30～60 min，每周至少运动3 d。不宜空腹运动，运动宜选择在餐后1 h，这样既安全又可达到较好降糖效果。运动强度因人而异，以运动后心率达到（170－年龄）且不感到过度疲劳为宜。

3. 注意事项 运动前应做较全面的体检；运动强度和运动量宜循序渐进、适可而止；若在运动中出现饥饿感、心慌、冷汗、四肢无力等应考虑低血糖的可能，若出现呼吸费力、胸闷、头晕等应考虑心血管疾病发作的可能，均应立即停止运动，并采取相应措施；运动时宜有家人相伴，或随身携带写有姓名、家庭住址和电话的卡片以应急需；外出运动时应随身携带糖果，避免在酷热或严寒天气时在室外运动。

（四）血糖监测

血糖监测是指导血糖控制达标的重要措施，也是减少低血糖风险的有效手段。血糖自我监测适用于所有糖尿病患者，对于使用胰岛素治疗患者和妊娠期患者尤为重要。监测的频率取决于治疗的目标和方式，血糖控制差的患者应每天监测4～7次，直到血糖得到控制后进行调整；血糖控制达到治疗目标后，使用胰岛素治疗患者每天监测2～4次，使用口服药物和生活方式干预的患者每周监测 2~4 次。

糖化血红蛋白是评估血糖长期控制状况的最重要指标，也是临床决定是否要调整治疗的重要依据，可 3~6 个月检测 1 次。此外，糖尿病患者每年还需要全面检查 1~2 次，了解血脂水平，心、肾、神经功能和眼底情况，以便尽早发现并发症并给予相应治疗。

（五）药物治疗

1. 口服降糖药　主要包括胰岛素促泌剂、双胍类药物、α-葡萄糖苷酶抑制剂、噻唑烷二酮类药物、二肽基肽酶-4 抑制剂和钠-葡萄糖协同转运蛋白 2 抑制剂。

（1）胰岛素促泌剂：可刺激胰岛 β 细胞释放胰岛素，适用于轻中度 2 型糖尿病、尚有一定残存胰岛功能者，可分为磺脲类和非磺脲类（苯甲酸衍生物类）。磺脲类第一代药物有甲苯磺丁脲等，现已少用，第二代药物有格列本脲、格列吡嗪、格列齐特、格列喹酮等，第三代药物有格列美脲；非磺脲类常用药有瑞格列奈、那格列奈等。胰岛素促泌剂的主要不良反应是低血糖。低血糖时，患者可表现为饥饿、头昏、心悸、多汗、手抖、紧张、软弱无力及四肢冰冷，进一步可发生意识模糊，甚至昏迷。低血糖可与剂量过大、饮食不配合、使用长效制剂等有关。

（2）双胍类药物：主要通过增加外周组织对葡萄糖的摄取和利用，抑制葡萄糖异生及肝糖原分解而起降低血糖的作用。适用于超重和肥胖患者的 2 型糖尿病治疗，也可与胰岛素联合应用于 1 型糖尿病治疗。临床常用的双胍类药物是盐酸二甲双胍。此药单独应用不会导致低血糖。其不良反应包括乳酸酸中毒、胃肠道反应等。

（3）α-葡萄糖苷酶抑制剂：抑制小肠 α-葡萄糖苷酶活性，减慢葡萄糖吸收，从而降低餐后血糖。适用于以碳水化合物为主要食物成分和餐后血糖升高的患者。常用药包括阿卡波糖、伏格列波糖，均需与第 1 口主食同时嚼服。主要不良反应为腹胀、排气增多、腹泻。慢性腹泻、胃肠炎症患者忌用。此类药物单独服用通常不会发生低血糖，此药与胰岛素合用的患者如果出现低血糖，治疗时需使用葡萄糖、牛奶或蜂蜜，而食用蔗糖或淀粉类食物纠正低血糖的效果差。

（4）噻唑烷二酮类（格列酮类）药物：为胰岛素增敏剂，主要作用是增强靶组织对胰岛素的敏感性，尤其适用于胰岛素抵抗显著的 2 型糖尿病患者。常用药有罗格列酮、吡格列酮。主要不良反应为水肿，有心力衰竭倾向或肝病者慎用。

（5）二肽基肽酶-4 抑制剂：通过抑制二肽基肽酶-4 而减少胰高血糖素样肽-1 在体内的失活，使内源性胰高血糖素样肽-1 的水平升高。胰高血糖素样肽-1 以葡萄糖浓度依赖的方式增强胰岛素分泌、抑制胰高血糖素分泌。常用药包括西格列汀、沙格列汀、维格列汀、利格列汀和阿格列汀。总体不良反应发生率低，可能的不良反应包括头痛、超敏反应等。

（6）钠-葡萄糖协同转运蛋白 2 抑制剂：通过抑制肾脏肾小管中葡萄糖的重吸收，降低肾糖阈，促进尿葡萄糖排泄，从而达到降低血液循环中葡萄糖水平的目的；具有降低血糖、减轻体重的作用，对血压也有改善。单独使用此类药物不增加低血糖发生的风险，联合胰岛素或磺脲类药物应用时，可增加低血糖发生的风险。常用药包括达格列净、恩格列净和卡格列净。常见不良反应为生殖泌尿道感染，罕见的不良反应包括酮症酸中毒（主要发生在 1 型糖尿病患者中）。

2. 胰岛素

（1）适应证：①1型糖尿病；②经饮食治疗、运动治疗及口服降糖药治疗血糖不能得到满意控制的2型糖尿病；③糖尿病急性并发症，如酮症酸中毒、非酮症高渗性昏迷、乳酸酸中毒；④糖尿病合并应激及其他情况，如手术、妊娠、分娩、严重感染，心、脑血管急症，肝肾疾患或功能不全等。

（2）剂型：胰岛素根据其来源和化学结构可分为动物胰岛素、人胰岛素和胰岛素类似物；根据作用时间可分为超短效胰岛素类似物、常规（短效）胰岛素、中效胰岛素、长效胰岛素（包括长效胰岛素类似物）和预混胰岛素（表7-4）。所谓预混胰岛素，就是一种短效胰岛素与中效胰岛素按照固定比例混装后的制剂。

表7-4 常用胰岛素制剂的作用时间

作用类别	制剂类型	皮下注射作用时间		
		开始	高峰	持续
超短效	赖脯胰岛素（胰岛素类似物）	15 min	30~60 min	4~5 h
	门冬胰岛素（胰岛素类似物）	10~20 min	40 min	3~5 h
短效	普通胰岛素	30 min	2~4 h	6~8 h
中效	低精蛋白胰岛素	1~3 h	6~12 h	18~26 h
	慢胰岛素锌混悬液			
长效	精蛋白锌胰岛素	3~8 h	14~24 h	28~36 h
	特慢胰岛素锌混悬液			

（3）使用原则：小量开始，逐渐增量，严格个体化。

1型糖尿病患者一经诊断即应开始胰岛素治疗。可采用多次胰岛素注射的方式：先用短效制剂，开始可按 0.2~1 U/kg 计算1日总量，分3~4次于每日早、中、晚餐前或加上睡前分别皮下注射；依据各餐前、后及睡前血糖水平，每3~4 d调整1次剂量，每次可增减1~4 U，至血糖水平达标。另外，还可采用胰岛素泵进行持续皮下胰岛素输注，将一段或几段小剂量（此称为基础量）的短效或超短效胰岛素不分昼夜地连续输注，以保证正常人体胰岛素的基础需要量；餐前追加注射一定量（此称为餐前负荷量）的胰岛素。胰岛素泵给药较好地模拟了生理性胰岛素分泌，与多次胰岛素注射相比，患者血糖的控制效果更好，低血糖反应较少。

对于血糖控制不满意的2型糖尿病患者，胰岛素治疗之初多根据病情采用口服降糖药及胰岛素联合治疗，可胰岛素+磺脲类药物、胰岛素+双胍类药物或胰岛素+α-葡萄糖苷酶抑制剂等；亦有学者尝试在早期采用短期胰岛素强化治疗，后改为联合治疗或口服药物治疗，以显著改善高血糖对胰岛β细胞的毒性，取得了较好的效果。

（4）不良反应：①低血糖：最常发生，危险性也较大。主要与胰岛素用量过大、进食过少或运动过多有关。②过敏反应：局部注射部位可发生红肿、痛痒、皮疹；全身过敏反应包括皮疹、血管神经性水肿，甚至过敏性休克。③注射部位脂肪萎缩。

3. 胰高血糖素样肽 – 1 受体激动剂　可激动胰岛 β 细胞的胰高血糖素样肽 – 1 受体，以葡萄糖浓度依赖的方式增强胰岛素分泌、抑制胰高血糖素分泌，从而发挥降低血糖的作用；同时能延缓胃排空，通过中枢性食欲抑制来减少进食量。常用药包括艾塞那肽、利拉鲁肽、利司那肽和贝那鲁肽，均需皮下注射。除有效降低血糖外，此类药物有显著降低体重和改善血脂、血压和体重的作用，单独使用时不明显增加低血糖发生的风险。常见不良反应为胃肠道症状（恶心、呕吐等），主要见于初始治疗时，可随治疗时间延长逐渐减轻；罕见的不良反应包括胰腺炎、皮炎等。

（六）糖尿病酮症酸中毒的治疗

1. 补液　是糖尿病酮症酸中毒治疗的首要措施。补液量根据脱水程度及心功能情况确定，一般为体重的 10% 左右，先快后慢（前 4 h 给总量的 1/3，前 8 h 加至总量的 1/2，其余 1/2 在 24 h 内输完）；必要时在中心静脉压监护下调节输液速度及输液量。

2. 小剂量持续胰岛素治疗　是糖尿病酮症酸中毒治疗的关键措施。多采用小剂量持续静脉滴注速效胰岛素，或使用胰岛素泵持续胰岛素输注，4~6 U/h，每 2 h 依据血糖调整胰岛素剂量。初始在生理盐水中加胰岛素静脉滴注，待血糖降至 13.9 mmol/L（250 mg/dL）时，改用 5% 葡萄糖或 5% 葡萄糖盐液，按照每 3~4 g 葡萄糖加 1 U 胰岛素的标准计算剂量并持续给药，直至尿酮体消失。尿糖弱阳性时，酌情皮下注射速效胰岛素 8 U 左右，1 h 后停用静脉胰岛素，改用皮下注射。

3. 补钾和纠正酸中毒　酮症酸中毒患者体内都有不同程度缺钾。对有尿的患者，治疗开始即应补钾，一般需持续至少 1 周，并密切监测血钾水平。血 pH < 7.0，可用碳酸氢钠（不用乳酸钠）静脉输入，同时密切监测动脉血气分析情况，且不宜过多过快，以免诱发和加重脑水肿。

4. 治疗诱因和并发症　积极抗感染，纠正脱水、休克、心力衰竭等。

（七）高渗性非酮症糖尿病昏迷的治疗

高渗性非酮症糖尿病昏迷的治疗与酮症酸中毒的治疗相似，应积极补液（必要时考虑输注 0.45% 氯化钠低渗溶液）、小剂量持续胰岛素治疗、补钾，并积极治疗诱因和并发症。

七、护理

（一）主要护理问题/护理诊断

（1）营养失调：低于机体需要量，与碳水化合物、蛋白质、脂肪代谢紊乱有关。

（2）潜在并发症：糖尿病酮症酸中毒、低血糖反应、糖尿病足。

（3）知识缺乏：缺乏糖尿病自我保健知识。

（二）主要护理措施

1. 饮食与运动的指导　具体实施原则与方法详见治疗要点部分。

2. 应用口服降糖药的护理　嘱患者遵医嘱按时按剂量服药，不可随意增减，定时定量进餐；观察药物不良反应，发现问题及时报告，监测用药后血糖及糖化血红蛋白的变化。

①胰岛素促泌剂：应在饭前半小时口服。用药剂量过大、进食少、活动量大及老年患者易发生低血糖反应，应注意预防。②双胍类药物：进餐时或餐后服。二甲双胍的不良反应有轻度胃肠道反应，少数患者有腹泻、肝功能损害，停药可恢复。③α-葡萄糖苷酶抑制剂：应与第1口主食同时嚼服，副作用有腹胀、腹痛、腹泻。④噻唑烷二酮类（格列酮类）药物：主要不良反应为水肿，有心力衰竭倾向或肝病者慎用。

3. 胰岛素治疗的护理

（1）剂量准确：实施胰岛素治疗应使用胰岛素注射专用器具并准确抽吸，不宜使用普通的注射器。常用器具包括胰岛素专用注射器、胰岛素笔、胰岛素泵等。

① 胰岛素专用注射器上标明的刻度是胰岛素的单位，且无死腔，从而保证剂量准确；而普通注射器上的刻度是毫升，最小单位是 0.1 mL，且针头和针栓之间常有死腔，很难精确地抽取胰岛素。抽吸预混胰岛素时一定要先摇匀药液再抽吸，以保证剂量准确。当需混合使用长效（或中效）、短效胰岛素时，应先抽短效，再抽长效（或中效），然后轻轻摇匀，不可反向操作，以免长效（或中效）胰岛素混入短效胰岛素中而影响短效胰岛素的疗效。

② 胰岛素笔是一种形同钢笔的专用注射装置，由针头、注射笔和专用胰岛素组成，简化了注射过程，易于患者掌握，尤其适用于视力不佳的患者。使用胰岛素笔注射时患者可直接调节所需要的剂量。该装置可随身携带，便于旅行、出差时使用。

③ 胰岛素泵是一种程序控制的、可连续微量注射胰岛素的蠕动泵，可以模拟人体胰岛素生理分泌模式给患者补充胰岛素。

（2）注射时间适当：一般长效胰岛素与进餐关系可不严格，但使用短效制剂时必须强调在进餐前半小时注射，使用超短效制剂时可在注射后即刻进餐。

（3）注意注射部位的选择与轮换，防止脂肪萎缩：常用注射部位有上臂外侧、腹部、股外侧等。两次注射点相隔至少 2 cm，腹部注射时避开脐及脐周。

（4）胰岛素的保存：保存胰岛素不可冰冻，应避免温度过高或过低（不宜低于 2 ℃或高于 30 ℃）及剧烈晃动，避免日光照射。若短效制剂出现不澄清或中、长效制剂呈块状则不能使用。

（5）低血糖的预防与处理：应注意注射剂量准确、运动量合理、胰岛素注射时间和进食时间的配合。一旦患者发生低血糖，应及时检测血糖，并根据情况给患者进食含糖食物（如糖果、甜点）或含糖饮料，或静脉注射 50% 葡萄糖 40～100 mL，一般 10 min 左右好转。定期监测血糖、糖化血红蛋白，及时调整胰岛素剂量。

4. 足部护理

（1）保持足部清洁：每日用温水（<40 ℃）及中性软皂洗脚，每次不宜超过 10 min，脚趾缝间要洗干净，并用柔软且吸湿性强的毛巾擦干；如皮肤干燥，可适当涂抹润肤膏，并轻轻按摩皮肤；趾甲不要剪得太短，应与脚趾平齐；预防脚癣，勤换鞋袜。

（2）每天检查足部（包括趾间、足底、足背）：观察是否有水泡、裂口、擦伤及其他改变，如趾甲有无异常，足部颜色、温度有何改变，有无水肿，评估足部感觉、足背动脉搏动情况，发现异常及时就医。

（3）预防足部外伤：不要赤足行走，禁用热水袋、烤灯等温热足部。一旦发现损伤及感染，应积极清创、消毒、包扎，应用抗感染药物，必要时请专科医生处理。

（4）选择合适的鞋袜：鞋子要轻软、宽大、大小合适、透气，以免磨损足部；养成穿鞋前检查鞋内有无杂物的习惯。袜子宜透气性好、吸水性好、大小合适、无紧口；可选毛袜、线袜等，每日更换清洗，不穿有洞或修补不平整的袜子。

（5）促进足部血液循环：注意足部保暖，避免将之暴露于寒冷或潮湿的环境中；每天进行适度的小腿和足部运动；经常按摩足部；注意戒烟，以免刺激血管而加重供血不足。

> ⚠ **重点提示**
>
> 1. 糖尿病综合治疗措施包括糖尿病教育、饮食治疗、运动治疗、血糖监测和药物治疗。
> 2. 饮食治疗的原则：在满足机体需要的基础上，合理控制总热量、合理搭配营养素、合理安排饮食。
> 3. 运动治疗的原则是因人而异、循序渐进、适可而止、持之以恒。
> 4. 评估血糖长期控制状况的最重要指标是糖化血红蛋白。
> 5. 熟悉各种口服降糖药的作用机制和常见副作用。
> 6. 胰岛素的使用原则是小量开始，逐渐增量，严格个体化。

八、健康教育

如前所述，糖尿病教育是糖尿病治疗成败的关键。糖尿病教育应至少包括以下内容：①糖尿病的自然进程、症状，并发症的防治；②个体化的治疗目标，以及饮食和运动等生活方式干预；③正确应用口服降糖药和胰岛素；④自我血糖监测和尿糖监测的方法，血糖监测结果的意义和应采取的相应措施；⑤发生紧急情况（低血糖、应激等）的应对措施。

思考题

1. 简述糖尿病的定义与分型。1 型糖尿病和 2 型糖尿病各有哪些临床特点？
2. 糖尿病的典型临床表现有哪些？
3. 糖尿病患者合并冠心病的临床特点有哪些？
4. 糖尿病饮食治疗的原则是什么？
5. 简述糖尿病足的危险因素。

第三节 肥胖症

肥胖症（obesity）是指由遗传和环境等多种因素相互作用所引起的，以体内脂肪堆积过多和（或）分布异常、体重增加为特点的慢性代谢性疾病。近年来，随着我国经济发展和生活方式的改变，肥胖症患病率有明显上升，发病年龄有下降趋势。

肥胖症是代谢综合征的主要组分之一，是2型糖尿病、冠心病、脑血管疾病、高血压等多种疾病的危险因素。因此，对其防治有十分重要的临床意义。根据病因，肥胖症可分为单纯性和继发性。后者为某些疾病的临床表现之一，约占肥胖症总数的1%。本节将主要介绍单纯性肥胖症。

一、病因及发病机制

单纯性肥胖症多无明显内分泌、代谢方面的病因，而主要与环境因素和遗传因素的综合作用有关。热量摄入多于热量消耗使脂肪合成增加是肥胖的物质基础。

1. 环境因素　主要是营养过度和体力活动减少，还包括饮食结构不合理（如高脂饮食）、文化因素、神经精神因素等。另外，胎儿期母体营养不良、蛋白质缺乏或低体重儿也是肥胖的危险因素。

2. 遗传因素　肥胖具有明显的遗传倾向，属多基因遗传。目前发现肥胖基因（瘦素基因）、瘦素受体基因、β_3肾上腺素能受体基因、解偶联蛋白-1基因等与肥胖有关。

二、临床表现

肥胖症可见于任何年龄，幼年型者自幼肥胖，成年型者多起病于20～25岁，临床上多见于40～50岁的中壮年女性，亦可见于60～70岁以上的老年人。男性肥胖症患者的脂肪分布以颈项部、躯干部和头部为主，女性则以腹部、下腹部、胸部乳房及臀部为主。轻度肥胖者常无症状，中重度肥胖者可有下列症状。

（一）呼吸功能不良

由于大量脂肪堆积于体内，所以肥胖症患者体重过大，活动时能量消耗增加，耗氧量亦增多；由于腹壁增厚，横膈抬高，换气困难，故常出现缺氧和二氧化碳潴留，严重时可发生继发性红细胞增多、肺动脉高压甚至右心衰竭。此外，肥胖症患者常出现打鼾、睡眠呼吸暂停。由于缺氧和二氧化碳潴留，患者常感倦怠嗜睡，严重缺氧者可发生猝死。

（二）心脏负担加重

重度肥胖者因脂肪组织增多而出现有效循环血量、心搏出量及心脏负担均增加，且常伴有高血压、动脉粥样硬化，甚至发生心力衰竭。

（三）内分泌及代谢紊乱

肥胖症患者空腹及餐后血浆胰岛素升高，常存在胰岛素抵抗，以及糖耐量异常或糖尿病；胆固醇、甘油三酯及游离脂肪酸常升高，易患动脉粥样硬化、冠心病、胆石症等。女性肥胖者多闭经不孕，男性多有阳痿不育、类无睾症。肥胖症患者嘌呤代谢异常，血浆尿酸增加，其痛风的发病率明显高于正常人群。

（四）消化系统表现

肥胖症患者食欲多亢进、善饥多食，常发生便秘或腹泻，可有不同程度的脂肪肝、反流性食管炎，伴胆石症者有慢性消化不良、胆绞痛发作史。

（五）其他

肥胖使脊柱、关节负重增加，因此患者常有腰背疼痛、骨性关节炎；巨大身体行动不便可影响日常工作和生活，因此患者常有精神心理障碍。

三、诊断要点

肥胖症的诊断常根据患者的体重、体重指数，以及腰围和腰臀比（waist – to – hip ratio，WHR）做出。

患者实际体重超过标准体重 20% 即可诊断为肥胖症，但须排除肌肉发达或水分潴留因素。

$$标准体重(kg) = 身高(cm) - 105$$

可根据体重指数（BMI）进行肥胖的诊断和分级，BMI > 25 为肥胖。表 7 – 5 为 WHO 1999 年制定的对亚太地区肥胖的分类。

表 7 – 5　亚太地区肥胖的分类

分类	BMI/（kg/m²）
体重过低	<18.5
正常范围	18.5 ~ 22.9
超重	≥23
肥胖前期	23 ~ 24.9
肥胖　Ⅰ期	25 ~ 29.9
Ⅱ期	≥30

可根据腰围诊断肥胖，男性腰围 > 94 cm，女性腰围 > 80 cm，可视为肥胖。也可用腰臀比（WHR）评估腹型肥胖，男性 WHR > 0.95，女性 WHR > 0.85，可视为腹型肥胖。

四、治疗要点

肥胖症治疗的关键是减少热量摄取、增加热量消耗，强调以饮食、运动为主的综合治疗，必要时辅以药物治疗或手术治疗。一般认为，肥胖症患者体重减轻 5% ~ 10%，就能明显改善各种与肥胖相关的心血管危险因素及并发症。

（一）饮食治疗

肥胖症患者宜采用低热量、低脂肪、平衡饮食，控制总进食量，糖类、蛋白质和脂肪的供能分别占总热量的 60% ~ 65%、15% ~ 20%、25% 左右；饮食应含有适量优质蛋白质、复杂糖类（如谷类）、足够新鲜蔬菜（400 ~ 500 g/d）和水果（100 ~ 200 g/d）、适量维生素和微量营养素。避免高脂肪、高热量食品，少吃甜食，限制盐，适当增加膳食纤维。

饮食治疗须长期坚持，个体化合理的饮食治疗方案是肥胖症治疗成功的基础。①轻度肥胖者：仅需限制油炸、动物脂肪、甜食、含糖饮料、酒精等高脂肪、高热量食物，使每日总热量低于消耗量，多做体力劳动和体育锻炼，目标是使体重每月减轻 0.5 ~ 1 kg，逐渐达到标准体重。②中度以上肥胖者：须严格控制总热量，女性 5 ~ 6.3 MJ/d（1200 ~ 1500 kcal/d），男性 6.3 ~ 7.6 MJ/d（1500 ~ 1800 kcal/d）；蛋白质摄入量每日不少于 1 g/kg，其中动物性蛋白占 1/3；应严格限制脂肪摄入量，其中动物性脂肪摄入量应控制在总热量的 10% 左右，动物性脂肪摄入过多可导致胆固醇升高而并发动脉粥样硬化；同时，应限制钠的摄入。经以上饮食控制数周体重仍不能降低者，可将总热量减至 3.4 ~ 5 MJ/d（800 ~ 1200 kcal/d）。

（二）运动治疗

运动治疗与饮食治疗一样，是肥胖症的基础治疗，亦须长期坚持。运动方式和运动量应根据患者具体情况，选择轻中等强度的全身有氧运动和增强肌力的静态运动。运动过程中宜注意安全，循序渐进，有心血管疾病和肺功能差者更须慎重。

（三）药物治疗

经饮食治疗和运动治疗 3 ~ 6 个月体重下降 < 6 kg 或 BMI > 27 者，可加用药物辅助治疗。由于减重药物的副作用和耐药性，儿童、孕妇、哺乳期女性不宜应用，目前只倾向于严重肥胖症患者在医生指导下谨慎地应用。下列情况应考虑药物减重：①食欲亢进或餐前饥饿难忍；②有相关伴发疾病，如糖耐量异常、高血压、血脂异常等；③有其他严重并发症，如严重骨关节炎、呼吸睡眠暂停、反流性食管炎等。

1. 西布曲明　为中枢性减重药，可抑制 5 - 羟色胺和去甲肾上腺素再摄取，提高饱足感，使患者减少摄食，还可间接刺激交感传出神经，增加生热。该药物半衰期为 16 h，推荐剂量为 1 次/d，10 ~ 30 mg/次。其副作用为口干、心率快、血压升高、失眠等。老年患者及糖尿病患者慎用，高血压、冠心病、充血性心力衰竭、心律不齐或卒中患者禁用，血压偏高者经有效降压后方可使用。

2. 奥利司他　为胰脂肪酶抑制剂，通过减慢胃肠道中食物的脂肪水解过程减少胃肠道对脂肪的吸收，从而降低体重，改善血脂。进餐时口服 120 mg，3 次/d。其主要的副作用是胃肠道反应、油性便。

（四）手术治疗

对于 BMI ≥ 35、减重失败而又有严重并发症者，可选择使用吸脂术、切脂术和各种减少食物吸收的手术（空肠回肠分流术、胃气囊术、小胃手术或垂直结扎胃成形术等）。手术可能并发吸收不良、贫血、管道狭窄等，手术的长期安全和有效性尚不确定。

五、护理

1. 病情观察　监测患者体重、呼吸功能、心血管功能、血糖、血脂及血压等情况，了解患者的饮食和运动习惯、心理和情绪状况，观察患者外形改变是否对其日常生活产生影响，了解患者有无肥胖相关的各种疾病。

2. 饮食护理　与患者商讨制订合理的饮食计划，指导其选择健康食物，限制高脂肪和高糖的食品，鼓励其多饮水；纠正其不良的进食习惯，如避免边看电视、边听广播或边读书边吃饭，克服厌烦、抑郁期间的进食冲动。指导患者建立良好的进食习惯，如三餐规律、定时定量、进餐时集中注意力、增加咀嚼次数、减慢进食速度。

3. 活动指导　鼓励患者在日常生活中增加体力活动量，多步行，并做力所能及的家务；进行规律的轻中度有氧运动，注意循序渐进、持之以恒、有家属陪伴。指导患者避免选择爬山、上下楼梯等增加关节负重的活动。针对合并骨性关节炎者，协助患者完成下蹲运动，协助大小便。保持地面清洁、干燥、无障碍物，减少患者跌倒受伤的危险。

4. 皮肤护理　重度肥胖患者皮肤常菲薄，皱褶处易发生皮炎、擦烂，合并化脓性或真菌感染。嘱患者注意个人卫生，勤洗澡，勤换衣服，衣裤宜柔软宽松，在皮肤皱褶处适当涂以爽身粉；一旦发生皮肤炎症、感染，应积极处理。

5. 心理护理　由于肥胖引起的外形改变，患者常有自卑、抑郁、睡眠差、不愿与人交往等心理。首先，宜鼓励患者表达自己的感受并认真倾听。其次，可与患者讨论肥胖的治疗及预后，为患者减重制定切实可行的目标，增加其战胜疾病的信心。另外，可鼓励患者进行适当的修饰，加强自身修养，提高自身的内在气质。

六、健康教育

通过健康教育使患者及其家属对肥胖症及其危害有正确的认识。积极采取健康的生活方式，改变不良的饮食和生活习惯，并长期坚持，是治疗肥胖症最重要的方法。另外，在社区加强预防肥胖症的宣传和健康教育。尤其是针对有肥胖症家族史的人群，嘱其从青少年时期即开始注意预防肥胖，建议妇女产后及绝经期、男性中年以上或病后恢复期也注意预防肥胖。预防肥胖较治疗更为重要，且更易见效。

> ⚠ **重点提示**
>
> 1. 热量摄入多于热量消耗使脂肪合成增加是肥胖的物质基础，营养过度和体力活动减少是导致肥胖的主要环境因素。
> 2. 中重度肥胖者可有呼吸功能不良、心脏负担加重、内分泌及代谢紊乱、消化系统表现等临床表现。
> 3. 肥胖的诊断常根据患者的体重、体重指数、腰围及腰臀比做出。
> 4. 肥胖症治疗的关键是减少热量摄取、增加热量消耗，强调以饮食、运动为主的综合治疗，必要时辅以药物治疗或手术治疗。
> 5. 肥胖症的护理措施包括病情观察、饮食护理、活动指导、皮肤护理及心理护理等。

思考题

1. 中重度肥胖患者可有哪些临床表现？
2. 肥胖症的诊断标准有哪些？
3. 肥胖症治疗的关键是什么？

风湿性疾病

第一节　系统性红斑狼疮

系统性红斑狼疮（systemic lupus erythematosus，SLE）是一种有多系统损害的慢性系统性自身免疫性疾病，患者血清具有以抗核抗体为代表的多种自身抗体。此病病程迁延，多数患者的表现以病情缓解和急性发作交替为特点，有内脏（肾、中枢神经系统）损害者预后差。

SLE 的发病率随地区、种族、性别、年龄而异；好发于黑人及亚洲人，以女性多见；患病年龄多为 20~40 岁。

一、病因、发病机制与病理

（一）病因

此病病因未明，可能与遗传、雌激素、环境等因素有关。

1. **遗传因素**　提示此病与遗传因素有关的依据：①SLE 患者第一代亲属中患 SLE 者的数量是无 SLE 患者家庭的 8 倍；②同卵双生子患 SLE 的概率为异卵双生子的 5~10 倍。然而，大部分病例不显示有遗传性。

2. **雌激素**　提示此病与雌激素有关的依据：①育龄女性患病率与同龄男性之比为 9∶1；②女性在非性腺活动期（<13 岁，>55 岁），SLE 发病率较低；③妊娠可诱发此病或加重病情。

3. **环境因素**　①日光：40% 的 SLE 患者对日光过敏，紫外线照射可使其皮肤上皮细胞出现凋亡，新抗原暴露而成为自身抗原；②食物：苜蓿类、鱼油可能诱导此病的发生；③药物：普鲁卡因胺、异烟肼、氯丙嗪、甲基多巴等药物，可能诱导此病的发生。

（二）发病机制

SLE 发病可能是上述因素综合作用的结果，即具有遗传素质者，在各种致病因子（感染、药物、紫外线等）的作用下，机体内异常的免疫应答被促发，持续产生大量的免疫复合物和致病性自身抗体，从而引起组织炎症性损伤。SLE 的免疫应答异常以 T 和 B 淋巴细胞的高度活化和功能异常，即细胞和体液免疫紊乱最突出。

（三）病理

SLE 的病理改变为炎症反应和血管异常。其病理形态因累及部位不同而异。受损器官的特征性改变有：①狼疮小体（苏木紫小体）：为诊断 SLE 的特征性依据；②"洋葱皮样病变"：小动脉周围有显著向心性纤维组织增生，尤以脾中央动脉最明显；③狼疮性肾炎：几乎所有的 SLE 患者都有肾损伤，病理改变主要位于肾小球、肾间质等。

二、临床表现

SLE 临床表现多样，早期症状往往不典型。

1. 全身症状　活动期患者大多数有全身症状。约 90%患者可出现发热，以长期低中度热多见；此外，全身症状还有疲倦、乏力、体重减轻等。

2. 皮肤与黏膜　约 80%患者可有皮肤损害。最具特征性的皮肤改变为鼻梁和双面颊部的蝶形红斑。皮肤损害还可表现为广泛或局限性斑丘疹，盘状红斑、红点、紫癜或紫斑等，多见于日晒部位。约 40%患者有光过敏现象。急性期约 30%患者曾有口腔溃疡，约 40%患者有脱发，约 30%患者有雷诺现象。

3. 多发性浆膜炎　见于半数以上患者的急性发作期，包括中小量心包积液和双侧胸腔积液。

4. 骨骼和肌肉　约 85%患者有关节受累，大多数表现为关节痛。此类关节痛常为对称性多关节疼痛、肿，呈间歇性，最常见于指、腕、膝等关节。关节 X 线片大多正常。约 40%患者可有肌痛，5%～10%的患者可有肌炎。

5. 肾　SLE 患者的肾损害很常见，可表现为急性肾炎、急进性肾炎、隐匿性肾炎、慢性肾炎和肾病综合征，以慢性肾炎和肾病综合征较常见。患者早期多无症状，随病程进展，可出现大量蛋白尿、血尿、管型尿、氮质血症等，晚期发生尿毒症。慢性肾衰竭是 SLE 患者死亡的常见原因。

6. 心血管　约 30%患者有心血管表现，其中以心包炎最常见，可为纤维素性心包炎或渗出性心包炎。约 10%患者有心肌损害，严重者可发生心力衰竭而死亡。

7. 肺与胸膜　约 35%患者有胸腔积液，多为双侧中小量积液，由浆膜炎、低蛋白血症引起。少数患者发生狼疮性肺炎，肺 X 线片可见片状浸润阴影，多在双下肺；主要表现为活动后气促、干咳、低氧血症，肺功能检查常显示弥散功能下降。

8. 神经系统　约 20%患者有神经系统损伤，以中枢神经系统损伤（尤其脑损害）最常见；临床表现为偏头痛、性格改变、记忆力减退等；可导致脑血管意外、昏迷、癫痫持续状态等发生。严重头痛可为 SLE 的首发症状。出现中枢神经系统症状者预后不佳。

9. 消化系统　约 30%患者有食欲缺乏、腹痛、呕吐、腹泻、腹水等，部分患者以上述症状为首发。约 40%患者血清转氨酶升高，多无黄疸。少数患者可发生急腹症，如肠坏死、肠梗阻，其往往与 SLE 活动性相关。消化系统症状与肠壁和肠系膜的血管炎有关。

10. 血液系统　活动性 SLE 患者有慢性贫血，可表现为白细胞减少或淋巴细胞绝对数减少、血小板减少，其与血清中存在抗血小板抗体、抗磷脂抗体以及骨髓巨核细胞成熟障碍有关。部分患者有无痛性轻、中度淋巴结肿大，以颈部和腋窝多见。少数患者有脾大。

11. 其他　约30%患者有继发性干燥综合征，因唾液腺和泪腺功能不全，少数伴视网膜血管炎及眼底出血。

> **⚠ 重点提示**
>
> 1. 鼻梁和双面颊部呈蝶形分布的红斑是 SLE 患者最具特征性的皮肤改变。
> 2. SLE 为一种有多系统损害的慢性系统性自身免疫性疾病，患者血清具有以抗核抗体为代表的多种自身抗体。可能相关病因为遗传、性激素、环境等。
> 3. 约85% SLE 患者出现对称性多关节疼痛、肿，呈间歇性，最常见于指、腕、膝等关节。
> 4. 几乎所有 SLE 患者的肾组织都有病理改变，慢性肾衰竭是 SLE 患者死亡的常见原因。

三、有关检查

（一）一般检查
血沉增快，肝功能和肾功能可出现异常。

（二）免疫学检查
1. 自身抗体　①抗核抗体：是目前最佳的 SLE 筛选试验项目，但其特异性小；约95%患者抗核抗体阳性。②抗 Sm 抗体：为诊断 SLE 的标记抗体之一，其特异性高达99%，有助于早期和不典型患者的诊断或回顾性诊断，但与病情活动不相关。③抗双链 DNA 抗体：为诊断 SLE 的标记抗体之一，多出现在 SLE 活动期，其含量与疾病活动性密切相关。④其他抗体：抗组织细胞抗体，如抗红细胞膜抗体等。

2. 补体　补体 C3、C4、CH50（总补体）降低提示狼疮活动。

3. 免疫病理学检查　有肾穿刺活组织检查和皮肤狼疮带试验等方法。肾穿刺活组织检查对狼疮性肾炎的诊断、治疗和预后估计均有价值。皮肤狼疮带试验阳性代表 SLE 活动性。

（三）其他
脑部 CT、胸部 X 线及超声心动图检查分别有利于 SLE 早期发现出血性脑病、肺部浸润及心血管病变。

四、诊断要点

对 SLE 的诊断，目前普遍采用美国风湿病学会 1997 年提出的 SLE 诊断分类标准，包括颊部红斑、盘状红斑、光过敏、口腔溃疡、关节炎、浆膜炎、肾病变、神经病变、血液学疾病、免疫学异常、抗核抗体 11 项，符合其中 4 项及 4 项以上者，在除外感染、肿瘤和其他结缔组织病后，可诊断为 SLE。其敏感性和特异性分别为 95% 和 85%。11 项标准中，免疫学异常和抗核抗体更具有诊断意义。

五、治疗要点

目前针对 SLE 仍无根治方法，提倡早期诊断、早期治疗。治疗原则是对活动且病情重者给予强有力的药物控制，待病情缓解后给予维持性治疗。治疗目的在于控制病情及维持临床缓解。

（一）一般治疗

活动期患者应卧床休息，病情稳定或慢性患者可适当活动，但要注意勿过劳，避免使用诱发 SLE 的药物，避免紫外线照射，重视心理调节，达到心理平衡。

（二）药物治疗

1. 糖皮质激素　糖皮质激素可显著抑制炎症和抗原抗体反应，是目前治疗系统性红斑狼疮的主要药物，适用于良性期，以及发生脏器受累、急性溶血、血小板减少性紫癜等时。

对于病情较轻者，可先试用泼尼松每日 $0.5 \sim 1$ mg/kg，晨起顿服；病情稳定后 2 周或疗程 8 周内，以每 $1 \sim 2$ 周减 10% 的速度缓慢减量。多数患者需长期服用小剂量糖皮质激素 $10 \sim 15$ mg/d，以维持病情稳定。长期使用糖皮质激素应注意药物不良反应，如向心性肥胖、高血糖、高血压、感染、骨质疏松及股骨头坏死等。

激素冲击疗法：适用于急性暴发性危重 SLE，如急进性肾衰竭、神经精神狼疮的癫痫发作或明显精神症状、急性重症溶血性贫血等。具体方法为甲泼尼龙 $500 \sim 1000$ mg，溶于 5% 葡萄糖 250 mL 中缓慢静滴，1 次/d，连用 3 d 为一疗程，接着用大剂量泼尼松治疗，如病情需要，1 周后可重复使用。此法可以较快控制 SLE 暴发。使用大剂量激素应注意引起严重感染、高血压、心律失常、高血糖等不良反应。

皮疹处可用含糖皮质激素的软膏给予局部治疗。

2. 免疫抑制剂　对病情较重的 SLE 患者应给予大剂量糖皮质激素和免疫抑制剂。加用免疫抑制剂有利于更好地控制 SLE 活动，减少 SLE 暴发并减少糖皮质激素的剂量。常用免疫抑制剂有环磷酰胺、硫唑嘌呤。

（1）环磷酰胺：环磷酰胺冲击疗法为每次剂量 $0.5 \sim 1$ g/m^2 体表面积，加入 0.9% 氯化钠溶液 250 mL 内，缓慢静滴，时间要超过 1 h。环磷酰胺口服剂量为每日 $1 \sim 2$ mg/kg，分 2 次口服。针对狼疮性肾炎，用糖皮质激素联合环磷酰胺治疗会显著减少肾衰竭的发生。环磷酰胺的不良反应有胃肠道反应、脱发、骨髓抑制、感染，以及出血性膀胱炎、肝损害等，因此应定期检查，当血白细胞计数 $< 3 \times 10^9$/L 时，暂停使用。

（2）硫唑嘌呤：适用于中度严重病例，如脏器功能恶化缓慢者，剂量为每日 $1 \sim 2$ mg/kg。其不良反应主要是骨髓抑制、肝损害、胃肠道反应等。

3. 其他药物

（1）环孢素：大剂量糖皮质激素联合免疫抑制剂治疗 $4 \sim 12$ 周，病情不改善时，应加用此药。每日 5 mg/kg，分 2 次口服，服用 3 个月；以后每月减少 1 mg/kg 直至 3 mg/kg，以此做维持治疗。其主要不良反应为肾、肝损害，因此使用期间应注意监测。

（2）抗疟药：氯喹口服后主要积聚在皮肤，能抑制 DNA 和抗 DNA 抗体的结合，具有抗光敏感的作用，对控制皮疹及关节症状有一定效果。久服抗疟药可造成心肌损害，可能对视力有一定的影响。

（三）静脉注射大剂量免疫球蛋白

此法适用于某些病情严重或（和）并发全身性严重感染者，对重症血小板减少性紫癜有效。一般每日 0.4 g/kg，静脉滴注，连续 3~5 d 为 1 个疗程。

（四）其他及对症治疗

必要时可以采取血浆置换、人造血干细胞移植、生物制剂治疗等方法治疗 SLE。非甾体抗炎药（阿司匹林、布洛芬等）主要用于有发热、关节肌肉疼痛，但无明显内脏或血液受损者；其不良反应是肝肾功能受损。

⚠ 重点提示

1. 抗核抗体敏感性强，是目前最佳的 SLE 筛选试验项目；抗 Sm 抗体特异性强，有助于早期和不典型患者的诊断或回顾性诊断；抗双链 DNA 抗体的含量与疾病活动性密切相关。

2. 治疗 SLE 的目的在于控制病情及维持临床缓解。治疗药物主要有糖皮质激素和免疫抑制剂（代表药为环磷酰胺、硫唑嘌呤）。

六、护理

（一）主要护理问题/护理诊断

（1）疼痛：慢性关节痛，与疾病的自身免疫反应引起的关节炎症有关。

（2）焦虑：与病情反复发作、迁延不愈、面容毁损及多脏器功能损害等因素有关。

（3）潜在并发症：慢性肾衰竭。

（二）主要护理措施

1. 饮食护理　鼓励患者摄入足够的蛋白质、维生素和水分，以维持正氮平衡，满足组织修复的需要。少食多餐，忌食芹菜、无花果、蘑菇、烟熏食物及辛辣等刺激性食物。

2. 口腔护理　注意保持口腔清洁。有口腔黏膜破损时，每天晨起、睡前和进餐前后用漱口液漱口；有口腔溃疡者，在漱口后用中药冰硼散或锡类散涂敷溃疡部，以促进溃疡愈合；有口腔感染病灶者，遵医嘱局部使用抗生素。

3. 皮肤护理　除常规的皮肤护理、预防压疮外，指导患者注意以下事项：①有皮疹、红斑或光敏感者，外出时采取遮阳措施，避免阳光直接照射裸露皮肤，并遵医嘱做好皮损局部的处理；②避免接触刺激性物品，如染发烫发剂、定型发胶、农药等；③避免服用容易诱发风湿病症状的药物，如普鲁卡因酰胺、肼屈嗪（肼苯哒嗪）、异烟肼等；④发生肢端血管痉挛引起皮肤苍白、疼痛时，可局部涂硝酸甘油膏，以扩张血管，改善血液循环，缓解症状。

4. 用药护理　使用非甾体抗炎药期间，用药的同时服用胃黏膜保护剂、H_2受体拮抗剂或米索前列醇等，可减轻肝肾功能损害；监测肝肾功能。糖皮质激素和免疫抑制剂的用药护理内容详见第五章及第六章。

七、健康教育

1. 指导患者保持乐观心态　向患者及家属介绍此病相关知识，使其了解若能及时诊断和治疗，此病病情可能长期缓解。嘱家属给予患者精神支持和生活照顾，以维持其良好的心理状态。

2. 避免诱因预防感染　教育患者避免一切可能诱发此病的因素，如阳光照射、妊娠、药物及手术等。育龄妇女应避孕。患者抵抗力差，应少去公共场所；若有感染存在，应及早发现并积极治疗。

3. 注意适量活动　SLE缓解期，指导患者逐步增加活动，但要注意劳逸结合，避免过度劳累。

4. 做好皮肤护理　指导患者注意个人卫生，切忌挤压皮肤斑丘疹，预防皮损处感染；避免阳光暴晒和紫外线照射，以及诱发小血管痉挛的因素。

5. 用药指导　嘱患者严格按医嘱治疗，不可擅自改变药物剂量或突然停药。应向患者详细介绍所用药物的名称、剂量、给药时间和方法等，并教会其观察药物疗效和不良反应。

6. 预防接种　嘱患者缓解期才可进行防疫注射，但尽可能不用活疫苗。

7. 预后　SLE的5年、10年、20年生存率分别达到85%、75%和68%，少数患者可无症状而长期处于缓解状态。患者的死亡原因主要是感染、肾衰竭等。

思考题

1. 简述系统性红斑狼疮的概念、可能的病因、最具特征性的皮肤改变表现及SLE患者死亡的常见原因。

2. 简述治疗SLE的主要药物（糖皮质激素和免疫抑制剂）的不良反应和护理措施。

3. 简述SLE患者皮肤护理的要点。

4. 简述对SLE患者实施健康教育的要点。

第二节　类风湿关节炎

类风湿关节炎（rheumatoid arthritis，RA）是以对称性多关节炎为主要临床表现的异质性、系统性、自身免疫性疾病。异质性是指患者遗传背景不同，病因可能也非单一，因而发病机制不尽相同。临床上以慢性、进行性、对称性、周围性多关节炎性病变为主要特征，可表现为受累关节疼痛、肿胀以及功能下降；当炎症破坏软骨和骨质时，出现关节畸形和功能障碍。

RA 呈全球性分布，可见于任何年龄，其中以 35 ~ 50 岁多见。女性患者数量为男性的 2 ~ 3 倍。

一、病因、发病机制与病理

（一）病因、发病机制

目前此病病因尚不清楚。各种炎症介质、细胞因子、趋化因子在 RA 发病过程中的作用都被深入研究过，但其发病机制仍不清楚。

1. 环境因素　目前认为一些感染因素，如某些细菌、支原体、病毒等可能与 RA 发病有关，可致某些易感或有遗传背景的人发病。

2. 遗传易感性　流行病学调查发现，RA 发病与遗传因素密切相关。RA 发病有家族聚集趋向，RA 者的一级亲属发生 RA 的概率为 11%。RA 是一个多基因遗传疾病。

3. 免疫紊乱　免疫紊乱被认为是 RA 的主要发病机制。在病程中，T 淋巴细胞受到体内外抗原刺激而活化增殖，滑膜的巨噬细胞也因抗原而活化，使细胞因子增多，从而促使滑膜处于慢性炎症状态，并使关节软骨和骨遭受破坏，结果造成关节畸形。

（二）病理

滑膜炎和血管炎是 RA 的基本病理改变。RA 急性期，滑膜主要表现为滑膜下层小血管扩张、水肿及中性粒细胞浸润；慢性期，滑膜肥厚，形成许多绒毛样突起，伸向关节腔内，侵入滑膜和骨质。绒毛又称血管翳，具有很强的破坏性，是造成关节破坏、畸形的主要病理基础。类风湿结节是血管炎的一种表现。

二、临床表现

RA 的临床表现多样，既有主要的关节症状，也有关节外多系统受累的表现。60% ~ 70% RA 患者起病隐匿，在出现明显的关节症状前可有数周的乏力、全身不适、发热、纳差、体重下降等症状，以后逐渐出现典型的关节症状。少数患者起病急，数天内便出现多个关节症状。

（一）关节表现

RA 患者的典型临床表现为对称性多关节炎，主要侵犯小关节，可表现为滑膜炎症状和关节结构破坏。前者经治疗后有一定的可逆性，后者很难逆转。

1. 晨僵　患者早晨起床后病变关节感觉僵硬，如胶黏着样的感觉。晨僵也可于日间长时间静止不动后出现。持续时间超过 1 h 者意义较大。95% 以上患者可出现晨僵。

2. 痛与压痛　关节痛往往是 RA 最早的症状，初期可以是单一关节或呈游走性多关节肿痛；最常出现的部位是腕关节、掌指关节、近端指间关节，其次是足趾、膝、踝、肘、肩等关节；多呈对称性、持续性，但时轻时重。疼痛的关节往往伴有压痛，受累关节的皮肤出现褐色色素沉着。

3. 关节肿胀　凡受累的关节均可肿胀，多由关节腔内积液或关节周围软组织炎症引起。病程较长者可因慢性炎症致滑膜肥厚而发生肿胀，多呈对称性。

4. 畸形　见于较晚期的 RA 患者。最常见的晚期关节畸形是腕关节和肘关节强直，掌指关节半脱位，手指尺侧偏斜、屈曲畸形等。

5. 关节功能障碍　关节肿痛和畸形造成关节的活动障碍。美国风湿病学会将因此病影响生活的程度分为4级：

Ⅰ级：能照常进行日常生活和各项工作。

Ⅱ级：可进行一般的日常生活和某种职业工作，但参与其他项目活动受限。

Ⅲ级：可进行一般的日常生活，但参与某种职业工作或其他项目活动受限。

Ⅳ级：日常生活的自理和参与工作的能力均受限。

（二）关节外表现

当病情严重或关节症状突出时 RA 患者易出现关节外表现。

1. 类风湿结节　是此病较常见的关节外表现。20%～30%的 RA 患者有类风湿结节。结节常发生在关节隆突部以及经常受压部位的皮下，如肘关节鹰嘴突附近、跟腱鞘、前臂伸面等部位，也常见于心肺实质组织、脑等内脏。结节大小为 0.2～3 cm，呈圆形或卵圆形，质硬，无压痛，呈对称性分布。一般来说，出现类风湿结节提示 RA 病情活动。

2. 类风湿血管炎　是关节外损害的病理基础，多影响中小血管，可发生于任何部位。指甲下及指端缺血性坏死多见，系统性血管炎少见。

3. 肺受累　很常见，有时可为首发症状。肺间质病变是最常见的肺病变，约见于30%患者。胸膜炎约见于10%患者，表现为单侧或双侧的少量胸腔积液。

4. 血液系统受累　患者的贫血程度通常和病情活动度相关，尤其和关节的炎症程度相关。RA 患者的贫血一般是正细胞正色素性贫血，部分可是小细胞低色素性贫血，此表现与病变本身或服用非甾体抗炎药引起胃肠道长期少量出血有关。在患者的炎症得到控制后，贫血也可以得到改善。

5. 其他　30%～40%的患者会出现干燥综合征。所有 RA 患者都可以出现心脏受累，以心包炎最常见。胃肠道表现多与服用抗风湿药物有关。神经受压是 RA 患者出现神经系统病变的常见原因，受压的周围神经病变与相应关节的滑膜炎的严重程度相关。眼部受累可见巩膜炎、结膜炎等。

⚠ **重点提示**

1. 类风湿关节炎是以对称性多关节炎为主要临床表现的异质性、系统性、自身免疫性疾病。

2. RA 的基本病理改变是滑膜炎和血管炎。

3. RA 患者的典型表现为对称性多关节炎，主要侵犯小关节，以腕关节、近端指间关节、掌指关节及跖趾关节最常见。RA 的关节表现为晨僵、痛与压痛、关节肿胀、畸形及关节功能障碍。

4. 较常见的 RA 关节外表现是类风湿结节，常发生在关节隆突部以及经常受压部位的皮下。

三、有关检查

1. 血液检查　RA 患者有轻至中度贫血。活动期患者血小板计数升高，白细胞计数及分类多正常。

2. 炎性标志物　RA 活动期可有血沉加快、C 反应蛋白升高，并且这些反应和疾病的活动度相关。

3. 自身抗体　RA 的自身抗体较多，且有新的抗体不断被发现。有些抗体的特异性较类风湿因子（rheumatoid factor，RF）明显提高，且可在疾病早期出现。

（1）类风湿因子：临床工作中主要监测 IgM 型 RF。它见于 70% 患者的血清，其滴度与疾病的活动性和严重性成正比。但 RF 并非 RA 的特异性抗体，甚至有 5% 的正常人也可出现低滴度的 RF。因此，对 RF 阳性者必须结合临床表现，方能诊断此病。

（2）抗角蛋白抗体谱：抗核周因子抗体和抗环瓜氨酸肽抗体等。这组抗体的靶抗原为细胞基质的聚角蛋白微丝蛋白，环瓜氨酸肽是该抗原中的主要成分。因此，抗环瓜氨酸肽抗体在此抗体谱中对 RA 的诊断敏感性和特异性高，有助于 RA 的早期诊断，已在临床中普遍使用。

4. 免疫复合物和补体　70%RA 患者的血清中可检出不同类型的免疫复合物，尤其是活动期和急性期患者。急性期和活动期患者的血清中补体均升高，但少数有血管炎者可出现低补体血症。

5. 关节滑液检查　正常人的关节腔内滑液不超过 3.5 mL，在关节炎症时滑液增多。RA 患者的滑液中白细胞明显增多，且中性粒细胞占优势。

6. 关节 X 线检查　对此病的诊断、关节病变分期、监测病变演变均很重要，其中以手指及腕关节的 X 线片最有价值。关节 X 线片中可以见到关节周围软组织的肿胀阴影、关节端的骨质疏松（Ⅰ级）；关节间隙因软骨破坏而变得狭窄（Ⅱ级）；关节面出现虫凿样破坏性改变（Ⅲ～Ⅳ级）；晚期可见到关节半脱位和关节破坏后的纤维性和骨性强直（Ⅳ级）。

7. 类风湿结节活检　其典型的病理改变有助于此病的诊断。

四、诊断要点

目前 RA 的诊断仍然沿用美国风湿病学会 1987 年对此病的分类标准：①晨僵每天持续最少 1 h；②至少同时有 3 个关节区软组织肿或积液；③腕、掌指、近端指关节区中，至少 1 个关节区肿胀；④对称性关节炎；⑤有类风湿结节；⑥X 线片改变（至少有骨质疏松和关节间隙的狭窄）；⑦类风湿因子阳性（滴度 >1∶20）。符合其中 4 项或 4 项以上者可诊断为 RA（第①至④项病程至少 6 周）。该标准容易遗漏一些早期或不典型的病例，因此，应根据此病的特点，结合辅助检查进行全面综合考虑。

五、治疗要点

RA 治疗的目标：①减轻或消除关节炎症状；②控制疾病的发展，防止和减少关节破坏，保护关节功能。RA治疗的目的是最大限度地提高患者生活质量。RA治疗的措施包括一般治疗、药物治疗、外科手术治疗，其中药物治疗最重要。

（一）一般治疗

RA的一般治疗方法包括休息、关节制动（急性期）、关节功能锻炼（恢复期）、物理疗法等。卧床休息只适用于急性期、发热以及内脏受累的患者。

（二）药物治疗

抗风湿药按性能可以分为5类，即非甾体抗炎药、传统改变病情抗风湿药、生物改变病情抗风湿药、糖皮质激素和植物药。

1. 非甾体抗炎药　具镇痛消肿作用，是改善关节症状的常用药。主要通过抑制环氧酶活性阻止前列腺素合成，达到控制关节肿痛、晨僵和发热的目的，但必须与改变病情的抗风湿药同服。常用药物有阿司匹林，$4\sim6$ g/d，分$3\sim4$次服用，可选用肠溶型阿司匹林以减少胃肠道反应；还有吲哚美辛、布洛芬等。避免两种以上非甾体抗炎药同时服用，否则会增加药物不良反应。

2. 传统改变病情抗风湿药　可作用于病程中不同免疫成分，有改善和延缓病情进展的作用；但起效慢，明显改善临床症状需$1\sim6$个月。多认为RA确诊者都应使用传统改变病情抗风湿药。一般首选甲氨蝶呤，并将它作为联合治疗的基本药物。此类药物中其他常用药物有柳氮磺吡啶、来氟米特、羟氯喹和氯喹、金制剂、青霉胺、硫唑嘌呤、环孢素等。使用时要注意各种药物的副作用，以便及时发现、及时处理。

3. 生物改变病情抗风湿药　是新型抗风湿药，治疗靶点主要是细胞因子和细胞表面因子。我国目前最普遍使用的是肿瘤坏死因子－α（tumor necrosis factor－α，TNF－α）拮抗剂、白介素－6（IL－6）受体拮抗剂。

（1）TNF－α拮抗剂：通过与TNF－α的特异性结合阻断TNF－α生物活性的发挥，从而阻断炎性因子与受体的结合，达到打破RA恶性炎症循环、持续缓解病情的目的。TNF－α拮抗剂具有快速抗炎和控制RA患者疾病活动度、阻止骨质破坏以缓解病情的作用，与传统改变病情抗风湿药相比，其治疗RA患者时起效更快、作用更强。常见不良反应包括慢性炎性皮肤病、充血性心力衰竭及皮疹等。

（2）IL－6受体拮抗剂：能与可溶性的和膜结合型IL－6特异性结合，从而抑制IL－6介导的信号转导。可迅速有效抗炎，阻止骨质破坏，且对TNF－α拮抗剂反应欠佳的患者可能有效。常见不良反应包括肝酶升高、血脂异常及白细胞计数下降等。

4. 糖皮质激素　适用于活动期有关节外症状者、关节炎明显而非甾体抗炎药无效者或慢作用药尚未起效的患者。在关节炎急性发作期可给予患者短效激素，使关节炎症状得到迅速而明显的缓解，从而改善关节功能。以泼尼松为例，其剂量一般不超过10 mg/d。有系统症状的重症患者，可给予泼尼松$30\sim40$ mg/d，症状控制后递减为10 mg/d或10 mg/d以下维持治疗。关节腔注射激素有利于减轻关节炎的症状，改善关节功能，但1年内不宜超过3次。

5. 植物药　常用植物药制剂包括：雷公藤多苷，其不良反应主要是性腺毒性、肝损害、胃肠道反应等；青藤碱，其不良反应主要是皮肤瘙痒、皮疹等过敏反应，少数患者出现白细胞减少；白芍总苷，其不良反应有大便次数增多、轻度腹痛、纳差等。

（三）外科手术治疗

外科手术治疗包括关节置换和滑膜切除术，前者适用于较晚期有畸形并失去功能的关节；后者可以使病情得到一定的缓解，但当滑膜再次增生时病情又趋复发。

六、护理

（一）主要护理问题/护理诊断

（1）有失用综合征的危险：与关节疼痛、畸形引起功能障碍有关。

（2）预感性悲哀：与疾病久治不愈、关节可能致残、影响生活质量有关。

（3）疼痛：与关节炎性反应、滑膜增生、关节骨质破坏有关。

（二）主要护理措施

1. **休息与体位** 对急性活动期患者应嘱卧床休息，限制受累关节活动，以减少体力消耗；保持关节功能位，如保持肩关节外展位、指关节伸展，防止膝关节固定屈曲位及髋关节外旋。故每日进行 1~2 次主动和被动四肢关节伸展运动。

2. **生活护理** 对于卧床患者，应注意预防压疮及便秘。根据患者活动受限的程度，协助患者洗漱、进食、大小便及个人卫生等，将经常使用的物品放在患者健侧手伸手可及之处，鼓励患者使用健侧手臂从事自我照顾的活动，尽可能帮助患者恢复生活自理能力。

3. **晨僵护理** 鼓励患者早晨起床后行温水浴，或用热水浸泡僵硬的关节，而后活动关节。夜间睡眠戴弹力手套保暖，可减轻晨僵程度。

4. **缓解疼痛的护理** 首先了解关节疼痛的部位、患者对疼痛性质的描述、关节肿胀和活动受限的程度、有无畸形、晨僵的程度、加重与缓解疼痛的因素。具体方法如下：

（1）在非急性炎症期可用热疗法，如热水袋、石蜡疗法等，以消除肌肉痉挛；在急性炎症期可用冷疗法（20 ℃以下），如冷水袋，短时间冷疗可减少组织液渗出。

（2）必要时遵医嘱给予止痛药，要注意观察疗效。

（3）非药物止痛方法可与止痛药并用或单独应用，如松弛术、呼吸控制方法及音乐疗法等。

护理人员对疼痛较剧烈者应给予陪伴，并安慰患者，使之得到心理支持。

5. **预防关节失用及促进自我护理** 为保持关节功能，防止关节畸形和肌肉萎缩，急性期后，应鼓励患者坚持每天定时进行被动和主动的全关节活动锻炼，并逐步从主动的全关节活动锻炼过渡到功能性活动，以恢复关节功能，加强肌肉力量与耐力。活动量以患者能够忍受为度，如活动后出现疼痛或不适持续 2 h 以上，应减少活动量。必要时给予帮助或提供适当的辅助工具，如拐杖、助行器、轮椅等，并教给患者个人安全的注意事项。

6. **药物治疗的护理** 密切观察药物不良反应，告诉患者定期监测血象的重要性；嘱患者坚持服药，定期门诊复查。

7. **心理护理** 患者因病情反复发作、顽固的关节疼痛、疗效不佳等原因，常表现出情绪低落、忧虑、孤独，对生活失去信心。护理人员应采取各种方法做好患者的心理护理。

（1）提供合适的环境：鼓励患者表达自己的感受，注意疏导、理解、支持和关心患者。

（2）鼓励患者自我护理：帮助患者接受活动受限的事实，与患者一起制定康复的重点目标。允许并鼓励患者以自己的速度完成工作，以增强其自我照顾的能力和信心。

（3）参与集体活动：组织患者集体进行疾病知识学习或座谈，以达到相互启发、相互学习、相互鼓励的目的。

（4）建立社会支持体系：嘱家属、亲友给患者以物质支持和精神鼓励。

> ⚠ **重点提示**
>
> 　　1. 针对 RA 患者临床常规检查主要监测 RF，其滴度与疾病的活动性和严重性成正比。抗环瓜氨酸肽抗体对 RA 的诊断敏感性和特异性高，已在临床中普遍使用。
>
> 　　2. RA 患者的关节 X 线检查以手指及腕关节的 X 线片最有价值。
>
> 　　3. RA 治疗措施中药物治疗最重要，目标是减轻或消除关节炎症状；控制疾病的发展，防止和减少关节破坏，保护关节功能。RA 治疗的目的是最大限度地提高患者生活质量。
>
> 　　4. RA 护理和健康指导的重点是避免诱因，注意保暖。

七、健康教育

1. 疾病知识教育　RA 主要导致残疾，故应帮助患者及家属了解疾病的性质、病程和治疗方案，让其了解护理的重点是避免感染、寒冷、潮湿、过劳等各种诱因，注意保暖。

2. 休息与活动　向患者强调休息和治疗性锻炼的重要性，嘱其养成良好的生活习惯，如在疾病缓解期每天有计划地进行锻炼，以增强机体的抗病能力，保护关节功能，延缓功能损害的进程。

3. 用药与就医指导　指导患者用药方法和注意事项，遵医嘱用药，不可随便停药、换药、增减药量，坚持治疗，从而减少复发。嘱患者用药期间应严密观察药物疗效及不良反应，定期检测血、尿常规，以及肝肾功能等；病情复发时，应及早就医，以免重要脏器受损。

4. 预后　10%～20%的 RA 患者病情持续进展，1～2 年内可发展成严重残疾。10%的患者病情较轻，能自行缓解。大部分患者表现为慢性反复发作。早期积极治疗可使疾病得到及早控制。

思考题

1. 简述类风湿关节炎的概念及基本病理改变。
2. 简述 RA 关节表现的典型特点、晨僵的概念。
3. 美国风湿病学会将 RA 按影响生活的程度分为哪 4 级？
4. 非甾体抗炎药及传统改变病情抗风湿药的治疗作用是什么？
5. 简述缓解疼痛护理及对患者健康教育的内容。

第三节 干燥综合征

干燥综合征（Sjögren syndrome，SS）是一种以侵犯泪腺、唾液腺等外分泌腺体，具有高度淋巴细胞浸润为特征的弥漫性结缔组织病。临床上主要表现为干燥性角结膜炎和口干燥症，还可累及其他重要内脏器官，如肺、肝、胰腺、肾及神经系统等。分为原发性和继发性两类。本节主要叙述原发性干燥综合征（primary Sjögren Syndrome，PSS）。

一、病因和发病机制

PSS 的确切病因不明，大多数学者认为其是多因素相互作用的结果，感染因素、遗传背景、内分泌因素都可能参与此病的发生和延续。感染诱发自身免疫反应，产生大量免疫球蛋白及自身抗体；同时，自然杀伤细胞功能下降，导致机体细胞免疫和体液免疫的异常反应，进一步通过各种细胞因子和炎症介质造成组织损伤。

二、临床表现

PSS 起病多隐匿，临床表现多样，主要表现与腺体功能减退有关。

（一）局部表现

1. 口干燥症　PSS 患者因唾液腺病变而出现下述症状：

（1）口干：70%～80% 的患者自诉口干，严重者讲话时需频频饮水，进食固体食物时需伴以流质饮食送下。

（2）猖獗性龋齿：见于约 50% 的患者，是此病的特征之一。牙齿逐渐变黑，继而小片脱落，最终只留残根。

（3）腮腺肿痛：约 50% 的患者表现有间歇性腮腺肿痛，累及单侧或双侧，10 d 左右可自行消退，少数持续性肿大。对部分腮腺持续性肿大者，应警惕恶性淋巴瘤的可能。

（4）舌：表现为舌痛，舌面干、裂，舌乳头萎缩而光滑。

（5）口腔：可出现溃疡或继发感染。

2. 干燥性角结膜炎　患者因泪腺分泌的黏蛋白减少而出现眼干涩、异物感、少泪等症状，甚至哭时无泪，部分患者有眼睑缘反复化脓性感染、结膜炎、角膜炎等，严重者可发生角膜溃疡，穿孔失明者少见。

3. 其他浅表部位　鼻、硬腭、气管及其分支、消化道黏膜、阴道黏膜等的外分泌腺体均可受累，分泌减少而出现相应症状。

（二）系统表现

患者可出现乏力、低热等，少数病例表现为高热，甚至高达 39 ℃ 以上。

1. 皮肤　患者有不同皮疹。特征性表现为紫癜样皮疹，多见于下肢，为米粒大小边界清楚的红丘疹，分批出现，可自行消退而遗留褐色素沉着；其他表现有荨麻疹样皮疹、结节红斑等。

2. 骨骼肌肉　70%～80% 的患者有关节痛，较常见，呈一过性。约 5% 的患者有肌炎表现。

3. 肾　据国内报道，30%～50%的患者有肾损害，主要累及远端肾小管，表现为肾小管性酸中毒引起的周期性低血钾性肌麻痹，严重者出现肾钙化、肾结石及肾性软骨病。部分患者肾小球损害较明显，出现大量蛋白尿、低蛋白血症，甚至肾功能不全。

4. 肺　患者肺损伤的主要表现为肺功能异常，大部分无症状，重者临床出现干咳、气短，少数患者可因呼吸衰竭而死亡。患者肺部的主要病理改变为肺间质性病变，部分出现弥漫性肺间质纤维化。

5. 消化系统　患者可因胃肠道黏膜层的外分泌腺体病变而出现萎缩性胃炎、胃酸减少、慢性腹泻等非特异性症状。肝损害见于约20%的患者，临床上可无相关症状或出现肝功能损害。

6. 神经系统　患者中累及神经系统者约占5%，以周围神经损害多见。不论是中枢神经系统损害还是周围神经损害，两者均与血管炎有关，表现为多灶、复发、进行性神经系统疾病，如轻偏瘫、横断性脊髓病、轻度感觉缺失、癫痫发作等。

7. 血液系统　此病可出现白细胞减少或（和）血小板减少，严重者可有出血。患者出现淋巴瘤的概率显著高于正常人群，如有持续性腮腺肿大、紫癜、白细胞减少、冷球蛋白血症及低 C4 水平则提示出现淋巴瘤。

三、有关检查

（一）血、尿常规及其他常规检查

20%患者出现贫血，多为正细胞正色素型，极少数患者出现白细胞减少和血小板减少。50%患者有亚临床型肾小管性酸中毒。60%～70%的患者血沉加快，极个别患者 C 反应蛋白升高。

（二）自身抗体

此病患者多种自身抗体阳性。45.7%的患者抗核抗体滴度升高，抗 SSA 抗体、抗 SSB 抗体的阳性率分别为 70% 和 40%。抗 SSA 抗体阳性、抗 SSB 抗体阳性对此病的诊断有效。43%的患者 RF 阳性。

（三）高球蛋白血症

90%以上的患者有高球蛋白血症。

四、诊断要点

诊断干燥综合征可依据2002年干燥综合征国际分类（诊断）标准（见表8-1）。

表 8-1　2002 年干燥综合征国际分类（诊断）标准

分类（诊断）	症状
Ⅰ. 口腔症状	下述 3 项中有 1 项或 1 项以上： 1. 每日感口干持续 3 个月以上； 2. 成年后腮腺反复或持续重大； 3. 吞咽干性食物时需用水帮助

分类（诊断）	症状
Ⅱ. 眼部症状	下述 3 项中有 1 项或 1 项以上： 1. 每日感到不能忍受的眼干持续 3 个月以上； 2. 有反复的沙子进眼或沙磨感觉； 3. 每日需用人工泪液 3 次或 3 次以上
Ⅲ. 眼部体征	下述检查任意 1 项或 1 项以上阳性： 1. Schirmer 试验（＋）（≤5 mm/5 min）； 2. 角膜染色（＋）（≥4 van Bijsterveld 计分法）
Ⅳ. 组织学检查	下唇腺病理示淋巴细胞灶≥1（4 mm² 组织内至少有 50 个淋巴细胞聚集于唇腺间质者为 1 个灶）
Ⅴ. 唾液腺受损	下述检查任意 1 项或 1 项以上阳性： 1. 唾液流率（＋）（≤1.5 mL/15 min）； 2. 腮腺造影（＋）； 3. 唾液腺放射性核素试验（＋）
Ⅵ. 自身抗体	抗 SSA 抗体或抗 SSB 抗体（＋）（双扩散法）

诊断标准：在除外颈头面部放疗史、丙肝病毒感染、获得性免疫综合征、淋巴瘤、结节病、移植物抗宿主病、抗胆碱药（阿托品、莨菪碱、溴丙胺太林、颠茄等）的应用等，且无任何潜在疾病的情况下，符合表 8-1 中 4 条及以上，但必须含有条目Ⅳ（组织学检查）和（或）条目Ⅵ（自身抗体）者，或者条目Ⅲ、Ⅳ、Ⅴ、Ⅵ中任 3 条阳性者，可诊断为原发性干燥综合征；有潜在的疾病（如任一结缔组织病），符合表 8-1 中Ⅰ和Ⅱ中任 1 条，同时条目Ⅲ、Ⅳ、Ⅴ中任 2 条阳性者，可诊断为继发性干燥综合征。

五、治疗要点

目前此病尚无根治方法，主要采用替代和对症治疗。治疗目的是预防长期口、眼干燥造成的局部损伤，密切随诊观察病情变化，防治系统损害。

（一）改善口干、眼干

保持口腔清洁，勤漱口，减少龋齿和口腔继发感染的可能。各种人工替代品，如人工泪液、唾液等，可减轻局部症状。随着对毒蕈碱受体 3 在 PSS 中作用的认识不断深入，毒蕈碱受体 3 激动剂已经成为新一代改善口干、眼干的药物。

（二）系统性治疗

对于出现腺外表现，如关节炎、肺间质改变、肝肾及神经等系统改变的患者，应给予糖皮质激素、免疫抑制剂等药物积极治疗。

（三）其他对症处理

纠正急性低钾血症以静脉补钾为主，平稳后改口服钾盐片。有的患者需终身服用钾盐片，以防低血钾再次发生。非甾体抗炎药对肌肉、关节疼痛有一定的疗效。有恶性淋巴瘤者宜积极、及时地进行淋巴瘤的联合化疗。

六、护理

（一）主要护理问题/护理诊断

（1）口腔黏膜改变：与唾液腺分泌减少有关。

（2）眼睛干燥：与泪腺分泌减少导致眼内异物感、烧灼感有关。

（二）主要护理措施

1. 口腔护理　嘱患者饭后漱口、刷牙，注意刷牙时使用软毛刷；定期做口腔检查，发生感染者应及时选用抗生素治疗；戒烟酒；避免使用抑制唾液腺分泌的抗胆碱药。经常用液体湿润口腔是缓解口腔干燥的简便方法，咀嚼口香糖或无糖糖果有刺激唾液腺分泌的作用。

2. 眼部护理　嘱患者坚持每日用生理盐水冲洗眼部，以保持其湿润；必要时，可用人工泪液滴眼，3~5次/d；睡前涂抹眼膏，保护角膜。揉眼、挤眼要轻，勿用力咳嗽，防止角膜穿孔。若突然眼痛伴剧烈头痛，提示病情加重或有穿孔，应立即报告医师采取措施。指导患者外出避免强光刺激，可戴太阳镜、撑太阳伞。对由于眼部干燥发生真菌与细菌感染者，可应用抗生素治疗。

3. 呼吸道护理　对鼻黏膜干燥者给予复方薄荷油滴鼻，对呼吸道黏膜干燥者可用雾化吸入。

4. 保证营养及环境湿度　嘱患者饮食清淡易消化，选择含水分较多的高蛋白质、高维生素饮食；室内湿度控制在50%~60%，温度宜为18℃~21℃，可使用空气加湿器。

七、健康教育

1. 心理护理指导　向患者讲解不良情绪对疾病的影响，指导患者进行自我心理调节。

2. 饮食指导　告知患者，食欲低下、味觉差、吞咽困难时，应选择高维生素、易消化的半流质饮食，忌食辛辣及过热过酸等刺激性食物，忌烟酒。

3. 自我保健指导　嘱患者当鼻腔干燥不适时，用生理盐水滴鼻，忌用油性润滑剂，忌用手指抠鼻，以免引起鼻腔出血；皮肤干燥时，外擦润肤膏或使用润肤药水；洗浴时选用中性肥皂，勤换衣裤；阴道干燥妨碍性生活者可用润滑剂，并注意保持外阴卫生。口腔、眼部护理见上述护理措施。

4. 注意药物的副作用　嘱患者遵医嘱用药，不可擅自停药、减量、加量。由于长期服用糖皮质激素，有骨质疏松现象，应适量补充钙剂，避免跌倒而发生骨折。日常饮食注意摄入含钙多的食物。

5. 预后　病变仅局限于唾液腺、泪腺、皮肤黏膜外分泌腺体者，预后良好。有内脏损害者，经恰当治疗后大多数病情可以控制。如治疗不及时，病情可恶化，甚至危及生命。内脏损害中出现进行性肺纤维化、中枢神经系统病变、肾功能不全、恶性淋巴瘤者，预后较差。

思考题

1. 简述干燥综合征的概念。其临床局部表现有哪些?
2. 干燥综合征临床系统表现中,骨骼肌肉、肾、神经系统的表现有哪些?
3. 自身抗体测定中有诊断意义的是哪些?
4. 对干燥综合征患者眼部、口腔的日常护理措施是什么?

第九章

理化因素所致疾病

第一节　中毒总论

中毒（poisoning）是指有毒化学物质进入人体，达到中毒量而产生损害的全身性疾病。引起中毒的化学物质称为毒物。

根据接触毒物的剂量和时间不同，中毒可分为急性中毒和慢性中毒。急性中毒由短时间接触大量毒物所致，发病急剧，症状严重，变化迅速，可危及生命；慢性中毒由长时间接触小量毒物所致，起病缓，病程长，多属职业病范畴。

本章主要介绍物理及化学因素对身体健康的危害，且以急性中毒为主。物理因素有高温等；化学因素多为常见化学物质，如工农业中常使用的苯、有机磷农药、金属、有机溶剂、窒息性毒物等，以及家庭生活中接触到的清洁剂、有机溶剂、杀虫药、药物等。

一、病因和发病机制

（一）病因

1. **职业性中毒**　指工业生产中密切接触或不当运输、保管及使用有毒性的产品或原料引起的中毒。

2. **生活性中毒**　指谋杀、自杀、误食或意外接触有毒的物质造成的中毒。

（二）发病机制

毒物可由呼吸道、消化道、皮肤黏膜侵入人体，而大多数毒物由肾和肠道排出。常见中毒机制如下。

1. **缺氧**　一氧化碳、硫化氢等窒息性毒物通过不同的途径阻碍氧的吸收、利用或转运。

2. **局部刺激、腐蚀作用**　强酸、强碱可吸收组织中的水分，并与蛋白质或脂肪相结合，使细胞变性、坏死。

3. **麻醉作用**　有机溶剂和吸入性麻醉药有强亲脂性，可通过血脑屏障在脑组织及脑细胞膜的脂类含量高处停留，以在脑内干扰氧和葡萄糖进入细胞的方式抑制脑功能。

4. **抑制酶活力**　毒物由于本身或其代谢产物抑制酶的活力而产生毒性作用，如氰化物抑制细胞色素氧化酶等。

5. **受体的竞争**　阿托品可阻断毒蕈碱受体，使机体出现心跳加快、瞳孔散大等表现。

二、临床表现

急性中毒可累及各组织、器官和系统，如皮肤黏膜、眼部、神经系统、循环系统、呼吸系统、泌尿系统及血液系统等，并导致严重的症状。

三、诊断要点

中毒诊断主要依据毒物的接触史和临床表现，必要时通过对血、尿、粪、呕吐物等进行毒物鉴定以进一步确诊。

四、治疗要点

中毒治疗原则是立即终止接触毒物，清除体内已吸收或未吸收的毒物，使用特殊解毒剂及对症治疗。

（一）立即终止接触毒物

针对口服毒物，立即停止服用；针对呼吸道侵入的有毒气体，立即将患者转移到空气新鲜的地方；针对皮肤侵入的毒物，除立即脱去污染的衣物外，还要用肥皂水或大量温水清洗皮肤和毛发。

（二）清除尚未吸收的毒物

1. **清除胃肠道内未吸收的毒物**　常用催吐、洗胃、导泻及灌肠等方法。

（1）催吐：用于神志清楚且能合作的患者。具体方法：催吐时嘱患者饮 300～500 mL 温水，然后刺激患者咽后壁或舌根部诱发呕吐；如此反复进行，直到胃内容物完全吐净为止。空腹服毒者需先饮水 500 mL 后再进行催吐。

（2）洗胃：是迅速清除胃内毒物的有效方法。洗胃应尽早进行，一般在服毒后 1 h 内洗胃有效；对吸收缓慢的毒物、胃蠕动功能减弱或消失的患者，服毒 4～6 h 后仍可洗胃；对无特效解毒治疗的急性重度中毒患者，接诊时间超过 6 h 后，仍可酌情考虑洗胃。

洗胃操作注意事项：①洗胃时患者头稍低并左侧卧位，以免洗胃液误吸入气管内；②每次注入洗胃液量宜为 200 ~ 300 mL，过多可使毒物进入肠道；③一般情况下洗胃液总量至少 2 ~ 5 L，多至 6 ~ 10 L；④拔出胃管时应将胃管尾部夹住，防止管内液体反流入气管。

洗胃液的选择：①针对毒物不明者，可用温开水或生理盐水洗胃。②若已知毒物种类，则可选用适当的解毒物质、溶解剂、中和剂等。如针对安眠药中毒者，可配 1∶5000 高锰酸钾溶液洗胃，通过氧化等反应，使毒物失去毒性；针对汽油、煤油等有机溶剂中毒者，可先用液体石蜡使其溶解，然后进行洗胃；针对强酸、强碱中毒者，可分别选用弱碱性、弱酸性药物中和毒物；等等。

（3）导泻：为促使毒物由消化道排泄，可于洗胃后口服或经胃管注入硫酸镁或硫酸钠以导泻。若硫酸镁吸收过多，则镁离子对中枢神经系统有抑制作用，因此，呼吸抑制、昏迷及有机磷中毒晚期者不宜使用。

（4）灌肠：用于口服中毒超过 6 h、导泻无效和抑制肠蠕动的毒物（如巴比妥、阿片类毒物）中毒等情况。使用 1% 温肥皂水 5000 mL，取高位连续多次灌肠。

2. 清除眼内毒物 若毒物溅入眼内，应迅速用 0.9% 生理盐水或清水反复冲洗。

（三）促进已吸收毒物的排出

1. 利尿 大多数毒物吸收后由肾排泄，因此，利尿是加速毒物排出的重要措施。常用方法如下：

（1）补液：这是促使毒物随尿排出的最简单措施。

（2）利尿剂：在补液的同时，可以静脉注射呋塞米（速尿），以加速毒物的排出。

（3）改变尿液 pH：这可促进毒物的排出。如碱化尿液，可增加弱酸性化合物（如苯巴比妥类）离子化，使其不易被肾小管重吸收而由尿液排出。

2. 吸氧 一氧化碳中毒时，吸氧可促进碳氧血红蛋白的解离，加速一氧化碳的排出。

3. 血液净化疗法 是中毒的重要治疗措施之一。目前常用的血液净化方法如下：

（1）血液透析：适用于清除血液中分子量较小且非脂溶性的毒物，如扑热息痛、苯巴比妥等，尤其是肾功能不全和呼吸抑制的患者更具血液透析指征。一般在中毒 12 h 内进行血液透析效果好，如中毒时间过长，毒物与血浆蛋白结合，则不易被排出。

（2）血液灌流：使血液流过装有活性炭或树脂的灌流柱，待毒物被吸附后，再将血液输回患者体内。此法能吸附脂溶性或与蛋白质结合的毒物，故血液透析疗法不能排出的毒物可用血液灌流疗法排出。

（3）血浆置换：可用于清除与血浆蛋白结合的毒物或游离的毒物。此法比较安全，但需要消耗大量的血浆和血液制品，并有传播病毒性疾病的危险。

（四）使用特殊解毒剂

常用的特殊解毒剂如下：

（1）金属解毒剂：依地酸二钠钙解救铅中毒，二巯基丙醇治疗铜、汞中毒等。

（2）有机磷杀虫药解毒剂：阿托品对抗蓄积的乙酰胆碱，解磷定类药物恢复胆碱酯酶的活力。

（3）中枢神经抑制剂解毒药：纳洛酮是鸦片类毒物的解毒药，为阿片受体拮抗剂，尤其对引起呼吸抑制有拮抗作用。

（五）对症治疗

对症治疗的目的是保护重要器官，如脑、心、肾、肝等，使其恢复功能。大多数急性中毒无特殊解毒药，应通过对症治疗争取体内自身解毒和毒物排泄；有解毒剂时，对症治疗对维持生命功能仍是必需的。对症治疗的具体措施如下：

1. 急性中毒　患者应卧床休息、注意保暖，为患者定期翻身，输液或鼻饲以维持营养等。

2. 昏迷　应保持呼吸道通畅，维持呼吸和循环功能。

对发生肺水肿、脑水肿、呼吸衰竭、休克、急性肾衰竭等的患者应积极抢救。

五、护理

（一）主要护理问题/护理诊断

（1）急性意识障碍：昏迷，与安眠药、一氧化碳或有机磷农药中毒有关。

（2）气体交换受损：与毒物引起肺水肿有关。

（二）主要护理措施

1. 病情观察　①定时测生命体征；②观察意识状态，针对已昏迷者，注意角膜反射、瞳孔对光反射等，瞳孔对光反射由消失转为存在说明昏迷已由深变浅、病情在好转，上述反射由存在变为消失说明病情恶化；③监测每小时尿量，记液体出入量；④做重病记录，发现病情变化及时通知医生。

2. 体位　头低平卧位，保留胃管者应左侧卧位。

3. 保持呼吸道通畅　昏迷者平卧时头偏向一侧，以防舌根后坠阻塞气道，发生舌根后坠可用舌钳拉出。及时清除呕吐物、痰液。

4. 吸氧　遵医嘱给予持续吸氧（氧流量为 2～4 L/min），以减轻脑组织缺氧；发现呼吸加快、发绀加重，应及时报告医生，必要时行气管切开。

5. 昏迷的护理　①注意保暖；②定时翻身、拍背，保持呼吸道通畅，定时按摩骨突部；③对鼻饲营养者，每周更换鼻饲管；④定时做口腔清洗，2～3 次/d；⑤对留置导尿管者，每周更换 1 次导尿管，及时清洗尿道外口分泌物；⑥大便后用 1∶5000 高锰酸钾溶液清洗肛门。

6. 药物治疗的护理　患者发生脑水肿、昏迷时，遵医嘱给予甘露醇快速静脉滴注及地塞米松静脉推注；使用各种解毒药时均应观察药物疗效及副作用。

六、健康教育

（一）防毒知识教育

防毒知识教育需要结合地区居民实际情况进行。例如，在我国北方地区初冬可向居民宣传预防煤气中毒的知识；在农村使用农药季节可宣传预防农药中毒的知识。

（二）预防食品及饮用水中毒

不可食用新腌制食品，以及变质菠菜、韭菜、萝卜等。未成熟（青紫皮的）或发芽的马铃薯含大量龙葵素，食用可引起急性中毒。对少许发芽马铃薯，深挖去除发芽部分并浸泡半小时以上，才可煮炒后食用。苦井水含较多硝酸盐和亚硝酸盐，应禁止食用。

（三）加强毒物管理

1. 加强农药管理　指派专人管理农药，对装杀虫剂的容器要加标记，投放鼠药处也应有标记，以免误服。

2. 加强生产单位毒物管理　①生产及使用毒物部门要大力宣传并严格遵守操作规章及毒物保管制度；②确保生产设备密闭化，防止毒物外漏；有毒物的场所应加强通风，以达到排出毒物的目的；③管理者必须遵守车间空气中毒物最高容许浓度的规定，发现问题应积极解决。

> **⚠ 重点提示**
>
> 1. 中毒诊断主要依据毒物的接触史和临床表现，必要时对血、尿、粪、呕吐物等进行毒物鉴定。中毒治疗原则是立即终止接触毒物，清除体内已吸收或未吸收的毒物，使用特殊解毒剂及对症治疗。
>
> 2. 青紫皮马铃薯或发芽的马铃薯含大量龙葵素，食用可引起急性中毒。对少许发芽马铃薯，深挖去除发芽部分并浸泡半小时以上，才可煮炒后食用。

思考题

1. 简述中毒的概念，急性中毒的诊断要点及治疗原则。
2. 清除胃肠道内未吸收毒物有几种方法？
3. 简述口服毒物引起急性中毒患者的最佳洗胃时间及洗胃操作注意事项。
4. 促进已吸收毒物排出的血液净化方法有几种？
5. 简述急性中毒患者对症治疗的意义。
6. 发芽的马铃薯应如何正确食用？

第二节　有机磷杀虫药中毒

> **病　例**
>
> 患者，男，25岁。在田地喷洒农药持续5 h后突然晕倒在地，不省人事，被他人送往卫生院。查体：昏迷状态，R 30次/min，BP 90/60 mmHg，口唇发绀，瞳孔缩小如针尖，口吐白泡沫痰且有蒜味，流涎，大汗淋漓，伴全身肌肉发紧，HR 120次/min，两肺布满湿啰音。化验检查：全血胆碱酯酶活力30%，血常规（−）。医生即刻开医嘱静脉给予阿托品、碘解磷定。

问题：
1. 简述患者可能的医疗诊断及其依据。
2. 说明静脉阿托品、碘解磷定的药理作用。
3. 为患者迅速清除毒物的主要措施是什么？

有机磷杀虫药（organophosphorous insecticides）对人畜具有毒性作用，主要抑制乙酰胆碱酯酶活性，引起乙酰胆碱蓄积，使胆碱能神经持续冲动，导致先兴奋后衰竭的一系列中毒症状，严重者可发生昏迷、肺水肿、呼吸麻痹、呼吸衰竭、甚至死亡。常用剂型有乳剂、油剂和粉剂，色泽由淡黄色至棕色，稍有挥发性，有蒜味。有机磷杀虫药杀虫效力强，在酸性环境中较稳定，在碱性条件下容易水解而失效。常用有机磷杀虫药的性质、用途及毒性分级详见表9-1。

表 9 - 1 常用有机磷杀虫药的性质、用途及毒性分级

毒性分级	性质及用途
剧毒类	甲拌磷（3911）、内吸磷（1059）、对硫磷（1605） 以上均为油性液体，多用于拌种子、处理土壤或作为接触杀虫剂
高毒类	甲基对硫磷、氧乐果、敌敌畏 敌敌畏为挥发性液体，用于杀灭桑茶害虫和蚊蝇等
中度毒类	敌百虫、乐果、乙硫磷 敌百虫为固体，溶于水，广泛用作接触杀虫剂；乐果用于内吸杀虫剂
低毒类	马拉硫磷

一、病因和发病机制

（一）病因

1. 职业性中毒 多由操作流程不规范所致，如生产有机磷杀虫药的工厂生产设备密闭不严，或在产品包装过程中操作者防护不完善，或在使用及喷洒过程中个人不按防护措施执行，使毒物污染皮肤或经呼吸道而被吸收。

2. 生活性中毒 多由误服、误用引起，还有服毒自杀或被他人谋杀所致。

（二）发病机制

体内胆碱酯酶可分为真性和假性两类。真性为乙酰胆碱酯酶，主要存在于中枢神经系统灰质、红细胞、交感神经节和运动终板中，水解乙酰胆碱的作用最强。假性即丁酰胆碱酯酶，存在于中枢神经系统白质、肠黏膜及一些腺体中，能水解丁酰胆碱，但难水解乙酰胆碱。有机磷杀虫药的毒性作用是与体内上述两种胆碱酯酶迅速结合，形成磷酰化胆碱酯酶而使其失去活性，尤其使乙酰胆碱酯酶不能分解乙酰胆碱，结果导致体内乙酰胆碱大量蓄积，引起胆碱能神经（部分中枢神经，交感、副交感神经节，运动神经元等）先兴奋后抑制，

从而产生临床相应中毒症状，即毒蕈碱样症状、烟碱样症状和中枢神经系统症状。丁酰胆碱酯酶对有机磷杀虫药敏感，但受抑制后恢复较快。

二、临床表现

有机磷杀虫药可经呼吸道、消化道、皮肤黏膜被迅速吸收，进入体内后在肝进行氧化和水解，主要通过肾排泄，一般 48 h 后可完全排出体外，在体内无积蓄。

（一）急性中毒

急性中毒发病时间与杀虫药毒性大小、剂量及侵入途径密切相关。经皮肤吸收中毒，常在接触 2~6 h 后发病；口服中毒在 10 min 至 2 h 内出现症状。通常中毒症状出现后，病情迅速发展，均伴有蒜味。有机磷杀虫药中毒的主要表现如下。

1. 毒蕈碱样症状　出现最早，类似毒蕈碱作用，主要由副交感神经末梢兴奋所致，表现为腺体分泌增加及平滑肌痉挛，患者出现恶心、呕吐、腹痛、腹泻、大汗、流涎、流泪；其呼吸道表现为支气管痉挛及腺体分泌物增多，患者出现痰液增多、咳嗽、呼吸困难，严重时发生肺水肿；此外，患者还有大小便失禁、心跳减慢、瞳孔缩小、视物模糊等表现。

2. 烟碱样症状　类似烟碱作用，主要由乙酰胆碱在神经肌肉接头过多蓄积而刺激横纹肌所致，表现为肌纤维颤动。肌纤维颤动常自小肌群（如眼睑、面部）开始，逐渐发展至四肢、全身肌肉而导致抽搐。因此，患者常有全身紧束及压迫感，后期出现肌力减退和瘫痪；发生呼吸肌麻痹可诱发呼吸衰竭。此外，乙酰胆碱刺激交感神经节末梢释放儿茶酚胺会导致血管收缩、血压升高和心跳加快。

3. 中枢神经系统症状　患者早期可出现头晕、头痛、乏力，逐渐出现烦躁、谵妄、抽搐及昏迷；严重时可发生呼吸中枢衰竭或脑水肿，甚至死亡。

4. 局部损害　对硫磷、内吸磷、敌百虫及敌敌畏接触皮肤后可引起过敏性皮炎，皮肤可出现红肿、水疱和剥脱性皮炎。有机磷杀虫药溅入眼内可引起结膜充血和瞳孔缩小。

在急性中毒经急救好转后，病情可在数日至 1 周后突然急剧恶化，患者会再度昏迷，或因肺水肿而死亡。病情反复原因可能与洗胃及皮肤、毛发去除毒物不彻底或过早停药有关。上述情况更易发生在乐果、马拉硫磷口服中毒者中。

（二）迟发性多发性神经病

个别急性中毒患者在重度中毒症状消失后 2~3 周可发生迟发性神经损害，出现感觉、运动型多发性神经病变，病变主要累及肢体末端，表现为下肢瘫痪、四肢肌肉萎缩等。迟发性多发性神经病的发生原因可能是有机磷杀虫药抑制神经靶酯酶并使其老化。

（三）中间型综合征

少数患者在急性中毒症状缓解后、迟发性神经病发生前，在急性中毒 24~96 h 突然发生死亡，这一现象称为"中间型综合征"。其主要表现为颈肌、四肢肌肉及呼吸肌麻痹，常迅速发展为呼吸衰竭。其发生机制可能与胆碱酯酶受到长期抑制，影响神经肌肉接头突触后功能有关。

三、有关检查

1. 胆碱酯酶活力测定　是诊断有机磷杀虫药中毒、判断中毒程度、疗效及预后估计的主要指标。正常人全血胆碱酯酶活力为100%，低于80%属异常。

2. 其他　必要时可对尿液、呕吐物及呼吸道分泌物做有机磷杀虫药物测定。

四、诊断要点

有机磷杀虫药接触史、典型临床表现、特殊大蒜气味及全血胆碱酯酶活力测定均为诊断的重要证据。

急性中毒程度分为轻、中、重3级。

1. 轻度中毒　临床表现以毒蕈碱样症状为主，出现轻度中枢神经系统症状。全血胆碱酯酶活力多在50%～70%。

2. 中度中毒　毒蕈碱样症状加重，临床表现出现烟碱样症状。全血胆碱酯酶活力为30%～50%。

3. 重度中毒　除毒蕈碱样症状和烟碱样症状外，临床表现合并肺水肿、抽搐、昏迷、呼吸麻痹和脑水肿。全血胆碱酯酶活力降至30%以下。

五、治疗要点

（一）迅速清除毒物

针对喷洒农药中毒者，应将其立即脱离现场，脱去污染衣服，用肥皂水反复清洗受污染的皮肤、头发和指甲缝隙等部位；禁用热水或酒精擦洗，以防皮肤血管扩张促进毒物吸收。针对口服中毒者，尽早反复洗胃，直至洗出液澄清且无大蒜味为止，然后给予硫酸钠导泻。在清除毒物的同时，尽早用解毒药治疗。

（二）应用特殊解毒药物

1. 抗胆碱药　最常用药物为阿托品。阿托品能阻断乙酰胆碱对副交感神经和中枢神经系统毒蕈碱受体的作用，对减轻、清除毒蕈碱样症状和对抗呼吸中枢抑制有效，但对烟碱样症状和胆碱酯酶活力恢复没有作用。

阿托品的使用原则是早期、足量、反复给药，直到毒蕈碱样症状明显好转或达到"阿托品化"为止。"阿托品化"的指标：瞳孔较前扩大、颜面潮红、口干、皮肤干燥、肺部湿啰音减少或消失、心率加快等。当患者出现"阿托品化"时，应减少阿托品剂量或停用，并密切观察其意识状态及瞳孔大小，便于剂量调节。用药过程中若有阿托品中毒表现应及时停用阿托品。阿托品中毒表现：意识模糊、狂躁不安、谵妄、抽搐、瞳孔扩大、昏迷和尿潴留等。

2. 胆碱酯酶复活剂　能使抑制的胆碱酯酶恢复活性，减轻或消除烟碱样症状（如肌束震颤），但对解除毒蕈碱样症状和防止呼吸中枢抑制的效果差。目前常用的有碘解磷定和氯解磷定。中毒24 h后，磷酰化的胆碱酯酶的老化率达97%，已不能被胆碱酯酶复活剂复能，故宜早用。

胆碱酯酶复活剂的不良反应有短暂的眩晕、视物模糊或复视、血压升高等。临床首选氯解磷定，碘解磷定剂量较大时可致口苦、咽痛、恶心，注射速度过快可致暂时性呼吸抑制，因此使用时应密切观察。

中重度中毒时，宜联合应用阿托品与胆碱酯酶复活剂。两者有协同效果，此时阿托品用量需酌减。目前国内已有复方制剂。

（三）对症治疗

有机磷杀虫药中毒的死因主要为呼吸衰竭，其是由肺水肿、呼吸肌麻痹及呼吸中枢抑制所致，故维持正常呼吸功能极重要。其对症治疗包括及时给氧、吸痰、保持呼吸道通畅，一旦出现呼吸困难应及早行气管插管或气管切开，并予以呼吸机。

为防止病情反复，重度中毒患者症状缓解后应逐渐减少解毒药用量，症状消失后停药观察至少 3~7 d。一旦症状重现，应立即抢救。

⚠ **重点提示**

1. 有机磷杀虫药的毒性作用是抑制乙酰胆碱酯酶活性，引起乙酰胆碱蓄积，使胆碱能神经持续冲动，导致先兴奋后衰竭的临床相应中毒症状，即毒蕈碱样症状、烟碱样症状和中枢神经系统症状。

2. 毒蕈碱样症状出现最早，主要表现为腺体分泌增加及平滑肌痉挛，患者常有恶心、呕吐、腹痛、腹泻，咳嗽、呼吸困难，严重时有肺水肿，伴大汗、流涎、流泪。烟碱样症状表现为肌纤维颤动，呼吸肌麻痹。中枢神经系统症状早期为头晕、头痛，严重时为昏迷及呼吸中枢衰竭。应熟悉迟发性多发性神经病、中间型综合征的概念。

3. 最常用的抗胆碱药为阿托品，常用的胆碱酯酶复活剂为碘解磷定和氯解磷定。

六、护理

（一）主要护理问题/护理诊断

（1）体液不足：脱水，与有机磷杀虫药中毒致严重吐泻、大量出汗有关。

（2）气体交换受损：与有机磷杀虫药中毒致细支气管腺体分泌增加、平滑肌痉挛及肺水肿有关。

（二）主要护理措施

1. 病情观察　定时测生命体征，尤其是呼吸频率，观察意识状态；观察发绀变化，听诊双肺湿啰音增减情况，若呼吸增快、变浅要及时通知医生；了解胆碱酯酶活力测定结果及动脉血氧分压变化；记液体出入量并做重病记录。

2. 体位　清醒者半卧位，昏迷者卧位头偏一侧，注意保暖，按昏迷常规护理。

3. 保持呼吸道通畅、氧疗　呼吸道有大量分泌物时，应及时吸痰；按氧流量 6~8 L/min 给氧，可根据动脉血气变化来调节氧流量。每天更换鼻导管，必要时遵医嘱做气管切开术。

4. 药物治疗的护理　注意患者体征是否达到"阿托品化"，并避免阿托品中毒。必要时给予呼吸中枢兴奋剂（如尼可刹米）。

七、健康教育

（一）普及预防有机磷杀虫药中毒的知识

向生产者、使用者（特别是农民）广泛宣传：各类有机磷杀虫药都可通过皮肤、呼吸道、胃肠道进入体内导致中毒；喷洒农药时应遵守操作规程，做好个人防护。生产和加工有机磷杀虫药的工厂应建立生产设备检修制度，定期安排工作人员体检，测定其胆碱酯酶活力。喷洒农药的果树，其果实1周后方可食用。

（二）出院指导

出院时向家属及患者交代：患者需要在家休息2~3周，按时服药不可单独外出，以防发生迟发性多发性神经病。对自杀的患者，教会患者应对压力和应激的方法，并指导其学会获取社会支持网的帮助。

▌思考题

1. 简述有机磷杀虫药中毒的发病机制及急性中毒的临床表现。
2. 简述急性有机磷杀虫药中毒的治疗要点，有机磷杀虫药中毒的主要死因及其原因。
3. 简述诊断有机磷杀虫药中毒的依据及判断中毒程度的主要指标。
4. 简述"阿托品化"、阿托品中毒的表现。

第三节　急性一氧化碳中毒

含碳物质燃烧不完全时可产生一氧化碳（CO），其是无色、无味的气体。在生产和生活环境中，几乎任何燃烧场合都可产生一氧化碳。若不注意环境通风，吸入过量一氧化碳可发生急性一氧化碳中毒（acute carbon monoxide poisoning），导致全身组织缺氧。

一、病因和发病机制

（一）病因

急性一氧化碳中毒是较为常见的生活性中毒和职业性中毒。工业生产中炼钢炉炉门关闭不严、煤气管道漏气均可致一氧化碳中毒，失火现场也会发生一氧化碳中毒；日常生活中使用燃气热水器淋浴、冬季用煤炉取暖时，通风不好可造成一氧化碳中毒。连续大量吸烟也可致一氧化碳中毒。

（二）发病机制

一氧化碳中毒主要引起组织缺氧。缺氧机制：①CO被吸入体内后，与血液中红细胞内血红蛋白迅速结合形成稳定的碳氧血红蛋白（carboxyhemoglobin，HbCO），由于CO与血红蛋白的亲和力比氧和血红蛋白的亲和力大240倍，且HbCO解离较氧合血红蛋白解离速度慢3600倍，因此HbCO易在体内蓄积，但HbCO不能携带氧；②HbCO还影响氧合血红蛋白正常解离，使氧不易释放到组织中，从而加重组织和细胞缺氧；③CO可抑制细胞色素氧化酶的活性，影响细胞呼吸和氧化过程，阻碍其对氧的利用。

一氧化碳中毒时，脑、心对缺氧最敏感，最易遭受损害。脑缺氧的病理损害：①缺氧时，脑血管先发生痉挛，后麻痹扩张，脑内三磷酸腺苷生成障碍，导致钠泵运转失灵，细胞内钠离子蓄积，引起脑细胞内水肿；②缺氧使血管内皮细胞发生肿胀，又使脑内酸性产物增多，还使血管渗透性增加致脑细胞间质水肿，最终造成脑部循环障碍；③缺氧可引发脑血栓形成、脑组织缺血性坏死及大脑广泛脱髓鞘病变，故可使少数患者发生迟发性脑病。

二、临床表现

（一）急性中毒

一氧化碳中毒的症状与血液中 HbCO 浓度有关，而 HbCO 浓度与空气中 CO 浓度及接触时间有关；中毒症状也与患者中毒前健康状况有关。

急性一氧化碳中毒按中毒程度分为轻度、中度、重度。其临床表现特点详见表 9 - 2。

表 9 - 2　急性一氧化碳中毒的分度及临床表现

临床表现	轻度中毒	中度中毒	重度中毒
症状	剧烈头痛、头晕，胸闷、心悸，恶心、呕吐、乏力、视物不清、嗜睡	轻度中毒症状加重，且出现呼吸困难、意识模糊或浅昏迷	昏迷、呼吸浅快、四肢湿冷、大小便失禁、肺水肿
体征	口唇黏膜呈樱桃红色	口唇黏膜呈樱桃红色、面色潮红、脉快、多汗	可呈大脑去皮质状态
预后	无后遗症	一般无后遗症	易发生后遗症
HbCO 浓度	10% ~ 20%	30% ~ 40%	40% ~ 60%

（二）急性一氧化碳中毒迟发性脑病

急性一氧化碳中毒患者在清醒后，经过 2 ~ 60 d 的"假愈期"，可出现急性一氧化碳中毒迟发性脑病。其表现为：①精神意识障碍，表现为痴呆、木僵、定向障碍、行为异常；②锥体外系损害，如震颤麻痹综合征；③锥体系及脑皮质损害，表现为偏瘫或单瘫、癫痫、感觉运动障碍等。

三、有关检查

1. 血液 HbCO 测定　①加减法：取患者血液 1 ~ 2 滴，用蒸馏水 3 ~ 4 mL 稀释，摇匀后再加 10% 氢氧化钠溶液 1 ~ 2 滴后混匀，若混液为淡红色，则为阳性，正常呈绿色。②分光镜检查法：取血液数滴，加入蒸馏水 10 mL，用分光镜检查可见特别吸收带。此法对诊断及估计预后有帮助。

2. 脑电图检查　可见缺氧性脑病的波形。

3. 头部 CT 检查　脑水肿时可见脑部有病理性密度减低区。

四、诊断要点

根据一氧化碳接触史及急性一氧化碳中毒的症状和体征，结合血液 HbCO 测定，可做出诊断。

五、治疗要点

（一）立即脱离中毒现场

将患者迅速转移到空气新鲜处，松解衣服，注意保暖，保持呼吸道通畅。

（二）纠正缺氧

1. 吸氧　可经鼻导管和面罩给氧。吸入新鲜空气时，CO 由 HbCO 释放出半量的时间约为 4 h，吸入纯氧时可缩短至 30~40 min，吸入 3 个大气压的纯氧时可缩短至 20 min。吸纯氧且压力大可使 CO 由 HbCO 释放出半量的时间明显缩短。

2. 高压氧治疗　可增加血液中溶解氧，提高动脉血氧分压，迅速纠正组织缺氧，缩短昏迷时间，还可预防迟发性脑病的发生。

3. 人工呼吸　患者呼吸停止时应及时进行人工呼吸，或使用呼吸机。

4. 血液净化治疗　对危重患者可考虑换血疗法或血浆置换。

（三）对症治疗

1. 防治脑水肿　患者严重中毒昏迷后 2~4 h 即可出现脑水肿。因此，针对昏迷患者应及早应用高渗脱水剂（20%甘露醇 250 mL 静脉滴注）、利尿剂和糖皮质激素，以防治脑水肿，促进脑血液循环，维持呼吸循环功能。

2. 促进脑细胞功能恢复　可补充脑细胞代谢所需的药物，常用的有三磷酸腺苷、细胞色素 C、辅酶 A、维生素 C、维生素 B 等。

3. 控制高热和抽搐　对高热者可采用物理降温，使体温保持在 32 ℃左右，以降低脑代谢率，增加脑对缺氧的耐受性，必要时可用冬眠药物。对 CO 吸入体内有频繁抽搐者，首选地西泮（安定）静脉滴注。

⚠ 重点提示

1. CO 中毒的发病机制：①CO 被吸入体内与血红蛋白（Hb）迅速结合形成稳定的 HbCO，由于 CO 与 Hb 的亲和力比氧和 Hb 的大 240 倍，且 HbCO 解离较氧合血红蛋白慢 3600 倍，故 HbCO 易在体内蓄积；②HbCO 还影响氧合血红蛋白正常解离，使氧不易释放到组织中；③CO 可抑制细胞色素氧化酶的活性，影响细胞呼吸和氧化过程，阻碍其对氧的利用。

2. 根据一氧化碳接触史及急性一氧化碳中毒的症状和体征，结合血液 HbCO 测定，可做出一氧化碳中毒的诊断。

3. 纠正缺氧时，吸氧要高浓度、高流量；高压氧治疗可增加血液中溶解氧，提高动脉血氧分压，迅速纠正组织缺氧，缩短昏迷时间，还可预防迟发性脑病的发生。

4. 对昏迷者按昏迷护理常规护理。注意高热、惊厥的护理内容。

六、护理

（一）主要护理问题/护理诊断

（1）疼痛：头痛，与一氧化碳中毒致脑缺氧有关。

（2）潜在并发症：迟发性脑病。

（二）主要护理措施

1. 病情观察　针对神志清楚者，询问头痛、恶心、呕吐情况；针对昏迷者，定时测量生命体征，观察意识状态，记液体出入量并做重病记录。对急性一氧化碳中毒患者要了解HbCO测定结果。

2. 对神志清楚者的护理　给予吸氧，病室通风，并遵医嘱给予促进脑细胞功能恢复的药物。

3. 对昏迷患者的护理

（1）按昏迷护理常规护理，定时翻身以防发生压疮和肺炎，防治并发症。详细内容参见中毒总论。

（2）保持呼吸道通畅及给氧：①平卧位，头偏向一侧，随时吸取口咽分泌物及呕吐物；②高浓度高流量给氧（>60%，8～10 L/min），有条件可予高压氧治疗；③对呼吸停止者应做人工呼吸，备好气管切开包及呼吸机。

（3）高热惊厥护理：遵医嘱给安定静脉或肌内注射；并给予物理降温，头部用冰帽，体表大血管处放置冰袋。

（4）药物治疗的护理：对脑水肿者，遵医嘱快速静脉滴注20%甘露醇，并静脉滴注三磷酸腺苷、细胞色素C等。

（5）意识清醒后的护理：对急性中毒苏醒后患者，嘱卧床休息，密切观察2周。可加强肢体锻炼，如被动运动、按摩、针灸，以促进肢体功能恢复。

七、健康教育

（一）出院指导

（1）昏迷者清醒后出院时，向患者及家属交代恢复期（2个月内）有可能发生迟发性脑病并解释原因，嘱患者出现症状应及时来院治疗。

（2）指导患者及家属学习预防一氧化碳中毒的知识，并认真采取措施，避免再次中毒。

（二）加强预防一氧化碳中毒的宣传

设置室内煤炉时要安装烟筒管道，并经常检查煤炉和烟筒管道，防止漏气。工业生产中，有CO的车间和场所要加强通风；进入高浓度CO环境，应戴好防毒面具；管理者应知晓我国规定车间空气中CO最高容许浓度为30 mg/m^3，并将之作为定期评测工作场所的指标。

（三）预后

轻度中毒可完全恢复。重症昏迷时间过长者常预后严重，合并迟发性脑病者恢复较慢，少数可留有永久性后遗症。

1. 简述急性一氧化碳中毒的发病机制及脑缺氧的病理变化过程。
2. 简述急性一氧化碳中毒的诊断要点，以及治疗要点中纠正缺氧的具体内容。
3. 简述急性一氧化碳中毒昏迷患者的主要护理措施。

第四节　中暑

中暑是指在高温和湿度较大的环境下体温调节中枢障碍、汗腺功能衰竭和水、电解质过度丧失所致的疾病。根据发病机制不同，中暑可分为热衰竭（中暑衰竭）、热痉挛（中暑痉挛）和热射病（中暑高热）3 种类型，三者常混合存在。

一、病因和发病机制

（一）病因

在高温环境中工作 7~14 d 后，人体对热应激的适应能力增强，表现为心排血量和出汗量增加。对高温环境适应能力不足是致病的主要原因。促使中暑的原因：①环境温度过高；②人体产热增加，如从事重体力劳动、发热、甲状腺功能亢进等；③散热障碍，如湿度大且通风不良、过度肥胖、穿不透气衣服等；④汗腺功能障碍，见于硬皮病、广泛皮肤烧伤后瘢痕形成等。

（二）正常体温调节及中暑发病机制

正常体温是在下丘脑体温调节中枢的控制下，产热和散热平衡的结果。正常人腋窝温度一般维持在 36 ℃~37.4 ℃。①产热：人体热能的来源主要是体内氧化代谢过程及全身运动；②散热：常温下散热主要依靠辐射实现，其次是传导、对流和蒸发。而当环境温度超过体表皮肤温度时，通过辐射、传导及对流进行散热发生困难，散热只能通过出汗及皮肤和肺泡表面的蒸发进行，另外人体深部组织的热量通过循环血流至皮下组织并经扩张的皮肤血管散发。

高温环境且通风不良时，出汗是主要的散热途径。大量出汗常伴水和电解质的丢失，易导致脱水，此时体表皮肤血管扩张，血容量更加不足可引起周围循环衰竭的症状，即热衰竭；丢失电解质过多且补充不足可引起肌肉痉挛，即发生热痉挛。在高温环境下，大量出汗仍不足以散热，可致体温调节中枢功能障碍，汗腺功能衰竭而汗闭，进而使体温迅速升高而发生热射病。

（三）高温对人体的危害

体温高于 42 ℃时，体内蛋白酶可发生变性，线粒体功能受损，细胞膜稳定性差，这是中暑对细胞的直接毒性作用，且可引起多系统脏器功能障碍。

二、临床表现

（一）热衰竭（中暑衰竭）

热衰竭为中暑最常见的类型，常见于老年人、儿童、慢性病患者，多与严重热应激时大量出汗导致血容量不足有关，主要表现为多汗、疲乏无力、恶心、呕吐、血压下降、晕厥。患者一般体温正常，检查有血液浓缩、高钠。热衰竭可发展为热射病。

（二）热痉挛（中暑痉挛）

在高温环境下进行强体力劳动或剧烈运动时大量出汗，活动停止后发生肌肉痉挛的症状称为热痉挛。其好发于四肢肌肉和腹肌，以腓肠肌为著，持续数分钟后缓解。患者体温多正常，检查有血清钠降低。热痉挛可为热射病的早期表现。

（三）热射病（中暑高热）

热射病是中暑的严重类型，为一种致命性急症，病死率高，以高热及神志障碍为特征性表现，临床上分为劳力性和非劳力性。劳力性热射病主要由高温环境下内源性产热过多所致，非劳力性热射病由体温调节功能障碍所致。

1. 劳力性热射病　常见于重体力劳动或过度运动者（多为平素健康的年轻人），多于劳动或活动数小时后发病，常表现为大量出汗、心率加快、体温迅速升高、神志逐渐模糊、昏迷、血压下降、呼吸浅速等。患者可发生横纹肌溶解、弥散性血管内凝血及肝肾功能衰竭。

2. 非劳力性热射病　常见于老年人、慢性病者，表现为皮肤干燥、颜面发红、无汗，直肠温度多在41 ℃以上，神志模糊逐渐发生昏迷。严重者可出现休克、心力衰竭、脑水肿，常在发病后24 h左右死亡。

烈日或高温辐射长时间作用于头部，穿透头皮、颅骨而引起脑组织损伤，使大脑温度达40 ℃~42 ℃，但体温不一定升高，引起的热射病称为日射病。

三、有关检查

热衰竭者多有高钠血症；热痉挛者血清钠、氯降低；热射病者常有白细胞总数升高和中性粒细胞比例偏高，严重者可出现肝、肾及横纹肌损害改变，尿常规可见蛋白及管型，血尿素氮、乳酸脱氢酶等升高。

四、诊断要点

根据患者所处环境，如炎热暑天或高温条件下工作，再结合临床表现，可做出诊断。

五、治疗要点

（一）热衰竭和热痉挛

首先将患者转移到阴凉通风处或用冰水擦浴。对热痉挛者，给予凉盐水等含盐饮料或静脉注射生理盐水，可使病情迅速好转。对热衰竭者，经由静脉补给生理盐水并加葡萄糖液和氯化钾；一般患者在30 min至数小时内即可恢复正常。

（二）热射病

热射病者预后严重，需积极抢救。降温速度决定了患者预后，因此以1 h内使直肠温度降至37.8 ℃~38.9 ℃为宜，若抢救不及时，病亡率可高达5%~30%。

1. 降温　①物理降温：可用冰水、酒精擦浴，在颈、腋下、腹股沟等大血管处放置冰袋，也可用冰盐水直肠灌洗或冷生理盐水透析降温；给日射病患者头部戴冰帽。②药物降温：应用一般药物降温无效。患者出现寒战时，可用氯丙嗪 25～50 mg 加入 5% 葡萄糖盐水 250～500 mL 静脉滴注，1～2 h 内滴完，用药过程要监测血压。氯丙嗪有调节体温调节中枢的功能。

2. 对症治疗　①对昏迷者，应保持呼吸道通畅并给氧，酌情用抗生素，防治感染。②对癫痫发作者，可静脉输注地西泮。③对脱水、酸中毒者，应补液、纠正酸中毒。④对并发休克、脑水肿、心力衰竭、急性肾衰竭或弥散性血管内凝血者，应给予相应治疗。

⚠ 重点提示

1. 中暑是指在高温和湿度较大的环境下体温调节中枢障碍、汗腺功能衰竭和水、电解质过度丧失所致的疾病。中暑分为热衰竭、热痉挛和热射病 3 种类型。

2. 高温环境且通风不良时，出汗是主要的散热途径。大量出汗常伴水和电解质的丢失，若补充水和电解质不足常导致脱水，此时血管扩张，血容量更加不足可引起周围循环衰竭的症状，即热衰竭；丢失电解质过多且补充不足可引起肌肉痉挛，即发生热痉挛。中暑发病机制：在高温环境下，大量出汗仍不足以散热，可致体温调节中枢功能障碍，汗腺功能衰竭而汗闭，进而使体温迅速升高而发生热射病。

3. 中暑治疗要点。

(1) 降温：①物理降温：可用冰袋或冰水、酒精擦浴，冰盐水直肠灌洗或冷生理盐水透析降温；给日射病患者头部戴冰帽。②药物降温：可选用氯丙嗪，用药过程要监测血压。

(2) 对症治疗：补液、纠正酸中毒等。

4. 应记住高热者降温护理措施。

5. 应记住田间劳动及高温车间的防暑措施。

六、护理

(一) 主要护理问题/护理诊断

(1) 体液不足：脱水，与中暑衰竭引起血容量不足有关。

(2) 体温过高：与中暑高热有关。

(二) 主要护理措施

1. 病情观察　观察出汗多少、有无双侧小腿痉挛，定时测量生命体征并观察意识状态及体温的变化，记液体出入量并做重病记录。

2. 对症护理

(1) 高热者降温护理：①给予物理治疗，同时按摩四肢及躯干皮肤，促进血液循环以加速散热；②测肛温，若达 38 ℃应暂停降温治疗，如体温回升可再次进行降温治疗；③同时使用氯丙嗪时，应定时测量血压，收缩压降至 90 mmHg 时应减药或停药。

(2) 对昏迷者按昏迷护理常规进行护理，对惊厥者可遵医嘱用安定静脉或肌内注射。

（3）双下肢腓肠肌发作痉挛时，协助患者按摩局部以减轻疼痛。

（4）对老年人及原有心脏病者，输液速度要适中，避免发生左心衰竭。

3. 保持病室凉爽　病室保持良好通风，室温以 20 ℃ ~25 ℃为宜。

七、健康教育

1. 加强防暑宣传　向居民介绍防暑知识，如炎热天气应穿透气衣服，外出戴防晒帽，适当补充防暑饮料，居住环境要通风以降低室温。

2. 田间劳动防暑措施　田间劳动必须戴草帽，劳动时间不可太长，间歇时应休息。出汗较多时应补充凉盐水，不可仅饮用井水或白开水。

3. 高温车间防暑措施　慢性病患者不应从事高温作业，尽可能改善劳动条件，必要时应减轻工作量。医护人员定期下车间指导工人合理补盐、补水。

4. 恢复期护理指导　恢复期患者在数周内应避免室内外剧烈活动。

思考题

1. 简述中暑的概念及中暑各型的发病机制。

2. 简述中暑的严重类型，以及中暑最常见类型的临床表现和治疗要点。

3. 简述对热射病患者采取降温治疗时的护理要点；田间劳动及高温车间的防暑措施。

第五节　镇静催眠药中毒

镇静催眠药是中枢神经系统抑制药，具有镇静、催眠作用，过多剂量可麻醉全身，包括延髓。镇静催眠药中毒（sedative – hypnotic poisoning）是由服用过量的镇静催眠药而导致的一系列中枢神经系统过度抑制的病症，可分为急性和慢性。急性镇静催眠药中毒由 1 次服用大剂量镇静催眠药引起。慢性镇静催眠药中毒由长期滥用催眠药物引起，可导致耐受性和依赖性。

长期滥用催眠药物时，一般患者用药多在治疗量 5 倍以上，时间超过 1 个月，即用药量大、时间长，突然中止用药或减量可引起戒断综合征。

一、病因和发病机制

（一）病因

1950 年以前常用的镇静催眠药是巴比妥类药物，由于其易产生耐药性及依赖性，长期应用时可导致慢性中毒，1950 年以后开始使用非巴比妥类药物作为镇静催眠药。1960 年开始用抗焦虑药物（如苯二氮䓬类药物）作为镇静催眠药。镇静催眠药分为以下几类。

1. 苯二氮䓬类药物　是目前临床应用最广的镇静催眠药。其优点是对呼吸影响小，嗜睡、乏力等副作用轻。可分为以下 3 类：

（1）长效类：地西泮（安定）、氯氮䓬（利眠宁）、氟西泮（氟安定），半衰期 > 30 h。

（2）中效类：阿普唑仑（佳静安定）、奥沙西泮（舒宁）、艾司唑仑（舒乐安定），半衰期为 6 ~ 30 h。

（3）短效类：三唑仑。

2. 巴比妥类药物　不良反应大，安全性差，目前已较少应用。

（1）长效类：巴比妥、苯巴比妥。

（2）中效类：戊巴比妥、异戊巴比妥。

（3）短效类：司可巴比妥、硫喷妥钠。

3. 非巴比妥非苯二氮䓬类（中效 ~ 短效）药物　如水合氯醛、格鲁米特（导眠能）、甲喹酮（安眠酮）、甲丙氨酯（眠尔通）。

4. 吩噻嗪类药物（抗精神病药）　是指能治疗各类精神病及各种精神症状的药物，如氯丙嗪、奋乃静、氟奋乃静等。

（二）发病机制

1. 中毒机制　镇静催眠药均具有脂溶性。脂溶性强的药物易通过血脑屏障，作用于中枢神经系统。

（1）苯二氮䓬类药物：对中枢神经系统的抑制作用与增强 γ - 氨基丁酸（GABA）能神经的功能有关。在神经突触后膜表面有由苯二氮䓬受体、GABA 受体及氯离子通道组成的大分子复合物。苯二氮䓬与苯二氮䓬受体结合后，可增强 GABA 与其受体结合的亲和力，激活 GABA 的受体，使氯离子通道开放，从而增强 GABA 对突触后膜的抑制功能。

（2）巴比妥类药物：对 GABA 能神经有与苯二氮䓬类药物大致相似的作用。苯二氮䓬类药物主要选择性作用于边缘系统而影响情绪和记忆力。巴比妥类药物主要作用于网状结构上行激活系统而引起意识障碍，以致延髓麻痹。

（3）非巴比妥非苯二氮䓬类药物：中毒机制与巴比妥类药物相似。

（4）吩噻嗪类药物：主要作用于网状结构，能减轻焦虑紧张、幻觉妄想和病理性思维等精神症状。

2. 耐受性、依赖性和戒断综合征　各种镇静催眠药均可产生耐受性、依赖性，故均可引起戒断综合征。其发生机制尚未完全阐明。长期服用苯二氮䓬类药物可使苯二氮䓬受体减少，是发生耐受的原因之一。长期服用苯二氮䓬类药物突然停药时会发生苯二氮䓬受体密度上调，从而引发戒断综合征。发生依赖性的证据是停药后发生戒断综合征。戒断综合征的特点是出现与药理相反的症状，如停用巴比妥类药物出现躁动和癫痫样发作，停用苯二氮䓬类药物出现焦虑和睡眠障碍。

二、临床表现

（一）急性中毒

1. 苯二氮䓬类药物中毒　中枢神经系统抑制较轻，主要症状是嗜睡、头晕、言语含糊不清、意识模糊等。患者很少出现长时间深度昏迷和呼吸抑制等；若出现应考虑同时服用了其他镇静催眠药或饮酒等因素。

2. 巴比妥类药物中毒　1 次服用大剂量巴比妥类药物可引起中枢神经系统的抑制，症状严重程度与剂量有关。

（1）轻度中毒，表现为嗜睡，注意力不集中，记忆力减退，发音含糊不清，步态不稳，眼球震颤。

（2）重度中毒，表现为进行性中枢神经系统抑制：①由嗜睡到深昏迷；②呼吸抑制由浅而慢至呼吸停止；③延髓血管运动中枢抑制，患者可出现低血压或休克，体温下降等；④长期昏迷可并发肺炎、肺水肿、脑水肿、肾衰竭。

3. 非巴比妥非苯二氮䓬类药物中毒　症状与巴比妥类中毒相似，又有自身特点：水合氯醛中毒患者可有心律失常、肝肾功能损害；格鲁米特中毒患者的意识障碍呈周期性波动，有抗胆碱能神经症状（瞳孔散大等）。

4. 吩噻嗪类药物中毒　最常见的症状为锥体外系反应，临床可见以下 3 类表现：①震颤麻痹综合征；②静坐不能；③急性肌张力障碍反应，如斜颈、吞咽困难、牙关紧闭等。此外，在治疗过程中患者尚有直立性低血压、尿潴留等发生。对氯丙嗪类药物过敏患者，可发生剥脱性皮炎、粒细胞缺乏症及淤胆型肝炎。

（二）慢性中毒

长期服用大量催眠药的患者可发生慢性中毒，除有轻度中毒症状外，常伴有精神心理变化：①意识障碍和轻躁狂状态：出现一时性躁动不安或意识蒙眬，言语兴奋，欣快伴有震颤、步态不稳等；②智能障碍：记忆力、计算力、理解力均有明显下降，工作学习能力减退；③人格变化：丧失进取心，对家庭和社会失去责任感。

（三）戒断综合征

长期服用大剂量催眠药的患者，突然停药或迅速减少药量时，可发生戒断综合征。其主要表现为自主神经兴奋性增加和神经精神症状。用药量大、时间长而骤然停药者症状严重。

1. 轻症　患者最后一次服药后 1 d 内或数日内出现焦虑、易激动、失眠、头痛等症状，中毒表现于 2~3 d 后达到高峰，还有恶心、呕吐、肌肉痉挛等。滥用苯二氮䓬类药物者停药后发病较晚，可能与中间代谢产物排出较慢有关，症状较轻，以焦虑、失眠为主。

2. 重症　患者突然停药 1~2 d 后，有的在药物停用 7~8 d 后出现癫痫样发作，有时出现幻觉、妄想、定向力丧失、高热及谵妄等，于数日至 3 周内恢复。滥用巴比妥类药物者停药后发病早又常见，且症状较重，可出现癫痫样发作及轻躁狂状态。

三、有关检查

1. 血液、尿液、胃液中药物浓度测定　对诊断有参考意义。血清苯二氮䓬类药物浓度测定对诊断帮助不大。

2. 血液生化检查　对昏迷者应监测血糖、尿素氮、肌酐、电解质、肝功能等。

3. 动脉血气分析　用于了解动脉二氧化碳分压（$PaCO_2$），呼吸受抑制时 $PaCO_2$ 可能升高。

四、诊断要点

1. 急性中毒　有服用大量镇静催眠药史，出现意识障碍和呼吸抑制、血压下降，胃液、血液、尿液中检出镇静催眠药。

2. **慢性中毒** 有长期滥用大量催眠药史，出现轻度共济失调和精神症状。

3. **戒断综合征** 有长期滥用大量催眠药史，一般患者用药多在治疗量5倍以上，时间超过1个月，即用药量大、时间长，突然停药或迅速减量，出现焦虑、失眠或癫痫发作和谵妄等。

五、治疗要点

（一）急性中毒

1. **清除毒物** 包括未吸收和已吸收的毒物。

（1）洗胃：1：5000高锰酸钾溶液或活性炭对吸附各种镇静催眠药有效；洗胃后灌入硫酸钠导泻，以清除进入肠道的毒物。镁离子对中枢神经系统有抑制作用，故不宜使用硫酸镁。

（2）碱化尿液与利尿：采用呋塞米和碱性液。碱化尿液仅对长效巴比妥类药物有效。

（3）血液净化疗法：血液透析及血液灌流对苯巴比妥及吩噻嗪类药物中毒有效，对危重患者可考虑应用，对苯二氮䓬类药物无效。

2. **使用特殊解毒剂** 巴比妥类药物中毒无特效解毒药。氟马西尼是苯二氮䓬类药物的拮抗剂，能通过竞争抑制苯二氮䓬受体而阻断苯二氮䓬类药物对中枢神经系统的作用；用法为0.2 mg缓慢静脉注射，必要时可重复给药。

3. **对症治疗**

（1）维持昏迷者重要脏器功能：①维持呼吸：保持呼吸道通畅，给予吸氧，必要时采用气管插管或人工呼吸机，对呼吸明显受抑制者可用中枢兴奋药（如尼可刹米）；②心脏监护及维持血压：采用心电图监护，必要时采用抗心律失常治疗；低血压多由血管扩张引起，出现时应补充血容量，且使尿量增加，以利于毒物排出；③促进意识恢复：给予葡萄糖及纳洛酮，纳洛酮对促醒有一定疗效；④保证营养：可予输液或鼻饲。

（2）治疗并发症：对并发肺炎者，应常翻身、拍背，定期吸痰，并针对病原菌给予抗生素治疗；对急性肾衰竭者，应及时给予相应治疗。

（二）慢性中毒

逐步缓慢减少药量，直至停用镇静催眠药。可伴随心理治疗。

（三）戒断综合征

用足量镇静催眠药控制戒断症状。如地西泮10~20 mg或苯巴比妥1.7 mg/kg，1次/h，至戒断症状消失，并由此计算出1日所需总量，再将此总量分为3~4次口服，待情况稳定2 d后逐渐减少剂量，一般可在10~15 d减完并停药。

六、护理

（一）主要护理问题/护理诊断

（1）急性意识障碍：与镇静催眠药中毒有关。

（2）低效性呼吸形态：与镇静催眠药作用呼吸中枢有关。

（二）主要护理措施

1. **病情监测** 对急性中毒昏迷者应进行连续的监测：①监测生命体征、意识、瞳孔大小，并记液体出入量等；②观察有无发绀、呼吸困难，及时测定患者血气分析；③观察体温及静脉点滴速度；④监测心电图，发现危险性心律失常及时报告医生。

2. **体位及饮食护理** 平卧位，头偏一侧；减少病室内外的噪声。加强营养，给予高蛋白质的鼻饲流质食物或静脉补充营养物质，以提高机体抵抗力。

3. **保持呼吸道通畅** 对清醒者，鼓励咳嗽并拍打背部，以促进有效排痰。对昏迷患者，痰多时给予吸痰，必要时给予气管插管或人工呼吸机。

4. **药物治疗的护理** ①迅速建立静脉通道；②遵医嘱给予5%葡萄糖盐水或706代血浆等静脉滴注，维持血压，观察患者的血压和每小时尿量；③应用中枢兴奋剂尼可刹米时，注意观察患者意识状况和呼吸衰竭情况。

⚠ **重点提示**

1. 急性镇静催眠药中毒由1次服用大剂量镇静催眠药引起。慢性镇静催眠药中毒由长期滥用催眠药物引起，可导致耐药性和依赖性。长期滥用催眠药物时，一般患者用药多在治疗量5倍以上，时间超过1个月，即用药量大、时间长，突然中止用药或减量可引起戒断综合征。

2. 苯二氮䓬类药物的作用机制：在神经突触后膜表面有苯二氮䓬受体、GABA受体及氯离子通道组成的大分子，苯二氮䓬与苯二氮䓬受体结合后，可增强GABA与其受体结合的亲和力，激活GABA的受体，使氯离子通道开放，从而增强GABA对突触后膜的抑制功能，促使中枢神经系统的抑制。

3. 慢性镇静催眠药中毒表现：①意识障碍和轻躁狂状态：出现一时性躁动不安或意识蒙眬，言语兴奋，欣快伴有震颤、步态不稳等；②智能障碍：记忆力、计算力、理解力均有明显下降，工作学习能力减退；③人格变化：丧失进取心，对家庭和社会失去责任感。诊断要点：有长期滥用大量催眠药史，出现轻度共济失调和精神症状。

4. 急性镇静催眠药中毒清除毒物的方法有洗胃、碱化尿液与利尿、血液净化疗法；氟马西尼是苯二氮䓬类药物的拮抗剂。

5. 中毒昏迷者病情监测的要点、普及改善失眠的知识内容要记住。

七、健康教育

（一）普及改善失眠的知识

失眠者自身因素常为过度紧张、强脑力劳动或精神受到应激原刺激，可使大脑功能紊乱；午睡时间过长或夜尿过多也可导致失眠。

改善方法：①晚上做轻松的活动使精神放松，如睡前淋浴或热水洗脚，睡前喝一杯热牛奶（禁饮有兴奋作用的饮料），睡前听轻松音乐或室外散步0.5～1 h，放松全身肌肉、做深呼吸；②白天坚持锻炼对减轻应激反应、促进睡眠有一定帮助；③保持睡眠的规律性非常重要，如按时上床、早睡早起；④夜尿多者应在晚上限制液体入量，睡前如厕；⑤午睡半小时左右较合适；⑥偶尔服用催眠药，不要长期服用。

（二）对已服用催眠药患者的指导

①向患者解释长期服用各类催眠药均可产生耐受性，一般 1～2 周药效会降低，需加大剂量方可起效；久用会产生依赖性，如精神依赖（睡前必服）及躯体依赖（不服药睡不着）；指导患者间断服用催眠药，减少患者心理性依赖，为行为治疗提供机会。②一般过量服药连续 4 个月以上，在突然停药时会引起戒断综合征。嘱咐患者不要长期服用催眠药，告知已服用者在撤药过程中要逐渐减量，严防突然停药。

（三）加强药物管理

药房、医护人员对镇静催眠药保管、处方、使用的管理要严格；医生应严格掌握适应证，尤其对青少年以及有长期服用这类药物史的患者更应慎重。家庭中有儿童、情绪不稳定或精神不正常者，家属对该类药物一定要妥善保管，以免发生意外。

（四）预后

轻度中毒无须治疗即可恢复，中度中毒一般治疗 1～2 d 可恢复，重度中毒可能需要 3～5 d 才能清醒，死亡率低于 5%。

思考题

1. 简述镇静催眠药急性中毒、慢性中毒和戒断综合征的概念。
2. 简述苯二氮䓬类药物引起中毒的发病机制。
3. 简述慢性镇静催眠药中毒的临床表现及诊断要点。
4. 简述急性镇静催眠药中毒的诊断要点。
5. 简述急性镇静催眠药中毒昏迷者病情监测的要点。
6. 简述改善失眠的方法。

第十章

神经系统疾病

学习目标

掌握:

1. 脑出血、脑梗死的定义、临床表现、治疗要点、护理及健康教育。

2. 癫痫的定义、临床表现、治疗要点、主要护理措施及健康教育。

熟悉:

1. 脑血管疾病的危险因素。

2. 帕金森病的定义、临床表现、治疗要点、主要护理措施及健康教育。

了解:

1. 神经系统的解剖结构和生理功能特点(脑血管疾病定位)。

2. 脑血管疾病的病因。

3. 帕金森病的病因与发病机制。

4. 癫痫的病因与发病机制。

第一节 总论

一、神经系统的解剖结构与生理功能

(一)中枢神经系统

中枢神经系统由脑和脊髓所组成。脑又分为大脑、间脑、脑干和小脑。

1. 大脑 由大脑半球、基底节(核)和侧脑室组成。大脑表面被大脑皮质所覆盖,大脑皮质表面有脑沟和脑回,大脑半球分为额叶、颞叶、顶叶、枕叶、岛叶和边缘系统。

大脑半球的功能两侧不对称。各脑叶的功能:额叶与躯体运动、语言及高级思维活动有关;颞叶与听觉、语言和记忆有关;顶叶与躯体感觉、味觉、语言等有关;枕叶与视觉信息的整合有关;岛叶与内脏感觉有关;边缘系统与情绪、行为和内脏活动有关。

2. 间脑 位于大脑半球与中脑之间,是脑干与大脑半球的连接站,主要包括丘脑和下丘脑。丘脑的破坏性病灶引起对侧偏身感觉消失或减退,刺激性病灶引起偏身疼痛。下丘脑对体温、代谢、饮食、内分泌、生殖、睡眠和觉醒的生理调节起重要作用,同时也与人的情绪行为有关。

3. 脑干 由中脑、脑桥和延髓组成。中脑向上与间脑相接,延髓下端与脊髓相连,脑

桥介于中脑与延髓之间，由脑桥臂与背侧的小脑半球相连接。第Ⅲ至第Ⅻ对脑神经核均位于脑干内。

（1）脑干的功能：脑干是生命中枢，延髓损害多可导致呼吸骤停、心脏停搏；具有传导功能；能控制睡眠与觉醒的交替节律，以保持正常的睡眠与觉醒。

（2）脑干损伤的特点：意识障碍、去大脑强直、交叉瘫痪和定位体征。其中，两侧瞳孔极度缩小、两眼球同侧偏斜提示脑桥损伤；循环、呼吸功能严重障碍提示延髓损伤。

4. 小脑　位于颅后窝，由小脑半球和小脑蚓部组成。其功能为调节肌肉张力、维持平衡，使自主活动的功能精良。小脑病变可引起共济失调。

5. 脊髓　是中枢神经系统的低级部分，是四肢和躯干的初级反射中枢，呈椭圆形条索状，位于椎管内。其主要功能为传导功能和节段功能。脊髓病变的症状因脊髓受损的部位与程度而异。

（二）周围神经系统

1. 脑神经　脑神经共有12对，采用罗马数字命名。除第Ⅰ（嗅神经）、Ⅱ（视神经）对脑神经进入大脑外，其他10对脑神经均与脑干互相联系。

脑神经有运动纤维和感觉纤维，主要支配头面部。第Ⅲ（动眼神经）、Ⅳ（滑车神经）、Ⅵ（展神经）、Ⅺ（副神经）、Ⅻ（舌下神经）对脑神经为运动神经；第Ⅰ、Ⅱ、Ⅷ（听神经）对脑神经为感觉神经；第Ⅴ（三叉神经）、Ⅶ（面神经）、Ⅸ（舌咽神经）、Ⅹ（迷走神经）对脑神经为混合神经。除第Ⅻ和第Ⅶ对脑神经核的下部由对侧大脑半球支配外，其他均受双侧大脑半球的支配。

2. 脊神经　脊神经共有31对，其中颈神经8对，胸神经12对，腰神经5对，骶神经5对，尾神经1对。每对脊神经由后根（感觉根）和前根（运动根）组成。临床上根据不同部位的感觉障碍水平，判断脊髓病变的平面，这对定位诊断具有重要意义。

二、神经系统疾病的常见临床表现

（一）头痛

头痛为临床常见的症状，各种原因刺激颅内外的疼痛敏感结构都可引起头痛。颅内的血管、神经和脑膜，以及颅外的骨膜、血管、头皮、颈肌、韧带等均属头痛的敏感结构。

1. 偏头痛　主要由颅内外血管收缩与舒张功能障碍引起，多为一侧颞部搏动性头痛，伴有恶心呕吐，反复发作。在安静休息、睡眠后或服用止痛药物后偏头痛可缓解，但常反复发作。患者多有偏头痛家族史。

2. 高颅压性头痛　常为持续性的整个头部胀痛，阵发性加剧，伴有喷射状呕吐及视力障碍。颅内占位性病变可使颅内压升高，刺激颅内血管、神经及脑膜等，进而引起头痛。

3. 颅外局部因素所致头痛　可以是急性发作，也可为慢性持续性头痛。常见的有：①眼源性疼痛：常位于眼眶周围及前额，由青光眼、虹膜炎、视神经炎、屈光不正等眼部疾患引起；②耳源性头痛：由急性中耳炎、外耳道的疖肿、乳突炎等引起，多表现为单侧颞部持续性或搏动性头痛；③鼻源性头痛：由鼻窦炎症引起的前额头痛。

4. 紧张性头痛　亦称神经性或精神性头痛，无固定部位，多表现为持续性闷痛、胀痛，常伴有心悸、失眠、多梦、多虑、紧张等症状。

（二）意识障碍

意识障碍指人对外界环境刺激缺乏反应的一种精神状态。大脑皮质、皮质下结构、脑干网状上行激活系统等部位的损害或功能抑制，均可导致意识障碍。临床通过患者的言语反应、对针刺的痛觉反应、瞳孔对光反射、吞咽反射、角膜反射等来判断意识障碍的程度。

1. 以觉醒度改变为主的意识障碍　包括嗜睡、昏睡和昏迷。
2. 以意识内容改变为主的意识障碍　包括意识模糊和谵妄。
3. 脑死亡　指全脑（包括大脑、小脑和脑干）功能的不可逆丧失。表现为深昏迷、呼吸停止、脑干反射全部消失。

（三）言语障碍

言语障碍可分为失语症和构音障碍。失语症是由大脑皮质语言中枢损害所致的语言交流能力障碍，构音障碍则是由神经肌肉的器质性病变造成发音器官的肌无力及运动不协调所致。

（四）感觉障碍

感觉障碍指机体对各种形式刺激（痛、温度、触、压、位置、振动等）无感知、感知减退或异常的一组综合征。感觉通路的不同部位受损，常表现出不同的临床症状：①末梢型感觉障碍：肢体远端对称性完全性感觉缺失，呈手套、袜子状分布，常见于多发性神经病；②内囊型感觉障碍：对侧偏身（包括面部）感觉减退或消失，常见于脑血管疾病；③交叉性感觉障碍：同侧面部和对侧躯体痛、温觉障碍，见于延髓外侧综合征；④分离性感觉障碍：痛、温觉受损而触觉、深感觉保存，见于脊髓空洞症。

（五）运动障碍

运动障碍可分为瘫痪、僵硬、不随意运动及共济失调等。瘫痪形式可分为：①单瘫：单个肢体的瘫痪；②偏瘫：一侧上、下肢体瘫痪，常伴同侧中枢性面舌瘫，常见于对侧大脑半球内囊病变；③交叉瘫：一侧脑神经麻痹和对侧肢体瘫痪，常见于脑干损害；④截瘫：双下肢瘫痪，常见于脊髓胸腰段病变；⑤四肢瘫：可见于双侧大脑及脑干病变、颈髓病变和多发性周围神经病变。共济失调是指由本体感觉、前庭迷路、小脑系统损害所引起的维持平衡和动作协调不良。常见的小脑性共济失调主要表现为站立不稳，行走时步基较宽、左右摇摆（醉汉步态），不能顺利完成复杂而精细的动作。

⚠ 重点提示

1. 神经系统由周围神经系统（传递神经冲动）和中枢神经系统（综合分析信息）组成。

2. 神经系统疾病的常见临床表现有头痛、意识障碍、言语障碍、感觉障碍及运动障碍。

思考题

1. 简述神经系统解剖结构及生理功能特点。
2. 简述头痛、意识障碍、言语障碍、感觉障碍、运动障碍的临床表现特点。

第二节　脑血管疾病

脑血管疾病（cerebrovascular disease，CVD）是由各种血管源性脑病变引起的脑功能障碍，具有发病率、死亡率、致残率和复发率均高的特点。

一、脑血管疾病的分类

根据神经功能缺失持续时间，脑血管疾病分为短暂性脑缺血发作和脑卒中，前者的持续时间不足24 h，后者的超过24 h；根据病理性质，脑血管疾病可分为缺血性卒中和出血性卒中，前者又称为脑梗死，包括脑血栓形成和脑栓塞等，后者包括脑出血和蛛网膜下腔出血。

二、脑血液循环

脑部的血液供应由颈内动脉系统（前循环）和椎–基底动脉系统（后循环）组成，两者之间由大脑动脉环（Willis环）连通。Willis环由双侧大脑前动脉、颈内动脉、大脑后动脉、前交通动脉和后交通动脉组成。

1. 脑部代谢的特点　脑是人体中最重要和最精密的生命器官。成人脑的平均重量约为1 500 g，占体重的2%～3%，而脑的血流量占全身血流量的15%～20%。脑组织几乎无葡萄糖和糖原的储备，需要血液循环连续地供应所需的氧和葡萄糖。

2. 脑血流量的调节　脑血管具有自动调节功能，平均动脉压在60～160 mmHg范围内变化时，脑血液供应可维持稳定。但当血压超过脑血管的自行调节范围或脑血管发生病变时，自动调节功能受到损害。

三、脑血管疾病的病因和危险因素

（一）病因

1. 血管壁病变　动脉粥样硬化、动脉炎、发育异常、外伤等引起血管壁变厚、变性，使血管腔形成斑块、狭窄、闭塞等，其中以动脉粥样硬化最多见。

2. 血液流变学及血液成分改变　包括各种引起血液黏滞度升高及凝血机制异常的因素。

3. 血流动力学改变　如高血压、低血压及心脏功能障碍等。

4. 其他　颈椎病、肿瘤等压迫邻近大血管而影响供血；颅外形成的各种栓子引起脑栓塞。

（二）危险因素

1. 无法干预的因素　如年龄、性别、种族和家族遗传性等。随着年龄的增长，脑卒中的危险因素持续增加，男性发病率高于女性。

2. 可干预的因素　高血压、心脏病、糖尿病已被多数学者认为是引发脑血管疾病最重要的危险因素。高脂血症、高同型半胱氨酸血症、血液黏滞度升高、无症状性颈动脉杂音、眼底动脉硬化、吸烟、酗酒、肥胖、口服避孕药、饮食因素（盐、含饱和脂肪酸动物油的食用量）等与脑血管疾病发病有关。

四、脑血管疾病的三级预防

迄今脑血管疾病仍缺乏有效的治疗方法，且脑卒中的复发相当普遍。卒中复发导致已有的神经系统功能障碍加重，并使病死率明显增加。因此，预防脑血管疾病的发生、降低再次发生卒中的危险性非常重要。脑血管疾病的预防分为3级，内容如下。

1. 一级预防　为发病前的预防（病因预防），即对有卒中倾向、尚无卒中病史的个体预防脑卒中发生，是三级预防中最关键的一环。如在社区人群中筛选上述可干预的危险因素，找出高危人群，提倡合理饮食、适当运动，积极治疗相关疾病等。

2. 二级预防　即针对发生可逆性卒中或有短暂性脑缺血发作病史的个体，寻找意外事件发生的原因，治疗可逆性病因，纠正所有可干预的危险因素，预防脑卒中复发。

3. 三级预防　即在脑卒中发生后对患者积极治疗，防治并发症，减少致残率，提高脑卒中患者的生活质量，预防复发。通常也将三级预防并入二级预防中。

思考题

1. 简述脑血管疾病的概念。
2. 简述脑血管疾病的病因、分类及危险因素。

短暂性脑缺血发作

短暂性脑缺血发作（transient ischemic attack，TIA）是指颅内血管病变引起的一过性或短暂性、局灶性脑或视网膜功能障碍；症状一般持续 10～15 min，多在 1 h 内恢复，最长不超过 24 h；可反复发作，不遗留神经功能缺损的症状和体征。目前临床研究结果表明，症状持续超过 3 h 的 TIA 患者中 95% 可有影像学及病理学改变。TIA 好发于老年人，男性患者多于女性。

【病因与发病机制】

关于 TIA 的病因和发病机制，目前仍有争论。多数认为 TIA 是一种多病因的综合征，但主要的病因是脑动脉粥样硬化。关于 TIA 的发病机制有多种学说，包括微栓子学说、血流动力学障碍学说、脑血管痉挛学说等，但尚无一种学说能解释所有病例。

【临床表现】

TIA 的临床特点：①发作突然；②历时短暂；③有局灶脑或视网膜功能障碍的症状；④可完全恢复；⑤常有反复发作病史。其临床表现取决于受累血管的分布。

1. 颈内动脉系统 TIA　常表现为单眼或大脑半球症状。视觉症状表现为一过性黑蒙、雾视、视野中有黑点等，大脑半球症状多为一侧面部或肢体的无力或麻木。

2. 椎 – 基底动脉系统 TIA   通常表现为眩晕、头晕、构音障碍、发作性跌倒、共济失调、复视、眼球震颤、交叉性运动或感觉障碍、偏盲或双侧视力障碍等。一侧脑神经麻痹、对侧肢体瘫痪或感觉障碍为椎 – 基底动脉系统 TIA 的典型表现。

【诊断要点】

由于 TIA 持续时间短，多数患者就诊时既无症状又无体征，诊断完全靠病史。详细的病史询问是 TIA 诊断的主要依据。

【治疗要点】

1. 病因治疗   确诊后应针对病因进行积极治疗，同时防止颈部活动过度等诱发因素。

2. 药物治疗

（1）抗血小板聚集药物：可减少微栓子的发生，对预防复发有一定疗效。常用药物：①阿司匹林，目前主张小剂量使用，50 ~ 150 mg/d；②双嘧达莫，25 ~ 50 mg/次，3 次/d；③噻氯匹定，优于阿司匹林；④氯吡格雷，75 mg/次，1 次/d，不良反应较少，与阿司匹林合用效果更好。

（2）抗凝药物：对频繁发作或发作持续时间长，症状逐渐加重，同时又无明显的抗凝治疗禁忌者，可及早进行抗凝治疗。首选肝素 100 mg 加入生理盐水 500 mL 中静脉滴注，20 ~ 30 滴/min；根据活化部分凝血活酶时间（APTT）调整肝素剂量，使 APTT 值维持在治疗前的 1. 5 ~ 2. 5 倍。

（3）钙通道阻滞剂：可扩张血管，阻止脑血管痉挛。如尼莫地平 20 ~ 40 mg，3 次/d。

（4）中药：常用川芎、丹参、红花等药物。

3. 外科手术和血管内介入治疗   对经血管造影确定由颈部大动脉病变（如动脉硬化斑块）引起明显狭窄或闭塞所致 TIA，可考虑外科手术和血管内介入治疗。

⚠ **重点提示**

1. 短暂性脑缺血发作（TIA）是指一过性脑动脉供血不足导致供血区的神经功能缺损或视网膜功能障碍。

2. TIA 一般持续 10 ~ 15 min，多在 1 h 内缓解，最长不超过 24 h；可反复发作，但不遗留神经功能缺损的后遗症。多数患者就诊时临床症状已经消失，故诊断主要依靠病史。

3. 治疗 TIA 以使用抗血小板聚集药物为主。

【护理】

（一）主要护理问题/护理诊断

（1）有受伤的危险：与突发眩晕、平衡失调及一过性失明等有关。

（2）潜在并发症：脑卒中。

（二）主要护理措施

1. 安全指导   TIA 发作时患者因为一过性失明或眩晕而容易跌倒和受伤，应指导患者合理休息与运动，并采取适当的防护措施。发作时卧床休息，枕头不宜太高（以15°～20°为宜）；头部活动（如扭头、低头及左右转动）时应缓慢，幅度不要太大。频繁发作的患者应避免重体力劳动。

2. 运动指导 鼓励患者增加及保持适当的活动，如散步等，但要注意运动量和运动方式，选择适合个体的文体活动，做到劳逸结合。

3. 用药护理 指导患者遵医嘱服药，勿自行增减剂量、停药及购药服用。告知患者药物的作用机制、不良反应及用药注意事项，并嘱患者定期复查，发现异常情况及时就诊。

4. 病情观察 叮嘱频繁发作的患者注意观察和记录每次发作的持续时间、间隔时间和伴随症状，警惕完全性缺血性脑卒中的发生。

【健康教育】

1. 疾病知识指导 让患者及家属了解脑血管疾病的基本知识；帮助寻找和去除自身的危险因素，如早期高血压、饮水不足等。嘱患者定期体检，积极治疗相关疾病；坚持遵医嘱服药及调整药物剂量。

2. 饮食指导 指导患者选择低盐、低脂、充足蛋白质和丰富维生素的饮食；限制钠盐（<6 g/d）和动物油的摄入；忌辛辣、油炸食物和暴饮暴食；注意粗细搭配、荤素搭配；戒烟、限酒；控制食物热量，保持理想体重。

3. 保持心态平衡 鼓励患者积极调整心态、稳定情绪，培养自己的兴趣爱好，增加社交机会，多参加有益身心的社交活动。

4. 预后 如未对TIA进行正确治疗而任其自然发展，约1/3患者在数年内会发展成完全性脑卒中，约1/3经历长期的反复发作而出现脑功能损害，仅有1/3可能自然缓解。

思考题

1. 简述短暂性脑缺血发作的概念及临床表现。
2. 简述短暂性脑缺血发作的健康教育内容。

脑　梗　死

脑梗死（cerebral infarction，CI）又称缺血性脑卒中，是指因供应脑部血液的颅内或颅外动脉发生闭塞性病变，局部脑组织未能得到及时、充分的侧支循环供血而发生缺血、缺氧所致的局限性脑组织的缺血性坏死或软化。临床上最常见的脑梗死有脑血栓形成和脑栓塞。

脑血栓形成

脑血栓形成是脑血管疾病中最常见的一种，指颅内外供应脑组织的动脉血管壁发生病理改变，在此基础上形成血栓，造成脑局部血供障碍而引起的相应神经系统症状与体征。

【病因与发病机制】

1. 病因 脑动脉粥样硬化是脑血栓形成最常见的病因，以动脉分叉处、弯曲和汇合处多见。其他病因有脑动脉炎、先天性血管畸形、肿瘤、真性红细胞增多症、血液高凝状态等。

2. 发病机制　在颅内血管壁病变的基础上，血液中有形成分黏附、聚集而形成血栓，使动脉管腔变狭窄甚至完全闭塞。脑血栓形成多见于颈内动脉、大脑中动脉。

【临床表现】

（1）此病好发于中老年人，多见于50～60岁及以上动脉硬化者，且患者多伴有高血压、冠心病或糖尿病；年轻发病者以各种原因的脑动脉炎为多见；男性患者稍多于女性。

（2）患者通常有些未引起注意的前驱症状，如头晕、头痛等；部分患者发病前曾有TIA发作史。

（3）患者多在安静休息时发病。多数患者意识清楚。神经系统体征主要取决于脑血管闭塞的部位及梗死的范围，常见的为局灶性神经功能缺损的表现，如失语、偏瘫、偏身感觉障碍等。发生基底动脉血栓或大面积脑梗死时，病情严重者会出现意识障碍，甚至有脑疝形成而最终死亡。

【有关检查】

1. 血液检查　包括血常规、血糖、血脂、血液流变学、凝血功能等检查。

2. 影像学检查

（1）CT检查：是最常用的检查。发病当天多无影像学改变，但可除外脑出血，24 h以后脑梗死区出现低密度灶。对脑干和小脑梗死CT多显示不佳。

（2）MRI检查：可于更早期显示缺血组织的大小、部位。

（3）其他：脑多普勒超声检查对判断颅内外血管狭窄或闭塞、血管痉挛、侧支循环建立程度有帮助，还可用于溶栓监测；放射性核素检查可显示有无脑局部的血流灌注异常；数字减影血管造影可显示血栓形成的部位、程度及侧支循环，但不作为脑梗死的常规检查。

【诊断要点】

根据以下临床特点可明确诊断脑血栓形成：①中老年患者，有高血压、高血脂、糖尿病等病史；②发病前有TIA发作史，在安静休息时发病；③症状逐渐加重；④发病时意识清醒，而偏瘫、失语等神经系统局灶体征明显；⑤结合头部CT及MRI检查。

【治疗要点】

针对脑血栓形成，在一般治疗的基础上，酌情选用改善脑循环、抗脑水肿、降颅压等治疗措施。通常脑血栓形成的病程分为急性期（1～2周）、恢复期（2周～6个月）和后遗症期（6个月后），治疗的重点是急性期的治疗，其中溶解血栓和脑保护治疗最关键。但发生出血性脑梗死时禁用溶栓、抗凝治疗。

1. 早期溶栓　指发病后6 h内采用溶栓治疗使血管再通，恢复梗死区血流灌注，挽救缺血半暗带，是急性期的主要治疗原则。常用溶栓药物有：

（1）重组组织型纤溶酶原激活剂：只引起局部溶栓。剂量为0.9 mg/kg（最大剂量为90 mg），先静脉注射10%(1 min)，其余剂量连续静脉滴注，60 min内滴完。

（2）尿激酶：可渗入血栓内，同时激活血栓内和循环中的纤溶酶原。将尿激酶100万～150万U溶于生理盐水100～200 mL中，持续静脉滴注30 min。

2. 调整血压　急性期患者的血压应维持在发病前平时稍高水平，除非收缩压大于

220 mmHg 或舒张压大于 120 mmHg。对血压过低者应补液或给适当的药物（多巴胺、间羟胺等）以升高血压。

3. 防治脑水肿　若患者出现颅内压升高症状，应行降颅压治疗。常用 20% 甘露醇 125 ~ 250 mL 快速静脉滴注，2 ~ 4 次/d，连用 7 ~ 10 d；还可使用呋塞米、甘油果糖。

4. 抗凝治疗　其主要目的是防止脑梗死复发、血栓延长，以及堵塞远端的小血管继发血栓形成，促进侧支循环。抗凝治疗适用于进展型脑梗死患者。出血性梗死或有高血压者禁用。

5. 应用血管扩张剂　一般主张在脑血栓形成、亚急性期脑水肿已基本消退时，适当应用血管扩张剂。

6. 高压氧舱治疗　对呼吸道通畅、呼吸正常、无抽搐以及血压正常者，宜尽早配合开展高压氧舱治疗。其作用机制为：①提高血氧供应，增加有效弥散距离，促进侧支循环形成；②在高压氧状态下，正常脑血管收缩，出现"反盗血"现象，从而增加病变部位血液灌注；③在高压氧状态下，脑组织有氧代谢增强，加速酸性代谢产物的清除，有利于神经组织再生和神经功能恢复。

7. 脑保护治疗　指通过降低脑代谢，干预缺血引发细胞毒性机制以减轻缺血性脑损伤。目前推荐早期（发病后 2 h 内）应用头部或全身亚低温治疗。脑保护治疗药物可用胞二磷胆碱、纳洛酮、依达拉奉等。

8. 抗血小板聚集治疗和中医治疗　见本节短暂性脑缺血发作的治疗。

9. 外科手术和血管内介入治疗　对大面积梗死导致颅内高压危象、内科治疗困难及颈动脉粥样硬化狭窄性疾病等，可考虑行开颅减压术、颅内脑动脉成形术、血管内支架置入术等。

【护理】

1. 主要护理问题/护理诊断

（1）躯体活动障碍：与偏瘫或平衡能力降低有关。

（2）有失用综合征的危险：与意识障碍、偏瘫致长期卧床有关。

2. 主要护理措施

（1）病情观察：注意观察患者的生命体征，尤其是血压的变化；观察患者的意识状态、瞳孔大小及呕吐情况；倾听患者主诉，及时发现颅内压升高的先兆。

（2）生活护理：对卧床患者，应指导、协助患者和家属做好口腔、皮肤及床上大小便的护理，定时翻身、拍背，预防肺部感染，以增进患者舒适感和满足其基本生活需求。

（3）安全护理：对运动障碍的患者，要防止跌倒，确保安全。床铺要有保护性床栏；地面保持平整、干燥、防湿、防滑；将呼叫器和经常使用的物品置于床头患者伸手可及处；患者最好穿防滑软橡胶底鞋，在行走时防止分散其注意力；上肢肌力下降的患者不要自行端倒开水，防止烫伤；行走不稳或步态不稳者，可选用三角手杖等合适的辅助工具，并有人陪伴，防止受伤。

（4）饮食护理：脑血栓形成患者的饮食应以高蛋白质、高维生素、无刺激的软饭、半流质或糊状食物为主，少量多餐。给患者提供充足的进餐时间和良好的进餐环境；进食后应保持坐立位 30 ~ 60 min，防止食物反流。患者吞咽困难、不能进食时，应遵医嘱给予营养支持，并做好护理。

（5）用药护理：对脑血栓患者常联合应用溶栓、抗凝、血管扩张药及脑代谢活化剂等治疗，护士应耐心解释各类药物的作用、不良反应及使用注意事项，指导患者遵医嘱正确用药。

① 使用溶栓抗凝药物时，应严格把握药物剂量，密切观察患者的意识和血压变化，定期进行神经功能评估，监测出凝血时间、凝血酶原时间，观察有无皮肤、消化道出血倾向，警惕并发颅内出血。同时，观察有无栓子脱落引起的小栓塞，发现异常及时报告医生处理。

② 血管扩张药因能产生明显的扩血管作用而使脑血流量增加，可导致患者头部胀痛、颜面部发红、血压降低等。因此，用药时应监测血压变化、减慢输液滴速（一般＜30 滴/min）；指导患者和家属不要随意自行调节输液速度，出现上述症状应及时报告医护人员。

（6）心理护理：脑卒中后大脑左前半球受损可导致抑郁，加之沟通障碍，肢体功能恢复过程长、速度慢，日常生活依赖他人等原因，患者常产生焦虑、抑郁情绪，从而阻碍有效康复。因此，护士、患者及家属均应提高对抑郁、焦虑状态的认识，重视对精神情绪变化的监控，及时发现患者的心理问题，进行有针对性的心理治疗，增强其战胜疾病的信心。

（7）康复护理：康复应与治疗并进，目标是减轻脑卒中引起的功能缺损，提高患者的生活质量。在急性期，康复主要是抑制异常的原始反射活动，重建正常运动模式，其次才是加强肌肉力量。①指导体位正确摆放：上肢应注意肩外展、肘伸直、腕背伸、手指伸展；下肢应用沙袋抵住大腿外侧以免髋外展外旋，膝关节稍屈曲，足背屈与小腿成直角；可交替采用患侧卧位、健侧卧位、仰卧位。②保持关节功能位置：加强关节被动和主动活动，防止关节挛缩变形而影响正常功能；注意先活动大关节，后活动小关节，在无疼痛状况下应进行关节最大活动范围的运动。③指导患者床上翻身、移动、桥式运动的技巧：训练患者的平衡和协调能力，指导其进行自理活动和患肢锻炼的方法，并教会家属如何配合协助患者。④康复过程中要注意因人而异、循序渐进的原则，逐渐增加肢体活动量，并预防废用综合征。

【健康教育】

1. 疾病知识和康复指导　指导患者和家属了解此病的基本知识，掌握康复治疗知识与自我护理方法，帮助分析和消除不利于疾病康复的因素。鼓励患者树立信心，克服急于求成心理，循序渐进，坚持锻炼。

2. 合理饮食指导　嘱患者进食高蛋白质、低盐、低脂、低热量的清淡饮食，戒烟、限酒。

3. 日常生活指导　①改变不良生活方式，适当运动（慢跑、散步等，每天 30 min 以上），合理休息和娱乐；②起床、起坐或低头等体位变换时动作宜缓慢，转头不宜过猛过急，洗澡时间不宜过长，平日外出时有人陪伴，防止跌倒；③注意保暖，防止感冒。

4. 预防复发　遵医嘱正确服用降压、降糖和降脂药物；定期门诊检查，动态了解血压、血糖、血脂变化和心脏功能情况；预防并发症和脑卒中复发。

5. 预后　脑血栓形成急性期的病死率为 5% ~ 15%；存活者中约 50% 患者可留有不同程度的后遗症。

脑栓塞

脑栓塞是指血液中各种栓子沿血液循环进入脑动脉，引起急性血流中断而出现的相应供血区脑组织缺血、坏死及脑功能障碍。只要产生栓子的病原不消除，脑栓塞就有复发的可能。2/3 的复发发生在第 1 次发病后的 1 年之内。

【病因】

脑栓塞的栓子来源可分为心源性、非心源性、来源不明性三大类。

1. 心源性　为脑栓塞最常见的病因。在发生脑栓塞的患者中约一半以上有风湿性心脏病二尖瓣狭窄并发心房颤动，而在风湿性心脏病患者中有 14% ~ 48%的患者发生脑栓塞。

2. 非心源性　动脉粥样硬化斑块与附着物及肺静脉血栓脱落，也是脑栓塞的重要病因。其他如感染性脓栓、脂肪栓子、寄生虫虫卵栓子、癌性栓子、气体栓子等也可引起脑栓塞。

3. 来源不明性　有些脑栓塞经现代先进设备、方法进行仔细检查仍未能找到栓子的来源。

【临床表现】

任何年龄均可发生脑栓塞，风湿性心脏病引起者以中青年为多，冠心病及大动脉病变引起者以中老年人居多。发病前无明显诱因、起病急骤是此病的主要特征；在数秒钟或很短的时间内症状发展至高峰，多属完全性卒中；个别患者的病情可在数天内呈阶梯式进行性恶化，为反复栓塞所致。常见的临床症状为局限性抽搐、偏盲、偏瘫、偏身感觉障碍、失语等，意识障碍常较轻且很快恢复。严重者突起昏迷、全身抽搐，可因脑水肿继发脑疝而死亡。

【诊断要点】

根据突起偏瘫，一过性意识障碍，伴有抽搐或有其他部位栓塞，有心脏病史，即可做出诊断。对无心脏病史、临床表现像脑栓塞者，应注意查找非心源性栓子的来源，以明确诊断。

【治疗要点】

脑栓塞治疗分为脑部病变治疗及引起栓塞的原发病治疗两个方面。

1. 脑部病变治疗　与脑血栓形成的治疗相同。

2. 原发病治疗　主要在于消除栓子的来源，防止脑栓塞复发。如针对心脏疾病所致栓塞可用手术治疗；针对脂肪栓塞可用扩容剂、血管扩张剂、5%碳酸氢钠注射液；针对气栓应采取头低、左侧卧位；针对感染性栓塞需选用有效足量的抗感染药物。

⚠ **重点提示**

1. 脑血栓形成是脑血管疾病中最常见的类型，是指脑动脉粥样硬化等原因导致动脉管腔狭窄、闭塞或血栓形成，引起急性脑血流中断，脑组织缺血、缺氧、软化、坏死；

又称为动脉粥样硬化血栓形成性脑梗死。最常见的病因是脑动脉粥样硬化。好发于中老年人，多数患者有脑血管疾病的危险因素。多在安静状态下或睡眠中起病，如晨起时发现半身不遂。头颅CT于发病24 h后显示梗死区出现低密度灶；头颅MRI于发病数小时后即可显示病变区域。重视超早期（发病6 h以内）和急性期的处理，溶解血栓和脑保护治疗最为关键。要掌握针对不同症状的护理措施。

2. 脑栓塞是指血液中各种栓子，随血流入脑动脉而阻塞血管，引起相应供血区脑组织缺血坏死，导致局灶性神经功能缺损；是起病速度最急的脑血管疾病。心源性栓子为脑栓塞最常见的病因。

【护理】
见本节脑血栓形成的护理部分。

【预后】
脑栓塞急性期的病死率与脑血栓形成大致接近，死因多为严重脑水肿引起的脑疝、肺炎和心力衰竭等。10%～20%的患者在10 d内发生第2次栓塞，再发作时病死率更高；约2/3患者留有偏瘫、失语、癫痫发作等不同程度的神经功能缺损。

思考题

1. 简述脑梗死、脑血栓形成、脑栓塞的定义。
2. 简述脑血栓形成、脑栓塞的临床表现及治疗要点。
3. 简述脑血栓形成的健康教育内容。

脑 出 血

病 例

患者，男，58岁，糖尿病史15年，高血压病史5年，血压多维持在160/100 mmHg，一直未行规范治疗。2天前出现头痛、头晕症状，自服卡托普利降压药1片，症状缓解。今早大便时摔倒在地，出现意识不清，家人立刻拨打"120"送入医院。

问题：

1. 该患者可能的临床诊断是什么？为明确诊断入院后首先应做什么检查？
2. 该患者存在的主要护理问题有什么（列出3个）？
3. 针对目前存在的主要护理问题写出相应的护理措施。

病例答案

脑出血（intracerebral hemorrhage，ICH）是指原发性非外伤性脑实质内出血，占急性脑血管疾病的 20%～30%，急性期病死率为 30%～40%。大脑半球出血约占脑出血的 80%，脑干和小脑出血约占 20%。

【病因与发病机制】

（一）病因

脑出血最常见的病因为高血压并发细小动脉硬化，其他病因包括颅内动脉瘤、脑动静脉畸形、脑动脉炎、脑底异常血管网病、凝血障碍性血液病、抗凝及溶栓治疗、脑淀粉样血管病、脑肿瘤细胞侵袭血管致血管破裂或肿瘤组织内的新生血管破裂出血等。

（二）发病机制

脑出血的发病主要是在原有高血压和脑血管病变的基础上，由用力和情绪改变等外加因素使血压进一步骤升所致。其发病可能与以下因素有关：①血管壁病变在血流冲击下导致脑小动脉形成微动脉瘤，后者可在血压剧烈波动时破裂出血；②脑动脉的外膜及中层结构薄弱，血压升高时血管易破裂，这可能是脑出血比其他内脏出血多见的一个原因；③高血压性脑出血以基底节区最多见，主要是因为供应此区的豆纹动脉从大脑中动脉呈直角发出，在原有病变的基础上，压力较高的血流冲击容易导致血管破裂。

【临床表现】

1. 临床特点

（1）高血压性脑出血常见于 50～70 岁患者，男性患者略多，患者多有高血压病史，冬春季易发病。

（2）发病前常无预感，多在情绪紧张、兴奋、排便、用力时发病。

（3）起病突然，病情多在数分钟至数小时内发展至高峰。血压常明显升高，并出现头痛、呕吐、偏瘫、失语、意识障碍、大小便失禁等。呼吸深沉带有鼾声，重者呈潮式呼吸或不规则呼吸。深昏迷时四肢呈弛缓状态，局灶性神经体征不易确定；若昏迷不深，查体时可能发现轻度脑膜刺激征及局灶性神经受损体征。

2. 不同部位出血的表现　由于出血部位和出血量不同，临床表现各异。

（1）基底节出血：占脑出血的 50%～60%，其中壳核出血最常见。最常累及内囊而致三偏征，即病灶对侧偏瘫（92%）、偏身感觉障碍（42%）和同向性偏盲。出血量小（＜30 mL）时，临床症状轻，预后较好。

（2）丘脑出血：约占脑出血的 20%。患者常出现丘脑性偏身感觉障碍（对侧偏身深浅感觉减退、感觉过敏或自发性疼痛等）、丘脑性失语（言语缓慢而不清、重复言语、发音困难等）、丘脑性痴呆（记忆力和计算力减退、情感障碍等）和眼球运动障碍（眼球向上注视麻痹等）。

（3）脑干出血：约占脑出血的 10%，绝大多数为脑桥出血。患者常突然发病，出现剧烈头痛、眩晕、复视、一侧面部麻木等。一侧出血表现为交叉性瘫痪，头和眼转向非出血侧，呈"凝视瘫肢"状。出血波及两侧则表现为双侧面部和肢体瘫痪，双侧病理反射阳性，头和双眼回到正中位置，两侧瞳孔极度缩小，对光反射存在。丘脑下部调节体温的纤维破坏表现为中枢性高热，同时呼吸不规则，病情常迅速恶化，多数患者在 24～48 h 内死亡。

（4）小脑出血：约占脑出血的10%，多见于一侧半球，尤以齿状核处出血多见。开始的表现常为一侧枕部疼痛、眩晕、呕吐、病侧肢体共济失调，可有脑神经麻痹、眼球震颤、两眼向病变对侧同向凝视，可无肢体瘫痪。

（5）脑叶出血：又称皮质下白质出血，占脑出血的5%~10%。其中以顶叶出血多见，患者偏瘫较轻，而偏侧感觉障碍较重，对侧下象限盲；颞叶出血次之，患者出现对侧中枢性面舌瘫及以上肢为主的瘫痪，对侧上象限盲；再者是枕叶出血，患者表现为对侧同向性偏盲；额叶出血最少见。临床有40%的脑叶出血为跨叶出血。

（6）脑室出血：占脑出血的3%~5%。患者突然头痛、呕吐，立即昏迷或昏迷加深；双侧瞳孔缩小，四肢肌张力增加，病理反射阳性，早期出现去大脑强直，脑膜刺激征阳性；常出现下丘脑受损的症状及体征。若出血量小，仅部分脑室有血，则其临床表现酷似蛛网膜下腔出血。

> ⚠ **重点提示**
>
> 1. 脑出血是指原发性非外伤性脑实质内出血。最常见和最主要的病因是高血压并发细小动脉硬化。
>
> 2. 脑出血好发于50岁以上中老年人，患者多有高血压病史，常有过度劳累、剧烈运动、用力排便、情绪激动等诱因，在活动中或情绪激动时突然起病。有头痛、恶心、呕吐等颅内压升高的表现，血压常明显升高。
>
> 3. 基底节的壳核是最常见的出血部位，常波及内囊，表现为双眼向病灶侧凝视，以及病灶对侧偏瘫、偏身感觉障碍和同向性偏盲（三偏征）。

【有关检查】

1. 血液检查　患者可有白细胞计数升高，超过10×10^9/L者占60%~80%，重症脑出血急性期患者白细胞计数可升高至（15~20）$\times 10^9$/L；还可见血液尿素氮和血糖升高。

2. 影像学检查　头部CT、MRI检查可早期发现脑出血的部位、范围和出血量。其中头部CT是确诊脑出血的首选检查，早期血肿在CT上表现为圆形或椭圆形的高密度影，边界清楚。对于中青年非高血压性脑出血或经CT、MRI检查怀疑有血管异常者，可进行数字减影血管造影检查。

3. 腰椎穿刺检查　患者常有脑脊液压力升高，多为血性脑脊液。

【诊断要点】

对50岁以上有高血压病史者，结合在情绪激动或体力活动时突然发病，迅速出现不同程度的意识障碍及颅内压升高症状，伴偏瘫、失语等体征，应考虑此病。CT等检查可明确诊断。

【治疗要点】

脑出血急性期治疗的主要原则：防止再出血、控制脑水肿、维持生命功能和防治并发症，以挽救生命，降低病死率、残疾率，减少复发。

1. 一般治疗　包括卧床休息，保持呼吸道通畅，吸氧，鼻饲，预防感染等。

2. 调控血压　脑出血急性期一般不应用降压药物降血压，当收缩压超过 200 mmHg 或舒张压超过 110 mmHg 时，可适当给予作用温和的降压药物（硫酸镁等）；急性期后，血压仍持续过高时可系统地应用降压药。

3. 控制脑水肿　脑出血后的脑水肿是影响脑出血病死率及功能恢复的主要因素。脑出血后脑水肿约在 48 h 达高峰，维持 3～5 d 后逐渐消退，也可持续 2～3 周或更长。治疗药物可选用：①20% 甘露醇，125～250 mL，快速静脉滴注，3～4 次/d；②病情比较平稳时可用甘油果糖，250 mL，静脉滴注，1～2 次/d；③呋塞米，20～40 mg，肌内注射或缓慢静脉滴注，1～2 次/d。

4. 止血药和凝血药治疗　6－氨基己酸、对羧基苄胺、氨甲环酸等止血药仅用于并发消化道出血或有凝血障碍时。应激性溃疡出血时可用西咪替丁、奥美拉唑等静脉滴注，效果较好。

5. 手术治疗　针对大脑半球出血量 30 mL 以上和小脑出血量 10 mL 以上者，均可考虑手术减压。

6. 早期康复治疗　脑出血病情稳定后宜尽早为患者进行康复治疗。有条件的医院应建立卒中单元，即改善住院卒中患者的医疗管理模式，专为卒中患者提供药物治疗、肢体康复、语言训练、心理康复和健康指导、提高疗效的组织系统。早期康复治疗可以使患者得到及时、规范的诊断和治疗，有效降低病死率和致残率，改善患者的预后，提高生活质量，缩短住院时间和减少医疗费用，还有利于出院后的管理和社区治疗与康复。

【护理】

（一）主要护理问题/护理诊断

（1）急性意识障碍：与脑出血、脑水肿所致大脑功能受损有关。

（2）生活自理缺陷：与脑出血所致偏瘫、共济失调或医源性限制（绝对卧床）有关。

（3）有废用综合征的危险：与脑出血所致意识障碍、运动障碍或长期卧床有关。

（4）潜在并发症：脑疝、上消化道出血。

（二）主要护理措施

1. 休息与安全　急性期患者应绝对卧床休息 2～4 周，尽量避免搬动，血压高时可抬高床头 15°～30°，以减轻脑水肿；对谵妄、躁动患者加保护性床栏，必要时给予约束带适当约束；保持环境安静、安全，严格限制探视，避免各种刺激，保持情绪平稳，各项治疗护理操作应集中进行。卧床期间注意保持大便通畅，防止用力排便。尽量避免导致颅内压升高的因素。

2. 生活护理　给予患者高蛋白质、高维生素的清淡饮食；对昏迷或吞咽障碍者，发病第 2～3 天应遵医嘱给予胃管鼻饲。做好口腔、皮肤和大小便护理，定时翻身，按摩受压皮肤，以预防压疮的发生。注意观察大便颜色，怀疑消化道出血时应做粪便隐血试验。发病 24～48 h 内应尽量减小头部的摆动幅度，以防加重出血。保持肢体功能位，指导和协助肢体被动运动，预防关节僵硬和肢体挛缩畸形。

3. 保持呼吸道通畅　防止舌根后坠和窒息，及时清除呕吐物和口鼻分泌物；迅速输氧。必要时行气管插管或气管切开，并做好护理。

4. 病情观察　定时测量生命体征、意识、瞳孔的变化并及时记录；严密观察患者有无剧烈头痛、喷射性呕吐、躁动不安、血压升高、脉搏减慢、呼吸不规则、一侧瞳孔散大、意识障碍加重等脑疝的先兆表现，一旦发现应立即报告医生。

5. 给药护理　遵医嘱及时、准确给药，并注意观察药物疗效和不良反应。

6. 发生脑疝时的配合抢救　保持呼吸道通畅、吸氧、建立静脉通路，遵医嘱给予快速脱水、降颅压药物。备好气管切开包、脑室穿刺引流包、监护仪、呼吸机和抢救药物。

> ⚠ **重点提示**
>
> 　　1. 头部 CT 是确诊脑出血的首选检查。早期血肿在 CT 上表现为圆形或椭圆形的高密度影，边界清楚。
>
> 　　2. 治疗脑出血的首要措施是降低颅内压、减轻脑水肿，此外应了解调控血压的原则。
>
> 　　3. 脑出血患者护理的要点是对脑疝等并发症的观察。

【健康教育】

1. 疾病知识、康复指导及日常生活指导　同本节脑血栓形成的健康教育部分。

2. 避免诱因　指导患者尽量避免导致血压骤然升高的各种因素，如保持情绪稳定和心态平衡；建立健康的生活方式，适当运动，劳逸结合；养成定时排便的习惯，保持大便通畅，避免用力排便；戒烟酒。

3. 控制高血压　嘱患者遵医嘱正确服用降压药，维持血压稳定，以减少血压波动对血管的损害。

4. 预后　脑出血预后取决于出血部位、出血量，以及是否发生并发症。轻型病例治疗后可明显好转，甚至恢复工作；中至大量的脑出血，发病后 1 个月内病死率为 30% ~ 35%，约半数病例死于病后 2 d 内，死因主要为脑水肿、颅内压升高和脑疝形成。

思考题

1. 简述脑出血的病因及临床表现。

2. 简述脑出血急性期的治疗原则。

3. 简述脑出血病情观察的护理要点。

第三节　帕金森病

帕金森病（Parkinson's disease，PD）又称震颤麻痹，属于运动障碍性疾病，是中老年常见的神经系统变性疾病，以静止性震颤、运动减少、肌强直和体位不稳为临床特征，主要病理改变是黑质多巴胺能神经元变性和路易小体形成。

一、病因与发病机制

此病的病因未明，发病机制复杂，可能由多因素共同参与导致黑质-纹状体内多巴胺能神经元大量变性所致。由于此病在 60 岁以上人口中患病率高达 1%，而 40 岁以前发病者少，且此病在一些家族中呈聚集现象，所以人们认为年龄老化与遗传因素可能与此病发病有关。此外，环境因素（杀虫剂、除草剂或某些工业化学品）亦可能与此病发病有关。

二、临床表现

帕金森病常见 60 岁以后发病，男性稍多，起病缓慢，进行性发展。首发症状以震颤（60%～70%）多见，其次为步行障碍（12%）、肌强直（10%）和运动迟缓（10%）。

1. 震颤　为此病最常见的首发症状，特点是静止性和节律性。多从一侧上肢开始，呈现节律性的拇指对掌和手指屈曲的不自主震颤，类似"搓丸"样动作。具有静止时明显、动作时减轻、入睡后消失等特征。随病程进展，震颤可逐步涉及同侧下肢、下颌、唇、面和头部。

2. 肌强直　多从一侧上肢或下肢近端开始，逐渐蔓延至远端、对侧和全身的肌肉。表现为屈、伸肌张力均增强，且被动运动关节时阻力始终保持，即"铅管样强直"。多数患者因伴有震颤，检查时可感到均匀的阻力中出现断续停顿，如同转动齿轮一样，此表现称为"齿轮样强直"。

3. 运动迟缓　即患者随意动作减少、减慢，多表现为开始的动作困难和缓慢。面肌强直使面部表情呆板，双眼凝视和瞬目动作减少，笑容出现和消失减慢，造成"面具脸"。手指精细动作（系裤带、鞋带等）很难完成；有书写时字越写越小的倾向，即"写字过小征"。

4. 姿势步态异常　肌强直使患者站立时呈特殊屈曲体姿，表现为头部前倾，躯干俯屈，上肢肘关节屈曲、腕关节伸直、前臂内收，下肢髋及膝关节略屈曲。行走时上肢协同摆动的联合动作减少或消失；早期走路拖步，步距缩短，起步困难，迈步后碎步前冲，越走越快，不能立刻停步，此表现称为"慌张步态"。晚期由坐位、卧位至起立困难。

5. 其他症状　患者可有直立性低血压、顽固性便秘等自主神经功能紊乱症状。部分患者晚期出现认知功能减退、抑郁、幻觉、意识模糊等。

三、诊断要点

根据中年以后发病，以及进行性加重的静止性震颤、肌强直、运动迟缓和体位不稳等典型神经症状和体征，即可做出诊断。但必须将之与帕金森综合征鉴别。

四、治疗要点

1. 药物治疗　是针对帕金森病主要的治疗手段。当疾病影响患者日常生活和工作能力时，适当的药物治疗可不同程度地减轻症状，并可因减少并发症而延长生命。

（1）左旋多巴及复方左旋多巴制剂：左旋多巴制剂为治疗此病最基本、最有效的药物，对震颤、强直、少动均有良好疗效，可提高黑质－纹状体内的多巴胺水平，是目前治疗此病的"金标准"。复方左旋多巴制剂可增强左旋多巴的疗效和减少外周不良反应，主要有两种：息宁、美多巴。美多巴口服治疗的用量自 62.5 mg 开始，2 ~ 3 次/d，视症状控制情况缓慢增加剂量和服药次数，最大剂量不应超过 250 mg，3 ~ 4 次/d。

长期服用左旋多巴制剂会出现运动障碍和症状波动等长期治疗综合征。

① 运动障碍又称"异动症"，是指舞蹈样或肌张力障碍样异常不随意运动，表现为摇头，以及双臂、双腿和躯干的各种异常运动，一般可在减量或停药后改善或消失。

② 症状波动包括"剂末恶化"和"开－关"现象两种。"剂末恶化"又称疗效减退，指每次用药的有效作用时间缩短；症状随血液药物浓度发生规律性波动，可以预知；故增加每天总剂量并分开多次服用可预防。"开－关"现象指症状在突然缓解（但伴有异动症）和加重之间波动；多见于病情严重者，发生机制不详；处理困难，可试用多巴胺受体激动剂。

（2）抗胆碱药：可协助维持纹状体的递质平衡。常用药物：苯海索（安坦），2 mg 口服，3 次/d；苯甲托品、丙环定等，适用于震颤明显且年轻的患者。

（3）金刚烷胺：能促进神经末梢释放多巴胺，并阻止其再吸收。可与左旋多巴等药合用，100 mg 口服，2 次/d。对少动、强直、震颤均有改善作用。

（4）多巴胺受体激动剂：能直接激动纹状体，产生和多巴胺相同的作用。目前上市的有普拉克索、舒坦宁等。

（5）单胺氧化酶 B 抑制剂：可阻止多巴胺降解，增加脑内多巴胺含量。常用药为司来吉兰。

（6）儿茶酚－氧位－甲基转移酶抑制剂：抑制左旋多巴在外周代谢，加速其通过血脑屏障，从而增加脑内纹状体多巴胺的含量。常用药为托卡朋、恩他卡朋。

2. 外科治疗　针对 60 岁以下，震颤、强直和运动障碍明显地以一侧肢体为重，且药物治疗效果不佳或不良反应严重的患者，可以采用立体定向手术控制肢体震颤或肌强直。

3. 康复治疗　进行肢体运动、语言、进食等训练和指导，可改善患者生活质量。

五、主要护理措施

1. 生活护理　患者因震颤和不自主运动而出汗多，易造成皮肤刺激和不舒适感，甚至皮肤破损和继发感染，应勤洗勤换，保持皮肤卫生；中晚期患者因运动障碍而卧床时间增多，应注意预防压疮，以及便秘、尿潴留和尿路感染。

2. 运动护理　告知患者运动锻炼的目的在于防止和推迟关节强直与肢体挛缩。与患者和家属共同制订切实可行的具体锻炼计划。①疾病早期：应指导鼓励患者维持和增加业余爱好，参加有益的社交活动，坚持生活自理，适当运动。②疾病中期：对起坐困难者，应指导其每天做完一般运动后反复练习起坐动作；平时注意做力所能及的家务。对起步困难者，应指导其步行时尽量跨大步伐；向前走时要脚抬高，双臂摆动。③疾病晚期：如果患者出现显著的运动障碍而卧床不起，应帮助患者采取舒适体位，被动活动关节，按摩四肢肌肉，注意动作轻柔，勿造成患者疼痛和骨折。

3. 鼓励自理　鼓励患者做自己力所能及的事情，如进食、穿衣、移动等，避免过分依赖他人。护理时应注意：①给患者足够的时间，这是因为患者不仅表现为动作的开始困难，而且不能灵活地变换动作方向，动作缓慢而笨拙，用时要比正常人长许多。②及时表扬患者的进步，以增强其自理的信心，禁忌责怪抱怨。③教育家属不要急于帮助和替代，应认识到完成日常生活活动对患者是很好的肢体锻炼，同时也能提高患者对生活的信心。但对病情较重，尤其是卧床的患者，应协助完成自理活动，经常进行温水擦浴及按摩，防止压疮。

4. 心理支持　与患者讨论身体健康状况改变的原因，让患者了解疾病及现在的病情，使其能够接受和适应自己目前的状态并设法改善，从而消除自卑及焦虑心态。鼓励患者尽量维持过去的兴趣与爱好，多与他人交往。指导家属关心体贴患者，为患者创造良好的亲情氛围，减轻他们的心理压力。告诉患者帕金森病病程长、进展缓慢、治疗周期长，而疗效的好坏常与其精神情绪有关，鼓励他们保持良好心态。

5. 用药指导　告知患者此病需要长期或终身服药治疗，让患者了解常用的药物种类、用法及不良反应的观察。

不良反应及处理方法：①左旋多巴制剂：常见恶心、呕吐、腹痛、直立性低血压、肝肾功能损害等不良反应，一般减小剂量或在进食时服药，症状会逐渐消失；此外还有神经系统不良反应，如出现幻觉、妄想等严重精神症状应报告医生。高蛋白饮食会降低左旋多巴类药物疗效，故治疗期间饮食不宜给予过多蛋白质。②抗胆碱药、金刚烷胺：不良反应类似，常见的有口干、眼花（瞳孔扩大）、少汗、便秘、排尿困难等。③多巴胺受体激动剂：常见不良反应有恶心、呕吐、便秘等；与食物同服不良反应可减轻。

6. 饮食护理

（1）饮食原则：给予高热量、高维生素、高纤维素、低盐、低脂、适量优质蛋白质的易消化饮食，戒烟、限酒。

（2）进食方法：嘱患者进食或饮水时保持坐位或半卧位，注意力集中，并为患者提供充足的时间和安静的环境，防止引起误吸、窒息或吸入性肺炎。流涎过多的患者，可使用吸管吸食流食；对咀嚼能力和消化功能减退的患者，应给予易消化的软食或半流食，少量多餐；对吞咽功能障碍者，应选用稀粥、面片等小块或黏稠不易反流的食物，并指导患者少量分次吞咽。

六、健康教育

帕金森病为慢性进行性加重的疾病，后期患者常死于压疮、感染、外伤等并发症，应帮助患者及家属掌握疾病相关知识和自我护理方法，制订切实可行的护理计划并督促落实。

1. 日常生活及运动康复指导　见本节关于此病的护理措施。

2. 照顾者指导　由于此病无法根治，病程长达数年或数十年，家庭成员常身心疲惫，经济负担加重，容易产生无助感。医护人员应关心患者家属，倾听他们的感受，理解他们的处境，尽力帮他们解决困难、走出困境，以便给患者更好的家庭支持。

3. 用药指导　指导患者及家属正确服用药物，观察药物疗效及不良反应。嘱患者定期门诊复查，动态了解血压变化和肝肾功能、血常规等指标。

4. 预后 帕金森病为慢性进行性疾病，目前尚无根治方法。患者多数发病数年内尚能继续工作，也有迅速发展至功能残障者。晚期患者常因严重肌强直、全身僵硬而卧床不起，感染、外伤等各种并发症为常见死因。

思考题

1. 简述帕金森病、"开－关"现象、"剂末恶化"的概念。
2. 简述帕金森病的临床表现，以及治疗此病最基本、最有效的药物。
3. 简述对应用左旋多巴制剂治疗的患者进行药物治疗指导的内容，以及对患者进行饮食、运动护理的内容。

第四节 癫痫

癫痫是慢性反复发作性短暂脑功能障碍的疾病，以大脑神经元异常放电引起反复痫性发作为特征，是发作性意识丧失的常见原因。癫痫是神经系统疾病中的常见疾病。

一、病因与发病机制

（一）病因

按照病因癫痫分为3类。

1. 特发性（原发性）癫痫 病因不明，脑部未发现可以解释症状的结构变化或功能异常。多数患者在儿童或青年期首次发病，具有特征性的临床与脑电图表现。一般认为此病与遗传因素有较密切的关系。

2. 症状性（继发性）癫痫 由脑部器质性病变或功能异常引起，如颅脑外伤、颅内感染、脑血管病、颅内肿瘤、遗传性代谢病（低血糖、低血钙等）、中毒（异烟肼中毒、乙醇中毒等）等。

3. 隐源性癫痫 临床表现为症状性癫痫，但未找到明确病因。占全部癫痫的60%～70%。

（二）发病机制

癫痫的发病机制尚未完全阐明。但不论是何种原因引起的癫痫，发作时患者大脑神经元均出现异常的、过度的同步性放电。其原因为兴奋过程过盛、抑制过程衰减和（或）神经膜本身的变化。脑内最重要的兴奋性递质为谷氨酸和天门冬氨酸，其作用是使钠离子和钙离子进入神经元。因此在发作前，病灶中都能发现这两种递质显著性增加。

（三）影响癫痫发作的因素

1. 遗传因素 在特发性癫痫患者的近亲中，癫痫患病率为1%～6%，高于普通人群。在症状性癫痫患者的近亲中，癫痫患病率为1.5%，也高于一般人。

2. 环境因素 年龄、内分泌失调、电解质紊乱等环境因素均与癫痫的发生有关，饥饿、过饱、饮酒、疲劳、感情冲动、高热、便秘，以及各种一过性代谢紊乱都可以诱发癫痫。

二、临床表现

癫痫的临床表现多样，但都具有突然发生（发作性）、反复发作（重复性）的特征。

痫性发作是脑神经元过度同步放电引起的短暂脑功能障碍，通常指 1 次发作过程。根据国际抗癫痫联盟的分类准则，痫性发作分为部分性发作和全面性发作两个类型。

（一）部分性发作

部分性发作为痫性发作的最常见类型。其异常放电起源于一侧脑部，也可扩至两侧。

1. 单纯部分性发作　发作时程短，一般不超过 1 min，发作起始与结束均较突然。患者无意识障碍；可有身体局部的抽搐，或肢体的麻木感或针刺感，多数发生于口角、舌部、手指或足趾等部位。

2. 复杂部分性发作　占成人癫痫的 50% 以上。也称为精神运动性发作，因病灶多在颞叶，故又称为颞叶癫痫。主要临床特征为意识障碍，患者于发作起始出现各种精神症状或特殊感觉症状，随后出现意识障碍或自动症和遗忘症，有时一开始即有意识障碍。

3. 部分性发作继发为全面性发作　单纯或复杂部分性发作均可泛化为全面强直 - 阵挛发作。

（二）全面性发作

全面性发作又称大发作，以意识丧失和全面强直 - 阵挛为特征，是最常见的癫痫发作类型之一。其异常放电同时起源于两侧脑部。部分患者有短暂的头晕、腹部不适、肌肉抽搐等先兆症状，发作可分为 3 期。

1. 强直期　表现为突然意识丧失跌倒在地，全身抽动，全身骨骼肌呈持续性收缩：上睑抬起，眼球上窜，后部痉挛发出叫声，口先强张而后突闭；颈部和躯干先屈曲后反张；上肢自上举后旋转为内收前旋，下肢自屈曲转为强直。持续 10～20 s 后，肢端出现细微的震颤，即转入阵挛期。

2. 阵挛期　表现为肢端震幅加大并延及全身，不同肌群强直和松弛相交替。阵挛频率逐渐减慢，松弛期逐渐延长，最后一次强烈痉挛后，发作停止，进入发作后期。此期持续 0.5～1 min。

以上两期均可发生舌咬伤，并伴神志不清、呼吸停止、心率增快，血压升高，汗、唾液和支气管分泌物增多，瞳孔扩大、光反射消失等自主神经征象。

3. 发作后期　尚有短暂痉挛，以面肌和咬肌为主，造成牙关紧闭。全身肌肉（包括括约肌）松弛，造成大小便失禁。呼吸首先恢复，随后瞳孔、血压和心率回至正常。肌张力松弛，意识逐渐清醒。此期脑电图呈低平记录。从发作开始至恢复经历 5～15 min。患者醒后觉头痛、疲劳，对抽搐过程不能回忆。部分患者进入昏睡，少数在完全清醒前有自动症和意识模糊等。

典型脑电图改变：强直期，开始是震幅逐渐增强的弥漫性 10 次/s 棘波样节律，然后频率不断降低，波幅不断增高；阵挛期，弥漫性慢波伴间歇性棘波；发作后期，呈明显脑电抑制，发作时间越长，抑制越明显。

（三）癫痫持续状态

癫痫持续状态又称癫痫状态，是指癫痫连续发作之间意识尚未恢复又频繁再发，或癫痫发作持续 30 min 以上不自行停止。任何类型癫痫均可出现癫痫持续状态，但其通常多见于全面强直－阵挛发作的持续期间。该状态是神经科危急症，应及时抢救，否则可致中枢神经系统功能衰竭甚至死亡。导致此状态最常见的原因是不规范抗癫痫治疗，其次是感染、饮酒、过劳、脑外伤、脑肿瘤等。

> ⚠ **重点提示**
>
> 　　1. 不同癫痫发作时患者大脑神经元均出现异常的、过度的同步性放电。其原因为兴奋过程过盛、抑制过程衰减和（或）神经膜本身的变化。影响癫痫发作的因素有遗传因素和环境因素。
> 　　2. 癫痫持续状态的诱发因素：最常见的为突然停药、减药、漏服药及换药不当。
> 　　3. 全面强直－阵挛发作以意识丧失和双侧强直后出现阵挛为特征。其发作过程按临床表现分为强直期、阵挛期和发作后期 3 期。

三、有关检查

　　1. 脑电图检查　　是最常用于癫痫的辅助检查。癫痫发作时，除个别部分性发作和精神运动性发作者外，一般可见特异性脑电图改变。携带式脑电图可持续记录 24～48 h，使检出率提高至 85%。但也有约 15% 的正常人脑电活动不正常。

　　2. 头部放射性核素、CT、MRI 检查　　可发现脑部器质性改变、占位性病变和脑萎缩等。

四、诊断要点

　　根据详细病史和发作时目击者的描述特点，以及脑电图异常发现，首先确立是否癫痫；然后借助神经系统检查、生化检查、脑部影像学检查等寻找病因。

五、治疗要点

　　1. 发作间歇期治疗　　癫痫患者在间歇期应定时服用抗癫痫药物。此期药物治疗原则：①从单一药物、小剂量开始，逐渐加量。②针对一种药物达到最大有效血药浓度而仍不能控制发作者，加用第二种药物。如需换药，两种药物需有约 1 周的重叠用药期，原药逐渐减量至停，新药逐渐增加至有效剂量。③应根据癫痫发作的类型选择用药，如部分性发作首选卡马西平，典型失神发作首选乙琥胺等。④坚持长期规律服药，除非出现严重不良反应，不宜随意减量或停药。⑤停药应遵循缓慢和逐渐减量原则，其中联合用药者先在医生指导下改为单一用药，然后逐渐减量。

　　抗癫痫药物的选择：一般特发性全面强直－阵挛发作首选丙戊酸钠，次选苯妥英钠；症状性或原因不明的全面强直－阵挛发作首选卡马西平，次选苯巴比妥；典型失神发作首选乙琥胺，次选氯硝西泮；部分性发作首选卡马西平，次选苯妥英钠。

　　另外，拉莫三嗪、非尔氨酯、托吡酯和加巴喷丁等，可单一剂量用于难治性癫痫，或与传统抗癫痫药联合使用。

2. 癫痫持续状态的治疗 癫痫持续状态是神经科危急症之一，如不及时处理，患者可因高热、循环衰竭或神经元兴奋毒性损伤而死亡。处理原则：尽快控制发作，保持呼吸道通畅，立即采取维持生命功能的措施和防治并发症。

（1）尽快控制发作：①地西泮，10~20 mg，静脉滴注，速度不超过 2 mg/min（速度过快易导致呼吸抑制）；半衰期短，可重复给药。此药无效时改用其他药物，有效而复发时可在半小时内重复注射。也可将地西泮 100~200 mg 溶于 5% 葡萄糖盐水 500 mL 中，于 12 h 内缓慢静脉滴注。②10% 水合氯醛，成人 25~30 mL，加等量植物油保留灌肠。③苯妥英钠，10~20 mg/kg，溶于生理盐水 20~40 mL 中，静脉滴注，速度不超过 50 mg/min。④异戊巴比妥钠，0.5 g 溶于注射用水 10mL，静脉滴注，速度不超过 0.1 g/min，注射时应注意有无呼吸抑制和血压下降，每天极量为 1 g。

（2）保持呼吸道通畅：平卧头侧位，置口咽通气管，必要时行气管切开，备人工呼吸机。

（3）立即采取维持生命功能的措施：纠正脑缺氧，防治脑水肿，保护脑组织。高流量吸氧，监测呼吸、血压、心电图及血电解质变化。

（4）防治并发症：做好安全防护，预防受伤；高热时给予物理降温，预防和控制感染；及时纠正血酸碱度和电解质的变化。抽搐停止后肌内注射苯巴比妥 0.2 g，每 8~12 h 1 次，清醒后改用口服抗癫痫药，并寻找病因。

3. 病因治疗 对病因明确者应针对病因进行治疗。如对于脑寄生虫病行驱虫治疗，对于低血糖、低血钙等代谢异常应尽快纠正，对于颅内占位性病变引起者首先考虑手术治疗。

六、主要护理措施

1. 病情监测 严密观察患者生命体征及神志、瞳孔变化；观察发作的类型，记录发作的持续时间与频率；观察发作停止后患者是否意识完全恢复，有无头痛、疲乏及行为异常。

2. 安全护理

（1）发作期安全护理：告知患者有前驱症状时立即平卧；患者发作抽搐时，为其保持呼吸道通畅，使其缓慢就地放倒，勿用力按压抽搐身体，以免发生骨折、脱臼；将开口器裹纱布置于患者口腔一侧上下臼齿之间，防止舌、口唇和颊部咬伤；对癫痫持续状态及有躁动的患者，均应设专人守护，放置保护性床挡，必要时给予约束带适当约束。

（2）发作间歇期安全护理：给患者创造安全、安静的休养环境，保持室内光线柔和、无刺激；床两侧均安装床挡；清除床旁和桌上的危险物品。嘱频繁发作者，室外活动或外出就诊时最好佩戴安全帽和随身携带安全卡（注明患者姓名、年龄、病史、诊断等）。

3. 心理支持 癫痫虽为可治性疾病，但患者需要坚持数年甚至终身不间断的正确服药。长期突然而反复多次的发作常使患者无法正常工作和生活，以致精神负担加重，容易变得紧张、焦虑、抑郁、淡漠、易激惹等。应仔细观察患者的心理反应，关心、理解、尊重患者，鼓励患者倾诉心理感受，指导患者面对现实，采取积极的应对方式，坚持长期药物治疗。

4. 用药指导 有效的抗癫痫药物治疗可使 85% 患者的发作得到控制。告诉患者抗癫痫药物治疗的原则，指导患者掌握药物疗效及不良反应的观察，嘱遵医嘱坚持长期正确服药。服药注意事项如下：

（1）抗癫痫药物一般为碱性，宜在饭后服用，以减轻胃肠道反应；根据患者的年龄、全身情况、耐受性及经济情况，给予个体化治疗和长期监控。

（2）坚持药物不良反应的观察与处理。剂量相关性不良反应最常见，与血药浓度有关，可通过逐渐加量、调节剂量等方法避免或减轻。针对卡马西平所致皮疹、肝损伤，苯妥英钠所致神经系统损害（眩晕、共济失调等），苯巴比妥引起的智力、行为改变等，须考虑减药或停药。服药前应做血常规和肝肾功能检查，服药后定期做血常规和肝肾功能检查。

> ⚠ **重点提示**
>
> 1. 发作间歇期治疗应严格遵循用药原则来选用药物。
> 2. 癫痫持续状态的处理原则：尽快控制发作，保持呼吸道通畅，立即采取维持生命功能的措施和防治并发症。
> 3. 癫痫护理的重点：癫痫发作时防止发生窒息和受伤，发作间歇期注重心理护理和用药指导。

七、健康教育

1. **疾病知识指导** 向患者和家属讲解癫痫相关知识，使其学会自我护理方法，如发作前有感觉应提早卧床。患者应知道不能从事的工种，如攀高、游泳、驾驶等职业，以及避免在炉火旁、高压电机旁等。向患者说明坚持服药的重要性。嘱患者平时随身携带示有姓名、住址、联系电话及疾病诊断的个人信息卡，以备发作时及时联系与急救。

2. **饮食护理** 嘱患者进食清淡、无刺激、富于营养的食物，保持大便通畅，避免饥饿或过饱，戒除烟、酒、咖啡。

3. **活动与休息** 嘱患者癫痫发作时和发作后均应卧床休息，平时建立良好的生活习惯，劳逸结合，保持睡眠充足，减少精神和感觉刺激。

4. **避免促发因素** 癫痫的诱因有疲劳、饥饿、睡眠不足、便秘、经期、饮酒、感情冲动等。对癫痫发作有明确诱因者，嘱其尽量避免诱因发生，建立规律的生活方式，保持心情平静。

5. **用药指导** 嘱患者：①严格遵医嘱服药，出现病情有反复或加重的迹象或发热、皮疹时尽快就诊；②定期复查，一般于首次服药后 5~7 d 复查抗癫痫药物的血药浓度，每 3 个月至半年复查 1 次，每月检查血常规和每季检查肝肾功能 1 次。

6. **预后** 癫痫为可治疗性疾病，大多预后较好。但不同类型的癫痫预后差异很大，有自发缓解、治疗后痊愈、长期服药控制和发展为难治性癫痫等几种预后形式。近年长期追踪结果显示，67%~75% 的患者可完全控制发作，其中约半数患者经一段时间治疗后可完全停药，20%患者常用药不易控制，发展为难治性癫痫。

思考题

1. 简述癫痫、全面强直－阵挛发作、癫痫持续状态的概念。
2. 简述癫痫的临床表现及药物治疗原则。
3. 简述癫痫持续状态的急救措施。
4. 简述癫痫的健康教育内容。

第十一章

传 染 病

第一节　总论

传染病是由各种病原微生物（细菌、病毒等）和寄生虫（原虫和蠕虫）感染人体后引起的一组具有传染性的疾病。

一、传染病的流行过程及影响因素

传染病的流行过程即传染病在人群中发生、发展和转归的过程。决定传染病流行过程的3个基本条件是传染源、传播途径和易感人群。流行过程又受自然因素和社会因素的影响。

（一）传染病的流行过程

1. 传染源　指病原体已在体内生长、繁殖并能将其排出体外的人和动物。传染源包括以下几方面：

（1）患者：是重要传染源，包括急性期及慢性期患者。急性期患者因症状明显而易于发现，慢性期患者长期污染环境。

（2）隐性感染者：在某些传染病中，隐性感染者是重要的传染源。

（3）病原携带者：慢性病原携带者不显出症状而长期排出病原体，在某些传染病中具有重要的流行病学意义。

（4）受感染的动物：某些动物间的传染病也可传给人类，引起严重疾病，即动物源性传染病。

2. 传播途径 病原体由传染源排出后，经过一定的方式或渠道到达另一个易感染者体内，这种方式或渠道称为传播途径。

（1）空气、飞沫、尘埃传播：常见于呼吸道传染病，如流行性脑脊髓膜炎等。

（2）水、食物、苍蝇传播：常见于消化道传染病，如细菌性痢疾等。水源被污染常引起某些传染病的暴发流行。若个人卫生习惯不良，病原体也可通过污染的手进入消化道。

（3）血液、体液、血制品传播：某些长期在患者血液和体液中存有病原体的疾病，如慢性乙型和丙型肝炎、艾滋病等，可通过此途径传播。

（4）母婴传播：乙型肝炎、艾滋病等传染病，在母亲妊娠期间，其病原体可通过胎盘感染胎儿，引起宫内感染，或新生儿通过产道时以及出生后在与母亲密切接触中受到其病原体感染。

（5）接触传播：患者因病原体直接进入体内而受到感染，如被狂犬咬伤而患狂犬病；也可因接触被病原体污染的用具而受到感染。

（6）虫媒传播：见于以吸血节肢动物（如蚊子）为中间宿主的传染病，如疟疾等。

（7）土壤传播：当病原体的芽孢（如破伤风）、幼虫或虫卵污染土壤时，病原体可通过土壤传播。

3. 易感人群 对某种传染病缺乏特异性免疫力的人称为易感者。易感者在某一特定人群中的比例决定了该人群的易感性。易感者在人群中达到一定数量时，传染病的流行很容易发生。

（二）流行过程的影响因素

1. 自然因素 主要是地理、气候和生态等条件，对传染病的流行过程有重要影响。自然因素还可通过降低机体的非特异性免疫力而促进流行过程的发展。

2. 社会因素 包括社会制度、经济和生活条件，以及文化水平等，对传染病的流行过程有决定性影响。

二、传染病的预防

传染病的预防工作应针对传染病流行的 3 个环节（传染源、传播途径、易感人群）采取综合性措施，并根据不同传染病的特点针对主要环节采取相应措施。

（一）管理传染源

1. 对传染病患者的管理 对传染病患者应尽量做到早发现、早诊断、早隔离、早治疗，并注意彻底治疗患者，做好消毒、隔离工作。

严格执行传染病报告制度，对疑似及确诊的传染病患者，应按《中华人民共和国传染病防治法》的规定及时上报。此法将传染病分为 3 类：①甲类，共 2 种，包括鼠疫、霍乱；②乙类，包括艾滋病、病毒性肝炎等；③丙类，包括流行性感冒、流行性腮腺炎等。不同类别传染病的种类会因传染病的控制情况以及新传染病的出现等有所调整。

2. 对传染病接触者的管理 与传染源密切接触过的健康人，在该病的最长潜伏期内称为接触者。接触者可能受到感染而处于疾病的潜伏期，因此有可能是传染源。对接触者应根据具体情况采取留验、医学观察、预防接种或药物预防等检疫措施。

3. 对病原携带者的管理 在人群中发现病原携带者时，应对其采取管理、治疗、随访观察、调整工作岗位等措施，特别是对于服务行业及托幼机构工作人员应定期检查，以及时发现病原携带者。

4. 对动物传染源的管理　对有经济价值的家禽、家畜，应尽可能加以治疗，必要时宰杀后加以消毒处理；对无经济价值的则应予以杀灭。

（二）切断传播途径

1. 一般卫生措施　应根据不同传播途径采取不同措施。对消化道传染病，应着重保护水源，加强饮食卫生、个人卫生及粪便管理，消灭苍蝇、蟑螂等。对呼吸道传染病，应着重保持室内空气流通；必要和可能时进行空气消毒；提倡呼吸道传染病流行季节戴口罩等。另外，大力开展杀虫、灭鼠的群众运动也是重要的切断传播途径的一般卫生措施，特别是针对虫媒传染病。

2. 消毒　做好消毒工作是切断传播途径的重要措施。

（三）保护易感人群

1. 提高非特异性免疫力　平时养成良好的卫生习惯、建立规律的生活制度、改善营养、加强体育锻炼等均可增强人群的非特异性免疫力。

2. 提高特异性免疫力　是预防传染病非常重要的措施。

（1）主动免疫：接种疫苗、菌苗及类毒素，可使机体产生对病毒、细菌和毒素的主动特异性免疫，免疫力可保持数月或数年。

（2）被动免疫：接种抗毒素、特异性高价免疫球蛋白、丙种球蛋白，可使机体产生被动特异性免疫。被动免疫常用于治疗及对接触者的紧急预防，免疫力可持续 2～3 周。

3. 预防服药　有些传染病可通过预防服药进行预防。

三、传染病的隔离和消毒

（一）传染病的隔离

1. 定义　隔离是指在传染期内，将传染病患者、疑似传染病患者或动物传染源与易感者分开，防止或限制病原体向易感者传播。隔离的同时应对患者进行及时和适当的治疗，消除其传染性。

2. 隔离的种类及要求　隔离的种类有呼吸道隔离、消化道隔离、严密隔离、虫媒隔离、接触隔离、血液/体液隔离等。下面重点讲述呼吸道隔离、消化道隔离、血液/体液隔离的具体要求。

（1）呼吸道隔离，适用于经空气和飞沫传播的各种呼吸道传染病，如麻疹、流行性脑脊髓膜炎等。具体措施如下：

① 相同病种患者住同一房间，床与床之间距离应至少为 2 m。

② 接近患者时应戴口罩，必要时穿隔离衣。

③ 需对与患者的体液接触过的物品进行消毒处理。

④ 患者一般不能外出，如需要到其他科室检查应戴口罩。

⑤ 对病室用紫外线进行空气消毒，每日 2 次；通风每日不少于 3 次；地面擦洗每日 2 次；室内保持一定的温度和湿度。

（2）消化道隔离，适用于经粪－口途径传播的消化道传染病，如伤寒、细菌性痢疾等。具体措施如下：

① 对不同病种患者最好分房收容，如条件不允许，不同病种患者也可同居于一室，但患者之间必须实行隔离，床边挂上"床边隔离"标记。

② 密切接触患者时要穿隔离衣，护理不同病种患者时应更换隔离衣。护理完患者要严格消毒双手。

③ 患者的食具、便器要专人专用，用后要消毒。对患者的呕吐物及排泄物也应消毒。

④ 患者之间交换用物、书报等时要注意消毒。

⑤ 病房应设纱窗、纱门，做好防蝇、灭蝇及灭蟑螂工作。

（3）血液/体液隔离，适用于由血液、体液及血制品传播的传染病，如乙型肝炎、丙型肝炎、艾滋病等。具体措施如下：

① 同病种患者同居于一室。

② 若患者的血液、体液有可能污染工作服，需穿隔离衣。接触患者的血液、体液时需戴手套，必要时戴护目镜。

③ 对医疗器械应进行严格消毒，有条件时可使用一次性用品。

④ 对被患者的血液或体液污染的物品，应销毁或装入污物袋中，并做好标记，送出病房进行彻底消毒处理或焚烧。

⑤ 当触摸患者或接触到患者的血液或体液时，要认真洗手后再检查或护理其他患者。

以上隔离系统是以类目为特征的 A 系统。2009 年卫生部颁布的《医院隔离技术规范》（WS/T 311—2009）是按照 B 系统进行分类的，即在标准预防的基础上，根据疾病的传播途径（接触传播、飞沫传播、空气传播 3 类）进行相应的隔离与预防。根据该规范，隔离病室应设置隔离标志：黄色代表空气传播的隔离，粉色代表飞沫传播的隔离，蓝色代表接触传播的隔离。

（二）传染病的消毒

1. 定义　消毒是指消除或杀灭由传染源排出到外环境中的病原体，从而切断传播途径，控制传染病的传播。

2. 消毒的种类

（1）疫源地消毒，指对有传染源存在或曾经有过传染源的地点进行的消毒。

① 随时消毒，是指随时对传染源的排泄物、分泌物、污染物品进行的消毒，目的是及时杀灭从传染源排出的病原体，防止传播。对病室的消毒，以及对患者的粪便、呕吐物、痰液的消毒属随时消毒。

② 终末消毒，是指传染源已离开疫源地所进行的最后一次彻底的消毒措施，目的是杀灭残留在疫源地内各种物体上的病原体。患者出院、转科或死亡后，对其所住病室和用物等的消毒属终末消毒。

（2）预防性消毒，指对可能受到病原体污染的物品和场所进行的消毒，如病室的日常卫生处理、餐具消毒等。

3. 消毒方法　分为物理消毒法、化学消毒法。

（1）物理消毒法：

① 机械消毒，如涮洗、清扫、拍打、通风等，只能清除或减少细菌，对病毒或立克次体无效。

② 热消毒，如煮沸、高压蒸气灭菌、焚烧等，可杀灭各种病原体。

③ 辐射消毒法，如日晒法、紫外线辐射、红外线辐射、微波消毒、γ射线辐射和高能电子束辐射等。紫外线有广谱杀菌作用，但穿透力差，对乙型肝炎病毒无效。γ射线可在常温下对不耐热物品灭菌，有广谱杀菌作用，但设备昂贵。

（2）化学消毒法：某些化学消毒剂可作用于病原体蛋白、酶系统或核酸系统，使之氧化、变性、凝固、裂解，从而影响病原体的生理功能，甚至结构，导致其被杀灭。

① 氧化消毒剂，如过氧乙酸、过氧化氢等，主要靠其强大的氧化能力来灭菌，但有较强的腐蚀性和刺激性。

② 含氯消毒剂，如84消毒液等，因在水中产生次氯酸而具有强大的杀菌作用，杀菌谱广、作用快、余氯毒性低、价廉，但对金属制品有腐蚀作用。

③ 醛类消毒剂，常用的有戊二醛，具有广谱、高效、快速的杀菌作用，适用于精密仪器、内镜的消毒。

④ 碘类、醇类消毒剂，如2.5%碘酊、0.5%碘伏、安尔碘、75%乙醇等，具有广谱和快速的杀菌作用，可用于皮肤、食具和医疗器械的消毒。

⑤ 杂环类气体消毒剂，主要有环氧乙烷、环氧丙烷等，为一种广谱、高效消毒剂，常用于医疗器械、精密仪器及皮毛类物品的消毒。

四、传染病护理工作的特点

传染病不同于其他疾病，具有传染性，在一定条件下可以造成传播，故对传染病患者的护理首先要做好消毒、隔离，然后在此基础上做好各项护理。传染病护理工作的特点如下。

（一）执行严格的消毒、隔离制度和管理方法

严格的消毒、隔离制度和管理方法是传染病护理工作的重点。为了有效地控制传染病的传播，医护人员、患者及家属必须严格执行隔离、消毒制度；传染病院（科）的护理人员必须了解病原体的性质、传染病流行过程的3个环节，掌握各种隔离技术和消毒方法，并向患者和家属做好宣教工作；各种管理制度，如传染病院（科）的组织设施、探视及陪住制度等，均要严格按照消毒、隔离的原则执行。

（二）密切观察病情变化

由于大多数传染病发病急骤、病情危重、变化快、并发症多，故传染科的护理人员应以高度责任感密切、细致、准确地观察病情，以及时发现病情变化，配合医生积极地进行抢救，挽救患者生命。

（三）传染病流行前应做好准备工作

由于某些传染病具有季节性特征，每当流行高峰患者数量增多，危重患者增加，故护理

人员需根据传染病病种，在每次流行高峰前做好人员、病室及药品等各方面准备。

（四）护理工作范围广泛

传染科护理人员不仅要参加治疗和护理患者，还要指导患者、家属、工作单位做好消毒、隔离工作，并要进行预防传染病的健康教育。

（五）护士是传染病的责任报告人

传染科护士是传染病的责任报告人之一，应严格执行传染病报告制度，按《中华人民共和国传染病防治法》所规定的流程进行上报。

⚠ 重点提示

1. 传染病是由各种病原微生物（细菌、病毒等）和寄生虫（原虫和蠕虫）感染人体后引起的一组具有传染性的疾病。

2. 传染病的流行过程就是传染病在人群中发生、发展和转归的过程。决定传染病流行过程的 3 个基本条件是传染源、传播途径和易感人群。应掌握其概念及基本内容。

3. 传染病的预防工作应针对传染病流行的 3 个环节（传染源、传播途径、易感人群）采取综合性措施，并根据不同传染病的特点针对主要环节采取相应措施。应掌握传染病的预防原则。

4. 应掌握隔离的定义、种类，以及呼吸道隔离、消化道隔离、血液/体液隔离的具体要求。

思考题

1. 简述传染源、传播途径、易感人群的定义及包括的内容。
2. 如何管理传染源？
3. 简述传染病消毒、隔离的概念及分类。
4. 呼吸道隔离、消化道隔离、血液/体液隔离的具体要求是什么？
5. 简述传染病护理工作的特点。

第二节 病毒性肝炎

病 例

患者，男，35 岁，某公司经理。近 1 个月低热、全身乏力、食欲缺乏、恶心，近半个月上述症状明显加重，不思饮食、恶心、呕吐，食后即吐，尿呈浓茶色，体重较前减轻

3 kg，于 1 天前入院。患病后一直工作繁忙，无暇休息，并经常饮酒。无乙肝疫苗接种史。体格检查：T 37.8 ℃，重病容，神清，巩膜及皮肤深度黄染，皮肤可见瘀斑，未见肝掌及蜘蛛痣，心肺（－），腹部膨隆，腹水征（＋），肝脾触诊不满意。有关检查：白细胞计数 23.5×10^9/L，中性粒细胞 85%。血胆红素 331.5 μmol/L，ALT 120 U/L，PTA 35%。HBsAg（＋）、HBeAg（＋）。医生确诊为：亚急性重型病毒性肝炎（乙型）。

问题：
1. 此患者病情加重的诱因是什么？
2. 简述此患者可能存在的潜在并发症及其主要护理措施。

病例答案

病毒性肝炎（viral hepatitis）是由多种肝炎病毒引起的以肝损害为主要表现的全身性疾病。按病原学分类，目前已确定的病毒性肝炎有甲型病毒性肝炎、乙型病毒性肝炎、丙型病毒性肝炎、丁型病毒性肝炎及戊型病毒性肝炎。各型病毒性肝炎临床上均以乏力、食欲减退、肝大、肝功能异常为主要表现，部分病例可出现黄疸。甲型和戊型病毒性肝炎主要表现为急性肝炎，乙型、丙型、丁型病毒性肝炎大多呈慢性感染，少数可发展为肝硬化，甚至发生肝细胞癌。

近年来又发现了庚型肝炎病毒和输血传播病毒，其是否引起肝炎尚待进一步研究。

一、病原学

（一）甲型肝炎病毒

甲型肝炎病毒（hepatitis A virus，HAV）属 RNA 病毒。HAV 只有一个血清型和一个抗原抗体系统。感染 HAV 后患者早期出现 IgM 型抗体，一般持续 8～12 周，还会产生 IgG 型抗体，可长期存在。HAV 抵抗力较强，但加热 100 ℃ 5 min、紫外线照射 1 h 和含氯消毒剂等均可使其灭活。

（二）乙型肝炎病毒

乙型肝炎病毒（hepatitis B virus，HBV）属嗜肝 DNA 病毒科。在电镜下观察，HBV 感染者血清中可见 3 种病毒颗粒：①Dane 颗粒；②小球型颗粒；③管状颗粒。Dane 颗粒是完整的 HBV 颗粒，分为包膜及核心两部分，包膜上蛋白质即乙型肝炎表面抗原（hepatitis B surface antigen，HBsAg），核心部分含环状双股 DNA、DNA 聚合酶（DNA polymerase，DNAP）、乙型肝炎核心抗原（hepatitis B core antigen，HBcAg）和乙型肝炎 e 抗原（hepatitis B e antigen，HBeAg），是病毒复制的主体。

HBV 抵抗力很强，对低温、干燥、紫外线及一般化学消毒剂均能耐受，煮沸 10 min、高压蒸汽、戊二醛和含氯消毒剂等可使其灭活。

1. HBV 的抗原、抗体系统

（1）乙型肝炎表面抗原（HBsAg）和抗体（抗－HBs）：HBsAg 阳性表示现症 HBV 感

染。人体感染 HBV 后 3 周左右 HBsAg 便可在血中出现，在慢性乙型肝炎患者和无症状携带者血中可持续存在多年。除血液外，HBsAg 还可存在于各种体液和分泌物中，如唾液、尿液和精液之中。HBsAg 消失后数周具有保护作用的抗 – HBs 在血中出现，并可保持多年。抗 – HBs 阳性见于乙肝恢复期、过去感染或预防接种后。抗 – HBs 阴性说明人体对 HBV 易感，需要注射疫苗。

（2）乙型肝炎核心抗原（HBcAg）和抗体（抗 – HBc）：HBcAg 在血液中不易检出。HBcAg 可诱生抗体，即抗 – HBc。血液中的抗 – HBc 有两型，即抗 – HBc IgM 和抗 – HBc IgG。高滴度抗 – HBc IgM 表示 HBV 有活动性复制，有助于诊断急性乙肝或慢性乙肝急性发作。低滴度抗 – HBc IgG 表示既往 HBV 感染。

（3）乙型肝炎 e 抗原（HBeAg）和 e 抗体（抗 – HBe）：HBeAg 稍后于（或同时）HBsAg 在血液中出现，是 HBV 活动性复制和传染性强的标志。抗 – HBe 在 HBeAg 阴转后出现，表示 HBV 复制减少和传染性降低，一般持续存在 1 ~ 2 年。

2. HBV 的分子生物学标记　HBV DNA 和 HBV DNAP 两者均位于 HBV 核心部分，是病毒复制和有传染性的直接指标。

（三）丙型肝炎病毒

丙型肝炎病毒（hepatitis C virus，HCV）属 RNA 病毒。抗 – HCV 为非保护性抗体，是有传染性的标记，又分为 IgM 型和 IgG 型。HCV RNA 阳性是 HCV 感染和复制的直接指标。

（四）丁型肝炎病毒

丁型肝炎病毒（hepatitis D virus，HDV）是一种缺陷 RNA 病毒，必须有 HBV 辅助才能复制、表达抗原及引起肝损害。在慢性 HDV 感染时可在患者血清中检出高滴度 HDAg、抗 – HDV，包括抗 – HDV IgM 和抗 – HDV IgG。抗 – HDV 不是保护性抗体。血清或肝组织中 HDV RNA 阳性是诊断 HDV 感染最直接的依据。

（五）戊型肝炎病毒

戊型肝炎病毒（hepatitis E virus，HEV）为 RNA 病毒。在 HEV 感染者血中可检出抗 – HEV。抗 – HEV IgM 在发病初期产生，阳性是近期 HEV 感染的标志，抗 – HEV IgG 多数于发病后 6 ~ 12 个月阴转。戊型肝炎患者发病早期，在其粪便和血液中可检测到 HEV RNA。

二、流行病学

（一）传染源

1. 甲型和戊型肝炎　传染源是急性患者和亚临床感染者。甲型肝炎患者在起病前 2 周和起病后 1 周从粪便中排出 HAV 的量最多，传染性最强。

2. 乙型、丙型、丁型肝炎　传染源是急性、慢性（含肝炎后肝硬化）肝炎患者和病毒携带者。

（二）传播途径

1. 甲型、戊型肝炎　以粪 – 口传播为主。水源污染和水生贝类（如毛蚶）受污染可致其暴发流行。其经日常生活接触传播多散在发病。饮用水污染是戊型肝炎暴发流行的主要传播方式。

2. 乙型肝炎

（1）血液、血制品传播：患者和病毒携带者血液中 HBV 含量很高，如输入染有 HBV 的血液和血制品，或使用染有 HBV 的注射器、医疗器械及血液透析器具等均可造成传播。

（2）母婴传播：也是重要的传播途径，包括宫内感染、围生期传播、分娩后传播。围生期传播或分娩后传播是母婴传播的主要方式。分娩后传播主要是母婴间密切接触。

（3）日常生活接触传播：如家庭、学校内的密切接触，也可引起 HBV 感染。

（4）性接触传播：也是乙型肝炎的传播途径。

3. 丙型、丁型肝炎　主要通过血液、血制品传播。

（三）易感人群

人类对各型肝炎普遍易感。

1. 甲型、戊型肝炎　抗 - HAV 阴性者为甲型肝炎易感人群，幼儿、学龄前儿童发病最多，感染后免疫力可持续终身。戊型肝炎显性感染主要发生于成人。

2. 乙型、丙型、丁型肝炎　抗 - HBs 阴性者为乙型肝炎易感人群。乙肝高危人群包括 HBsAg 阳性母亲的新生儿、HBsAg 阳性者的家属、反复输血或血制品者、血液透析患者、接触血液的医务工作者等。乙肝多发生于婴幼儿及青少年。丙型肝炎多见于成年人。

（四）流行特征

甲型肝炎的发病有明显的秋、冬季高峰。戊型肝炎的发病也有明显的季节性，流行多发生于雨季或洪水后。乙型、丙型、丁型肝炎的发病无明显季节性。

三、临床表现

潜伏期：甲型肝炎：2～6 周，平均 4 周；乙型肝炎：1～6 个月，平均 3 个月；丙型肝炎：2 周～6 个月，平均 40 日；丁型肝炎：4～20 周；戊型肝炎：2～9 周，平均 6 周。

按临床经过病毒性肝炎分为以下 4 型。

（一）急性肝炎

各型肝炎病毒均可引起急性肝炎。

1. 急性黄疸型肝炎

（1）黄疸前期：甲型、戊型肝炎起病较急，患者有畏寒、发热，体温在 38 ℃～39 ℃。乙型、丙型、丁型肝炎多起病缓慢，患者常无发热。黄疸前期常见症状为显著乏力、食欲减退、厌油腻、恶心、呕吐、腹胀、右季肋部疼痛等，有时有腹泻或便秘，尿色逐渐加深，至此期末呈浓茶色。少数病例以发热、头痛、上呼吸道感染症状为主要表现。此期平均持续 5～7 d。

（2）黄疸期：发热减退，但尿色更黄，巩膜、皮肤也出现黄染，于 1～2 周内达高峰。有些患者可有大便颜色变浅、皮肤瘙痒等梗阻性黄疸表现。肝多肿大，一般在肋下 1～3 cm，有压痛及叩击痛，脾也可有轻度肿大。肝功能检查 ALT 和胆红素升高，尿胆红素阳性。此期持续 2～6 周。

（3）恢复期：黄疸逐渐消退，症状减轻直至消失，肝脾缩小，肝功能逐渐恢复正常。

此期持续 2 周 ~4 个月，平均 1 个月。

2. 急性无黄疸型肝炎 远较急性黄疸型肝炎常见，整个病程不出现黄疸，症状较轻，常不易被发现。恢复较快，患者大多在 3 个月内恢复。

（二）慢性肝炎

乙型、丙型、丁型肝炎可迁延不愈变成慢性肝炎。慢性肝炎是指急性肝炎病程超过半年未愈者、发病日期不明或虽无肝炎病史但影像学或肝活检病理检查符合慢性肝炎改变者。可按病情分为轻度、中度、重度。

1. 轻度 病情较轻，可反复出现轻度乏力、食欲减退、厌油、腹胀、右季肋部疼痛等症状。肝稍大，有轻压痛，脾也可有轻度肿大。部分病例无肝炎症状和体征，但肝功能指标有 1 ~2 项轻度异常。

2. 中度 症状、体征、肝功能异常居于轻、重度之间。

3. 重度 有明显乏力、纳差、腹胀、肝区痛等症状，可伴有肝病面容、肝掌、肝脾肿大及明显肝功能异常，ALT 反复或持续升高，A/G 比例异常、胆红素升高或凝血酶原活动度降低。

（三）重型肝炎

所有肝炎病毒均可导致重型肝炎，但甲型、丙型肝炎病毒少见。重型肝炎的发病诱因多为起病后未适当休息、精神刺激、营养不良、嗜酒、服用损害肝药物、妊娠或合并感染等，病死率较高。

1. 急性重型肝炎 亦称暴发型肝炎。发病初症状类似于急性黄疸型肝炎，但病情发展迅猛，患者会出现极度乏力、严重消化道症状、黄疸迅速加深、肝进行性缩小、出血倾向、中毒性鼓肠或少量腹水；起病 2 周内出现不同程度的肝性脑病（Ⅱ ~Ⅳ度）表现，如嗜睡、性格改变、行为异常等。患者多因脑水肿、脑疝、肝肾综合征、消化道出血等而死亡，病程不超过 3 周。

2. 亚急性重型肝炎 亦称亚急性肝坏死。以急性黄疸型肝炎起病，15 日 ~24 周出现肝性脑病（Ⅱ度以上）症状者属于此型。患者肝炎症状急剧加重，病程可长达数月，常死于消化道出血、肝功能衰竭等。存活者易发展为坏死后肝硬化。

3. 慢性重型肝炎 临床表现同亚急性重型肝炎，但有慢性活动性肝炎、肝硬化或慢性 HBV 携带史等。预后差，病死率高。

（四）淤胆型肝炎

淤胆型肝炎亦称毛细胆管性肝炎。起病类似于急性黄疸型肝炎，但症状较轻，主要表现为较长期（3 周以上）肝内梗阻性黄疸，如可出现皮肤瘙痒、粪便颜色变浅、肝肿大和梗阻性黄疸的化验结果。大多数患者可顺利恢复。

四、并发症

甲型与戊型肝炎并发症少见。肝内并发症多发生于 HBV 和（或）HCV 感染，主要有肝硬化、肝细胞癌、脂肪肝。肝外并发症有胆道炎症、糖尿病、再生障碍性贫血、肾小球肾炎等。重型肝炎可引起肝性脑病、继发感染、出血、电解质紊乱及肝肾综合征等严重并发症。

> **⚠ 重点提示**
>
> 1. 病毒性肝炎是由多种肝炎病毒引起的以肝损害为主要表现的全身性疾病。按病原学分类，目前已确定的有甲型、乙型、丙型、丁型、戊型病毒性肝炎。
>
> 2. 甲型、戊型病毒性肝炎以粪－口传播为主；乙型、丙型、丁型病毒性肝炎主要通过血液、血制品传播。
>
> 3. 按临床经过病毒性肝炎分为4型：①急性肝炎，又分为急性黄疸型肝炎、急性无黄疸型肝炎；②慢性肝炎，又分为轻度、中度、重度；③重型肝炎，又分为急性重型肝炎、亚急性重型肝炎、慢性重型肝炎；④淤胆型肝炎。
>
> 4. 急性黄疸型肝炎的临床表现分为3期，以黄疸期为重点。重型肝炎中以急性及亚急性重型肝炎的临床表现为重点。

五、有关检查

（一）肝功能检查

1. 血清酶检测

（1）血清丙氨酸转氨酶（ALT）、天冬氨酸转氨酶（AST）：为临床上最常用的判断肝细胞损害的重要指标。急性肝炎发作时 ALT 明显升高，AST/ALT < 1，黄疸出现后 ALT 下降。在发生慢性肝病时血清 AST 升高，且 AST 的升高程度与肝病严重程度成正相关。

（2）其他血清酶类：如乳酸脱氢酶（LDH）、γ－谷氨酰转肽酶（γ－GT）、碱性磷酸酶（ALP）等在肝炎发作时也可升高。

2. 血清胆红素检测　急性黄疸型肝炎血清胆红素升高。直接胆红素在总胆红素中的比例可反映淤胆的程度。

（二）尿三胆检测

急性黄疸型肝炎黄疸期胆红素及尿胆原均增加。

（三）肝炎病毒标记物检测

1. 甲型病毒性肝炎　血清抗－HAV IgM 阳性具有诊断意义。

2. 乙型病毒性肝炎　常检测：①HBsAg 与抗－HBs，②抗－HBc，③HBeAg 与抗－HBe，④HBV DNA（以上检测的临床意义详见本节病原学部分中 HBV 的抗原、抗体系统）。

3. 丙型病毒性肝炎　检测：①抗－HCV：抗－HCV IgM 阳性提示 HCV 现症感染，抗－HCV IgG 阳性提示 HCV 现症感染或既往感染。②HCV RNA：阳性是病毒感染和复制的直接标志。

4. 丁型病毒性肝炎　血清或肝组织中的丁型肝炎抗原和（或）HDV RNA 阳性有确诊意义。抗－HDV IgM 可用于丁型肝炎早期诊断，抗－HDV IgG 是诊断丁型肝炎的可靠指标。

5. 戊型病毒性肝炎　急性肝炎患者抗－HEV IgM 阳性，即可诊断为戊型病毒性肝炎。恢复期抗－HEV IgG 滴度比急性期的高4倍者，提示 HEV 新近感染，有诊断意义。

六、诊断要点

根据流行病学资料，急性肝炎（黄疸型、无黄疸型）、慢性肝炎及重型肝炎的症状、体征、病情发展过程，以及肝功能、肝炎病毒标记物检测，进行综合考虑可分别做出诊断。慢性肝炎有时应进行肝活检。

七、治疗要点

病毒性肝炎目前缺乏特效治疗。各型肝炎的治疗原则均为以足够的休息、营养为主，辅以适当药物，避免饮酒、过劳和损害肝药物。

（一）急性肝炎

强调早期卧床休息，症状明显好转后再逐渐增加活动。饮食应清淡，保证足够的热量及维生素 B 和维生素 C、适量蛋白质。进食量过少时可由静脉补充葡萄糖和维生素 C。

因急性丙型肝炎易转为慢性，故强调早期进行抗病毒治疗，应用干扰素可取得满意疗效，疗程 24 周。

（二）慢性肝炎

1. 保肝药、降转氨酶药　如肝太乐、甘草甜素等。

2. 抗病毒药　对于慢性乙型肝炎和慢性丙型肝炎，抗病毒治疗非常重要，常用干扰素、核苷类抗病毒药物等。

（1）慢性乙型肝炎的抗病毒治疗：对 HBV – DNA 阳性的慢性乙型肝炎、肝硬化患者，可以使用：①α 干扰素制剂，有普通干扰素、聚乙二醇干扰素，基本疗程为 6 个月。②核苷类抗病毒药物，主要有拉米夫定、阿德福韦酯等。

（2）慢性丙型肝炎的抗病毒治疗：所有 HCV – RNA 阳性者均应接受直接抗病毒药物治疗，必要时可进行基因型检测。泛基因型药物有达拉他韦、索磷布韦、维帕他韦等。

3. 免疫调节药　如胸腺肽等。

（三）重型肝炎

1. 一般支持疗法　重型肝炎患者消化道症状严重，故其治疗以静脉营养治疗为主，可静脉滴注 10% ~25% 葡萄糖溶液，配合特制的氨基酸、新鲜血浆或白蛋白组成的营养液；注意补充足量的维生素 B、维生素 C 及维生素 K，还应注意维持水、电解质及酸碱平衡。

2. 阻断肝坏死、促进肝细胞再生　可应用促肝细胞生长因子等。

3. 免疫调节疗法　可应用胸腺肽等。

4. 并发症的防治

（1）肝性脑病的防治：①防治氨中毒：口服不易吸收的广谱抗生素，减少氨的生成；口服乳果糖，使肠腔呈酸性，减少氨的产生及吸收；注意保持大便通畅。②维持氨基酸平衡：输入支链氨基酸或以支链氨基酸为主的制剂。③防治脑水肿：应用 20%甘露醇进行脱水治疗。

（2）出血的防治：使用止血药物，也可输入新鲜血、血小板或凝血因子等。

（3）继发感染的防治：早期诊断感染，根据药敏试验选用抗生素。

（4）肾功能不全的防治：注意避免诱发因素，如消化道出血、过量利尿、严重感染、血容量不足等。对已发现肾功能不全者给以相应处理。

5. 人工肝和肝移植　人工肝替代已丧失的肝功能，清除患者血中的毒性物质、暂时降低血清胆红素水平，有利于肝功能的恢复、延长生存时间。对于肝衰竭及晚期肝硬化患者，可应用肝移植手术进行治疗。

八、预防

（一）管理传染源

1. 患者的隔离　将甲型、戊型肝炎患者隔离至发病后 3 周。

2. 对病毒携带者的管理　对无症状 HBV 和 HCV 携带者应进一步检测各项传染性指标，阳性者禁止献血和从事饮食、托幼、自来水等工作。

3. 密切接触者的管理　与甲型肝炎患者密切接触者检疫 45 日。

（二）切断传播途径

1. 甲型和戊型肝炎　重点在于切断传播途径，如加强水源和粪便管理，做好饮水消毒和食品卫生工作，搞好环境和个人卫生。

2. 乙型、丙型、丁型肝炎　重点在于防止通过血液和体液的传播。①加强血源管理，保证血液、血制品及生物制品的安全生产与供应，对献血员和每一份血制品都要用最敏感的方法检测 HBsAg 和抗 – HCV，阳性者不得献血，阳性血液不得使用。对被血液和体液污染的物品要进行严格消毒。②提倡使用一次性注射用具；对各种医疗器械应进行严格消毒。③严格掌握血液和血制品使用指征。④加强托幼单位和服务行业卫生管理，洗漱用具专用；公用餐具、茶具、面巾、理发用具应按规定进行消毒处理。⑤接触患者后用肥皂和流动水洗手。⑥采取主动和被动免疫阻断母婴传播途径。

（三）保护易感人群

1. 甲型肝炎　①主动免疫：易感人群可接种甲型肝炎减毒活疫苗。②被动免疫：对甲型肝炎患者的密切接触者，可应用丙种球蛋白肌内注射，以预防发病，剂量为 0.05 ~ 0.1 ml/kg。注射时间越早越好，不宜迟于接触后 7 ~ 10 d。

2. 乙型肝炎　①主动免疫：接种乙肝疫苗是我国控制乙型肝炎传播和流行的最关键措施，适用于乙型肝炎易感人群。凡高危人群必须接种乙肝疫苗。现普遍采用的是 0、1、6 月的接种程序。②被动免疫：适用于已暴露于 HBV 的易感者及新生儿，在接种乙肝疫苗的同时应联合使用乙肝免疫球蛋白，保护期约为 3 个月。

目前对丙型、丁型、戊型肝炎尚缺乏特异性保护易感人群的免疫措施。

⚠ **重点提示**

1. 根据流行病学资料、各类型肝炎的临床表现及肝炎病毒标记物检测，可做病毒性肝炎的病原学分型。

2. 急性肝炎的治疗要点是休息、饮食；重型肝炎的治疗要点是一般支持疗法和并发症的防治。

3. 预防甲型、乙型肝炎应重点掌握切断传播途径及保护易感人群的措施：预防甲型肝炎主要是切断粪-口传播途径；预防乙型肝炎重点在于防止通过血液和体液的传播。甲型肝炎主动免疫是接种甲型肝炎疫苗，被动免疫是注射丙种球蛋白。乙型肝炎主动免疫是接种乙肝疫苗，被动免疫是接种乙肝免疫球蛋白。

九、护理

（一）主要护理问题/护理诊断

（1）活动无耐力：明显乏力，与病毒性肝炎导致肝细胞受损有关。

（2）营养失调：低于机体需要量，与摄入不足和（或）呕吐有关。

（3）知识缺乏：缺乏病毒性肝炎的防治知识。

（二）主要护理措施

1. 急性肝炎

（1）隔离：对甲型、戊型肝炎行消化道隔离。对乙型、丙型、丁型肝炎行血液/体液隔离。

（2）病情观察：①生命体征；②乏力、消化道症状的变化；③神志状态；④黄疸是否进行性加重；⑤肝脾大小及肝功能的变化。

（3）休息：在目前无特效治疗药物的情况下，休息是治疗急性肝炎的重要措施。应强调患者早期卧床休息，因为安静卧床可增加肝血流量，降低代谢率，有利于炎症病变的恢复，防止发生重型肝炎。当症状好转、黄疸减轻、肝功能改善后，患者可每日轻微活动 1 ~ 2 h，以不感觉疲劳为度；以后随病情进一步好转，可逐渐增加活动量。出院后仍应继续休息1~3个月，恢复日常活动及工作后，仍应避免过劳及重体力劳动。

（4）饮食护理：合理的营养、适宜的饮食也是治疗急性肝炎的重要措施。在急性肝炎早期，患者消化道症状较明显，应给予易消化、清淡饮食，且保证足够的热量、蛋白质及维生素 C，如入量过少可给予糖水、果汁，或静脉输入 10% 葡萄糖及维生素 C。病情好转后，患者食欲改善、食量增加，则应防止营养过剩，最好能维持体重在病前水平或略增。应禁饮酒，因酒精能严重损害肝。

（5）皮肤瘙痒的护理：对皮肤瘙痒患者应指导患者进行皮肤自我护理，具体措施为：①穿着布制柔软、宽松内衣裤，常换洗，并保持床单位清洁、干燥。②每日用温水擦拭全身皮肤 1 次，不用有刺激性的肥皂与化妆品。③瘙痒重者可局部涂擦止痒剂，也可口服抗组胺药。④及时修剪指甲，避免搔抓引起皮肤破损，如皮肤已有破损应注意保持局部清洁、干燥，预防感染。

（6）药物治疗的护理：遵医嘱应用保肝药，不滥用药物，特别应禁用损害肝的药物。

2. 重型肝炎

（1）病情观察：①生命体征；②乏力、消化道症状是否进行性加重；③精神、神经症状；④黄疸变化；⑤肝浊音界变化；⑥有无肝性脑病、出血、感染等表现，严格记录液体出入量，定期检查尿常规、比重、血尿素氮、肌酐等，以及时发现肾衰竭。

（2）休息：绝对卧床休息，保持安定情绪。

（3）饮食护理：给予低脂、低盐、高糖、高维生素、易消化流食或半流食，限制蛋白质摄入量，每日蛋白质摄入量应少于 0.5 g/kg，成人每日总热量为 1200~1600 kcal。患者有明显食欲缺乏时，应鼓励患者进食，少量多餐；经常更换食物品种；注意食物色、香、味和加调味品方法以增加患者食欲。对进食不足者应输入 10%~25% 葡萄糖加适量胰岛素或更高浓度葡萄糖溶液，总液量以 1500~2000 mL/d 为宜，不宜过多。

（4）并发症的护理：

① 肝性脑病：使用利尿剂、高蛋白饮食、消化道大出血或放腹水易诱发肝性脑病，应注意观察，如患者出现性格及行为的异常或睡眠时间的倒错应警惕肝性脑病，及时通知医生，并给予相应护理。

② 出血：重型肝炎患者常见鼻出血、牙龈出血、注射部位出血、消化道出血等。对出血患者及时取血查血型、血红蛋白及凝血功能等，并配血备用；告知患者不要用手指挖鼻或用牙签剔牙，也不要用硬牙刷刷牙，刷牙后有出血者可用棉棒擦洗或用水漱口。注射后局部至少压迫 10~15 min，以避免出血。

③ 继发感染：常见的感染部位是口腔、肺部、腹腔、肠道、皮肤等，不同部位感染可出现相应的症状及体征。应采取预防感染的措施：保持病室空气流通，减少探视；做好病室环境消毒，每日对地面、家具、空气消毒 2~3 次，防止交叉感染；做好口腔护理，定时翻身，及时清除呼吸道分泌物，防止口腔及肺部感染；注意饮食卫生及餐具的清洁和消毒，防止肠道感染；患者的衣服、被褥应保持清洁，防止皮肤感染；发生感染时及时按医嘱应用抗菌药物。

④ 肾衰竭：肝肾综合征常是重型肝炎患者死亡的原因。上消化出血、大量利尿、大量及多次放腹水、严重感染等易诱发肾衰竭，对发生肾衰竭者应给予相应护理。

十、健康教育

（1）进行预防病毒性肝炎的健康教育（见本节预防部分）。

（2）目前病毒性肝炎尚无有效治疗药物，应向患者讲述休息、饮食对该病治疗的重要作用。讲述肝炎迁延不愈对个人、家庭、社会造成的危害，强调急性肝炎彻底治愈的重要性。嘱患者按医嘱实施恰当、合理的治疗措施，以促进早日康复。

（3）嘱患者出院后定期复查。急性肝炎患者出院后第 1 个月每半个月复查 1 次，以后每 1~2 个月复查 1 次，半年后每 3 个月复查 1 次，定期复查 1~3 年。

（4）介绍各型病毒性肝炎的预后及慢性化因素。一般甲型、戊型肝炎预后良好，其余各型肝炎部分患者可迁延不愈、反复发作，发展为慢性肝炎、肝硬化，甚至肝癌。反复发作的诱因为过度劳累、暴饮暴食、酗酒、不合理用药、感染、不良情绪等，应帮助患者分析复发原因，予以避免。还应教会患者自我监测病情。

1. 简述甲型、乙型病毒性肝炎的传播途径及切断传播途径的措施。

2. 简述针对甲型、乙型病毒性肝炎易感人群的保护措施。

3. 说明 HBsAg、抗－HBs、HBeAg、抗－HBe、抗－HBc 检测的意义。

4. 简述急性黄疸型肝炎的分期及各期的临床表现，急性及亚急性重型肝炎的临床表现。

5. 简述急性肝炎及急性重型肝炎患者的主要护理措施。

第三节　艾滋病

艾滋病（acquired immune deficiency syndrome，AIDS）是获得性免疫缺陷综合征的简称，是由人类免疫缺陷病毒（human immunodeficiency virus，HIV）所引起的慢性传染病。临床上有明显的后天获得性免疫缺陷表现，以发生各种机会性感染及恶性肿瘤为特征，病死率极高。

一、病原学

艾滋病的病原是人类免疫缺陷病毒，为单链 RNA 病毒。目前已知 HIV 有两型，即 HIV－1 和 HIV－2，两者均能引起艾滋病，HIV－1 是引起艾滋病的主要毒株。HIV 主要感染 CD_4^+ T 淋巴细胞。人体感染 HIV 后产生抗－HIV，此抗体不是中和抗体，血清中病毒和抗体同时存在，故抗－HIV 阳性者的血清具有传染性。

HIV 抵抗力不强，对热及化学消毒剂敏感，56 ℃加热 30 min 及一般消毒剂均可使其灭活，但对 0.1%甲醛、紫外线等抵抗力较强。

二、流行病学

（一）传染源
艾滋病患者及无症状病毒携带者是此病传染源，后者更具危险性。

（二）传播途径
HIV 存在于感染者的血液及各种体液（精液、唾液、泪液、子宫和阴道分泌物、乳汁）中。因此，凡输含 HIV 的血、血制品或接触含 HIV 的体液者，均可能被感染。HIV 的主要传播途径如下。

1. 性接触传播　为此病主要传播途径。同性恋者、异性恋者均可因性行为造成传播。

2. 注射途径传播　为此病重要传播途径。输入含 HIV 的血液及血制品可造成传播；静脉吸毒及药瘾者通过共用污染的注射器和针头而感染；医院内消毒措施不严格，使用非一次性注射器也可以引起艾滋病的传播。

3. 母婴传播　感染此病的孕妇可以通过胎盘、产程中及产后哺乳将此病传染给婴儿。

（三）人群易感性
人群对此病普遍易感，但此病多发生于青壮年。同性恋或性乱交者、静脉药瘾者、血友病或多次输血制品者及 HIV 感染的母亲所生婴儿为此病高危人群。

三、发病机制

艾滋病的发病机制主要是在 HIV 的作用下，CD_4^+T 淋巴细胞受到破坏，数量大为减少，导致细胞免疫功能受损，机体其他免疫细胞也均有不同程度受损，从而引起各种严重机会性感染及恶性肿瘤的发生。

四、临床表现

HIV 感染后的临床表现可分为 3 期。

（一）急性期

在感染 HIV 病毒后 7 ~ 10 d，约 50% 的感染者有轻微或短暂的症状。起病有发热、头痛、肌肉关节痛、乏力、腹泻、皮疹、淋巴结肿大等症状，持续数天至 2 周后症状消失。临床上对多数患者难以肯定真正的急性期。此期可查到 HIV RNA 和 p24 抗原，5 周左右抗 – HIV 才呈阳性，血小板可减少，CD_4^+ / CD_8^+ 比例倒置。

（二）无症状感染期

此期也称为临床潜伏期，可由 HIV 原发感染或急性期发展而来。虽无任何临床症状，但可检测到抗 – HIV、HIV RNA、p24 抗原。此期可持续 2 ~ 10 年或更长，具有传染性。部分患者表现为持续性全身淋巴结肿大，即除腹股沟淋巴结以外至少有 2 个直径在 1 cm 以上的浅表淋巴结肿大，一般活动度好、无压痛、无粘连，可缩小、消失或重新出现，至少持续 3 个月以上；活检为淋巴结反应性增生。

（三）艾滋病期

此期可有发热、乏力、盗汗、食欲缺乏、消瘦、慢性腹泻、全身淋巴结肿大、肝脾肿大等，除此之外主要有如下表现。

1. 机会性感染　患者因严重的细胞免疫缺陷而出现多种机会性病原体感染，这些病原体包括肺孢子菌、隐孢子虫、弓形虫、念珠菌、隐球菌、结核杆菌、巨细胞病毒、EB 病毒等。其中，肺孢子菌肺炎最常见，且是导致艾滋病患者死亡的主要原因。其临床表现主要是慢性咳嗽、短期发热、渐进性呼吸困难、发绀和动脉血氧分压降低，仅少数患者肺部能闻及啰音；X 线特征为间质性肺炎，但无特异性。此外，念珠菌、隐球菌、结核杆菌、巨细胞病毒等也常引起肺部感染，卡氏肉瘤也常侵犯肺部。

2. 卡氏肉瘤　可发生在皮肤、黏膜、内脏、淋巴结、肝、脾等处，表现为深蓝色浸润斑或结节，可融合成大片状，表面出现溃疡并向四周扩散。

五、有关检查

（一）血常规及 T 淋巴细胞亚群检查

患者可有不同程度贫血，白细胞计数减少；淋巴细胞计数明显减少，T 淋巴细胞减少，CD_4^+T 淋巴细胞计数也下降 $[$ 正常值为 $(0.8 ~ 1.2) \times 10^9/L]$，$CD_4^+/CD_8^+ < 1.0$。

（二）血清学检查

（1）抗 - HIV 检测：一般用酶联免疫吸附测定法做初筛，若连续 2 次阳性，再做蛋白印迹试验或固相放射免疫沉淀试验进行确诊，如阳性则可以诊断。

（2）HIV 抗原检测。

（三）HIV RNA 的检测

从患者血浆或脑脊液标本中检测 HIV RNA，有助于诊断、判断疗效及预后。

（四）其他检查

胸部及胃肠道 X 线、B 超、内镜等检查，必要时进行 CT 及 MRI，有助于早期诊断机会性感染及肿瘤。

六、诊断要点

根据流行病学资料、临床表现（急性期有类似血清病样表现，艾滋病期有严重机会性感染或肿瘤），以及有关检查（CD_4^+/CD_8^+ 比例倒置等），应考虑此病的可能，并进一步做抗 - HIV、HIV 抗原或 HIV RNA 检测，如为阳性可确诊。

七、治疗要点

（一）抗病毒治疗

抗病毒治疗是目前治疗艾滋病的重要手段。将不同类别抗病毒药物以特定的方式组合应用，称为高效抗逆转录病毒治疗，可使艾滋病患者体内的病毒降至检测不到的水平，延长患者生存期。目前国内针对艾滋病免费提供的抗病毒药物有 3 类。

1. 核苷类反转录酶抑制剂　如齐多夫定、拉米夫定等。

2. 非核苷类反转录酶抑制剂　如奈韦拉平、施多宁等。

3. 蛋白酶抑制剂　如茚地那韦（indinavir）等。

（二）免疫疗法

可用白介素 II 等提高免疫功能。

（三）并发症治疗

可根据机会性感染的病原选择相应的治疗，如针对肺孢子菌肺炎可用戊烷脒或磺胺甲恶唑治疗，针对卡氏肉瘤可用齐多夫定与 α 干扰素联合治疗等。

（四）支持及对症治疗

支持及对症治疗包括输血、营养支持疗法及针对厌食等的症状治疗。

（五）预防性治疗

预防性治疗包括针对结核菌素试验阳性者的预防性治疗等。

八、预防

针对艾滋病采取以切断传播途径为主的预防措施。

（一）管理传染源

1. 加强监测　建立艾滋病监测网络，加强对高危人群的监测，及时发现患者及无症状带毒者。

2. 做好消毒隔离 对患者及无症状带毒者应注意隔离,并对其血液、排泄物、分泌物进行严格消毒处理。

(二) 切断传播途径

(1) 加强性道德教育,严禁卖淫、嫖娼等杂乱性交活动。

(2) 加强血制品管理,严格检查血液制品;严禁注射毒品;推广一次性医疗用品,对患者使用过的物品及医疗器械应进行严格的消毒,防止医源性传播。

(3) 艾滋病患者及 HIV 感染者,应注意发生性行为时全程正确使用安全套。

(三) 保护易感人群

密切接触者和医护人员应加强自身防护,并做定期检查。艾滋病疫苗正在研制中。

九、护理

(一) 隔离

隔离主要采取血液/体液隔离。

(二) 休息

艾滋病患者发生机会性感染时应绝对卧床休息,以减少机体消耗,待症状减轻后可逐渐起床活动。病室应安静、舒适、空气清新。

(三) 饮食护理

对艾滋病患者给予高热量、高蛋白质、高维生素、易消化饮食。注意食物色、香、味,设法促进患者食欲。给不能进食者以静脉输液,注意维持水、电解质平衡。

(四) 症状护理

针对患者出现的各种症状,如发热、咳嗽、呼吸困难、呕吐、腹泻等进行对症护理,密切观察上述症状的表现及变化。

(五) 预防并发症的护理

(1) 艾滋病患者体质虚弱,免疫功能差,易发生继发感染,口腔和皮肤常成为病原菌侵入门户,因此应加强口腔及皮肤护理,预防感染。

(2) 长期卧床患者应定时翻身,预防褥疮。

(六) 药物治疗的护理

了解患者所应用药物的种类、用法,并观察不良反应。例如齐多夫定可引起骨髓抑制,患者会出现贫血、中性粒细胞和血小板减少,亦可出现恶心、呕吐、头痛等症状,应注意定期检查血象。

(七) 心理护理

艾滋病预后不良,且社会上人们对艾滋病怀有歧视、恐惧心理,因此,患者会出现焦虑、抑郁、孤独或恐惧等心理障碍,甚至出现报复、自杀等行为。针对这一现象,护士应与患者进行有效沟通,了解及分析患者真实思想,针对患者心理障碍进行疏导,满足其合理要求,而不应采取歧视和惩罚性态度,也不应表现出怕传染的恐惧心理;还应做好家属及周围人的工作,劝导其尊重患者人格,给予关怀、温暖和同情,使患者得到家庭及社会支持,面对现实，树立战胜疾病的信心和决心。

十、健康教育

（1）对群众进行预防艾滋病的健康教育（见本节预防重点内容）。

（2）指导患者进行抗病毒治疗，说明按时、足量用药及坚持终身用药的重要性。艾滋病是致死性疾病，病死率很高，并随病程的延长而上升，应尽早进行抗病毒治疗。应使患者及家属建立战胜疾病的信心，配合医护进行治疗。

（3）艾滋病患者免疫机能低下，常由于机会性感染而出现病情恶化，甚至死亡。应教给患者及家属预防或减少机会性感染的方法。

（4）对无症状病毒携带者，应嘱其每 3～6 个月做 1 次临床及免疫学检查，如出现症状随时就诊，及早治疗。

⚠ 重点提示

1. 艾滋病是获得性免疫缺陷综合征的简称，病原是人类免疫缺陷病毒。

2. 患者及无症状病毒携带者是此病传染源。性接触传播及血液、体液传播为此病的主要传播途径。

3. 艾滋病的临床表现分为 3 期，重点是艾滋病期，除有某些非特异性症状外还有机会性感染及卡氏肉瘤，危及患者生命。

4. 抗病毒治疗是目前治疗艾滋病的重要手段。

5. 预防艾滋病应采取以切断传播途径为主的措施。

6. 艾滋病的主要护理措施是症状护理、预防并发症的护理及心理护理。

7. 艾滋病健康教育的重点是预防教育。

▌思考题

1. 简述艾滋病病原的概念，艾滋病的传播途径及切断传播途径的措施。
2. 简述艾滋病分期、肺孢子菌肺炎的临床表现。
3. 简述艾滋病的主要护理措施及健康教育内容。

第四节　狂犬病

狂犬病（rabies）又称恐水病，是由狂犬病毒引起的，以侵犯中枢神经系统为主的人兽共患急性传染病。人多因被病兽咬伤而感染此病。临床表现以特有的恐水、怕风、恐惧不安、咽肌痉挛、进行性瘫痪为特征。病死率几乎达 100%。

一、病原学

此病病原为狂犬病毒，形似子弹。从患者和病兽体内分离的病毒称野毒株或街毒株，其特点是毒力强、潜伏期长。街毒株经多次在家兔脑内传代后成为固定毒株，其毒力减弱，潜伏期短，对人和犬失去致病力，因仍保留抗原性，故可供制备疫苗之用。

狂犬病毒易被紫外线、碘伏、酒精、高锰酸钾、甲醛等灭活，加热 100 ℃ 2 min 可使其灭活。

二、流行病学

(一) 传染源

狂犬病的主要传染源为携带狂犬病毒的病犬，其次为猫、狼等。一般认为狂犬病患者很少感染他人。

(二) 传播途径

狂犬病毒主要通过病兽咬伤、抓伤、舔伤人体的皮肤或黏膜侵入人体，也可由染毒唾液污染各种伤口、黏膜而引起感染。

(三) 人群易感性

人群对此病普遍易感。被病兽咬伤而未做预防接种者，发病率为 15%~30%。若及时处理伤口和接种疫苗，发病率可降至 0.15%。

三、发病机制

狂犬病毒对神经组织有强大的亲和力，侵入人体后在入侵处及其周围横纹肌细胞内小量繁殖，而后沿周围神经的轴索呈向心性扩散至中枢神经系统，至脊髓的背根神经节再大量繁殖，继而入侵脊髓并很快到达脑部，主要侵犯脑干和小脑等处的神经细胞；然后从中枢神经系统沿周围神经呈离心性扩散，侵入各器官、组织，唾液腺、舌部味蕾、嗅神经上皮等处的病毒数量最多。由于迷走神经核、舌咽神经核和舌下神经核受损，致吞咽肌及呼吸肌痉挛，所以患者出现恐水、呼吸困难、吞咽困难等症状。交感神经受累可使唾液腺和汗腺分泌增加。交感神经节、迷走神经节和心脏神经节受损，可引起患者心血管功能紊乱或猝死。

四、临床表现

狂犬病的潜伏期一般为 1~3 个月（5 日至 19 年或更长）；全程一般不超过 6 d。

(一) 前驱期

此期患者常有低热、头痛、倦怠、恶心、烦躁、恐惧不安等表现，继而对声、风、光等刺激敏感，并有咽喉紧缩感。已愈合的伤口、伤口附近及其神经通路处有麻木、痒、痛及蚁走等异常感觉，此为最有诊断意义的早期症状。此期持续 2~4 d。

(二) 兴奋期

此期患者逐渐进入高度兴奋状态，突出表现为表情极度恐怖、恐水、怕风、发作性咽肌痉挛和呼吸困难，并可有体温升高（38 ℃~40 ℃）。恐水为狂犬病特有的表现，患者虽渴但不敢饮水，饮后也无法下咽，甚至闻水声、看见水或仅提及饮水即可发生咽肌严重痉挛。其他，如风、光、声、触动等刺激，也可引起咽肌痉挛，严重发作时可出现全身肌肉阵发性抽搐。呼吸肌痉挛可导致呼吸困难和发绀。交感神经功能亢进可引发大汗、流涎、瞳孔散大、对光反应迟钝、心率增快、血压升高等。多数患者神志清晰，少数患者可出现精神失常、幻视、幻听等。此期持续 1~3 d。

（三）麻痹期

此期痉挛发作停止，患者出现全身弛缓性瘫痪，由安静进入昏迷状态，最后因呼吸、循环衰竭而死亡。此期持续 6~18 h。

五、有关检查

（一）血常规及脑脊液检查

患者白细胞总数轻至中度增多，中性粒细胞占80%以上。脑脊液细胞数及蛋白质可稍增多，糖及氯化物正常。

（二）免疫学检测

1. 病毒抗原检测　检测患者角膜印片、发根皮肤组织及脑组织中的病毒抗原，阳性率为98%。

2. 病毒抗体检测　检测患者血清或脑脊液中的中和抗体，主要用于流行病学调查，也可用于证实狂犬病诊断。

3. 核酸检测　取患者唾液、脑脊液，检测狂犬病毒核酸。

（三）病原学检查

（1）取患者唾液、泪液、脑脊液并接种至鼠脑，分离病毒。

（2）用死者脑组织做切片染色，镜检找内氏小体，阳性时可确诊。

六、诊断要点

根据流行病学资料及临床表现（伤口感觉异常及有恐水、怕风、咽肌痉挛、怕光、怕声、多汗、流涎等），结合实验室检查（如检出病毒抗原、病毒核酸或尸检发现脑组织中的内氏小体）即可确诊。

七、治疗要点

狂犬病目前尚无特效疗法，以对症综合治疗为主，包括：

（1）尽量使患者保持安静，减少刺激，有兴奋不安、痉挛发作时可用镇静剂。

（2）防止呼吸肌痉挛导致窒息，加强监护、给氧，必要时做气管切开。

（3）维持水、电解质平衡，纠正酸中毒。

（4）有心血管系统功能障碍时，应采取相应措施。

（5）有脑水肿时给脱水剂治疗。

八、预防

因狂犬病缺乏特效疗法，所以预防有特别重要的意义。

（一）管理传染源

针对狂犬病的传染源管理以犬的管理为主。捕杀野犬，对家犬进行登记与疫苗接种，是预防狂犬病最有效的措施。对狂犬、狂猫及其他狂兽应立即击毙并焚毁或深埋。

（二）伤口处理

及时、有效地处理伤口可明显降低狂犬病发病率。伤后应尽快用20%肥皂水或0.1%新洁尔灭（不可与肥皂水合用）反复冲洗伤口至少半小时，力求去除狗涎。冲洗后用75%酒精擦洗或浓碘酒涂拭。对伤口一般不予缝合或包扎，以便排血引流。对咬伤部位为头、颈部者或严重咬伤者，还需用抗狂犬病免疫血清或人抗狂犬病免疫球蛋白，在伤口及周围行局部浸润注射。此外，尚需注意预防破伤风及细菌感染。

（三）预防接种

1. 主动免疫　目前我国常用的狂犬病疫苗是地鼠肾细胞疫苗。此疫苗具有免疫原性强、安全可靠等优点。

（1）暴露前预防：对高危人群，如兽医、从事狂犬病毒实验研究的人员和动物管理人员，应做暴露前预防接种。共接种3次，于0、7、21日各注射1针（2 mL），2~3年加强注射1次。

（2）暴露后预防：被犬、猫或患狂犬病的动物咬伤者，或被可疑狂犬病动物吮舐、抓伤、擦伤皮肤或黏膜者，均应接种疫苗。全程5针，在30日内注射完，按程序分别在0、3、7、14、30日各注射1针（2 mL）。严重咬伤者可加用疫苗，全程10针，即当日至第6日每日1针，后分别于10、14、30、90日各注射1针。

2. 被动免疫　被动免疫制剂有抗狂犬病免疫血清、人抗狂犬病免疫球蛋白，以后者为佳。遇有创伤严重或创伤发生在头、面、手、颈等处，咬人动物又确有狂犬病可能时，应立即注射人抗狂犬病免疫球蛋白，剂量为 20 IU/kg，或用抗狂犬病免疫血清，剂量为 40 IU/kg。均以一半剂量做伤口处浸润注射，另一半剂量肌内注射。

九、护理

（一）隔离

针对狂犬病患者采取接触隔离，让其住单人房间。

（二）病情观察

①观察生命体征；②观察恐水、恐风等表现及变化；③观察抽搐部位及发作次数；④麻痹期应密切观察呼吸衰竭与循环衰竭的进展，及时采取相应抢救措施；⑤记录液体出入量。

（三）休息

嘱患者卧床休息；对狂躁患者应注意安全，必要时给予约束。

（四）饮食护理

应给予患者鼻饲高热量流质饮食。如插鼻饲管有困难，插管前可在患者咽部涂可卡因溶液。必要时静脉输液，维持水、电解质平衡。

（五）肌肉痉挛的护理

（1）保持病室安静、光线暗淡，避免风、光、声的刺激。

（2）避免水的刺激，不在病室内放盛水容器，不使患者闻及水声，不在患者面前提及"水"字；输液时注意将液体部分遮挡，操作过程勿使液体触及患者。

（3）各种检查、治疗与护理尽量集中进行，操作时动作要轻巧，以减少对患者的刺激。

（六）保持呼吸道通畅

及时清除患者口腔及呼吸道分泌物，必要时做好气管插管、气管切开的准备工作。

（七）呼吸、循环衰竭的护理

患者发生呼吸、循环衰竭时给予相应护理。

十、健康教育

（1）向群众宣传狂犬病的传染源、传播途径并进行预防教育，尤其应说明及时、有效地处理伤口及进行预防接种的重要意义，督促患者进行预防接种。

（2）讲解狂犬病发展过程，恐水、怕风、兴奋、狂躁的原因，嘱家属避免刺激患者，配合治疗及护理。

（3）狂犬病预后差，病死率几乎达100%。

> ⚠ **重点提示**
>
> 1. 狂犬病又称恐水病，病原为狂犬病毒。
> 2. 狂犬病的主要传染源为携带狂犬病毒的病犬。传播途径为接触传播。
> 3. 狂犬病的临床表现分为3期，以特有的恐水、怕风、恐惧不安、咽肌痉挛、进行性瘫痪为特征。
> 4. 治疗狂犬病以对症综合治疗为主。
> 5. 预防狂犬病有特别重要的意义，重点是正确处理伤口及预防接种。
> 6. 狂犬病的主要护理措施是症状护理。应掌握健康教育的内容。

思考题

1. 简述狂犬病的传染源及传播途径。
2. 狂犬病前驱期及兴奋期所具有的特征性临床表现是什么？
3. 简述被犬咬伤后伤口处理方法及预防接种的方法。

参 考 文 献

1. 陆再英. 内科学. 7 版. 北京：人民卫生出版社，2008.
2. 陈灏珠. 实用内科学. 12 版. 北京：人民卫生出版社，2005.
3. 姚景鹏，吴瑛，张琳. 内科护理学. 2 版. 北京：北京大学医学出版社，2008.
4. 邹恂. 现代护理诊断手册. 3 版. 北京：北京大学医学出版社，2003.
5. 葛均波，徐永健，王辰. 内科学. 9 版. 北京：人民卫生出版社，2018.
6. 尤黎明，吴瑛. 内科护理学. 6 版. 北京：人民卫生出版社，2017.